改訂第**9**版

内科学書　別巻

●総編集
南学　正臣（東京大学医学部腎臓・内分泌内科学　教授）

■基準値一覧
●編集
山田　俊幸（自治医科大学臨床検査医学　教授）

総索引, 総目次, 略語表

●編集協力
塩沢　昌英（獨協医科大学　特任教授／兵庫医科大学　客員教授）

中山書店

《内科学書》改訂第9版

● 総編集

南学　正臣　東京大学医学部腎臓・内分泌内科学 教授

● 部門編集　(五十音順)

伊藤　裕　慶應義塾大学医学部腎臓内分泌代謝内科 教授

大田　健　公益財団法人結核予防会 複十字病院 院長

小澤　敬也　自治医科大学名誉教授／客員教授

下村伊一郎　大阪大学大学院医学系研究科内分泌・代謝内科学 教授

田中　章景　横浜市立大学神経内科学・脳卒中医学 教授

千葉　勉　関西電力病院 院長

伴　信太郎　愛知医科大学特命教授／医学教育センター長

平井　豊博　京都大学大学院医学研究科呼吸器内科学 教授

深川　雅史　東海大学医学部内科学系腎内分泌代謝内科 教授

福田　恵一　慶應義塾大学医学部循環器内科 教授

藤田　次郎　琉球大学大学院医学研究科感染症・呼吸器・消化器内科学 (第一内科) 教授

三森　経世　医療法人医仁会武田総合病院 院長

持田　智　埼玉医科大学消化器内科・肝臓内科 教授

山本　和利　松前町立松前病院 病院事業管理者

● 基準値一覧 編集

山田　俊幸　自治医科大学臨床検査医学 教授

● 編集協力

塩沢　昌英　獨協医科大学 特任教授／兵庫医科大学 客員教授

歴代の監修・編集者

[初版]	編集	中尾喜久	山形敏一	山村雄一	吉利　和		
[2版]	監修	中尾喜久	山形敏一	山村雄一	吉利　和		
	編集	織田敏次	尾前照雄	豊倉康夫	村尾　誠		
[3版]	監修	山村雄一	吉利　和				
	編集	荒川正昭	大菅俊明	岡　博	尾形悦郎	岸本　進	吉良枝郎
		黒川　清	柴田　昭	島田　馨	高久史麿	垂井清一郎	平山惠造
		細田瑳一	細田四郎	正宗　研	和田　攻		
[4～6版]	責任編集	島田　馨					
	専門編集	朝倉　均	太田保世	柏木平八郎	金澤一郎	黒川　清	齋藤英彦
		猿田享男	戸田剛太郎	藤島正敏	松澤佑次	矢﨑義雄	
[7～8版]	総編集	小川　聡					
	部門編集	伊藤　裕	井廻道夫	大田　健	小澤敬也	後藤　元	祖父江　元	千葉　勉
		花房俊昭	伴　信太郎	藤田敏郎	三嶋理晃	三森経世	山本和利
	基準値一覧 編集	河合　忠					
	編集協力	塩沢昌英					

基準値一覧

編集◉山田　俊幸

基準値一覧

執筆者一覧

山田　俊幸　　自治医科大学臨床検査医学 教授

説田　浩一　　都立駒込病院臨床検査科 医長

岡村　　樹　　都立駒込病院呼吸器内科 部長

大林　民典　　東埼玉総合病院臨床検査科 部長

目次

基準値と基準範囲―――――――――山田俊幸　　3

臨床判断値―――――――――――――　　3

SI 単位について――――――――――――　　3

血液生化学検査―――――――――――　　4

免疫学・免疫化学的検査―――――――　13

血液学的検査――――――――――――　14

尿定性検査，尿沈渣，便検査，髄液検査―――　16

循環機能検査―――――――――――説田浩一　17

呼吸機能検査――――――――――――岡村　樹　22

筋電図―――――――――――――――大林民典　24

正常脳波（成人）――――――――――――　25

基準値一覧

基準値と基準範囲

　臨床検査値を判断するときの"物差し"，すなわち基準となるものを広義の基準値（reference values）と呼ぶ．狭義の基準値は，その人が健康な状態で示す検査値であって，健康基準値（health-associated reference value）または健常値とも呼ばれることがあり，生理的変動と測定の技術的変動を伴うため，ある変動幅をもっている．被検者個人の基準値がない場合，やむなく同類の健常者集団について求めた基準範囲（reference interval）を基準とする．定量検査における基準範囲は，健常者集団の95％（ほぼmean±2SD）を含む中央部分の測定値範囲をいう．この基準範囲は各施設で独自のものが使用されてきた経緯があったが，近年，生化学的血液検査の項目を中心に標準化または標準化対応された方法による測定が普及し，試薬間差・施設間差の少ない項目については共通した基準範囲を使用可能にするという気運が高まっている．そこで，IFCC（International Federation of Clinical Chemistry and Laboratory Medicine）アジア地域共有基準範囲設定プロジェクト，日本臨床衛生検査技師会，福岡県5病院会の3種類の大規模な基準個体データをもとにして，複数の臨床検査関連団体による検討により，基準範囲案が策定された．2013年に日本臨床検査標準協議会（Japan Committee for Clinical Laboratory Standard：JCCLS）内に新たに基準範囲共用化委員会が設立され，最終案をJCCLS共用基準範囲として，その普及が推進されている[1]．

臨床判断値

　上記の基準範囲は健常者の示しうる検査値幅として重要な情報であるが，一方で診療の場面において，たとえばこの値を超えたら治療すべき，などという臨床判断のためのしきい値も必要である．このようなしきい値を一般には臨床判断値と呼び，脂質異常症に介入する予防医学的判断値や，高尿酸血症を治療する治療閾値または目標値，主に腫瘍マーカーで使われている悪性疾患と良性疾患を識別するカットオフ値などがあり，用語はさまざまである．これらの臨床判断値は専門家・専門学会による検討や，疫学的研究を経て設定されたものである．実際の診療にあたっては，基準範囲と臨床判断値が混在した検査報告書などを使用している施設が多いため，混同しないように注意が必要である．

SI単位について

　国際度量衡会議では，すべての分野でSI単位（国際単位系，Système International d'Unités, International System of Units）を使用するよう勧告し，わが国でも経済産業省でその方向を推進している．しかし，医療界ではわが国を含め日常診療でSI単位を採用せず，慣用単位を使用している国が多い．英文医学書（書籍および雑誌など）では，SI単位が採用されている場合が多いので，換算表が必要となる場合がある．SI単位換算表は産業技術総合研究所発行のパンフレットまたはインターネットで検索すると容易に入手可能である．

（山田俊幸）

●文献
1）康　東天：臨床検査値の共用基準範囲の設定．日本内科学会雑誌 2013；102：3088．

血液生化学検査

アミノ酸・蛋白含有窒素化合物

項目	基準範囲	異常値を示す主な疾患と病態
総分岐鎖アミノ酸/チロシン モル比（BTR）	4.99〜9.45	低値 重症肝炎，肝硬変，肝癌
ホモシステイン	男　8〜17 μmol/L 女　6〜12 μmol/L	高値 ホモシスチン尿症，葉酸・ビタミン B_{12} 欠乏，動脈硬化症合併症
総蛋白（TP）*	6.6〜8.1 g/dL	高値 脱水症，多発性骨髄腫，マクログロブリン血症 低値 栄養不良，肝障害，ネフローゼ症候群，炎症，免疫不全症
アルブミン（Alb）*	4.1〜5.1 g/dL	高値 脱水症 低値 栄養不良，肝障害，ネフローゼ症候群，蛋白漏出性胃腸症，炎症
アルブミン/グロブリン比（A/G 比）*	1.32〜2.23	高値 低・無ガンマグロブリン血症 低値 栄養不良，肝障害，ネフローゼ症候群，多発性骨髄腫
アンモニア（NH_4OH）	< 50 μg/dL	高値 肝不全，尿毒症 低値 栄養不良
尿素窒素（BUN）*	8〜20 mg/dL	高値 腎不全，消化管出血，高蛋白摂取 低値 重症肝障害
クレアチニン（Cr）[血清]*	男　0.65〜1.07 mg/dL 女　0.46〜0.79 mg/dL	高値 腎不全
尿酸（UA）[血清]*	男　3.7〜7.8 mg/dL 女　2.6〜5.5 mg/dL	高値 痛風，腎不全，悪性腫瘍，高栄養 低値 重度肝障害，遺伝性
	臨床判断値 尿酸：7 mg/dL 未満（日本痛風・核酸代謝学会・高尿酸血症・痛風の治療ガイドライン 2012）	
蛋白分画		
アルブミン	60〜70 %	上記アルブミン参照
α_1 グロブリン	2〜3 %	高値 炎症
α_2 グロブリン	5〜10 %	高値 炎症，ネフローゼ症候群 低値 溶血性貧血，肝硬変
β グロブリン	7〜10 %	下記トランスフェリン参照
γ グロブリン	10〜20 %	高値 肝硬変，炎症，自己免疫疾患，多発性骨髄腫 低値 免疫不全状態，多発性骨髄腫
C 反応性蛋白（CRP）*	< 0.14 mg/dL	高値 感染症，組織壊死，自己免疫疾患，悪性腫瘍
血清アミロイド A（SAA）	< 10 μg/mL	高値 感染症，組織壊死，自己免疫疾患，悪性腫瘍
トランスサイレチン（TTR）[プレアルブミン]	22〜40 mg/dL	低値 栄養不良，肝障害，炎症
レチノール結合蛋白（RBP）	2.4〜7.0 mg/dL	高値 腎不全 低値 栄養不良，肝障害，炎症，ビタミン A 欠乏症
α_1 ミクログロブリン	9.0〜19.0 mg/L	高値 腎不全，IgA 型多発性骨髄腫，感染症 低値 肝障害
ハプトグロビン（Hp）	20〜200 mg/dL	高値 感染症，悪性腫瘍，自己免疫疾患，ネフローゼ症候群 低値 溶血性貧血，肝硬変
β_2 ミクログロブリン	0.8〜1.5 mg/L	腎不全，悪性腫瘍，自己免疫疾患，炎症性疾患
シスタチン C	0.59〜1.03 mg/L	高値 腎不全
トランスフェリン（Tf）	190〜320 mg/dL	高値 鉄欠乏性貧血 低値 肝障害，感染症，炎症，ネフローゼ症候群
C3 *	73〜138 mg/dL	高値 感染症，悪性腫瘍，炎症 低値 SLE，悪性関節リウマチ，糸球体腎炎，肝障害，C3 欠損症
C4 *	11〜31 mg/dL	低値 SLE，悪性関節リウマチ，DIC，多臓器不全，肝障害，クリオグロブリン血症，C4 欠損症

* JCCLS 共用基準範囲を採用.

項目	基準範囲	異常値を示す主な疾患と病態
CH$_{50}$	30〜50 U/mL	高値 リウマチ熱，関節リウマチ，血管炎症候群，感染症，悪性腫瘍 低値 SLE，悪性関節リウマチ，自己免疫性溶血性貧血，糸球体腎炎，重症肝障害
IgG *	861〜1,747 mg/dL	高値 IgG 型多発性骨髄腫，感染症，慢性肝障害，悪性腫瘍，自己免疫疾患 低値 IgG 型以外の多発性骨髄腫，免疫不全状態，ネフローゼ症候群
IgA *	93〜393 mg/dL	高値 IgA 型多発性骨髄腫，慢性肝障害，自己免疫疾患，IgA 腎症，感染症 低値 IgA 型以外の多発性骨髄腫，免疫不全状態，選択的 IgA 欠損症，ネフローゼ症候群
IgM *	男 33〜183 mg/dL 女 50〜269 mg/dL	高値 感染症，原発性マクログロブリン血症，悪性リンパ腫，慢性肝障害，免疫不全症候群の一部 低値 IgM 型以外の多発性骨髄腫，免疫不全状態
IgE	< 140 IU/mL	高値 アレルギー性疾患，IgE 型多発性骨髄腫
IgG4	5.3〜116 mg/dL	高値 自己免疫性膵炎，Mikulicz 病などの関連疾患
免疫グロブリン遊離 L 鎖 κ /λ比 （FLC κ /λ）	0.25〜1.80	高値 または 低値 多発性骨髄腫，原発性マクログロブリン血症，AL アミロイドーシス

糖質・有機酸

項目	基準範囲	異常値を示す主な疾患と病態
空腹時血糖（FBG）*	73〜109 mg/dL	高値 糖尿病，甲状腺機能亢進症，Cushing 症候群，褐色細胞腫 低値 ダンピング症候群，下垂体機能低下症，副腎機能不全，甲状腺機能低下症
	臨床判断値 空腹時血糖：110 mg/dL 未満（日本糖尿病学会・糖尿病治療ガイド 2016）	
糖化蛋白 　グリコアルブミン	11〜16 %	高値 糖尿病，その他の高血糖を呈する疾患 低値 ネフローゼ症候群，甲状腺機能亢進症
ヘモグロビン A1c（HbA1c）*	4.9〜6.0 %	高値 糖尿病，その他の高血糖を呈する疾患
1,5-アンヒドログルシトール （1,5 AG）（尿）	14 μg/mL 以上	低値 糖尿病，その他の高血糖を呈する疾患，腎性糖尿病，慢性腎不全
乳酸	4.0〜16.0 mg/dL	高値 骨格筋のけいれん，循環不全，低酸素血症，アルカローシス，肝不全 低値 糖原病（II 型，V 型，VII 型），乳酸脱水素酵素欠損症
ピルビン酸	0.3〜0.9 mg/dL	高値 循環不全，重症肝疾患，尿毒症，ビタミン B$_1$ 欠乏，糖原病 I 型 低値 筋グリコーゲン病

脂質

項目	基準範囲	異常値を示す主な疾患と病態
総コレステロール（TC）*	142〜248 mg/dL	高値 家族性高コレステロール血症，ブロード β 病，LPL 欠損症，ネフローゼ症候群，閉塞性黄疸，妊娠，糖尿病，甲状腺機能低下症，動脈硬化症，多発性骨髄腫，アルコール性肝障害 低値 Tangier 病，無・低 β-リポ蛋白血症，LCAT 欠損症，甲状腺機能亢進症，重症肝障害，Addison 病，悪液質，下垂体機能低下症
	臨床判断値 総コレステロール：220 mg/dL 未満（日本動脈硬化学会・高脂血症診療ガイドライン 2007）	

項目	基準範囲	異常値を示す主な疾患と病態
HDL コレステロール*	男 38〜90 mg/dL 女 48〜103 mg/dL	高値 CETP 欠損症，原発性胆汁性肝硬変，アルコール飲用 低値 Tangier 病，LCAT 欠損症，アポ A-I 欠損症，動脈硬化症，肝硬変，糖尿病，肥満
		臨床判断値 HDL コレステロール：40 mg/dL 以上（日本動脈硬化学会・高脂血症診療ガイドライン 2017）
LDL コレステロール*	65〜163 mg/dL	高値 家族性高コレステロール血症（IIa 型），家族性混合型高脂血症（IIb 型），糖尿病，肥満，ネフローゼ症候群，甲状腺機能低下症，Cushing 症候群，閉塞性黄疸 低値 肝硬変，甲状腺機能亢進症，先天性無β-リポ蛋白血症
		臨床判断値 LDL コレステロール：140 mg/dL 未満（日本動脈硬化学会・高脂血症診療ガイドライン 2017）
リン脂質（PL）	160〜270 mg/dL	高値 甲状腺機能低下症，閉塞性黄疸，ネフローゼ症候群，LCAT 欠損症 低値 肝硬変，甲状腺機能亢進症，多発性硬化症，Tangier 病
トリグリセリド（TG）*	男 40〜234 mg/dL 女 30〜117 mg/dL	高値 高カイロミクロン血症，LPL 欠損症，HTGL 欠損症，家族性混合型高脂血症（III 型），糖尿病，肥満，動脈硬化症，痛風，甲状腺機能低下症，Cushing 症候群，先端巨大症，LCAT 欠損症 低値 無・低β-リポ蛋白血症，甲状腺機能亢進症，Addison 病，下垂体機能低下症，肝硬変，吸収不良症候群，悪液質
		臨床判断値 中性脂肪：150 mg/dL 未満（日本動脈硬化学会・高脂血症診療ガイドライン 2017）
レムナント様リポ蛋白コレステロール（RLP-C）	5 mg/dL 以下	高値 動脈硬化性疾患（心筋梗塞，狭心症，脳梗塞），原発性高脂血症（IIa 型，IIb 型，III 型，IV 型，V 型），続発性高脂血症（糖尿病，甲状腺機能低下症，肥満，慢性腎不全，肝疾患）
Lp(a) リポ蛋白(a)	< 30 mg/dL	高値 動脈硬化性疾患（冠動脈疾患，閉塞性動脈硬化症，脳血管障害），家族性高コレステロール血症，糖尿病，腎透析患者
A-I	120〜160 mg/dL	高値 高 HDL コレステロール血症 低値 低 HDL コレステロール血症，Tangier 病，欠損症
A-II	25〜35 mg/dL	高値 高 HDL コレステロール血症 低値 低 HDL コレステロール血症
B	60〜110 mg/dL	高値 高 LDL コレステロール血症，高 TG 血症 低値 低 LDL コレステロール血症
C-II	1.5〜4.5 mg/dL	高値 高 TG 血症 低値 欠損症
C-III	5.5〜10 mg/dL	高値 高 TG 血症 低値 欠損症
E	2.7〜4.5 mg/dL	高値 高 TG 血症

酵素

項目	基準範囲	異常値を示す主な疾患と病態
アスパラギン酸アミノトランスフェラーゼ（AST）*	13〜30 U/L	高値 肝炎，肝細胞傷害，心筋梗塞，筋障害，溶血性疾患
アラニンアミノトランスフェラーゼ（ALT）*	男 10〜42 U/L 女 7〜23 U/L	高値 肝炎，肝細胞傷害
アミラーゼ（AMY）*	44〜132 U/L	高値 膵炎，唾液腺疾患，腎不全，アミラーゼ産生腫瘍，マクロアミラーゼ血症，外科手術
アミラーゼアイソザイム	P 型：30〜60 %，S 型：40〜70 %	P 型高値 膵炎 S 型高値 唾液腺疾患，外科手術
リパーゼ	17〜57 U/L	高値 膵炎
アルカリホスファターゼ（ALP）*	106〜322 U/L	高値 胆道閉塞，急性肝炎，肝硬変，肝癌，骨腫瘍，副甲状腺機能亢進症，甲状腺機能亢進症，免疫グロブリン結合 ALP

項目	基準範囲	異常値を示す主な疾患と病態
ALP アイソザイム	ALP1：0〜2 ％，ALP2：22〜63 ％，ALP3：31〜71 ％，ALP4：妊娠時，ALP5：0〜20 ％	ALP1高値 閉塞性黄疸 ALP2高値 肝炎，肝硬変，肝癌 ALP3高値 骨腫瘍，副甲状腺機能亢進症
アルドラーゼ（ALD）	1.7〜6.0 U/L	高値 筋ジストロフィー，筋炎，心筋梗塞
酸性ホスファターゼ（ACP）	7.3〜13.6 U/L	高値 骨腫瘍，前立腺癌，慢性骨髄性白血病
乳酸デヒドロゲナーゼ（LD）*	124〜222 U/L	高値 肝細胞傷害，心筋梗塞，筋炎，溶血性疾患，悪性腫瘍，間質性肺炎，LDH アノマリー
LD アイソザイム	LD1 型：17〜27 ％，LD2 型：28〜38 ％，LD3 型：28〜38 ％，LD4 型：5〜15 ％，LD5 型：5〜11 ％	LDH1,2型高値 心筋梗塞，溶血性疾患 LDH3,4型高値 筋ジストロフィー，白血病，悪性リンパ腫 LDH5型高値 急性肝炎
クレアチンキナーゼ（CK）*	男 59〜248 U/L 女 41〜153 U/L	高値 心筋梗塞，筋炎，甲状腺機能低下症，運動
CK-MB	25 U/L 以下	高値 心筋梗塞
コリンエステラーゼ（ChE）*	男 240〜486 U/L 女 201〜421 U/L	高値 脂肪肝，ネフローゼ症候群 低値 肝硬変，有機リン中毒，栄養不良
γ−グルタミルトランスペプチダーゼ（GGT）*	男 13〜64 U/L 女 9〜32 U/L	高値 アルコール性肝障害，脂肪肝，胆汁うっ滞性肝疾患
ロイシンアミノペプチダーゼ(LAP)	30〜80 U/L	高値 胆汁うっ滞性肝疾患

電解質・金属

項目	基準範囲	異常値を示す主な疾患と病態
ナトリウム（Na）*	138〜145 mEq/L	高値 高張性脱水，尿崩症，熱中症，アルドステロン症 低値 低張性脱水，腎不全，Addison 病，肝硬変，偽性低ナトリウム血症
カリウム（K）*	3.6〜4.8 mEq/L	高値 アシドーシス，腎不全，Addison 病，低アルドステロン症，周期性四肢麻痺，高カリウム食 低値 アルカローシス，嘔吐，下痢，アルドステロン症，Cushing 症候群，利尿薬投与，インスリン投与
クロール（Cl）*	101〜108 mEq/L	高値 高ナトリウム血症 低値 嘔吐，低ナトリウム血症
カルシウム（Ca）*	8.8〜10.1 mg/dL	高値 副甲状腺機能亢進症，PTH 産生腫瘍，ビタミン D 過剰，多発性骨髄腫，悪性腫瘍骨転移，サルコイドーシス 低値 副甲状腺機能低下症，ビタミン D 欠乏，腎不全，急性膵炎
無機リン（P）*	2.7〜4.6 mg/dL	高値 副甲状腺機能低下症，ビタミン D 過剰，腎不全，悪性腫瘍骨転移，先端肥大症 低値 副甲状腺機能亢進症，PTH 産生腫瘍，ビタミン D 欠乏
亜鉛（Zn）	65〜110 μg/dL	低値 栄養失調症，経口摂取障害，下痢，腸性肢端皮膚炎
鉄（Fe）*	40〜188 μg/dL	高値 溶血性貧血，無効造血，鉄過剰症 低値 摂取不足，慢性失血，慢性感染症，真性多血症
総鉄結合能（TIBC）	250〜450 μg/dL	高値 鉄欠乏性貧血，真性多血症 低値 慢性感染症，ネフローゼ症候群
不飽和鉄結合能（UIBC）	180〜280 μg/dL	高値 鉄欠乏性貧血，真性多血症 低値 慢性感染症，ネフローゼ症候群
銅（Cu）	80〜150 μg/dL	高値 感染症，肝疾患 低値 栄養不良，Wilson 病，Menkes 症候群，ペニシラミン投与
マグネシウム（Mg）	1.7〜2.6 mg/dL	高値 腎不全 低値 吸収不良症候群

肝機能関連

項目	基準範囲	異常値を示す主な疾患と病態
総ビリルビン※	0.4〜1.5 mg/dL	**高値** 各種肝疾患，閉塞性黄疸，溶血性疾患，体質性黄疸
間接ビリルビン	0.1〜0.8 mg/dL	**高値** 溶血性貧血，新生児黄疸，Gilbert 症候群，Crigler-Najjar 症候群，重症肝炎
直接ビリルビン	0〜0.4 mg/dL	**高値** 各種肝疾患，閉塞性黄疸，Dubin-Johnson 症候群，Rotor 症候群
総胆汁酸	< 10 μmol/L（空腹時）	**高値** 肝疾患，胆汁うっ滞 **低値** 吸収不良
チモール混濁反応（TTT）	0〜5 U	**高値** 肝炎，肝硬変，慢性炎症，多発性骨髄腫，高免疫グロブリン血症
硫酸亜鉛混濁反応（ZTT）	4〜12 U	**高値** 肝炎，肝硬変，慢性炎症，多発性骨髄腫，高免疫グロブリン血症
プロコラーゲン III ペプチド（P-III-P）	0.3〜0.8 U/mL	**高値** 肝硬変，慢性肝炎，間質性肺炎
IV 型コラーゲン	< 6.0 ng/mL	**高値** 肝硬変，慢性肝炎，間質性肺炎
ヒアルロン酸	< 50 ng/mL	**高値** 肝硬変，慢性肝炎，関節リウマチ，強皮症

ビタミン関連

項目	基準範囲	異常値を示す主な疾患と病態
ビタミン B_{12}	250〜950 pg/mL	**高値** 骨髄性白血病，真性多血症 **低値** 巨赤芽球性貧血，慢性胃炎，胃切除
葉酸	3.6〜13 ng/mL	**低値** 巨赤芽球性貧血，吸収不全，葉酸拮抗薬投与
25-ヒドロキシビタミン D	30 ng/mL 以上	**高値** ビタミン D 中毒 **低値** ビタミン D 欠乏症
1,25-ジヒドロキシビタミン D	20〜60 pg/mL	**高値** 副甲状腺機能亢進症，ビタミン D 過剰 **低値** 骨軟化症，副甲状腺機能低下症，腎不全

内分泌関連

項目	基準範囲	異常値を示す主な疾患と病態
下垂体		
甲状腺刺激ホルモン（TSH）	0.3〜4.0 μU/mL	**高値** 原発性甲状腺機能低下症（橋本病，遮断型 TSH 受容体抗体陽性，アイソトープ治療後，薬剤性など），先天性クレチン症，TSH 不適合分泌症候群（TSH 産生腫瘍など） **低値** 原発性甲状腺機能亢進症（Basedow 病，亜急性甲状腺炎急性期など），下垂体機能低下症，視床下部性甲状腺機能低下症
成長ホルモン（GH）	男　1.0 ng/mL 以下 女　5.0 ng/mL 以下	**高値** 巨人症，先端巨大症，異所性 GH 産生腫瘍，神経性食欲不振症，低栄養 **低値**（刺激試験）：下垂体前葉機能低下症，GH 分泌不全性低身長症
黄体形成ホルモン（LH）	男　2〜5 mIU/mL 女　卵胞期 2〜10 mIU/mL 　　排卵期 5〜35 mIU/mL 　　黄体期 1〜10 mIU/mL 　　閉経後 10〜40 mIU/mL	**高値** 精巣機能低下症，卵巣性無月経，多嚢胞卵巣症候群，Turner 症候群，Klinefelter 症候群 **低値** 視床下部性無月経，下垂体機能低下症，神経性食欲不振症

項目	基準範囲	異常値を示す主な疾患と病態
卵胞刺激ホルモン（FSH）	男　2〜10 mIU/mL 女　卵胞期 5〜10 mIU/mL 　　排卵期 5〜25 mIU/mL 　　黄体期 1〜5 mIU/mL 　　閉経後 25〜100 mIU/mL	高値 精巣機能低下症，卵巣性無月経，多嚢胞卵巣症候群，Turner 症候群，Klinefelter 症候群 低値 視床下部性無月経，下垂体機能低下症，神経性食欲不振症
抗利尿ホルモン（ADH）	0.3〜83.5 pg/mL	高値 ADH 不適合分泌症候群（SIADH），腎性尿崩症 低値 中枢性尿崩症，心因性多飲症
副腎皮質刺激ホルモン（ACTH）	80 pg/mL 以下	高値 Addison 病，先天性副腎皮質過形成，Cushing 病，異所性 ACTH 産生腫瘍 低値 副腎腫瘍による Cushing 症候群，原発性副腎皮質過形成，下垂体機能低下症，ACTH 単独欠損症，副腎皮質ホルモン製剤
プロラクチン（PRL）	男　5〜20 ng/mL 女　卵胞期，排卵期，黄体期 　　　　7〜40 ng/mL 　　閉経後　4〜25 ng/mL	高値 下垂体腺腫，松果体腫，薬剤性高プロラクチン血症，原発性甲状腺機能低下症，特発性乳汁漏出症 低値 下垂体機能低下症，プロラクチン単独欠損症
甲状腺		
サイロキシン（T4）	5.0〜10.0 µg/dL	高値 甲状腺機能亢進症，TSH 産生腫瘍，亜急性甲状腺炎，甲状腺ホルモン不応症 低値 甲状腺機能低下症，下垂体・視床下部性甲状腺機能低下症，ネフローゼ症候群，肝硬変
遊離サイロキシン（FT4）	1.0〜2.0 ng/dL	同上
トリヨードサイロニン（T3）	0.5〜2.0 ng/mL	同上
遊離トリヨードサイロニン(FT3)	1.7〜4.0 pg/mL	同上
カルシトニン（CT）	15〜86 pg/mL	高値 甲状腺髄様癌，各種悪性腫瘍 低値 甲状腺全摘後
副甲状腺（骨代謝）		
副甲状腺ホルモン（PTH）	< 0.6 ng/mL（C 末端） 10〜60 ng/mL（インタクト）	高値 原発性副甲状腺機能亢進症，低カルシウム血症（慢性腎不全，ビタミン D 欠乏，ビタミン D 依存症など），異所性 PTH 産生腫瘍 低値 副甲状腺機能低下症，高カルシウム血症（悪性腫瘍，サルコイドーシスなど）
オステオカルシン（BGP）	3.1〜12.7 ng/mL	高値 副甲状腺機能亢進症，甲状腺機能亢進症，高回転型骨粗鬆症，悪性腫瘍骨転移 低値 副甲状腺機能低下症，甲状腺機能低下症，低回転型骨粗鬆症
I 型コラーゲン架橋 N 末端テロペプチド（NTx）（尿）	男 13.0〜73.0 nmol BCE/mmol・Cr 女（閉経後） 14.0〜99.5 nmol BCE/mmol・Cr	高値 骨粗鬆症，原発性副甲状腺機能亢進症，多発性骨髄腫，転移性骨腫瘍
I 型コラーゲン C 末端テロペプチド（ICTP）	< 4.5 ng/mL	高値 骨吸収促進（多発性骨髄腫，転移性骨腫瘍），腎不全
膵・消化管		
インスリン（IRI）	5〜11 µU/mL（空腹時）	高値 肥満型糖尿病，インスリノーマ，インスリン自己免疫症候群，Cushing 症候群，成長ホルモン過剰 低値 インスリン依存型糖尿病（IDDM），膵疾患
C–ペプチド	0.5〜20 ng/mL（空腹時）	同上
C–ペプチド（尿）	50〜100 µg/日	同上
副腎髄質		
カテコールアミン 3 分画（尿）	アドレナリン：< 3.0〜15.0 µg/日， ノルアドレナリン：< 3.0〜15.0 µg/日， ドパミン：< 700 µg/日	高値 褐色細胞腫，神経芽腫，本態性高血圧
VMA（尿）	1〜5 mg/日	高値 神経芽細胞腫，褐色細胞腫

項目	基準範囲	異常値を示す主な疾患と病態
副腎皮質		
アルドステロン	36〜240 pg/mL	**高値** 原発性アルドステロン症，特発性アルドステロン症，腎血管性高血圧症，悪性高血圧症，腎実質性高血圧症，レニン産生腫瘍，Bartter 症候群，Gitelman 症候群 **低値** 原発性選択的低アルドステロン症，糖尿病腎症，間質性腎炎，Liddle 症候群，Addison 病，先天性副腎酵素欠損症
コルチゾール	昼〜夜 8 時：5.0〜15.0 μg/dL， 夜 8 時〜朝：0.2〜10.0 μg/dL	**高値** Cushing 症候群，異所性 ACTH 産生腫瘍，神経性食欲不振症 **低値** 原発性副腎皮質機能低下症（Addison 病），先天性副腎皮質過形成，視床下部・下垂体機能低下症（脳腫瘍，サルコイドーシス），ACTH 単独欠損症
遊離コルチゾール（尿）	11.2〜80.3 μg/日	同上
17-KS（尿）	男　4.6〜18.0 mg/日 女　2.4〜11.0 mg/日	**高値** Cushing 病，異所性 ACTH 産生腫瘍，副腎アンドロゲン産生腫瘍，テストステロン産生睾丸腫瘍，多嚢胞性卵巣症候群，11 β-水酸化酵素欠損症，21-水酸化酵素欠損症 **低値** 視床下部・下垂体機能低下症，性腺機能低下症，Addison 病，副腎腺腫による Cushing 症候群，17 α-水酸化酵素欠損症
17-OHCS（尿）	男　3.4〜12.0 mg/日 女　2.2〜7.3 mg/日	**高値** Cushing 症候群，異所性 ACTH 産生腫瘍，副腎癌，11 β-水酸化酵素欠損症 **低値** 視床下部下垂体機能低下症，Sheehan 病，ACTH 単独欠損症，Addison 病，21-水酸化酵素欠損症，17 α-水酸化酵素欠損症
性腺機能		
エストラジオール（E_2）	男　15〜35 pg/mL 女　卵胞期前期　25〜85 pg/mL 　　卵胞期後期　25〜350 pg/mL 　　排卵期　50〜550 pg/mL 　　黄体期　45〜300 pg/mL 　　妊娠 10 週未満 　　　　　　600〜3,600 pg/mL 　　10〜15 週　　800〜　5,500 　　16〜20 週　3,200〜20,000 　　21〜25 週　8,900〜27,000 　　26〜30 週　7,900〜35,000 　　31 週以上　11,000〜49,000 　　閉経期　　　21 pg/mL 以下	**高値** エストロゲン産生腫瘍，先天性副腎皮質過形成，多胎妊娠 **低値** 卵巣機能不全，卵巣低・無形成，早発卵巣不全，閉経，低ゴナドトロピン症（Sheehan 症候群，Simmond 症候群），胎盤機能不全
プレグナンジオール（尿）	女　卵胞期　　0.28〜1.42 mg/日 　　黄体期　　0.79〜6.83 mg/日 　　妊娠前期　1.29〜6.08 mg/日 　　中期　　　3.05〜24.22 mg/日 　　後期　　　9.10〜60.51 mg/日	**高値** 先天性副腎皮質過形成，副腎男性化腫瘍，Cushing 症候群，妊娠，胞状奇胎 **低値** 視床下部・下垂体機能不全，副腎性腺機能低下症，絨毛性腫瘍
テストステロン	男　284〜799 ng/dL 女　6〜82 ng/dL	**高値** 男性ホルモン産生腫瘍（副腎，性腺），多嚢胞性卵巣症候群，先天性副腎皮質過形成 **低値** 視床下部・下垂体機能低下症原発性性腺機能低下症（Klinefelter 症候群，Turner 症候群など），思春期遅延，中高年男性性機能低下症
胎盤機能		
絨毛性ゴナドトロピン（hCG）	男・非妊婦　0.7 mIU/mL 以下 妊娠　3 週　　0〜50 mIU/mL 　　　4 週　　　20〜50 　　　5 週　　500〜5,000 　　　6 週　3,000〜19,000 　　　8 週　14,000〜169,000 　　12 週　16,000〜160,000 　　24 週　2,500〜82,000 　　36 週　2,400〜50,000	**高値** 妊娠，絨毛性疾患（胞状奇胎，絨毛癌），多胎妊娠，異所性 hCG 産生腫瘍 **低値** 流産，子宮外妊娠

項目	基準範囲	異常値を示す主な疾患と病態
hCG-βサブユニット	成人女性 ＜ 1.0 ng/mL 妊娠時 ＜ 150 ng/mL	高値 妊娠，絨毛性疾患（胞状奇胎，絨毛癌）
ヒト胎盤性ラクトゲン（hPL）	妊娠 29～40 週 3.0～9.9 mg/mL	低値 胎盤機能不全，子宮内胎児発育不全
その他		
血漿レニン活性（PRA）	臥位 0.2～2.7 ng/mL/時 立位 0.2～3.9 ng/mL/時	高値 高レニン性本態性高血圧症，腎血管性高血圧症，悪性高血圧症，腎実質性高血圧症，レニン産生腫瘍，Bartter 症候群，Gitelman 症候群 低値 アルドステロン症，Liddle 症候群，先天性副腎酵素欠損症（11 β-水酸化酵素欠損症，17 α-水酸化酵素欠損症）
エリスロポエチン（EPO）	7.4～29.8 mIU/mL	高値 再生不良性貧血，骨髄異形成症候群，鉄欠乏性貧血，二次性赤血球増加症 低値 慢性腎不全，真性多血症

腫瘍マーカー

項目	基準範囲	異常値を示す主な疾患と病態
α-フェトプロテイン（AFP）	20 ng/mL 以下	高値 肝細胞癌，肝芽腫，卵黄嚢腫瘍
AFP レクチン反応性分画 （AFP-L3 分画）	＜ 10 %	高値 肝細胞癌
PIVKA-II	40 mAU/mL 以下	高値 肝細胞癌
癌胎児性抗原（CEA）	5 ng/mL 以下	高値 結腸癌，膵癌，胆道癌，肺腺癌，乳癌，卵巣癌
CA19-9	37 U/mL 以下	高値 結腸癌，膵癌，胆道癌，卵巣癌
CA125	35 U/mL 以下	高値 卵巣癌
扁平上皮癌関連抗原（SCC）	1.5 ng/mL 以下	高値 肺扁平上皮癌，食道癌，子宮頸癌，皮膚癌
サイトケラチン 19 フラグメント （CYFRA）	＜ 3.5 ng/mL	高値 肺癌
シアリル SSEA-1 抗原（SLX）	＜ 38 U/mL	高値 肺腺癌，結腸癌，膵癌，胆道癌，乳癌，卵巣癌
神経特異エノラーゼ（NSE）	＜ 12 ng/mL	高値 肺小細胞癌，神経芽細胞腫
ガストリン放出ペプチド前駆体 （ProGRP）	＜ 81.0 pg/mL	高値 肺小細胞癌
エラスターゼ	80～400 ng/dL	高値 膵癌，膵炎
前立腺特異抗原（PSA）	4.0 ng/mL 以下	高値 前立腺癌
抗 p53 抗体	1.3 U/mL 以下	高値 食道癌，大腸癌，乳癌

動脈血ガス分析

項目	基準範囲	異常値を示す主な疾患と病態
pH	7.35～7.45	高値 アルカレミア 低値 アシデミア
酸素分圧（PaO$_2$）	80～100 Torr	高値 過換気症候群 低値 呼吸不全，心不全，意識障害，高地
炭酸ガス分圧（PaCO$_2$）	35～45 Torr	高値 呼吸性アシドーシス（慢性閉塞性肺疾患，肺水腫，肺線維症，肺性心，Pickwick 症候群），筋疾患(Guillain-Barré 症候群，多発性硬化症，筋ジストロフィー) 低値 呼吸性アルカローシス（特発性過換気症候群，脳血管障害，脳炎，髄膜炎，敗血症，肺不全，肺塞栓症），代謝性アシドーシス（腎不全）
重炭酸イオン（HCO$_3^-$）	22～26 mmol/L	高値 代謝性アルカローシス（嘔吐，アルドステロン症，高カルシウム血症，低カリウム血症，腎不全，ミルクアルカリ症候群） 低値 代謝性アシドーシス（尿毒症，糖尿病性ケトアシドーシス，肝不全，重症下痢，低アルドステロン血症，副甲状腺機能亢進症，腎尿細管性アシドーシス

項目	基準範囲	異常値を示す主な疾患と病態
base excess（BE）	−2〜＋2 mM/L	高値 代謝性アルカローシス（低カリウム血症，高カルシウム血症），慢性の呼吸性アシドーシス（肺気腫，気管支拡張症，多発性肺塞栓，肺性心），急性の呼吸性アルカローシス（過換気症候群，肺塞栓） 低値 代謝性アシドーシス（尿毒症，糖尿病性ケトアシドーシス，尿細管性アシドーシス），慢性の呼吸性アルカローシス（中枢神経の病変，代謝亢進状態），急性の呼吸性アシドーシス（急性肺病変，慢性肺疾患の急性増悪）

その他

項目	基準範囲	異常値を示す主な疾患と病態
脳性ナトリウム利尿ペプチド（BNP）	< 18.4 pg/mL	高値 慢性心不全，急性心筋梗塞，心筋症，心肥大，腎不全
ヒト脳性ナトリウム利尿ペプチド前駆体N端フラグメント（NT-proBNP）	55 pg/mL 以下	高値 BNPと同じ
トロポニンT	< 0.1 ng/mL	高値 急性心筋梗塞，心筋炎
トロポニンI	< 0.1 ng/mL	高値 トロポニンTと同じ
ヒト心臓由来脂肪酸結合蛋白（H-FABP）	< 6.2 ng/mL	高値 トロポニンTと同じ
フェリチン	男 30〜300 ng/mL 女 10〜120 ng/mL	高値 急性肝炎，慢性炎症性疾患（関節リウマチなど），悪性腫瘍，血球貪食症候群，ヘモクロマトーシス，再生不良性貧血，溶血性貧血 低値 鉄欠乏性貧血
可溶性IL-2受容体	145〜549 U/mL	高値 悪性リンパ腫，ATL，血球貪食症候群，結核
TARC（thymus and activation-regulated chemokine）	6〜12か月 < 1,367 pg/mL 1〜2歳 < 998 pg/mL 2歳以上小児 < 743 pg/mL 成人 < 450 pg/mL	高値 アトピー性皮膚炎，菌状息肉症，水疱性類天疱瘡
シアル化糖鎖抗原KL-6	< 500 U/mL	高値 間質性肺炎，過敏性肺炎，ニューモシスチス肺炎
サーファクタントプロテインA（SP-A）	< 43.8 ng/mL	高値 間質性肺炎，過敏性肺炎，ニューモシスチス肺炎
ヒアルロン酸	50 ng/mL 以下	高値 肝硬変
IV型コラーゲン・7S	6 ng/mL 以下	高値 肝硬変
Mac-2結合蛋白糖鎖修飾異性体（M2BPGi）	1.00 C.O.I 未満	高値 肝硬変

免疫学・免疫化学的検査

感染症関連

項目	基準範囲	異常値を示す主な疾患と病態
抗ストレプトリジン O（ASO）	成人 ＜ 160 IU/mL 小児 ＜ 250 IU/mL	高値 A 群溶連菌感染症，急性糸球体腎炎，リウマチ熱
寒冷凝集反応	＜ 256 倍	高値，陽性 マイコプラズマ肺炎，寒冷凝集素症，伝染性単核症，サイトメガロウイルス感染症
エンドトキシン	＜ 5 pg/mL	高値 グラム陰性菌感染症，敗血症
（1 → 3）→ β-D-グルカン	＜ 20 pg/mL（発色法） ＜ 11 pg/mL（比濁法）	高値 侵襲性深在性真菌症，ニューモシスチス肺炎
プロカルシトニン（PCT）	＜ 0.1 ng/mL	高値 敗血症，重症全身性感染症
プレセプシン	314 pg/mL 未満	高値 敗血症
抗 HTLV-1 抗体	陰性	陽性 ATL，HTLV-1 キャリア
抗 HIV-1＋2 抗体	陰性	陽性 AIDS，HIV キャリア
HIV-1-RNA	＜ 400 コピー/mL ＜ 50 コピー/mL（高感度定量）	高値 AIDS，HIV 感染初期
肝炎関連抗原・抗体		
HA-IgM 抗体	陰性	陽性 急性 A 型肝炎
HA-IgG	＜ 0.9	
HBs 抗原	＜ 8 倍（MAT），＜ 0.05 IU/mL（CLIA）	陽性 B 型肝炎ウイルス感染
HBs 抗体	＜ 4 倍（PA），＜ 10 IU/mL（CLIA）	陽性 B 型肝炎ウイルス感染既往，ワクチン免疫獲得
HBc-IgM 抗体	陰性	陽性 急性 B 型肝炎
HBe 抗原	陰性	陽性 急性 B 型肝炎，HBV キャリア
HBV-DNA	陰性（判定コピー数は方法で異なる）	陽性 B 型肝炎ウイルス感染
HCV 抗体	陰性	陽性 C 型肝炎，ウイルスキャリア
HCV-RNA	陰性	陽性 C 型肝炎，ウイルスキャリア
梅毒 STS 法（RPR ほか）	陰性	陽性 梅毒，自己免疫疾患
TPHA 法	陰性	陽性 梅毒

自己免疫抗体

項目	基準範囲	異常値を示す主な疾患と病態
抗核抗体	＜ 40 倍（蛍光抗体法）	陽性，高値 SLE，MCTD，強皮症，皮膚筋炎，Sjögren 症候群，自己免疫疾患
抗 DNA 抗体	＜ 6 U/mL（RIA）	陽性，高値 SLE
IgG 抗 dsDNA 抗体	＜ 10 IU/mL（ELISA）	陽性，高値 SLE
抗 U1-RNP 抗体	陰性	陽性 MCTD
抗 Sm 抗体	陰性	陽性 SLE
抗 Scl-70 抗体	陰性	陽性 強皮症
抗 SS-A 抗体	陰性	陽性 Sjögren 症候群，SLE，関節リウマチ，自己免疫疾患
抗 SS-B 抗体	陰性	陽性 Sjögren 症候群
抗 Jo-1 抗体	陰性	陽性 皮膚筋炎
抗アミノアシル tRNA 合成酵素抗体（抗 ARS 抗体）	25 index 未満	高値 皮膚筋炎，多発性筋炎
抗平滑筋抗体	＜ 40 倍	陽性，高値 自己免疫性肝炎，自己免疫性胆管炎
抗ミトコンドリア抗体	＜ 20 倍	陽性，高値 原発性胆汁性肝硬変，CREST 症候群
抗内因子抗体	陰性	陽性 悪性貧血
抗サイログロブリン抗体	＜ 0.3 U/mL	高値 橋本病，Basedow 病
抗甲状腺ペルオキシダーゼ抗体	＜ 0.3 U/mL	高値 橋本病，Basedow 病
TSH 受容体抗体（TBII）	＜ 1.0 IU/L	高値 Basedow 病，橋本病

項目	基準範囲	異常値を示す主な疾患と病態
抗 GAD 抗体	＜ 1.5 U/mL	陽性, 高値 自己免疫性 1 型糖尿病
リウマトイド因子	＜ 40 倍（RAPA），　＜ 10～20 IU/mL（ラテックス凝集法）	高値 関節リウマチ，自己免疫疾患
マトリックスメタロプロテアーゼ 3 （MMP-3）	男　37～121 ng/mL 女　18～60 ng/mL	高値 関節リウマチ，自己免疫疾患
抗 CCP 抗体	＜ 5 U/mL	高値 関節リウマチ，自己免疫疾患
抗カルジオリピン抗体	陰性（＜ 1.0）	陽性 抗リン脂質抗体症候群，SLE，梅毒
β_2GPI 依存性抗カルジオリピン抗体	＜ 3.5 U/mL	高値 抗リン脂質抗体症候群，SLE
抗好中球細胞質抗体 （MPO-ANCA）	陰性	陽性 顕微鏡的多発血管炎，特発性半月体形成性腎炎，アレルギー性肉芽腫性血管炎
抗好中球細胞質抗体 （PR3-ANCA）	陰性	陽性 多発血管炎性肉芽腫症

細胞性免疫

項目	基準範囲	異常値を示す主な疾患と病態
T 細胞サブセット，CD4/CD8	1.0～2.2	高値 ATL，移植拒絶反応，SLE 活動期 低値 AIDS，伝染性単核症
結核菌特異蛋白刺激性遊離インターフェロン-γ	陰性	陽性 結核

血液学的検査

血球計測

項目	基準範囲	異常値を示す主な疾患と病態
赤血球数（RBC）*	男　435～555 × 10^4/μL 女　386～492 × 10^4/μL	高値 多血症 低値 各種貧血
ヘモグロビン（Hb）*	男　13.7～16.8 g/dL 女　11.6～14.8 g/dL	高値 多血症 低値 各種貧血
ヘマトクリット（Ht）*	男　40.7～50.1 % 女　35.1～44.4 %	高値 多血症 低値 各種貧血
平均赤血球容積（MCV）*	83.6～98.2 fL	高値 巨赤芽球性貧血，骨髄異形成症候群，溶血性貧血 低値 鉄欠乏性貧血，二次性貧血
平均赤血球 Hb 量（MCH）*	27.5～33.2 pg	MCHC に同じ
平均赤血球 Hb 濃度（MCHC）*	31.7～35.3 %	低値 鉄欠乏性貧血，二次性貧血
網赤血球（Ret）	0.2～2 %	高値 溶血性貧血 低値 骨髄機能不全
血小板（PLT）*	15.8～34.8 × 10^4/μL	高値 骨髄増殖性腫瘍，炎症 低値 各種紫斑病，骨髄機能不全，骨髄異形成症候群
白血球数（WBC）*	3,300～8,600/μL	
好中球（neutro）†	桿状核　0.5～6.5 % 分葉核　38.0～74.0 %	高値 細菌感染症，組織壊死，ストレス，骨髄増殖性腫瘍 低値 骨髄機能不全，骨髄異形成症候群，薬剤
好酸球（eosino）†	0～8.5 %	高値 アレルギー性疾患　骨髄増殖性腫瘍 低値 グルココルチコイド過剰
好塩基球（baso）†	0～2.5 %	高値 骨髄増殖性腫瘍，アレルギー性疾患
単球（mono）†	2.0～10.0 %	高値 結核，単球性白血病
リンパ球（lymph）†	16.5～49.5 %	高値 ウイルス性感染症，慢性リンパ性白血病 低値 免疫不全状態

†日本検査血液学会による．

血液凝固関連

項目	基準範囲	異常値を示す主な疾患と病態
出血時間	5分以下	延長 血小板減少症，血小板機能異常症
プロトロンビン時間（PT）	10〜12秒 活性 70〜130% INR 0.9〜1.1	延長 凝固因子（フィブリノゲン，プロトロンビン，Ⅴ・Ⅶ・Ⅹ因子）の欠乏，DIC，ビタミンK欠乏，ワルファリン投与，抗リン脂質抗体症候群
活性化部分トロンボプラスチン時間（APTT）	30〜40秒	延長 凝固因子（フィブリノゲン，プロトロンビン，Ⅴ・Ⅷ・Ⅸ・Ⅹ・Ⅻ因子）の欠乏，DIC，ビタミンK欠乏，ワルファリン投与，抗リン脂質抗体症候群
ヘパプラスチンテスト（HPT）	70〜110%	低値 重症肝障害，ビタミンK欠乏，DIC
フィブリノゲン	200〜400 mg/dL	高値 各種炎症性疾患 低値 DIC，重症肝障害
フィブリン分解産物（FDP）	5μg/mL以下	高値 DIC，血栓症，塞栓症
Dダイマー	1.0μg/mL以下	高値 DIC，血栓症，塞栓症
アンチトロンビンⅢ（ATⅢ）	80〜130%	低値 DIC，重症肝障害，ATⅢ欠乏症
トロンビン・アンチトロンビン複合体（TAT）	＜3.0 ng/mL	高値 DIC，血栓症
プラスミノゲンアクチベーターインヒビター（PAI-1）	＜50 ng/mL	高値 DIC，血栓症，敗血症
プラスミノゲン	活性 70〜125%	低値 DIC，重症肝障害
プロテインC	活性 55〜140%	低値 欠乏症，DIC，重症肝障害
プロテインS	65〜135%	低値 欠乏症，DIC，重症肝障害
α_2プラスミンインヒビター・プラスミン複合体（PIC）	＜0.8μg/mL	高値 DIC，血栓症
ループスアンチコアグラント	陰性	陽性 抗リン脂質抗体症候群，SLE
トロンボモジュリン	＜4.5 FU/mL	高値 HUS，TTP，DIC
von Willebrand因子	活性 65〜135%	高値 腎疾患，DIC 低値 von Willebrand病
血小板第Ⅳ因子	2〜20 ng/mL	高値 血栓症 低値 血小板減少症
β-トロンボグロブリン	＜50 ng/mL	高値 血栓症 低値 血小板減少症
血小板表面IgG（PAIgG）	9〜25 ng/10^7 cells	高値 ITP，SLE
抗血小板第Ⅳ因子-ヘパリン複合体抗体	陰性	陽性 ヘパリン起因性血小板減少症
赤血球沈降速度（ESR）	男 2〜10 mm/時 女 3〜15 mm/時	亢進 感染症，炎症性疾患．遅延 貧血，DIC

染色体転座/キメラ遺伝子

項目	基準範囲	異常値を示す主な疾患と病態
t（9；22）/*BCR-ABL*	陰性	陽性 慢性骨髄性白血病，急性リンパ性白血病
t（8；21）/*AML1-MTG8*	陰性	陽性 急性骨髄性白血病の一部
t（15；17）/*PML-RARA*	陰性	陽性 急性前骨髄球性白血病

尿定性検査, 尿沈渣, 便検査, 髄液検査

項目	基準範囲	異常値を示す主な疾患と病態
尿一般定性（試験紙法）		
尿量	600～1,600 mL/日	高値 尿崩症 低値 腎不全, 脱水
比重	1.010～1.025	高値 脱水, 糖尿病 低値 腎不全, 尿崩症
浸透圧	50～1,300 mOsm/kgH$_2$O	高値 脱水, 糖尿病 低値 腎不全, 尿崩症
pH	5～8	高値 尿路感染症 低値 糖尿病, 脱水
糖	（－）	陽性 糖尿病
蛋白	（－）	陽性 腎炎, 起立性蛋白尿
ウロビリノゲン	（±）	陽性 肝炎, 溶血性疾患
ビリルビン	（－）	陽性 肝炎, 体質性黄疸
潜血反応	（－）	陽性 腎炎, 血管内溶血, 尿路感染症, 尿路腫瘍
ケトン体	（－）	陽性 糖尿病性アシドーシス, 栄養不良, 嘔吐
尿沈渣		
赤血球	1/毎視野　以下	高値 糸球体腎炎, 尿路感染症, 尿路腫瘍
白血球	男　1/毎視野　以下 女　5/毎視野　以下	高値 尿路感染症, 外陰部感染症
上皮細胞	男　1/毎視野　以下 女　5/毎視野　以下	高値 腎不全, 尿路感染症
円柱	5/全視野　以下（硝子円柱・他の円柱はなし）	高値 脱水, 糸球体腎炎
便		
ヘモグロビン	（－）	陽性 消化管腫瘍, 消化管出血, 痔核
髄液		
圧	70～150 mmH$_2$O	高値 脳圧亢進状態
細胞数	0～5/μL	高値 髄膜炎, 多発性硬化症, 脳腫瘍
グルコース	45～75 mg/dL	低値 化膿性髄膜炎
蛋白	15～45 mg/dL	増加 髄膜炎, 多発性硬化症, Guillain-Barré 症候群, 脳腫瘍

（山田俊幸）

循環機能検査

心電図

<table>
<tr><th colspan="2">指標</th><th>基準値（正常所見）</th><th>異常所見を示す主な疾患と病態</th></tr>
<tr>
<td rowspan="3">P波</td>
<td>極性</td>
<td>I, II, aVF, V_{3~6} で陽性, aVR で陰性, III, aVL, V_{1,2} で平坦, 陽性または陽性・陰性の2相性</td>
<td>I, II で陰性, aVR で陽性の P 波：左右上肢の電極の付け間違いや右胸心</td>
</tr>
<tr>
<td>振幅</td>
<td>標準肢誘導＜ 2.5 mm, 胸部誘導＜ 1.0 mm</td>
<td>P 波の振幅・幅の増大：心房負荷（☞別表 1）</td>
</tr>
<tr>
<td>幅</td>
<td>0.06～0.10 秒</td>
<td></td>
</tr>
<tr>
<td colspan="2">PQ間隔</td>
<td>0.12～0.20 秒</td>
<td>PQ 短縮（＜ 0.12 秒）：WPW 症候群, LGL 症候群など
PQ 延長（＞ 0.20 秒）：1 度房室ブロック</td>
</tr>
<tr>
<td rowspan="4">QRS群</td>
<td>電気軸</td>
<td>正常電気軸：－30°から＋110°</td>
<td>－30°以上の異常左軸偏位：左脚前枝ブロックなど
＋110°以上の異常右軸偏位：左脚後枝ブロック, 右室肥大など</td>
</tr>
<tr>
<td>幅</td>
<td>0.06～0.10 秒</td>
<td>QRS 幅の増大：脚ブロック, WPW 症候群など</td>
</tr>
<tr>
<td>振幅</td>
<td>全振幅は肢誘導＞ 5 mm, 胸部誘導＞ 10 mm
RV₁ ＜ 5 mm, RV₅ ＜ 27 mm, RV₆ ＜ 27 mm
SV₁＋RV_{5,6} ＜ 35 mm
胸部誘導で R 波は V₁ から次第に増加し V₅ で最大, S 波は V₂ で最大で V_{5,6} へと減高</td>
<td>QRS 波の高電位：心室肥大（☞別表 1）</td>
</tr>
<tr>
<td>Q波</td>
<td>振幅＜ 1 mm, Q/R 比＜ 25 %, 幅＜ 0.04 秒</td>
<td>異常 Q 波：心筋梗塞, 心筋症など（☞別表 2, 3）</td>
</tr>
<tr>
<td rowspan="2">ST部</td>
<td>ST低下</td>
<td>水平型・下降型＜ 0.5 mm, 接合部型＜ 1.0 mm
どの誘導でも低下がないのが普通である</td>
<td>ST 低下：心筋虚血, 心肥大, ジギタリス効果など</td>
</tr>
<tr>
<td>ST上昇</td>
<td>aVR を除く肢誘導＜ 1 mm
V_{1~4} 誘導＜ 3 mm, V_{5,6} 誘導＜ 1 mm</td>
<td>ST 上昇：狭心症, 心筋梗塞急性期, 心膜炎など</td>
</tr>
<tr>
<td rowspan="2">T波</td>
<td>極性</td>
<td>I, II, V_{3~6} で陽性, aVR で陰性
若年者や女性では V_{1,2} で陰性のことがある
III, aVL, aVF では通常陽性, 時に平坦または陰性</td>
<td></td>
</tr>
<tr>
<td>振幅</td>
<td>下限：R 波の 1/8～1/10 以上

上限：肢誘導, V₁ ＜ 5 mm, V_{2~6} ＜ 10 mm</td>
<td>T 波の減高・陰性化：心筋虚血, 心肥大, 低カリウム血症
T 波の増高：心筋虚血, 高カリウム血症</td>
</tr>
<tr>
<td colspan="2">QT間隔</td>
<td>0.36 秒＜ QTc ＜ 0.44 秒
QTc dispersion（QTcD）＜ 40 ms
QTc＝QT 実測値（秒）/$\sqrt{RR}$（秒）(Bazett の式)
QTcD＝12 誘導の最大 QTc と最小 QTc の差</td>
<td>QT 延長：低カリウム血症, 低マグネシウム血症, I 群抗不整脈薬, フェノチアジン, プロブコール, エリスロマイシン, 徐脈, 飢餓, 遺伝性 QT 延長症候群
QT 短縮：高カルシウム血症
QTc dispersion 増加：頻脈性心室性不整脈, 各種心疾患, QT 延長症候群</td>
</tr>
<tr>
<td rowspan="2">U波</td>
<td>極性</td>
<td>T 波と同方向性で aVR 以外では陽性</td>
<td>陰性・2 相性 U 波：高血圧, 虚血性心臓病, 特発性心筋症</td>
</tr>
<tr>
<td>振幅</td>
<td>T 波の 5～20 %（U/T 比＜ 1.0）
肢誘導＜ 0.5 mm, 胸部誘導＜ 1 mm</td>
<td>U 波の増高：低カリウム血症, QT 延長症候群</td>
</tr>
<tr>
<td colspan="2">正常洞調律</td>
<td>次の条件を満たす
1) 洞性 P 波と QRS 群の規則的出現
2) すべての P 波に QRS 群が続く
3) 心拍数 60～100/分
　（RR 間隔 0.6～1.0 秒）
4) RR 間隔の変動 0.16 秒以内
5) PQ 間隔 0.12～0.20 秒
　（健常者でも 60/分以下の洞徐脈や 100/分以上の洞頻脈を示しうる）</td>
<td>頻脈性不整脈：洞頻脈, 発作性上室性頻拍, 心室頻拍, 心室粗動・細動
徐脈性不整脈：洞徐脈, 洞停止, 洞房ブロック, 房室ブロック
徐脈頻脈症候群：頻脈と高度徐脈が交互に出現</td>
</tr>
</table>

別表1 心房負荷，心室肥大の診断基準

左房負荷	1) V_1 の P terminal force ≧ 0.04 　P terminal force とは，V_1 の2相性 P 波の陰性相の幅 a（秒）と振幅 b（mm）の積である（右図） 2) P 波の幅≧ 0.12 秒 3) II 誘導 P 波の上昇遅延 　P 波が緩徐に上昇し，後半が最も高く，急峻に下降する
右房負荷	1) II, III, aVF で P 波の振幅≧ 2.5 mm 2) V_1 の P 波が尖鋭で，かつ≧ 2.0 mm
左室肥大	1) SV_1+RV_5 または SV_1+RV_6 ≧ 35 mm（35 歳以上） 2) RV_5 ≧ 27 mm 3) RV_6 ≧ 27 mm 4) $V_{5,6}$ で ST 低下，陰性 T 波
右室肥大	1) ＋110°以上の異常右軸偏位 2) V_1 の R／S ≧ 1.0, qR 型 3) $V_{1～3}$ で ST 低下，陰性 T 波

別表2 異常 Q 波による心筋梗塞部位診断

梗塞部位	I	II	III	aVL	aVF	V_1	V_2	V_3	V_4	V_5	V_6
前壁中隔						+	+	+			
限局性前壁							+	+	+		
側壁										+	+
高位側壁	+			+							
広範囲前壁	+			+		+	+	+	+	+	+
下壁		+	+		+						
後壁						(+)	(+)				

（＋）：異常 Q 波の鏡像所見（reciprocal change）

別表3 心筋梗塞以外で Q 波をきたしうる疾患と異常 Q 波を生じやすい誘導

左室肥大	V_1, V_2, 時に V_3
肺気腫，肺性心	V_1, V_2, 時に II, III, aVF
特発性心筋症	いずれの誘導にもみられうる
心アミロイドーシス	$V_{1～3}$, 時に II, III, aVF
進行性筋ジストロフィー	$V_{5,6}$, 時に I, III, aVL
急性心筋炎	$V_{1～3}$
左脚ブロック	$V_{1～4}$
WPW 症候群	II, III, aVF, $V_{1,2}$

心機能諸指標

圧

大動脈圧（mmHg）
収縮期圧	90～140
拡張期圧	60～90
平均動脈圧	70～105

左室圧（mmHg）
収縮期圧	90～140
拡張末期圧	5～12
平均収縮期圧	80～130
平均拡張期圧	1～10

左房圧（mmHg）
平均左房圧	2～12
a 波	4～16
v 波	6～21
平均拡張期圧	1～10

肺動脈楔入圧（mmHg）
平均	4～12

肺動脈圧（mmHg）
収縮期圧	15～30
拡張期圧	4～12
平均肺動脈圧	9～19

右室圧（mmHg）
収縮期圧	15～30
拡張期圧	1～7

右房圧（mmHg）
平均右房圧	1～5
a 波	2～10
v 波	2～10

静脈圧（cmH$_2$O）
中心静脈圧	5～10
末梢静脈圧	5～12

心容積係数（mL/m^2）

左室容積
収縮末期	男 9～29	女 7～27
拡張末期	男 31～75	女 27～71

右室容積
収縮末期	男 10～44	女 8～36
拡張末期	男 35～87	女 32～74
左房容積	男 10～38	女 9～41
右房容積	男 11～39	女 9～33

心拍出量と関連指標

心係数（L/分/m^2）	2.6～4.2
1 回拍出係数（mL/m^2）	35～70
左室駆出率（%）	55～80
酸素消費量（mL/分/m^2）	110～150

血管抵抗（dyne・秒・cm^{-5}）

全末梢血管抵抗	900～1,500
全肺血管抵抗	150～250
肺小動脈血管抵抗	20～120

心臓電気生理

His 束電位図		不応期	
PA 間隔	25～ 60 ms	心房有効不応期	170～300 ms
AH 間隔	60～125 ms	房室結節有効不応期	230～425 ms
HV 間隔	35～ 55 ms	房室結節機能的不応期	330～525 ms
H 幅	10～ 25 ms	心室有効不応期	170～290 ms

連続波ドプラ法による心大血管内血流速度

大動脈弁口	0.7～1.4 m/秒	
肺動脈弁口	0.6～1.1 m/秒	
三尖弁口	0.2～0.7 m/秒	
僧帽弁口	男	女
E 波	0.4～1.0 m/秒	0.5～1.1 m/秒
A 波	0.2～0.8 m/秒	0.2～0.9 m/秒
E/A	0.75～2.0	0.75～2.0
減速時間*	115～275 ms	117～253 ms

*左室流入血流波形の減速時間（LV‐DT）

心エコー図による各種計測値

	男性	女性
大動脈径（2D 法）		
大動脈弁輪径（cm）	1.6～2.8	1.6～2.4
Valsalva 洞径（cm）	2.3～3.9	2.2～3.4
ST‐J 径（cm）	2.0～3.2	1.8～3.0
左室壁厚		
中隔　壁厚（cm）	0.7～1.1	0.6～1.0
後壁　壁厚（cm）	0.7～1.1	0.6～1.0
左室内径		
左室拡張末期径（cm）	4.0～5.6	3.8～5.0
左室収縮末期径（cm）	2.2～3.8	2.2～3.4
心室容積		
左室拡張期容積（mL）	53～133	40～108
左室収縮期容積（mL）	13～73	11～39
左室駆出率（%）	54～74	56～76
左室心筋重量（g）	77～189	61～149
左室心筋重量/体表面積（g/m²）	44～108	42～98
右室拡張期径（cm）	2.1～4.1	1.8～3.8
左房径		
左房横径（4CV）（cm）	2.6～4.6	2.5～4.5
左房縦径（4CV）（cm）	3.5～6.3	3.2～6.0
左房横径（PLAX）（cm）	2.4～4.0	2.5～3.7
右房径		
右房横径（4CV）（cm）	2.4～4.4	2.1～4.1
右房縦径（4CV）（cm）	3.3～5.7	3.0～5.4

2D 法：2 dimension 法
ST‐J：sinotubular junction
4CV：4 chamber view による計測
PLAX：parasternal long axis view による計測

心音図正常所見

1. I 音は分裂（生理的駆出音）を示すことがある.
2. II 音は正常呼吸性分裂を示す. すなわち, 大動脈成分（IIA）が肺動脈成分（IIP）に先行し, 吸気時に 0.03 ～0.04 秒程度の分裂を示し呼気時には分裂が不明瞭になる. 音量は IIA ＞ IIP である.
3. 弱い III 音がしばしば記録される. 正常若年者では明瞭な III 音が聴取されることがあるが, 成人に III 音が聴取されれば異常である.
4. 正常 IV 音は III 音よりもさらに微弱な心音として記録される. 聴取可能な IV 音は年齢を問わず（乳幼児を除く）異常である.
5. 開放音, 拡張早期過剰心音, 僧帽弁性の収縮期クリックなどの異常心音を認めない.
6. しばしば収縮中期に持続の短い機能性雑音を認める. 雑音の強さはほとんどの場合 Levine 3 度以下である.
7. 全収縮期雑音と拡張期雑音を認めない.

心音の種類

心音（記号）	音調・時相（秒）	成因	異常所見を示す主な疾患と病態
第1音（I）	低〜高調 Q-I＝0.04〜0.06	心室収縮 房室弁閉鎖	増強：心室収縮増強，頻脈，PQ短縮，僧帽弁狭窄 減弱：心室収縮減弱，PQ延長，心膜液貯留 Q-I時間延長：僧帽弁狭窄，左心不全
駆出音（E）	高調 I-E＝0.03〜0.10	半月弁開放 大血管伸展	生理的：I音分裂 半月弁開放音：大動脈，肺動脈高血圧 血管伸展音：軽・中等症の半月弁狭窄
第2音（II） 　大動脈成分（IIA） 　肺動脈成分（IIP）	中等〜高調 T波終末部 IIA-IIP＝0〜0.04	大動脈弁閉鎖 肺動脈弁閉鎖	IIA 増強：高血圧，大動脈拡大・硬化 IIP 増強：肺高血圧 　　減弱：肺気腫，半月弁狭窄 II音の分裂 　生理的：吸気性に0.03〜0.04秒程度の分裂 　病的呼吸性：呼気にも分裂（右脚ブロック，肺動脈狭窄） 　固定性：吸気・呼気とも分裂（心房中隔欠損） 　奇異性（IIP，IIAの順）：左脚ブロック，大動脈狭窄 　単一II音（IIP消失）：重症肺動脈狭窄，Fallot四徴症
開放音（OS）	高調 IIA-OS＝0.04〜0.12	房室弁開放	僧帽弁性（MOS）：僧帽弁狭窄 三尖弁性（TOS）：三尖弁狭窄
第3音（III）	低〜中等 II-III＝0.11〜0.19	心室急速充満	若年者：生理的 増強：心室拡張期負荷（房室血流増大，心室収縮不全）
拡張早期過剰心音 （Per. K）	低〜中等 II-Per. K＝0.08〜0.11	心室急速充満 早期停止	収縮性心膜炎
第4音（IV）	低調 P-IV＝0.08〜0.14	心房収縮	増強：心室収縮期負荷（心房収縮増大，心室拡張末期圧増大），房室ブロック
収縮期クリック（K）	高調	心外性 僧帽弁性	心外性：無害性 僧帽弁性：僧帽弁逸脱

心雑音の種類（a〜hは右図の記号に対応）

収縮期性雑音		
駆出性収縮期雑音	機能性雑音（a） 半月弁狭窄（大動脈狭窄〈b〉，肺動脈狭窄〈c〉，Fallot四徴症） 相対的肺動脈狭窄（心房中隔欠損）	
全収縮期雑音（d）	房室弁閉鎖不全（僧帽弁逆流，三尖弁逆流），心室中隔欠損	
拡張期性雑音		
拡張早期雑音 拡張中期雑音	半月弁閉鎖不全（大動脈弁逆流〈e〉，肺動脈弁逆流〈f〉） 器質的房室弁狭窄（僧帽弁狭窄〈g〉，三尖弁狭窄） 僧帽弁血流増大（僧帽弁閉鎖不全，心室中隔欠損，動脈管開存など） 三尖弁血流増大（心房中隔欠損，三尖弁閉鎖不全など）	
前収縮期雑音	房室弁狭窄（g）	
連続性雑音（h）		
	高圧系・低圧系の心外性短絡（動脈管開存，動静脈瘻，Valsalva洞動脈瘤破裂など）	

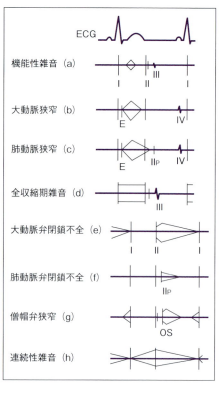

末梢血管検査

心臓足首血管指数（cardio-ankle vascular index：CAVI）
CAVI ＜ 8.0　正常範囲 8.0 ≦ CAVI ＜ 9.0　境界域 9.0 ≦ CAVI　動脈硬化の疑いあり
足関節上腕血圧比（ankle-brachial index：ABI） 足趾上腕血圧比（toe-brachial index：TBI）
1.40 ＜ ABI　足首の血圧が高め 0.91 ≦ ABI ＜ 1.40　正常範囲 ABI ≦ 0.90　末梢動脈疾患の疑いあり 　（TASC II 基準） TBI ＜ 0.70　末梢動脈疾患の疑いあり 　（TASC II 基準）
上腕-足首間脈波伝達速度（brachial-ankle pulse wave velocity：baPWV）

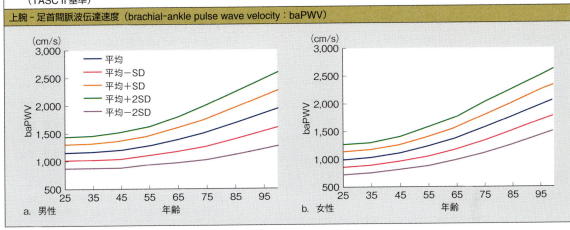

a. 男性　　b. 女性

（説田浩一）

呼吸機能検査

換気機能 （☞❶❷❸）

指標	基準値	予測式・計算式 A：年齢，H：身長（cm），BSA：体表面積（m²）
肺活量（VC）	2,300〜4,800 mL	日本呼吸器学会 VC（男）(L) $0.045×H−0.023×年齢（歳）−2.258$ VC（女）(L) $0.032×H−0.018×年齢（歳）−1.178$
%肺活量（% VC）	80 %以上	$\% VC＝（実測 VC/予測 VC）×100$（%）
1 回換気量（TV）	400〜600 mL	
全肺気量（TLC）	3,300〜6,400 mL	Rossier の予測式 男 TLC（mL）$＝(36.2−0.06 × A)×H$ 女 TLC（mL）$＝(28.6−0.06 × A)×H$
%全肺気量（% TLC）	80〜120 %	$\% TLC＝（実測 TLC/予測 TLC）×100$（%）
残気量（RV）		予測 RV＝予測 TLC−予測 VC
%残気量（% RV）	80〜120 %	$\% RV＝（実測 RV/予測 RV）×100$（%）
残気率	20〜40 %	残気率$＝（RV/TLC）×100$（%）
努力肺活量（FVC）	VC の 95 %以上	日本呼吸器学会 FVC（男）(L) $0.042 × H − 0.024 ×年齢（歳）−$ 1.785 FVC（女）(L) $0.031 × H − 0.019 ×年齢（歳）−$ 1.105
1 秒量（FEV_1）		1 秒量予測式（予測 1 秒量：FEV_1）日本呼吸器学会 男 FEV_1(L)$＝0.036×H−0.028×年齢−1.178$ 女 FEV_1(L)$＝0.022×H−0.022×年齢−0.005$
1 秒率（FEV_1 %）	70 %以上	Gaensler の式 $FEV_1 \%＝（FEV_1/FVC）×100$(%) Tiffeneau の式（閉塞性肺疾患の場合） $FEV_1 \%＝（FEV_1/VC）×100$(%)
% 1 秒量（% FEV_1）	1 秒率 70 %未満で % $FEV_1 ≧ 80$ %　　　軽症の COPD $50 \% ≦$ % $FEV_1 < 80$ %　中等症の COPD $30 \% ≦$ % $FEV_1 < 50$ %　重症の COPD % $FEV_1 < 30$ %　最重症の COPD	% 1 秒量計算式 % 1 秒量（% FEV_1）＝1 秒量実測値 /1 秒量予測値× 100(%)
最大呼気中間量（MMF）	3〜5 L	
空気とらえ込み指数（ATI）	< 5 %	$ATI＝[（VC−FVC）/VC]×100$(%)
分時換気量（V_E）	5〜8 L	
最大換気量（MVV）	80〜120 L/分	Baldwin の予測式 男 MVV（L/分）$＝(86.5−0.522×A)×BSA$ 女 MVV（L/分）$＝(71.3−0.474×A)×BSA$
% MVV	> 80 %	$\% MVV＝（実測 MVV/予測 MVV）×100$（%）
フローボリューム曲線 $\dot{V}_{75}$/身長（m）	3〜5 L/秒/m	Cherniack の予測式（単位：L/秒） $\dot{V}_{75}$ 男 $0.036×H−0.020×A+2.725$ 　　女 $0.027×H−0.019×A+2.147$
$\dot{V}_{50}$/身長（m）	2〜4 L/秒/m	$\dot{V}_{50}$ 男 $0.026×H−0.030×A+2.403$ 　　女 $0.024×H−0.023×A+1.426$
$\dot{V}_{25}$/身長（m）	0.5〜2 L/秒/m	$\dot{V}_{25}$ 男 $0.014×H−0.041×A+1.983$ 　　女 $0.009×H−0.035×A+2.216$
$\overline{\dot{V}_{50}/\dot{V}_{25}}$	2〜4	

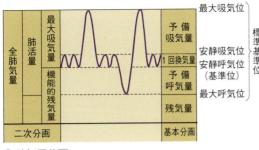

❶ 肺気量分画

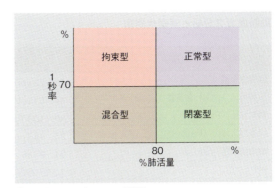

❷ スパイロメトリーの評価

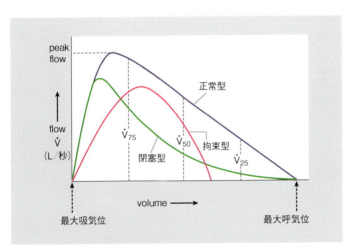

❸ フローボリューム曲線

換気力学

指標	基準値	予測式・計算式 A：年齢，H：身長（cm）
静肺コンプライアンス（Cst）	0.10〜0.30 L/cmH$_2$O	Begin の予測式 男 Cst（L/cmH$_2$O）＝0.002×A＋0.00516×H－0.677 女 Cst（L/cmH$_2$O）＝0.0019×A＋0.0039×H－0.471
気道抵抗（Raw）	0.6〜2.4 cmH$_2$O/L/秒	
呼吸抵抗（Zrs）	1.8〜2.8 cmH$_2$O/L/秒	富田の予測式（3 Hz） 男 Zrs＝7.20－0.002×A－0.028×H 女 Zrs＝6.03－0.003×A－0.019×H

肺胞機能

指標	基準値	予測式・計算式 A：年齢，H：身長（cm），BSA：体表面積（m^2）
クロージングボリューム（CV）	VC の 0〜25 %	Buist の予測式（20 歳以上） 男 CV/VC（%）＝0.562＋0.357×A（±4.15） 女 CV/VC（%）＝2.812＋0.293×A（±4.90）
肺拡散機能（DLco）	予測値の 80 % 以上	Burrows の予測式 男 DLco（mL/分/mmHg）＝15.5×BSA－0.238×A＋6.8 女 DLco（mL/分/mmHg）＝15.5×BSA－0.117×A＋0.5

動脈血ガス分析と基礎代謝率

指標	基準値
酸素含有量	18～22 vol %
炭酸ガス（CO_2）含有量	44～54 vol %
酸素分圧（PaO_2）	80～100 Torr
炭酸ガス分圧（$PaCO_2$）	35～45 Torr
酸素飽和度（SaO_2）	94～97 %
pH	7.35～7.45
HCO_3^-	22～28 mEq/L
緩衝塩基（BB）	45～50 mEq/L
過剰塩基（BE）	−2.3～+2.3 mEq/L
肺胞気動脈血酸素分圧較差（$A-aDO_2$）	5～10 mmHg（room air の場合）*
動脈血酸素/肺胞気酸素比（a/A ratio）	0.75～1.0
基礎代謝率	± 15 %以内

*肺胞式を用いて $A-aDO_2 = [FIO_2 \times (P_B - PH_2O) - PaCO_2/R] - PaO_2$
FIO_2＝吸入酸素濃度，P_B＝大気圧，PH_2O＝水蒸気圧，R＝呼吸商（約 0.8）
よって room air の場合，$A-aDO_2 = 150 - PaCO_2/0.8 - PaO_2$

（岡村　樹）

筋電図

正常筋電図所見（針筋電図）

刺入時	刺入電位（1～3 mV，100～300 ms）が必ずみられる.
安静時	活動電位はみられない（electrical silence）. 記録電極針が終板の近くにあるときは終板雑音（10～20 μV）が聞かれる（seashell sound）. また，終板近くには神経終末がきており，針先で刺激されると単一の筋線維が脱分極して，−・+の2相性の終板スパイク（100～200 μV，< 50 Hz）を生じる. 終板雑音と終板スパイクをあわせて終板活動という.
弱収縮時	運動単位活動電位（motor unit action potential：MUAP）がみられる. 振幅は 0.1～2 mV，持続 5～15 ms で，通常 2～4 相性であるが，同一筋内で 10 %程度は多相性のものも混じる. 特に三角筋では出やすく，25 %までは正常とされる.
最大収縮時	干渉パターンがみられる. 収縮を強めていくと MUAP の数が次第に増え，振幅の高い MUAP も順次加わって，最終的には個々の MUAP が識別できなくなる.

神経伝導検査

	終末潜時（ms）		伝導速度（m/秒）		F 波
	運動	感覚	運動	感覚	最短潜時（ms）
正中神経	< 4.0	< 3.5	50 <	50 <	< 30
尺骨神経	< 3.5	< 3.0	50 <	50 <	< 30
脛骨神経	< 6.0		40 <		< 55
深腓骨神経	< 5.5		40 <		< 55
浅腓骨神経		< 4.0		40 <	
腓腹神経		< 4.0		40 <	

注：手技が厳密に標準化されておらず，基準範囲なるものも報告者によりまちまちである. ここでは判断の基準となる終末潜時の上限値と伝導速度の下限値を大雑把に示すにとどめ，記憶しやすいように数値を単純化した.

正常脳波（成人）

覚醒脳波（安静・閉眼時）
以下の 4 つのパターンに大別される.

典型的α脳波	多くは 9～11 Hz のほぼ周波数の一定した α 波が連続して安定的に出現し，両側の後頭ないし後頭・頭頂部に最大振幅をもつ．振幅は通常 20～70 μV で漸増・漸減を繰り返し，開眼により抑制される（α-blocking）．前頭部には 20 μV，20 Hz の速波がしばしば重畳する．背景脳波の振幅を凌駕しない 6～7 Hz の θ 波が時に両側の前頭極から前頭部に散発する. δ 波（≦ 3 Hz）はみられない．左右差は振幅で 20 ％未満，周波数で 10 ％未満である.
不規則α脳波	上記のうち，さまざまな α 帯域波（8～13 Hz）が混在し，振幅の変動も不規則なもの.
低振幅α脳波	全体に振幅がきわめて低く（＜ 20 μV），α 波が後頭部にかろうじて見えるもので，開閉眼の直後に一過性に賦活される（off effect）だけのこともある.
β脳波	α 波がなく，全体が 20 μV 以下の低振幅の速波，すなわち β 波（14 Hz ≦）で占められているもの.

睡眠脳波

国際分類	脳波の特徴		
Stage 1	α 波の振幅が低下し，記録全体の 50 ％以下に減少（抑制期） α 波が消失し，低振幅の θ 波に置きかわる（漣波期）	浅眠期	ノンレム睡眠
Stage 2	頭頂部や中心部に hump（瘤波）が出現し睡眠紡錘波（sleep spindle）と K 複合波（K complex）が出現	軽睡眠期	
Stage 3	2 Hz 以下，75 μV 以上の徐波が 20～50 ％を占め，紡錘波と丘波が混在する（錘丘混合期）	中等度睡眠期	
Stage 4	2 Hz 以下，75 μV 以上の徐波が 50 ％以上 高振幅徐波がめだつ（丘波期）	深睡眠期	
Stage REM	Stage 1 の脳波像に似る 急速眼球運動（rapid eye movements：REM）がみられる 下顎筋や四肢筋の筋緊張の低下	レム睡眠	

誘発電位

短潜時体性感覚誘発電位（SSEP） （17～36 歳，正中神経，手関節部刺激）	頂点潜時（ms） N9 ： 7.3～8.5 N11：10.0～11.6 N13：12.2～13.2 N20：18.0～19.2		
聴性脳幹反応（ABR）	刺激	波	潜時（ms） 平均（範囲）
	70 dB	I	1.7（1.5～2.3）
		I～III	2.1（1.8～2.5）
		I～V	4.0（3.4～4.3）
		III～V	1.8（1.1～2.0）
	80 dB	I	1.5（1.5～1.7）
		I～III	2.2（2.1～2.4）
		I～V	3.9（3.6～4.2）
		III～V	1.6（1.3～2.0）
	50 dB	V	6.3（5.9～6.8）
	30 dB	V	7.3（6.9～8.0）

（大林民典）

（「循環機能検査」「呼吸機能検査」「筋電図」「正常脳波」は本書第 6 版の記載をベースに，数値の見直しや不足項目の追加などの改訂を行った.）

総索引, 総目次, 略語表

総索引

索引は「和文索引」,「数字・ギリシャ文字索引」,「欧文索引」に分類した.
〈　〉内の数字は Vol.No を示す.

和文索引

あ

アイスパック試験　〈6〉596
アイチウイルス　〈2〉137
アイントーベンの三角形　〈3〉26
亜鉛　〈6〉106
亜鉛欠乏症　〈6〉517
亜鉛欠乏性味覚障害　〈1〉386
亜鉛補充療法　〈1〉387
アオブダイ中毒　〈6〉505
アカイエカ　〈6〉385
赤い平らな舌　〈1〉359
アカシジア　〈6〉507
アカラシア　〈1〉414,〈4〉102, 104
アガルシダーゼアルファ　〈6〉475
アガルシダーゼベータ　〈6〉475
アガロースゲル　〈5〉343
アカンプロサート　〈4〉352
亜急性壊死性リンパ節炎　〈3〉366,〈6〉185
亜急性海綿状脳症　〈6〉388
亜急性硬化性全脳炎　〈2〉127,〈6〉388
亜急性甲状腺炎　〈5〉91
亜急性脊髄連合変性症　〈6〉490, 516
亜急性発症型ニューロパチー　〈6〉553
アキレス腱黄色腫　〈5〉360, 366
アキレス腱反射　〈6〉299
アクアポリン　〈3〉407, 592,〈6〉406
悪液質　〈1〉355,〈5〉122
悪性関節リウマチ　〈2〉216, 222, 223
悪性胸膜中皮腫　〈2〉400, 511
悪性高血圧　〈1〉406
悪性高体温症　〈1〉336, 341
悪性高熱症　〈3〉474
悪性黒色腫　〈1〉390,〈3〉348,〈4〉108
悪性腫瘍　〈1〉339,〈3〉347
悪性腫瘍に合併する腎炎・ネフローゼ症候群　〈3〉544
悪性腫瘍に伴う電解質異常　〈6〉514
悪性腫瘍の神経系浸潤, 転移　〈6〉513
悪性症候群　〈1〉340,〈6〉431, 507
悪性腎硬化症　〈3〉553
悪性中皮腫　〈2〉374
悪性貧血　〈6〉106, 115
悪性リンパ腫　〈2〉515, 523,〈3〉347,

348,〈4〉63, 94, 274, 399,〈5〉98, 101,〈6〉186, 188
悪性リンパ腫の Ann Arbor 病期分類　〈6〉187
握雪感　〈2〉86
アグーチ関連蛋白（ペプチド）　〈5〉26, 251
アクチン　〈3〉8, 330
アクチン機能異常症　〈2〉39
アクチンフィラメント　〈3〉7,〈5〉403,〈6〉283
アクトミオシン　〈5〉403
アクネ菌　〈6〉398
悪夢　〈6〉614
アクリルアミド　〈6〉574
アクリルアミド中毒　〈6〉500
アグレッシブリンパ腫　〈6〉192
アザシチジン　〈6〉79, 85
アザチオプリン　〈1〉251,〈2〉206,〈4〉475,〈6〉265
朝のこわばり　〈2〉217, 264
亜酸化窒素　〈6〉37, 265
アジア条虫　〈2〉181
アシアロ肝シンチグラフィ　〈4〉317
アシアロ糖蛋白受容体　〈4〉47
足関節-上腕血圧比　〈3〉95, 174, 384
アシクロビル　〈1〉5,〈6〉381, 385
アシデミア（酸血症）　〈3〉448
アシドーシス　〈3〉331, 471
足突起の消失　〈3〉512, 513
アシネトバクター　〈2〉71, 72
足白癬　〈2〉104
足場非依存性増殖　〈1〉106
足病変　〈5〉312
亜硝酸薬　〈3〉392
アシル CoA 合成酵素　〈5〉345
アシル CoA・コレステロールアシルトランスフェラーゼ 2　〈5〉345, 351
アスタキサンチン　〈5〉443
アステリクシス　〈4〉302,〈6〉299
アストログリオーシス　〈6〉401
アストロサイト　〈6〉283
アスパラギン酸　〈5〉408
アスパラギン酸アミノトランスフェラーゼ　〈4〉306
アスパルチルグルコサミニダーゼ　〈6〉

483
アスパルチルグルコサミン尿症　〈6〉483
アスピリン　〈1〉5,〈3〉191, 207, 213, 368, 371,〈4〉283,〈6〉94, 218, 239, 353, 399, 469
アスピリン喘息　〈2〉423
アスピリン中毒　〈1〉85
アスベスト　〈2〉487, 511
アスペルギルス　〈2〉97, 100,〈6〉378, 381, 393, 394
アスペルギローマ　〈2〉101
アズール顆粒　〈6〉16
アセタケ中毒　〈6〉506
アセタゾラミド　〈6〉606
アセチルコリン　〈3〉193,〈4〉8, 450, 451,〈6〉280, 503
アセチルコリンエステラーゼ　〈4〉159
アセチルコリンエステラーゼ（AChE）阻害薬　〈1〉74
アセチルコリン受容体　〈6〉280, 595
アセチルシステイン　〈4〉367
アセチルフェニルヒドラジン　〈6〉263
アセチル CoA　〈5〉271, 294
アセトアニリド　〈6〉263
アセトアミノフェン（AAP）　〈1〉206,〈4〉71, 365, 367
アセトアミノフェン中毒　〈1〉84
アセトアルデヒド　〈6〉500
アセト酢酸　〈5〉299,〈6〉480
アセトン　〈5〉299
アセトン臭　〈5〉306
アダリムマブ　〈2〉208
圧較差　〈3〉84
圧痕回復時間　〈3〉418
圧痕（性）浮腫　〈3〉418, 529,〈4〉15, 301
圧受容体反射　〈6〉328
圧測定　〈3〉80
圧迫感　〈3〉184
圧迫性ニューロパチー　〈6〉570
アップストリーム療法　〈3〉138, 145
圧補助換気　〈1〉226
圧容量関係　〈3〉11
圧利尿　〈3〉555
圧力単位　〈2〉496

圧 Na 利尿 〈3〉398
アディポカイン 〈5〉247, 448, 456
アディポサイトカイン 〈4〉353, 〈5〉241, 276, 448, 456
アディポネクチン 〈5〉241, 276, 283, 293, 296, 448
アテゾリズマブ 〈2〉398
アテトーゼ 〈6〉314, 423, 442, 484, 485
アデニル酸キナーゼ反応 〈5〉272
アデニン 〈5〉432
アデニンアラビノシド 〈6〉385
アデニン結石 〈3〉587
アデニンホスホリボシルトランスフェラーゼ欠損症 〈5〉433, 〈6〉484
アデノウイルス 〈2〉122, 137, 〈3〉304
アデノシン三リン酸 〈4〉296, 〈5〉278
アデノシン受容体拮抗薬 〈6〉430
アデノシン静注法 〈3〉187
アデノシンデアミナーゼ 〈5〉434, 〈6〉321
アデホビル 〈4〉337
アテローム 〈3〉169
アテローム血栓性梗塞 〈6〉348
アテローム血栓性脳梗塞 〈3〉371
アテローム硬化型石灰化 〈3〉502
アテローム硬化(症) 〈3〉169, 〈5〉361, 〈6〉369
アテローム硬化性病変 〈6〉363
アテローム塞栓症 〈3〉556
アドヒアランス 〈3〉390
アトピー 〈1〉6, 40, 〈2〉316
アトピー型喘息 〈2〉416
アトピー性皮膚炎 〈2〉327, 337
アトピー素因 〈1〉41, 〈2〉317, 322
アトルバスタチン 〈4〉357, 〈5〉377
アドレナリン 〈5〉172, 228
アドレナリン受容体 〈6〉280
アドレノポーズ 〈5〉16
アドレノメデュリン 〈5〉232
アトロピン 〈6〉454, 504
アトロピン硫酸塩 〈3〉162
アナグレリド 〈6〉223
アナフィラキシー 〈1〉92, 218, 343, 〈2〉316, 327, 328, 〈3〉105, 〈6〉71, 396
アナフィラクトイド紫斑病 〈2〉258, 〈6〉233
アナログ画像 〈1〉149
アニオンギャップ 〈2〉392
アニサキス 〈2〉176, 〈4〉266
アネキシンII 〈6〉26, 251
アネロイド血圧計 〈3〉24
アパシー 〈2〉185
アバタセプト 〈2〉208
アバロパラチド 〈5〉471
アピキサバン 〈3〉370, 〈6〉93, 353
アフェレシス療法 〈2〉209
アフタ性潰瘍 〈1〉359, 〈2〉279, 280, 305
アプラクロニジン 〈6〉332

アフラトキシン 〈1〉102
アブレーション 〈5〉98
アプレピタント 〈6〉88
アベルマブ 〈2〉398
アポ蛋白 〈5〉348
アポトーシス 〈1〉105, 〈4〉299
アポモルヒネ 〈6〉428
アポリポ蛋白 〈2〉226, 〈5〉346, 347, 369
アポリポ蛋白 A-I 異常症 〈5〉386
アポリポ蛋白 A-I 関連アミロイドーシス 〈6〉563
アポリポ蛋白 A-I 欠損症 〈5〉388
アポリポ蛋白 C-II 欠損症 〈5〉357
アポロ病 〈2〉130
アポ A 〈5〉348, 353, 355, 388
アポ B 〈5〉345, 368
アポ B100 〈5〉299, 348, 376
アポ C 〈5〉348, 368
アポ E 〈5〉369
アマメシバ 〈2〉430
アマンタジン 〈6〉428, 429, 430, 508
アミオダロン 〈3〉122, 128, 155, 209, 〈6〉572
アミトリプチリン 〈6〉435, 454
アミノ基転移 〈5〉407
アミノグリコシド系抗菌薬 〈1〉185, 〈2〉27
アミノ酸 〈5〉270, 474
アミノ酸合成 〈5〉270
アミノ酸残基 〈5〉401
アミノ酸代謝 〈5〉401, 407
アミノ酸代謝異常 〈6〉477
アミノ酸炭素骨格 〈5〉408
アミノ酸尿 〈2〉428, 〈3〉464, 〈5〉408
アミノ酸ホルモン 〈5〉2
アミノ酸輸送 〈3〉411
アミノ酸要求量 〈5〉474
アミノペプチダーゼ 〈5〉403
アミノレブリン酸 〈5〉250
アミノレブリン酸合成酵素 〈6〉104
アミラーゼ 〈4〉451, 454
アミラーゼ・クレアチニンクリアランス比 〈4〉455
アミリン 〈5〉292
アミリン遺伝子異常 〈5〉284
アミロイド 〈2〉563, 〈3〉565, 〈5〉419
アミロイドアンギオパチー 〈6〉411
アミロイドーシス 〈2〉216, 517, 563, 〈3〉315, 〈4〉281, 〈5〉419
アミロイド構成蛋白 〈5〉423
アミロイド前駆体蛋白 〈6〉409
アミロイド前駆体蛋白遺伝子 〈6〉410
アミロイド多発ニューロパチー 〈6〉557
アミロイド沈着 〈5〉422
アミロイド骨関節症 〈3〉502
アミロイド A 〈2〉216, 225
アミロイド P 〈2〉226
アミロイド β 蛋白 〈5〉402, 〈6〉410
アミロライド感受性 Na チャネル 〈5〉

144
アミロ-1, 6-グルコシダーゼ欠損症 〈6〉604
アミン 〈5〉2
アムホテリシン B 〈6〉381
アメーバ性肝膿瘍 〈4〉388
アメーバ性腸炎 〈4〉172
アメリカ鉤虫 〈2〉173
アラニンアミノトランスフェラーゼ 〈4〉306
アリルスルファターゼ A 〈6〉476
アルカリ化食品 〈5〉428
アルカリホスファターゼ 〈4〉307, 〈6〉48
アルカレミア(アルカリ血症) 〈3〉448
アルギニンバソプレシン 〈5〉60, 〈6〉328
アルギニン負荷試験 〈5〉36
アルキル化薬 〈1〉203, 〈2〉206, 〈3〉318, 〈6〉86
アルコール 〈2〉30, 〈3〉304
アルコール依存症 〈1〉52, 54, 〈4〉351
アルコール関連生活習慣病 〈4〉348
アルコール関連問題 〈1〉51
アルコール性肝炎 〈4〉349
アルコール性肝癌 〈4〉349
アルコール性肝硬変 〈4〉349
アルコール性肝障害 〈1〉53, 〈4〉299, 348, 350, 351
アルコール性ケトアシドーシス(AKA) 〈3〉450, 451
アルコール性脂肪肝 〈4〉349
アルコール性心(筋)障害 〈3〉320
アルコール性膵炎の発症機序 〈4〉466
アルコール性線維症 〈4〉349
アルコール代謝 〈1〉52, 〈4〉349
アルコール脱水素酵素 〈4〉349
アルコール毒性説 〈4〉466
アルコール乱用 〈1〉51
アルコール依存症 〈6〉490
アルコール性偽性 Cushing 症候群 〈5〉149
アルコール性小脳変性症 〈6〉501
アルコール性層状皮質硬化症 〈5〉465
アルコール性多発ニューロパチー 〈6〉502
アルコール性ニューロパチー 〈6〉558
アルコール性ミオパチー 〈6〉502
アルコール摂取 〈3〉317
アルコール中毒 〈6〉500
アルゴンプラズマ凝固法 〈4〉81
アルシアン・ブルー 〈4〉58
アルデヒドオキシダーゼ 〈5〉430
アルデヒド脱水素酵素 〈4〉348, 〈6〉500
アルテプラーゼ 〈6〉352
アルテミシニン 〈2〉19
アルドステロン 〈3〉313, 〈5〉136, 138, 139, 153, 169, 228, 229
アルドステロン/レニン比 〈3〉384
アルドステロン拮抗薬 〈3〉295

アルドステロン合成酵素 〈5〉137
アルドステロン合成酵素欠損症 〈5〉158
アルドステロン産生腺腫 〈3〉384, 〈5〉140
アルドステロン／レニン比 〈5〉140
アルドラーゼ 〈6〉576, 591
アルファカルシドール 〈5〉117, 470
アルブミン 〈5〉304, 402, 411, 473
アルブミン欠乏症 〈5〉413
アルブミン製剤 〈1〉214, 216, 〈3〉442
アルブミン濃度 〈5〉446
アルベカシン 〈3〉285
アルベンダゾール 〈4〉443
アルマ・アタ宣言 〈1〉298, 299
アレキシサイミア 〈1〉88
アレキシサイミヤ 〈1〉89
アレキシソミア 〈1〉88
アレムツズマブ 〈6〉82
アレルギー性気管支肺アスペルギルス症 〈2〉100, 465, 472
アレルギー性気管支肺真菌症 〈2〉472
アレルギー性結膜炎 〈1〉372
アレルギー性疾患 〈1〉39, 92
アレルギー性紫斑病 〈2〉258
アレルギー性喘息 〈2〉465
アレルギー性肉芽腫性血管炎 〈2〉471, 〈6〉233
アレルギー性鼻炎 〈2〉327, 333
アレルギー反応 〈1〉39, 40, 218, 〈2〉195, 316, 〈4〉269
アレルゲン 〈2〉325
アレルゲン免疫療法（減感作療法） 〈2〉327, 335, 342, 419
アレンドロネート 〈5〉469
アロプリノール 〈3〉565, 〈5〉428, 433
アロマターゼ 〈5〉151
アンキリン 〈6〉134
鞍結節部髄膜腫 〈5〉33
アンジオテンシノゲン 〈5〉242, 456
アンジオテンシン変換酵素 〈2〉154, 337, 〈5〉229
アンジオテンシン変換酵素阻害薬 〈3〉121, 308, 〈5〉310
アンジオテンシンII（Ang II） 〈3〉113, 404, 〈5〉138, 229
アンジオテンシンII受容体拮抗薬（ARB） 〈3〉121, 309, 〈5〉310
アンジオテンシンII受容体遮断薬 〈3〉138
アンジオポエチン1 〈6〉7
安静時狭心症 〈3〉180
安静時振戦 〈6〉298
アンチゲネミア法 〈2〉137
アンチコドン 〈5〉404
アンチトロンビン 〈6〉22, 25, 66, 231, 245, 253
アンチバイオグラム 〈2〉445
アンチプラスミン 〈6〉244
安定冠動脈疾患 〈3〉179
安定狭心症 〈3〉179

安定プラーク 〈3〉171
アントシアニン 〈5〉443
アントラサイクリン系薬剤 〈3〉319, 〈6〉86, 165
アンドロゲン 〈5〉151, 193, 203
アンドロゲン受容体遺伝子 〈6〉458
アンドロゲン不応症 〈5〉205
アンドロゲン補充療法 〈5〉188
アンドロステロン 〈5〉184
アンドロステンジオン 〈5〉139, 193, 195
アンドロポーズ 〈5〉16
鞍鼻 〈2〉304
アンピシリン 〈6〉206, 393
アンモニア 〈5〉407
アンモニア臭 〈5〉490
アンモニア代謝 〈4〉297

い

胃 〈4〉4
胃アニサキス症 〈2〉176
硫黄顆粒 〈2〉102
イオマゼニル SPECT 〈6〉611
イオン化カルシウム 〈5〉113, 266
イオン化（電離）放射線 〈1〉64
イオン交換樹脂 〈3〉448
イオンチャネル 〈3〉130
イオンチャネル内蔵型レセプター 〈5〉7
イオン電流 〈3〉130
異化 〈5〉270
胃角 〈4〉29
胃型 〈4〉482
胃癌 〈4〉54, 82, 133
易感染性 〈3〉510
易感染性宿主 〈2〉5, 39
息切れ 〈1〉397, 〈3〉499
イキサゾミブ 〈6〉85, 201
イキセキズマブ 〈2〉208
息止め発作 〈1〉348
意義不明の単クローン性免疫グロブリン血症 〈6〉205
閾膜電位 〈3〉133
いきみ 〈4〉237
胃巨大皺襞症 〈4〉126
イグラチモド 〈2〉207
異型結節 〈4〉384
異型（多様性）ポルフィリン症 〈4〉377, 〈5〉440, 〈6〉114, 484
異型リンパ球 〈6〉183, 185
医原性機能性便秘 〈1〉423
医原性高カルシウム血症 〈5〉267
医原性疾患 〈1〉92
医原性低血糖 〈5〉321
医原性の胆管狭窄 〈4〉447
医原性放射線障害 〈3〉582
医原性 Cushing 症候群 〈5〉10
移行上皮癌 〈1〉95
医師 〈1〉302
医師基準 〈1〉10

意識障害 〈1〉269, 344, 〈3〉104, 〈5〉300, 〈6〉294, 301
意識障害を呈する疾患 〈1〉344
意識消失 〈3〉125
胃軸捻症 〈4〉116
意識レベル 〈6〉294
意思決定支援 〈1〉11
意思決定の共有 〈1〉8
医師憲章 〈1〉8
医師法 〈1〉325
胃・十二指腸潰瘍 〈1〉275, 412
胃十二指腸動脈 〈4〉449
維持輸液 〈1〉211
異種膵島移植 〈1〉257
異種生体弁 〈3〉289
異常陰影 〈3〉61
異常呼吸 〈1〉396, 〈2〉362
異常呼吸音 〈2〉362, 〈3〉115
異常自動能 〈3〉133
異常蛋白血症 〈6〉239
異常知覚 〈6〉553
異常脳波 〈6〉326
異常白血球 〈6〉45
異常フィブリノゲン血症 〈6〉242
異常（プロ）インスリン症 〈5〉314
異常ヘモグロビン症 〈1〉402, 〈5〉274, 〈6〉143
移植コーディネーター 〈1〉246
移植後リンパ増殖性疾患 〈2〉565
胃食道逆流症 〈1〉415, 〈4〉67, 70, 98, 114, 286
胃・食道静脈瘤破裂 〈1〉412
移植片対宿主病 〈4〉399, 〈6〉95
移植片対白血病効果 〈1〉263
異所性胃粘膜 〈4〉49
異所性肝移植 〈1〉253
異所性膵 〈4〉489
異所性石灰化 〈5〉116
異所性副腎皮質刺激ホルモン（ACTH）産生腫瘍 〈6〉512
異所性ホルモン産生腫瘍 〈5〉10
異所性レニン産生腫瘍 〈5〉237
異所性 ACTH 症候群 〈5〉43, 146
異所性 CRH 産生腫瘍 〈5〉146
石綿 〈2〉511
石綿肺 〈2〉487
胃-腎短絡路 〈4〉111
医心方 〈1〉10
イスタンブール宣言 〈6〉302
イストラデフィリン 〈6〉428, 430, 431
泉熱 〈2〉71
胃切除後症候群 〈4〉284
胃洗浄 〈1〉82
異染性白質ジストロフィー 〈5〉392, 〈6〉476
胃前庭部毛細血管拡張症 〈4〉151
位相コントラスト画像 〈4〉315
イソシアネート 〈2〉466
イソニアジド 〈2〉453, 〈6〉381, 489
イソフラボン 〈5〉443

いりょう　31

イソプロテレノール 〈3〉162, 165
イソロイシン 〈6〉479
イタイイタイ病 〈6〉495
イダルシズマブ 〈6〉94
一塩基多型 〈2〉192, 〈3〉13, 〈5〉274, 〈6〉263
位置覚 〈6〉300
イチゴ舌 〈1〉359, 〈2〉53
一次医療 〈1〉298
一次運動ニューロン 〈6〉318
一次運動野 〈6〉303
一次感覚野 〈6〉303
一次緩和ケア 〈1〉292
一次救命処置 〈1〉272
一次孔 〈3〉223
一次殺菌 〈2〉34
一次止血 〈6〉22, 227, 242
一次止血異常 〈1〉432
一時性下部食道括約部弛緩 〈4〉113
一次性心停止 〈1〉269
一次性頭痛 〈1〉441, 〈6〉291, 615
一次性肺胞低換気 〈2〉570
一次中隔 〈3〉222
一次聴覚野 〈6〉304
一次的多臓器機能障害 〈1〉114
一次予防 〈1〉306, 〈3〉209
一度近親 〈1〉14, 15
胃腸間質腫瘍 〈4〉116
一卵性双生児 〈5〉291
一過性閾値上昇 〈1〉378
一過性意識障害 〈1〉349
一過性意識消失 〈6〉292
一過性下部食道括約筋弛緩 〈4〉98
一過性虚血性心腔拡大 〈3〉187
一過性黒内障 〈6〉343
一過性収縮性心膜炎 〈3〉341
一過性腫瘤状陰影 〈3〉60
一過性全健忘 〈6〉357
一過性外向き K チャネル 〈3〉131
一過性単純性便秘 〈1〉423
一過性脳虚血発作 〈6〉355
一過性房室ブロック 〈3〉163
一過性 LES 弛緩 〈1〉415
一酸化炭素 〈3〉304
一酸化炭素中毒 〈1〉72, 〈6〉496
一酸化窒素 〈2〉37, 〈3〉373, 〈5〉2, 228, 〈6〉22
一酸化窒素合成酵素 〈4〉128
一親等 〈1〉14
逸脱酵素 〈4〉306
一点限局性の圧痛 〈1〉139
一般適応症候群 〈1〉89
一般用医薬品 〈1〉180
イデベノン 〈6〉602
イデュルスルファーゼ 〈6〉482
遺伝医学 〈1〉13
遺伝医学と遺伝サービスにおける倫理問題に関する国際ガイドライン 〈1〉175
遺伝因子 〈3〉377, 〈5〉282, 289, 291, 295

遺伝カウンセリング 〈1〉17, 176, 〈5〉227
遺伝学 〈1〉14
遺伝学的検査 〈1〉14, 15, 21
遺伝学的検査に関するガイドライン 〈1〉175
遺伝子異常 〈1〉18, 〈3〉13, 323
遺伝子異常により癌が発生する根拠 〈1〉105
遺伝子異常による脳血管性障害 〈6〉367
遺伝子医療 〈1〉21
遺伝子改変マウス 〈3〉13
遺伝子改変 T 細胞（療法） 〈1〉6, 240
遺伝子組換え成長ホルモン 〈5〉53
遺伝子組換えヒトエリスロポエチン 〈6〉77
遺伝子クローニング 〈3〉13
遺伝子欠失の解析 〈1〉174
遺伝子検査 〈1〉14, 〈6〉55, 579
遺伝子工学 〈1〉3
遺伝子再構成の解析 〈1〉174
遺伝子診断 〈1〉21, 170, 〈2〉16, 〈5〉226, 437
遺伝子刷り込み 〈1〉19
遺伝子増幅 〈1〉106
遺伝子増幅の解析 〈1〉174
遺伝子多型 〈1〉175, 183, 〈5〉291
遺伝子治療 〈1〉3, 4, 239, 〈5〉376
遺伝子導入用ベクター 〈1〉241
胃電図法 〈4〉72
遺伝性圧脆弱性ニューロパチー 〈6〉560
遺伝性アミロイドーシス 〈5〉421
遺伝性運動感覚性ニューロパチー 〈6〉557, 559
遺伝性下垂体機能低下症 〈5〉51
遺伝性褐色細胞腫／傍神経節細胞腫症候群 〈5〉177
遺伝性感覚自律神経ニューロパチー 〈6〉561
遺伝性感覚性ニューロパチー 〈6〉561
遺伝性乾燥赤血球症 〈6〉132, 135
遺伝性キサンチン尿症 〈5〉430
遺伝性球状赤血球症 〈1〉429, 〈6〉106, 132, 133
遺伝性口唇赤血球症 〈6〉135
遺伝性高チロシン血症 〈6〉480
遺伝性高 HDL 血症 〈5〉389
遺伝性コプロポルフィリン症 〈4〉377, 〈5〉438, 440, 〈6〉114, 484
遺伝性糸球体腎炎 〈3〉533
遺伝性周期熱 〈5〉421
遺伝性出血性毛細血管拡張症 〈1〉433, 〈6〉232
遺伝性膵癌症候群 〈4〉476
遺伝性楕円赤血球症 〈6〉134
遺伝性／特発性腎性低尿酸血症 〈5〉431
遺伝性難聴 〈1〉379
遺伝性ニューロパチー 〈6〉342, 554,

561, 573
遺伝性熱変形赤血球症 〈6〉135
遺伝性非ポリポーシス（性）大腸癌 〈4〉200, 216
遺伝性肥満 〈1〉354, 355, 〈5〉452
遺伝性プリオン病 〈6〉390
遺伝性フルクトース不耐症 〈5〉334
遺伝性変性疾患 〈6〉409
遺伝性有口赤血球症 〈6〉135
遺伝性 HDL 欠損症 〈5〉353
遺伝性 PAH 〈2〉501
遺伝的不安定性の誘導 〈1〉66
遺伝病 〈1〉14
遺伝要因と環境要因 〈1〉14
伊東細胞 〈4〉294
イヌ回虫 〈2〉177
イヌ糸状虫 〈2〉177
イヌ糸状虫症 〈2〉462
犬山分類 〈4〉359
イヌリンクリアランス 〈3〉426
イヌリン-プロピオン酸エステル 〈5〉216
イノシン-リン酸（IMP） 〈6〉483
イノシンプラノベクス 〈6〉389
イノツズマブ オゾガマイシン 〈6〉83
医のプロフェッショナリズム 〈1〉8
医の倫理 〈1〉9
胃脾間膜 〈4〉4, 8
いびき 〈1〉398
いびき音 〈1〉395
いびきと睡眠時無呼吸の発生に関連する上気道の構造 〈1〉398
イピリムマブ 〈2〉398
易疲労感 〈3〉115, 〈5〉300, 464
イプシロン（ε）波 〈3〉255
イブプロフェン 〈6〉239
イブルチニブ 〈6〉85, 191
イベント心電図 〈3〉26, 35
イホスファミド 〈6〉86
イボテン酸 〈6〉507
イマチニブ 〈1〉5, 110, 〈6〉84, 169, 176
イミグルセラーゼ 〈6〉474
意味性錯語 〈6〉297
意味性認知症 〈6〉420
イミプラミン 〈6〉434
イムノアッセイ 〈5〉18
イムノクロマト法 〈1〉30
イメージング 〈1〉5
医薬品医療機器総合機構（PMDA） 〈1〉328
医薬品医療機器等法（薬機法） 〈1〉328
医薬品規制調和国際会議 〈1〉328
医薬品の開発 〈1〉330
医薬品の癌原性を検出するための試験に関するガイダンス 〈1〉103
医薬品の発癌性 〈1〉105
胃抑制性ポリペプチド 〈4〉14
易罹患性検査 〈1〉16
イリノテカン 〈2〉532, 〈5〉209
医療安全活動 〈1〉294

総索引

医療・介護関係事業者における個人情報の適切な取り扱いのためのガイダンス 〈1〉326
医療・介護関連肺炎 〈2〉443
医療関連感染症 〈1〉93,〈2〉3,42
医療関連肺炎 〈2〉72
医療事故への対応 〈1〉327
医療水準論 〈1〉326
医療における遺伝学的検査・診断に関するガイドライン 〈1〉15
医療における法規制 〈1〉325
医療費の流れ 〈1〉312
医療被曝 〈1〉238
医療プロフェッショナリズム教育 〈1〉8
医療法 〈1〉325
医療保険制度 〈1〉311
医療面接 〈1〉129
医療面接のコンテント 〈1〉130
医療面接のプロセス 〈1〉129
医療面接のポイント 〈1〉91
医療用医薬品 〈1〉180
医療倫理 〈1〉9
イレウス 〈1〉425,〈4〉27,221,464
イレウス管 〈4〉236
イレウスの輸液療法 〈1〉212
胃瘻 〈1〉223
陰窩膿瘍 〈4〉181
印環細胞癌 〈4〉134
インクレチン 〈4〉14,〈5〉210,279,280,292,318
インジゴカルミン 〈4〉42
飲酒 〈3〉388,〈5〉371,391,428
飲水指導 〈3〉565
インスリノーマ 〈4〉479,〈5〉207,322,323
インスリン 〈3〉176,〈4〉14,450,452,〈5〉145,211,226,228,253,271,279
インスリンアスパルト 〈5〉339
インスリンアレルギー 〈5〉320
インスリン依存状態 〈5〉285,321
インスリン感受性 〈5〉213,281,291,293,295
インスリン拮抗ホルモン 〈5〉297
インスリン拮抗ホルモン欠損症 〈5〉327
インスリン拮抗ホルモン分泌障害 〈5〉323
インスリングラルギン 〈5〉339
インスリン作用不足 〈5〉281
インスリンシグナル 〈5〉294
インスリン自己抗体（ＩＡＡ） 〈5〉284,290
インスリン自己免疫症候群 〈5〉322
インスリン受容体基質 〈4〉354,〈5〉293,295
インスリン抵抗症 〈5〉314
インスリン抵抗性 〈3〉377,〈5〉242,281,283,291,293,295,317,318,456

インスリン抵抗性改善（系）薬 〈5〉318,461
インスリン抵抗性症候群 〈5〉244
インスリンデグルデク 〈5〉339
インスリンデテミル 〈5〉340
インスリン非依存状態 〈5〉285
インスリン非依存性糖尿病 〈5〉291
インスリン皮下注 〈5〉320
インスリン必要量 〈5〉341
インスリン頻回注射 〈5〉340
インスリン負荷試験 〈5〉36
インスリン分泌 〈5〉291,292,295
インスリン分泌指数 〈5〉304
インスリン分泌促進（系）薬 〈5〉318
インスリン様成長因子-I 〈5〉254,314,322
インスリンリスプロ 〈5〉339
インスリン療法 〈5〉319,339
インスリンレセプター 〈5〉314
インスリンレセプター遺伝子異常 〈5〉322
インスリンレセプター抗体 〈5〉322
陰性徴候 〈6〉617
陰性T波 〈3〉33
インターフェロン 〈1〉336,〈2〉145,196,230,244,〈3〉543,〈4〉305,337,〈5〉441,〈6〉175,389
インターフェロン治療 〈4〉338
インターフェロンα 〈6〉218,387
インターフェロンβ 〈6〉403
インターフェロンγ（IFN-γ） 〈2〉37,78,196
インターフェロンγ遊離試験 〈2〉452
インターベンション 〈4〉79
インターロイキン 〈1〉336
インターロイキン1 〈6〉249
インターロイキン1β 〈5〉242
インターロイキン2 〈6〉179
インターロイキン3 〈6〉6
インターロイキン6 〈3〉344,〈6〉182,187
インテグリン 〈2〉217
咽頭 〈4〉2
咽頭炎 〈2〉53
咽頭結膜熱 〈2〉122
咽頭痛 〈1〉385
咽頭痛の原因疾患 〈1〉385
インドシアニングリーン 〈4〉307
インドメタシン 〈5〉66,143,160,〈6〉263
インドレントリンパ腫 〈6〉192
院内感染 〈2〉42
院内肺炎 〈2〉51,442
インヒビター 〈6〉241
インヒビン 〈5〉183
インフォームド・コンセント 〈1〉7,8,10
インフォームド・チョイス 〈1〉17
インフリキシマブ 〈2〉207,〈5〉423,〈6〉397
インフルエンザ 〈2〉440

インフルエンザウイルス 〈2〉21,120
インフルエンザ菌 〈2〉73,〈6〉378
インフルエンザ脳症 〈2〉122
胃MALTリンパ腫 〈2〉70,〈6〉188
異βリポ蛋白血症 〈5〉369

う

ウイルス 〈1〉27
ウイルス学的検査 〈4〉318
ウイルス癌遺伝子 〈1〉105
ウイルス感染 〈5〉289
ウイルス性肝炎 〈2〉145,〈4〉401
ウイルス性関節炎 〈2〉300
ウイルス性下痢症 〈2〉137
ウイルス性出血熱 〈2〉138
ウイルス性食中毒 〈1〉79
ウイルス性心筋炎 〈3〉292
ウイルス性心膜炎 〈3〉336
ウイルス性髄膜炎 〈2〉124,〈6〉378,379,381
ウイルス性脊髄炎 〈6〉383
ウイルス性腸炎 〈4〉172
ウイルス性脳炎 〈2〉124,〈6〉383
ウイルス性肺炎 〈2〉448
ウイルス性慢性肝炎 〈4〉335
ウイルスベクター 〈1〉241
植込み型除細動器 〈3〉122,128,136,140,〈6〉589
植込み型ループ式レコーダ 〈3〉36
ウェスタンブロット法 〈5〉273,370,〈6〉386
ウェステルマン肺吸虫症 〈2〉179,462
ウエスト周囲長 〈5〉304,450,454
ウエストナイル熱 〈2〉152
ウェルシュ菌 〈1〉79,〈4〉78
右脚ブロック 〈3〉166
右左短絡 〈3〉235
ウシ海綿状脳症 〈2〉183,〈6〉390
右室 〈3〉2,93
右室拡張 〈3〉276
右室型単心室 〈3〉253
右室梗塞 〈3〉206,210
右室造影 〈3〉84
右室肥大 〈3〉238
う蝕 〈1〉387
後ろ向きコホート研究 〈1〉117
右心カテーテル検査 〈3〉104,333
右心不全 〈3〉111,259
ウステキヌマブ 〈2〉208
渦巻き型リエントリー 〈3〉135
右側胸部誘導 〈3〉29
右側腹部痛 〈1〉417
うっ血肝 〈4〉396
うっ血性肝硬変 〈4〉364,396
うっ血性心不全 〈3〉283
うっ血性脾腫 〈1〉427
うっ血乳頭 〈6〉296
うつ病 〈5〉301
腕落下試験 〈6〉296
右房 〈3〉2

右房造影　〈3〉84
右房粘液腫　〈3〉346
ウミヘビ　〈6〉506
ウラ検査　〈1〉217
ウラシル　〈5〉432
ウリジン二リン酸‐グルクロン酸転移酵
　素　〈4〉369
ウルソデオキシコール酸　〈4〉344,
　366, 404, 420, 430
ウレアーゼ　〈2〉66
ウロキナーゼ　〈3〉351
ウロビリノゲン　〈4〉298, 407
運動　〈5〉271
運動機能のスクリーニング　〈1〉141,
　142
運動強度　〈1〉180
運動失調　〈6〉299, 314
運動失調性不全片麻痺　〈6〉349
運動障害　〈6〉310
運動神経　〈6〉288
運動神経伝導検査法　〈6〉322
運動性ニューロパチー　〈6〉572, 573
運動単位電位　〈6〉312
運動中止徴候　〈3〉38
運動ニューロン疾患　〈6〉418, 449
運動負荷試験　〈2〉388, 〈3〉216
運動負荷心電図　〈3〉37, 185
運動不足　〈5〉296
運動発作　〈6〉608
運動麻痺　〈1〉447, 〈6〉295, 311, 617
運動麻痺時に有用な検査　〈1〉449
運動麻痺の分布　〈1〉448
運動誘発喘息　〈2〉422
運動療法　〈1〉179, 〈2〉212, 〈3〉123,
　355, 563, 〈5〉317, 390, 452

え

エアウェイによる気道確保　〈1〉224
エアブロンコグラム　〈2〉376
エアロゾル　〈1〉63
鋭徐波複合　〈6〉326
衛星細胞　〈6〉284
永続化因子　〈1〉440
永続性(慢性)心房細動　〈3〉143
鋭波　〈6〉326
栄養アセスメント　〈5〉473
栄養異常　〈5〉442
栄養過剰と疾病　〈1〉55
栄養欠乏性ニューロパチー　〈6〉558
栄養欠乏と疾病　〈1〉54
栄養剤　〈1〉224
栄養サポートチーム　〈1〉301, 302, 〈5〉
　473
栄養スクリーニング　〈5〉472
栄養摂取基準　〈5〉444
栄養素　〈5〉442
栄養素の再吸収　〈3〉411
栄養体　〈2〉165
栄養評価　〈5〉445
栄養歴　〈5〉445

エーリキア症　〈2〉108, 110
エオタキシン　〈2〉322
疫学　〈1〉116
疫学研究における妥当性の検討　〈1〉
　122
疫学研究の方法　〈1〉122
腋窩神経　〈6〉280
腋窩リンパ節　〈1〉138
腋窩リンパ節の診察　〈1〉138
エキシマレーザー　〈3〉192
液性因子　〈1〉280
液性免疫　〈2〉12, 465
エキソペプチダーゼ　〈5〉403
液体クロマトグラフィ‐質量分析法
　〈5〉21
益と害のバランス　〈1〉123
エキノコックス症　〈2〉181, 〈4〉392,
　〈6〉394
易疲労感　〈5〉300, 462
エクソーム解析　〈1〉16
エクリズマブ　〈6〉259, 407, 599
エコーウイルス　〈2〉128
エコーガイド下経皮的腎生検　〈3〉433
エコー輝度　〈3〉429
壊死後膵　〈4〉485
壊死性筋炎　〈6〉593
壊死性糸球体腎炎　〈2〉253
壊死性膵炎　〈4〉460, 485
壊死性リンパ節炎　〈6〉185
エステラーゼ　〈6〉18, 47
エストラジオール　〈5〉17, 183, 193,
　195
エストロゲン　〈5〉17, 38, 151, 193,
　466
エストロゲン受容体陽性乳癌　〈5〉469
エストロゲン製剤　〈5〉53, 167
エストロゲン‐プロゲステロン負荷試験
　〈5〉196, 199
エストロゲン補充療法　〈5〉18, 198,
　201
エストロゲン様作用　〈5〉14
エストロン　〈5〉193
エスプンディア　〈2〉169
エゼチミブ　〈3〉176, 〈5〉367, 369,
　379
壊疽　〈5〉312
壊疽性膿瘍　〈2〉72
エタネルセプト　〈2〉208, 〈5〉423
エタノール中毒　〈6〉500
エタノール注入療法　〈5〉222
エダラボン　〈6〉352, 369, 453
エタンブトール　〈4〉453, 〈6〉381
エチオコラノロン　〈5〉184
エチレングリコール中毒　〈6〉499
エドキサバン　〈3〉370, 372, 〈6〉93,
　353
エトポシド　〈2〉532, 〈5〉209, 〈6〉182,
　214
エドモントンプロトコール　〈1〉255
エドロホニウム試験　〈6〉596
エネルギー危機　〈5〉271

エネルギー給与量　〈1〉178
エネルギー摂取量　〈1〉179, 〈5〉317
エノキサパリン　〈3〉371
エピゲノム　〈1〉6
エピジェネティクス　〈1〉109, 〈6〉10
エビデンスのレベル分類　〈1〉122
エピトープ　〈5〉20
エピネフリン加高張食塩水　〈4〉43
エフェクターT細胞　〈4〉12
エプレレノン　〈5〉142
エプワース眠気スケール　〈2〉413
エベロリムス　〈4〉481, 〈5〉209, 〈6〉
　467, 471
エポエチンベータペゴル　〈6〉77
エポキシド　〈2〉530
エボラウイルス病　〈2〉139
エボラ出血熱　〈2〉139
エミシズマブ　〈6〉95, 241
エラスターゼ1　〈4〉454
エラスチン　〈2〉191, 424, 〈5〉396,
　403
エリオナイト　〈2〉511
エリスロフェロン　〈6〉34
エリスロポエチン（EPO）　〈3〉396,
　485, 487, 499, 〈6〉6, 77, 150, 215,
　218
エリスロマイシン　〈2〉430
エルカトニン　〈5〉267
エルゴカルシフェロール　〈6〉491
エルゴタミン　〈3〉319, 〈6〉618
エルゴノビン　〈3〉193
エルゴメータ負荷試験　〈3〉37
エルシニア　〈1〉219, 〈2〉71
エルシニア腸炎　〈2〉286
エルデカルシトール　〈5〉470
エルトロンボパグ　〈6〉78, 236
エルバスビル　〈4〉339
エレクトロスプレイイオン化法　〈5〉21
エレトリプタン　〈6〉619
エロスルファーゼアルファ　〈6〉482
エロツズマブ　〈6〉83, 201
遠位指節間関節　〈2〉217, 284, 287
遠位尿細管　〈3〉405
遠位尿細管機能異常　〈3〉467
遠位尿細管性アシドーシス　〈3〉470
塩化アンモニウム（NH_4Cl）負荷試験
　〈3〉429
遠隔記憶　〈6〉297
鉛管様　〈4〉182
鉛管様筋強剛　〈6〉298, 314
塩基性ヘリックスループヘリックス
　〈5〉11
塩基性ロイシンジッパー　〈5〉11
塩基配列　〈5〉403
嚥下　〈1〉414
円形脱毛症　〈2〉104
円形無気肺　〈2〉437
嚥下困難　〈1〉414
嚥下障害　〈6〉298, 591, 594
嚥下性肺疾患　〈2〉447

嚥下造影検査（VF）〈6〉629
嚥下痛 〈1〉414
嚥下反射 〈2〉446
塩酸 〈4〉4
塩酸アルギニン 〈5〉414
塩酸トリエンチン 〈6〉486
縁上回 〈6〉270
炎症性筋腺管ポリープ 〈4〉210
炎症性サイトカイン 〈5〉283, 448, 〈6〉347
炎症性心筋症 〈3〉307
炎症性多臓器障害 〈2〉573
炎症性腸疾患 〈4〉180, 399, 〈5〉476
炎症性腸疾患関連関節炎 〈2〉283
炎症性ニューロパチー 〈6〉573
炎症性背部痛 〈2〉283
炎症性脾腫 〈1〉427
炎症性ポリープ 〈4〉181
炎症性ミオパチー 〈6〉591
炎症の五徴 〈2〉298
炎症反応 〈3〉281
延髄 〈6〉274, 305
円錐枝 〈3〉3
延髄内側症候群 〈6〉307
エンタカポン 〈6〉428, 430
エンテカビル 〈4〉329, 337
エンテロウイルス 〈2〉128, 129, 〈3〉304, 〈6〉378
エンテロキナーゼ 〈4〉451
エンテロトキシン 〈2〉83
エンテロバクター 〈2〉65
円筒状視野狭窄 〈6〉307
エンドオブライフケア 〈1〉25
エンドキサンパルス療法 〈6〉593
エンドセリン 〈5〉231, 〈6〉232
エンドトキシン血症 〈1〉336, 〈4〉260
エンドトキシンショック 〈4〉233, 236
円板状紅斑 〈2〉230
円板状ループス疹 〈2〉230
塩分制限 〈3〉263
塩分負荷 〈3〉444
延命措置のあり方 〈1〉11

お

横隔神経 〈6〉280
横隔神経ブロック 〈1〉411
横隔膜 〈2〉358, 526
横隔膜下膿瘍 〈2〉528
横隔膜機能不全 〈2〉527
横隔膜弛緩症 〈2〉527
横隔膜粗動 〈2〉526
横隔膜ヘルニア 〈4〉113
横隔膜麻痺 〈2〉526
横行結腸 〈4〉6
黄色腫 〈3〉173, 〈5〉358, 360, 366, 391
黄色靭帯内出血 〈6〉372
黄色ブドウ球菌 〈1〉78, 〈2〉51, 〈6〉378, 393
黄体形成 〈5〉194

黄体形成ホルモン 〈5〉182, 192
黄疸 〈1〉427, 〈3〉115, 〈4〉300, 360, 419, 454
黄疸出血性レプトスピラ症 〈4〉388
横断性脊髄炎 〈6〉400
嘔吐 〈1〉420, 〈3〉453, 〈4〉453
嘔吐中枢 〈1〉421
嘔吐の種類とそれに基づく疾患 〈1〉421
嘔吐の発生機序 〈1〉420
黄熱 〈2〉140
黄斑浮腫 〈5〉307
往復雑音 〈3〉21, 23
オウム病 〈2〉113, 115, 449
横紋筋肉腫 〈3〉347
横紋筋融解症 〈3〉448, 474, 475, 〈6〉590
大型弱視鏡 〈1〉377
オーシスト 〈2〉167, 172
オーダーメイド医療 〈1〉183, 191
オートファジー 〈5〉236
オーバーラップ症候群 〈2〉238
オープンディスクロージャー 〈1〉295
悪寒戦慄 〈2〉88, 〈3〉281
オキサゾリジノン系薬 〈2〉27
オキシトシン 〈5〉25, 60, 252
オクトレオチド 〈4〉481, 〈5〉37, 209, 296
おくび 〈1〉415
汚言症 〈6〉441
オザグレルナトリウム 〈6〉361
オシロメトリック法（振動法）〈3〉24, 98
オステオカルシン 〈5〉145, 468
恐れと怒りの出力経路 〈1〉90
オゾン層破壊 〈1〉48
おたふくかぜ 〈2〉125
オッズ比 〈1〉117, 128
音過敏 〈6〉617
斧様顔貌 〈6〉588
オピオイド 〈1〉206, 〈5〉38, 〈6〉485
オビヌツズマブ 〈6〉82
オファツムマブ 〈6〉82
オプソクローヌス 〈6〉400
オプソクローヌス・ミオクローヌス症候群 〈6〉400
オプソニン 〈2〉194, 〈3〉510, 〈6〉19, 27
オモテ検査 〈1〉217
オランザピン 〈6〉417, 431
オリエンチア・ツツガムシ 〈6〉395
オリゴ関節炎 〈2〉218
オリゴクローナルIgGバンド 〈6〉403
オリゴデンドログリア 〈6〉401, 405
オリゴデンドロサイト 〈6〉282, 284, 389
オリゴ糖 〈4〉165
折りたたみナイフ現象 〈6〉298, 318
オリーブ橋小脳萎縮症 〈6〉434, 444
オルシプレナリン硫酸塩 〈3〉165
オルトトリジン法 〈4〉25

オルニチントランスカルバミラーゼ欠損症 〈5〉414
オレキシン 〈5〉23, 251, 257
オレキシン産生ニューロン 〈5〉257, 260
オレキシン受容体 〈5〉258
オレキシン受容体拮抗薬 〈5〉260
オロト酸尿症 〈5〉435
音韻性錯語 〈6〉297
音響窓 〈1〉158
温痛覚 〈6〉275
温痛覚障害 〈6〉561
オンディーヌの呪い症候群 〈2〉412
温度感覚 〈6〉299
温熱効果 〈1〉233
温熱性発汗試験 〈6〉331
温熱療法 〈1〉238

か

ガーゴイリズム 〈5〉396
カーテン徴候 〈1〉141, 〈6〉310
カーバグル® 〈5〉414
カーバメート 〈1〉74, 75
蚊アレルギー 〈2〉342
外因性感染 〈1〉28
外因性高脂血症 〈5〉357
外因性発熱物質 〈1〉336
外因性リポ蛋白代謝経路 〈5〉349
下位運動ニューロン 〈6〉449, 451
海外渡航移植 〈1〉248
外眼筋炎 〈1〉377
外眼筋麻痺 〈6〉308, 602
外眼筋ミオパチー 〈1〉376
回帰熱 〈2〉163
開脚歩行 〈6〉315
開胸肺生検 〈2〉375
開胸閉鎖術 〈3〉234
外頸静脈 〈3〉16
壊血病 〈5〉465, 〈6〉233
開口障害 〈1〉389
介護サービス 〈1〉316, 317, 320
介護施設 〈1〉319
介護職 〈1〉303
介護保険 〈1〉315
介護予防 〈1〉319
外傷性眼瞼下垂 〈1〉376
外傷性嗅覚障害 〈1〉383
外傷性血胸 〈2〉509
改正介護保険 〈1〉316
回旋枝 〈3〉3
回旋性眼振 〈6〉622
咳嗽 〈1〉392
開窓型ステントグラフト 〈3〉361
外側大腿皮神経痛 〈6〉571
回虫 〈2〉173, 〈4〉443
回虫症 〈2〉462, 〈4〉267
回腸 〈4〉6
改訂Ghent基準 〈3〉309, 329
改訂長谷川式簡易知能評価尺度 〈6〉298, 414

回転異常 〈3〉31
回転性めまい 〈6〉292
解糖系 〈5〉270, 278, 〈6〉15
開頭血腫除去術 〈6〉359
外套細胞 〈6〉284
解凍赤血球 〈6〉69
外毒素 〈1〉28, 〈2〉53
介入研究 〈1〉117
海馬 〈6〉270, 272
海馬萎縮 〈6〉610
灰白質 〈6〉275
海馬硬化症 〈6〉610
海馬切除 〈6〉610
回復期リハビリテーション 〈3〉216
開腹空腸瘻 〈1〉223
臥位腹部CT像 〈1〉418
外部被爆モデル 〈1〉63
外分泌 〈4〉451
外分泌腺 〈4〉450
解剖学 〈1〉2
解剖学的右室（機能的左室） 〈3〉257
解剖学的左室（機能的右室） 〈3〉257
解剖学的修復術 〈3〉257
解剖学的リエントリー 〈3〉135
開放腎生検 〈3〉432
外膜 〈3〉3
外膜複合体蛋白A 〈2〉114
海綿状血管腫 〈4〉228, 〈6〉368
海綿状血管増生 〈4〉394
海綿静脈洞 〈6〉394
回盲部痛 〈1〉417
潰瘍 〈1〉359, 〈5〉312
潰瘍性大腸炎 〈2〉286, 〈4〉180, 399, 428, 472
外来（診察室）血圧 〈3〉24
解離性感覚障害 〈6〉316, 553
カイロミクロン 〈5〉343, 363
カイロミクロン停滞病 〈5〉381
カイロミクロンレムナント 〈5〉346, 370
蛙腹 〈4〉302
火炎細胞 〈6〉198
花筵状線維化 〈4〉470
過塩素酸カリ 〈5〉75
下顎挙上法 〈1〉272
下顎骨異形成症候群 〈5〉460
化学シフト画像 〈4〉315
化学受容器引き金帯 〈6〉430
化学性食中毒 〈1〉79
化学発癌 〈1〉102
下顎反射 〈6〉299
化学物質による障害 〈1〉60
化学放射線療法 〈1〉238
化学療法薬 〈2〉16
化学レセプター誘発帯 〈1〉420
踵おろし（衝撃）試験 〈1〉140
踵膝試験 〈6〉299
かかりつけ医 〈1〉319
かかりつけ医から腎臓専門医・専門医療機関への紹介基準 〈3〉483
過換気症候群 〈1〉349, 398, 〈2〉412

過換気負荷試験 〈3〉193
鉤爪指変形 〈6〉571
可逆性脳血管攣縮症候群 〈1〉441, 〈6〉366
芽球 〈6〉45
架橋ひだ 〈4〉226
核医学検査 〈1〉162, 163, 〈4〉317
核医学的検査 〈3〉174
核移行シグナル 〈5〉405
拡延性抑制 〈6〉618
核黄疸 〈5〉465
角回 〈6〉270
核・核下性麻痺 〈1〉377
核間性眼筋麻痺 〈6〉309, 624
顎骨炎 〈1〉387
顎骨嚢胞 〈1〉388
核酸アナログ 〈2〉145, 〈3〉543, 〈4〉337, 338
拡散強調画像 〈1〉155, 〈4〉315
拡散障害 〈2〉574
核酸代謝異常症 〈5〉435
核酸代謝拮抗薬 〈2〉205, 206
核磁気共鳴画像法 〈4〉314, 〈5〉344
核周囲型抗好中球細胞質抗体 〈4〉26
核上性眼球運動障害 〈6〉427
核上性麻痺 〈1〉377
核小体 〈6〉282
覚醒剤 〈1〉85, 〈6〉509
拡大胸腺摘除術 〈6〉599
喀痰検査 〈2〉364
喀痰抗酸菌検査 〈2〉452
拡張型心筋症 〈3〉124, 292, 324
拡張期 〈3〉9
拡張期血圧 〈3〉375
拡張期後退速度 〈3〉299
拡張期雑音 〈3〉21, 235, 246
拡張期大動脈弁逆流シグナル 〈3〉275
拡張期ドーミング 〈3〉260
拡張期ランブル 〈3〉260, 344
拡張早期波 〈3〉50
拡張相肥大型心筋症 〈3〉293, 296
拡張中期ランブル 〈3〉22
拡張不全 〈3〉113
拡張末期 〈3〉63
獲得性プリオン病 〈6〉390
獲得免疫 〈1〉31, 〈2〉4, 11, 36, 193, 464
核内レセプター 〈5〉7, 11
顎跛行 〈2〉261
顎部の痛み 〈1〉387
角膜炎 〈1〉372
角膜混濁 〈5〉361, 386, 388, 391, 396
角膜軟化症 〈6〉491
角膜ヘルペス 〈2〉133
角膜輪 〈3〉174, 〈5〉361
家系図記載法 〈1〉15
過形成性ポリープ 〈4〉206
過形成性ポリポーシス 〈4〉215
下行結腸 〈4〉6
過呼吸 〈1〉396, 397

過誤腫 〈2〉536, 〈4〉213, 228
過誤腫性ポリープ 〈4〉209
過誤輸血 〈1〉218
過酸化水素系消毒薬 〈2〉30
加算平均心電図 〈3〉36, 126
下肢痙性 〈6〉443
下肢の坐骨神経痛 〈1〉446
下肢の診察 〈1〉143
下肢の評価 〈1〉449
下肢Barré変法試験 〈1〉449
下肢Mingazzini試験 〈1〉448, 449
過脂肪症 〈1〉55
過剰心音 〈3〉20
過剰適応 〈1〉88
下小脳脚 〈6〉275, 305
過食 〈5〉254, 453, 460
下垂手 〈5〉464, 〈6〉571, 573
下垂足 〈5〉464, 〈6〉572
下垂体過形成 〈5〉53
下垂体茎断裂症候群 〈5〉49
下垂体後葉 〈5〉60
下垂体後葉疾患 〈5〉63
下垂体腫瘍 〈5〉53, 219, 223
下錐体静脈洞サンプリング 〈5〉149
下垂体性巨人症 〈5〉40
下垂体性ゴナドトロピン産生腫瘍 〈5〉47
下垂体性ゴナドトロピン分泌亢進症 〈5〉45
下垂体腺腫 〈5〉53, 〈6〉538
下垂体前葉 〈5〉34
下垂体前葉機能亢進症 〈5〉38
下垂体前葉機能低下症 〈5〉35, 47, 49, 54
下垂体前葉刺激試験 〈5〉27
下垂体前葉ホルモン 〈5〉34
下垂体PRL放出抑制因子 〈5〉26
下垂体TSH産生腫瘍 〈5〉82
ガス壊疽 〈2〉85
ガス中毒 〈6〉496
ガストリノーマ 〈4〉479, 〈5〉207, 220, 223
ガストリン 〈4〉4, 13, 69, 451, 〈5〉220
ガストリン産生細胞 〈4〉127
ガストリン放出ペプチド前駆体 〈4〉480
カスパーゼ10 〈6〉183
仮性菌糸 〈2〉97
仮性憩室 〈4〉156, 157
仮性動脈瘤 〈4〉254
仮性嚢胞 〈4〉485
仮性半陰陽 〈5〉169
カゼイン 〈5〉403
かぜ症候群 〈1〉394, 〈2〉119, 440
仮想気管支鏡ナビゲーション 〈2〉368
仮想内視鏡 〈1〉153, 〈4〉44
画像誘導放射線治療 〈1〉235
加速型・悪性高血圧 〈3〉392
加速型高血圧 〈1〉406
家族性アポB異常症 〈5〉365

家族性アミロイドポリニューロパチー　〈4〉377,〈5〉420, 421,〈6〉291, 562
家族性（遺伝性）腫瘍　〈1〉108
家族性眼脳軟膜アミロイドーシス　〈5〉422
家族性胸部大動脈瘤・解離症　〈3〉330
家族性筋萎縮性側索硬化症　〈6〉418, 455
家族性グルココルチコイド欠損症　〈5〉157
家族性痙性対麻痺　〈6〉450
家族性血球貪食症候群　〈2〉349
家族性血球貪食性リンパ組織球症　〈6〉213
家族性高コレステロール血症　〈3〉173,〈5〉273, 352, 358, 364, 376
家族性高コレステロール血症類縁疾患　〈5〉368
家族性高脂血症　〈5〉359, 369, 371
家族性高リン血症性腫瘍状石灰沈着症　〈5〉129
家族性孤発性副甲状腺機能低下症　〈5〉115
家族性若年性高尿酸血症性腎症　〈3〉463
家族性前頭側頭型認知症パーキンソニズム　〈6〉436
家族性大腸腺腫症　〈4〉148, 211, 216
家族性地中海熱　〈2〉350
家族性低カルシウム尿性高カルシウム血症　〈5〉110
家族性低βリポ蛋白血症　〈5〉382
家族性低HDL血症　〈5〉387
家族性晩発性皮膚ポルフィリン症　〈5〉441
家族性肥大型心筋症　〈3〉323
家族性ビタミンE欠損症　〈6〉492
家族性複合型高脂血症　〈5〉358, 368
家族性部分性脂肪萎縮症　〈5〉459
家族性無βリポ蛋白血症　〈5〉380
家族性リポ蛋白リパーゼ欠損症　〈5〉357
家族性レシチン-コレステロールアシルトランスフェラーゼ欠損症　〈5〉385
家族性Alzheimer病　〈6〉410
家族性Parkinson病　〈6〉426, 432
家族性QT延長症候群　〈3〉328
下側肺障害　〈1〉227
加速分割照射　〈1〉235
家族歴　〈1〉15,〈6〉291
過体重　〈1〉55
下腿浮腫　〈4〉15, 301
カタプレキシー　〈5〉258,〈6〉612
カタラーゼ　〈4〉349
カタル症状　〈2〉126
カチオニックトリプシノゲン　〈4〉465
下腸間膜動脈　〈4〉2
鷺鳥の首状変形　〈3〉56
滑液　〈2〉191
顎下腺腫大　〈2〉310
脚気　〈5〉464

脚気心　〈3〉315
喀血　〈1〉394, 395,〈3〉259
学校保健安全法　〈2〉8, 127
滑車神経　〈6〉274
褐色細胞腫　〈3〉314, 385,〈5〉160, 174, 177, 219, 223, 373,〈6〉471
褐色細胞腫クリーゼ　〈3〉392
活性型ビタミンD　〈3〉313, 501,〈5〉130, 226, 470
活性型ビタミンD製剤　〈5〉114, 117, 121, 135
活性化部分トロンボプラスチン時間　〈3〉371,〈4〉25,〈6〉25, 65, 229
活性化プロテインC（APC）　〈6〉231
活性酸素　〈2〉88,〈4〉297, 354,〈6〉15
活性酸素・過酸化脂質産生説　〈4〉466
活性帯　〈6〉285
活性炭投与　〈1〉83
活性炭の繰り返し投与　〈1〉83
ガッティ型クリプトコックス症　〈2〉107
活動性リウマチ心炎　〈3〉165
活動電位　〈3〉131,〈6〉284
カットオフ値　〈1〉146
滑脳症　〈6〉545
滑膜　〈2〉191, 215
滑膜肉腫　〈3〉347
滑膜-付着部複合体　〈2〉284
括約筋機能低下　〈1〉436
家庭血圧　〈3〉25, 176, 375
カテーテルアブレーション　〈3〉93, 130, 139, 145, 151
カテーテル関連血流感染症　〈2〉17
カテーテル関連尿路感染症　〈3〉578
カテーテル検査　〈3〉80
カテーテル治療　〈3〉236, 252
カテーテル閉鎖術　〈3〉234
カテキン　〈4〉443
カテコール-O-メチル基転移酵素　〈5〉172
カテコール-O-メチルトランスフェラーゼ（COMT）阻害薬　〈4〉469,〈6〉429
カテコラミン（カテコールアミン）　〈3〉105, 304, 314, 456,〈5〉172, 178
カテコラミン誘発（性）多形性心室頻拍　〈3〉124, 159
カテリシジン　〈2〉34
可動関節　〈2〉190
カドヘリン　〈4〉133,〈5〉276
カドミウム中毒　〈6〉495
ガドリニウム造影　〈3〉306
カナマイシン　〈6〉508
カニ爪像　〈4〉232
加熱人血漿蛋白　〈1〉216
過粘稠症候群　〈6〉516
化膿性関節炎　〈2〉297
化膿性肝膿瘍　〈4〉386
化膿性胸膜炎　〈2〉507
化膿性脊椎炎　〈6〉528
ガバペンチン　〈6〉463, 475

カーバメイト剤中毒　〈6〉504
下半身肥満　〈5〉449
過敏性腸症候群　〈4〉70, 164, 166
過敏性肺炎　〈3〉319, 345, 466
過敏性反応　〈1〉70
カフ　〈3〉24
カフ・オシロメトリック法　〈3〉25
下腹部痛　〈1〉417
下部消化管出血　〈1〉275
下部食道括約筋　〈1〉414,〈4〉3, 67, 98
カプセル内視鏡　〈1〉168, 169,〈4〉40, 41, 72, 205,〈5〉383
カプトプリル　〈6〉266
カプトプリル負荷試験　〈5〉141
カプトプリル負荷シンチグラフィ　〈3〉555
下部尿路感染症　〈3〉581
下部尿路結石　〈3〉586
下部尿路症状　〈1〉436
下部尿路閉塞　〈1〉436
カプノグラム　〈2〉393
カフマシーン　〈2〉406
過分割照射　〈1〉235,〈1〉235
過分極　〈3〉130
過分極活性化陽イオンチャネル　〈3〉131
花粉症　〈2〉327, 333
カベオリン3　〈6〉581
ガベキサートメシル酸塩　〈6〉254, 431
カヘキシア　〈4〉355,〈5〉122
カヘキシー　〈4〉502
カベルゴリン　〈3〉319,〈5〉43, 57, 200,〈6〉428, 429
過膨張性気腔　〈2〉436
がま腫　〈1〉388
鎌状赤血球症　〈6〉106
鎌状赤血球貧血症　〈6〉144
仮面高血圧　〈3〉387,〈6〉329
仮面尿崩症　〈5〉65
仮面様顔貌　〈6〉425
カモスタットメシル酸塩　〈4〉469
可溶性インターロイキン2受容体　〈5〉74,〈6〉541
可溶性フィブリン　〈6〉66
カラアザール　〈2〉168
カラアザール後皮膚リーシュマニア症　〈2〉168
カラードプラ法　〈1〉159, 160,〈3〉50
カラーIVUS　〈3〉75
空嘔吐　〈1〉420
ガラクトース　〈5〉336
ガラクトース血症　〈4〉164,〈5〉325, 334
ガラクトース-1-リン酸　〈5〉334
ガラクトシアリドーシス　〈6〉482
ガラクトシルセラミドβ-ガラクトシダーゼ　〈6〉475
ガラクトセレブロシダーゼ　〈6〉475
ガラクトセレブロシド　〈6〉475
ガラニン様ペプチド　〈5〉26
ガランタミン　〈6〉414, 417

カリウム 〈3〉407
カリウム 40 (⁴⁰K) 〈1〉63
カリウム代謝調節 〈3〉446
カリクレイン 〈2〉337
顆粒球 〈2〉223
顆粒球抗原 〈6〉67
顆粒球コロニー刺激因子 〈2〉28, 〈6〉6, 77, 88, 129, 266
顆粒球マクロファージコロニー刺激因子 〈2〉11, 〈6〉7
カルグルミン酸 〈5〉414
カルシウム 〈3〉407
カルシウムアルカリ症候群 〈3〉453
カルシウムイオン 〈3〉8
カルシウム拮抗薬 〈3〉176, 191, 194
カルシウム結石 〈5〉465
カルシウムスコア 〈3〉65
カルシウム代謝異常 〈3〉458
カルシトニン 〈5〉74, 114, 124, 221, 267
カルシトリオール 〈5〉117
カルシニューリン阻害薬 〈1〉203, 〈2〉205, 〈6〉88, 598
ガルスルファーゼ 〈6〉482
カルチノイド 〈3〉276, 〈4〉276
カルチノイド腫瘍 〈4〉215, 231, 〈5〉207
カルチノイド症候群 〈3〉258, 314, 〈4〉201, 276, 〈5〉207
カルチノイド徴候 〈4〉479
カルニチン 〈4〉363
カルニチンパルミトイルトランスフェラーゼ 〈5〉298
カルノシン 〈5〉443
カルパイン 3 〈6〉581
カルパイン様プロテアーゼ 〈5〉274
カルバゾクロム 〈6〉95
カルバペネム耐性腸内細菌科細菌 〈2〉5, 66
カルバマゼピン 〈6〉440, 475, 612
カルビドパ 〈6〉429
カルフィルゾミブ 〈6〉85, 201
カルベノキソロン 〈5〉160
カルペリチド 〈3〉210, 〈5〉233
カルボキシペプチダーゼ 〈5〉403
カルボキシヘモグロビン 〈6〉496
カルボプラチン 〈2〉532, 〈6〉87
カルモフール脳症 〈6〉508
加齢 〈1〉21, 〈3〉377
加齢男性性腺機能低下症候群 〈5〉16, 187
カロテノイド 〈5〉443
カロリックテスト 〈6〉296
川崎病 〈2〉247, 〈3〉212
肝アミロイドーシス 〈2〉227, 〈4〉377
簡易 Bernoulli (ベルヌーイ) 式 〈3〉50, 236
肝胃間膜 〈4〉4
肝移植 〈1〉252, 〈4〉347, 381, 〈5〉423
肝逸脱酵素 〈5〉72
癌遺伝子 〈1〉103, 105

癌遺伝子産物の機能 〈1〉108
癌遺伝子の活性化 〈1〉106
眼咽頭型筋ジストロフィー 〈6〉576
肝エキノコックス症 〈4〉392
肝炎ウイルス 〈2〉21, 145, 〈4〉303, 401
肝炎ウイルスによる急性肝炎 〈4〉325
肝円索 〈4〉18
感音難聴 〈1〉378, 379, 〈3〉533
肝外胆管切除 〈4〉489
肝外胆道系の区分 〈4〉431
肝外門脈閉塞症 〈4〉394
感覚運動神経障害 〈5〉310
感覚運動性ニューロパチー 〈6〉572, 573
感覚解離 〈6〉316
感覚機能のスクリーニング 〈1〉142
感覚受容器 〈6〉285
感覚障害 〈6〉315
感覚神経 〈6〉288
感覚神経伝導検査法 〈6〉322
感覚性運動失調 〈6〉315
感覚性ニューロパチー 〈6〉572, 573
感覚ニューロン症 〈6〉564
感覚発作 〈6〉608
眼窩減圧術 〈1〉375, 〈6〉607
肝芽腫 〈4〉384
眼窩腫瘍 〈1〉377
肝画像検査 〈4〉311
肝型糖原病 〈4〉374
眼窩吹き抜け骨折 〈1〉377
肝可溶性抗原抗体 〈4〉324
肝管 〈4〉406
換気機能障害の分類 〈2〉383
換気血流比 〈2〉356
換気血流比不均等 〈2〉424, 574
冠危険因子 〈3〉185, 200
換気シンチグラフィ 〈2〉380
肝寄生虫症 〈4〉391
肝機能検査 〈4〉306
肝機能検査法の選択基準 (2006) 〈4〉310
肝機能障害 〈5〉331
換気不均等 〈2〉424
換気補助療法 〈2〉428
眼球運動 〈6〉298, 426
眼球運動障害 〈1〉377, 〈6〉308, 596
眼球乾燥症 〈6〉491
眼球周囲痛 〈1〉373
眼球深部痛 〈1〉372
肝吸虫 〈2〉178, 〈4〉391, 442, 443
眼球頭反射 〈6〉296
眼球突出 〈1〉374, 〈6〉607
環境因子 〈3〉219, 377, 〈5〉282, 289, 291, 295
環境汚染 〈1〉48
環境中の発癌物質 〈1〉103
環境ホルモン 〈5〉14
環境要因による疾病 〈1〉20, 43
管腔内超音波 〈4〉457
ガングリオシド 〈6〉472, 555

ガングリオシドーシス 〈5〉392
ガングリオン 〈6〉570
肝頸静脈逆流現象 〈4〉396
肝-頸静脈反射 〈3〉339
冠血管イメージング 〈3〉85
肝血管腫 〈4〉312, 314, 316, 384
肝血行異常 〈4〉393
間欠性血尿 〈1〉437
間欠 (性) 跛行 〈1〉406, 〈3〉98, 〈6〉527
肝結節性再生性過形成 〈4〉393
間欠的強制換気 〈1〉226
間欠的腎代替療法 〈3〉478
間欠的低酸素血症 〈2〉568, 572
間欠的低酸素血症性呼吸不全 〈2〉573
間欠的陽圧呼吸法 〈2〉401
間欠熱 〈1〉336
間欠跛行を呈する疾患の鑑別診断 〈1〉407
冠血流計測 〈3〉90
冠血流予備能 〈3〉179, 186
冠血流予備量比 〈3〉197, 212
癌原遺伝子 〈1〉105
眼瞼黄色腫 〈5〉360
眼瞼下垂 〈1〉375, 376, 〈6〉596, 602, 620
還元型グルタチオン 〈6〉15
還元型ニコチンアミドアデニンジヌクレオチド 〈5〉294, 〈6〉490
眼瞼結膜そう白 〈4〉16
眼瞼縮小症候群 〈1〉375
眼瞼浮腫 〈2〉169
還元ヘモグロビン 〈1〉402
肝構成細胞 〈4〉294
肝酵素 〈6〉576
肝硬度検査 〈4〉311, 318
肝硬変 〈2〉177, 〈4〉357, 403, 〈6〉485
肝硬変と呼吸器障害 〈2〉562
看護師 〈1〉302
肝再生 〈4〉299
肝細胞 〈4〉293, 296
肝細胞癌 〈4〉313, 314, 316, 378
肝細胞癌治療アルゴリズム 〈4〉381
肝細胞索 〈4〉293, 296
肝細胞死 〈4〉299
肝細胞障害 〈4〉299
肝細胞性黄疸 〈1〉427, 428
肝細胞腺腫 〈4〉384
肝細胞増殖因子 〈3〉355
肝細胞特異性ガドリニウム造影剤 〈4〉315
肝細胞ロゼット形成 〈4〉342
肝細葉 〈4〉292
渙散性解熱 〈1〉336
眼脂 〈2〉122
環軸関節亜脱臼 〈2〉218
ガンシクロビル 〈6〉385
カンジダ 〈2〉97, 149, 〈4〉278, 〈6〉378, 381
間質 〈2〉357
肝疾患の身体所見 〈4〉300

間質性肺炎 〈2〉218, 245, 475, 566
間質性肺疾患 〈2〉240, 475
間質性肺水腫 〈3〉60
間質性浮腫性膵炎 〈4〉460
間質前駆細胞 〈3〉413
間質マクロファージ 〈2〉464
癌死亡 〈1〉97
患者安全対策 〈1〉293
患者-医師関係 〈1〉7
患者教育 〈3〉393
患者と医師とのコミュニケーションの4
　類型 〈1〉8
肝腫 〈1〉425
肝周囲炎 〈2〉118
感受性因子 〈1〉70
肝腫大 〈3〉115, 337, 〈4〉301, 454,
　〈5〉332
肝腫瘍 〈4〉378
肝腫瘍性疾患のBモード所見 〈4〉313
肝腫をきたす疾患 〈1〉426
冠循環 〈3〉178
肝循環障害 〈4〉328
肝障害 〈2〉570, 〈3〉368, 〈5〉412, 441
環状紅斑 〈2〉201
環状シトルリン化ペプチド 〈2〉217
管状視野 〈6〉307
環状鉄芽球 〈6〉50, 111, 126
干渉波 〈6〉325
肝静脈 〈4〉291
冠静脈洞 〈3〉93
肝小葉 〈4〉292
緩徐流入波 〈3〉43
眼振 〈1〉382, 〈6〉309
肝腎症候群 〈3〉477
乾性咳嗽 〈2〉74, 240
肝性胸水 〈2〉562
乾性胸膜炎 〈2〉507
癌性胸膜炎 〈2〉373, 508, 536
肝性口臭 〈4〉16, 302
肝星細胞 〈4〉294, 298
肝性糸球体硬化症 〈3〉543
癌性髄膜炎 〈6〉514, 542
肝性トリグリセリドリパーゼ 〈5〉273
肝性脳症 〈3〉477, 〈4〉359, 362, 〈6〉
　519
肝性脳症昏睡度の分類 〈4〉359
肝性ポルフィリン症 〈4〉377, 〈5〉436,
　440, 〈6〉484
癌性リンパ管症 〈2〉538
肝赤芽球性ポルフィリン症 〈5〉438,
　440, 〈6〉114
関節運動覚 〈6〉300
関節液 〈2〉191, 215
関節炎 〈2〉51, 199
間接抗グロブリン試験 〈1〉217
肝切除 〈4〉381
関節超音波検査 〈5〉427
間接聴診法 〈1〉4
関節痛 〈1〉444
間接伝播 〈2〉2
関節内注射 〈1〉445

関節軟骨 〈2〉191
間接ビリルビン 〈4〉372, 〈6〉131
関節包 〈2〉191, 215
関節リウマチ 〈1〉444, 〈2〉48, 188,
　198, 215, 560, 〈3〉259, 279, 310, 〈4〉
　279, 346, 398, 〈5〉421, 466
乾癬 〈2〉48, 104, 283
肝線維化 〈4〉299, 345
肝線維化マーカー 〈4〉309
完全型アンドロゲン不応症候群 〈5〉
　187
感染後性急性小脳炎 〈6〉399
感染症以外の疾患による反応性リンパ節
　腫脹 〈1〉364
感染症核酸検査 〈1〉14
感染症診断法 〈1〉30
感染症によるリンパ節腫脹 〈1〉364
感染症の遺伝子診断 〈1〉174
感染症の類型 〈2〉7
感染症法 〈2〉6
完全静脈栄養 〈1〉220, 〈5〉472
乾癬性関節炎 〈2〉283, 287
感染制御チーム 〈1〉301, 302
感染性下痢症 〈2〉92
感染性心内膜炎 〈2〉88, 199, 298, 〈3〉
　258, 259, 266, 276, 280, 291, 545
感染性膵壊死 〈4〉464
感染性動脈瘤 〈3〉284
感染性ニューロパチー 〈6〉573
完全大血管転位（症） 〈3〉244, 247
完全ヒト抗体 〈6〉79
感染防御機構 〈2〉361
肝臓移植 〈4〉403, 〈5〉376
肝臓の解剖学 〈4〉290
肝臓の区域 〈4〉290
がん対策基本法 〈1〉292
癌胎児性抗原 〈1〉405, 〈4〉25, 456,
　〈5〉74, 〈6〉540
肝代謝型薬物 〈3〉504
間代発作 〈6〉610
カンタベリー判決 〈1〉10
肝・胆道疾患 〈5〉373
肝胆道シンチグラフィ 〈4〉317, 412
肝中心静脈閉塞症 〈4〉395
眼痛 〈1〉372
肝蛭（症） 〈2〉178, 〈4〉392, 442, 444
冠動静脈瘻 〈3〉88
肝動脈 〈3〉3, 〈4〉291
冠動脈CT 〈3〉66, 202
冠動脈MRアンギオグラフィー（MRA）
　〈3〉71
冠動脈解離 〈3〉78, 214
肝動脈化学塞栓療法 〈4〉382
冠動脈奇形 〈3〉88, 251
冠動脈起始異常 〈3〉88, 211, 251
冠動脈狭窄 〈3〉66
冠動脈形成術 〈3〉73
冠動脈血腫 〈3〉78
冠動脈血栓症 〈3〉179
冠動脈疾患 〈5〉374
冠動脈疾患予防 〈5〉375

冠動脈支配 〈3〉48
冠動脈ステント 〈3〉191
冠動脈セグメント 〈3〉88
冠動脈造影検査 〈3〉80, 85, 86, 186,
　202
冠動脈塞栓症 〈3〉214
冠動脈トーヌス 〈3〉334
冠動脈バイパスグラフト 〈3〉64
冠動脈バイパス術 〈3〉79, 192, 〈5〉
　367
冠動脈病変 〈3〉89
冠動脈プラーク 〈3〉66, 76, 178, 496
冠動脈プラーク黄色度分類 〈3〉73
冠動脈瘻 〈3〉212, 252
冠盗流症候群 〈3〉214
感度調節スイッチ 〈3〉29
肝トリグリセリドリパーゼ（HTGL）
　〈5〉300
広東住血線虫 〈2〉176
肝内結石を伴う肝内胆管狭窄 〈4〉444
管内増殖性糸球体腎炎 〈3〉520
肝内胆管癌 〈4〉313, 314, 382
肝内胆汁うっ滞 〈1〉427
眼内レンズ 〈1〉264
カンナビノイド受容体 〈5〉252
肝肉腫 〈4〉384
観念運動失行 〈6〉297, 305
癌年齢調整死亡率 〈1〉100
癌年齢調整罹患率年次推移 〈1〉98
間脳 〈5〉23, 〈6〉274
肝嚢胞 〈4〉313, 316, 385
肝膿瘍 〈2〉165, 〈4〉386
肝膿瘍の起炎菌 〈4〉386
肝の感染症 〈4〉386
癌のスクリーニング 〈1〉111
癌の治療効果判定として使用される腫瘍
　マーカー 〈1〉113
肝の梅毒 〈4〉389
癌の発生・増殖・進展 〈1〉103
癌の標準治療の変遷 〈1〉331
癌の分類 〈1〉95
肝肺症候群 〈2〉562
肝発癌 〈4〉300
ガンビアトリパノソーマ 〈2〉169
肝庇護療法 〈4〉341
肝脾腫 〈4〉360
肝脾腫 〈5〉361, 388, 392
眼表面痛 〈1〉372
カンピロバクター 〈1〉78, 〈2〉69, 92,
　〈6〉505
肝不全 〈2〉145
肝フルクトキナーゼ欠損症 〈5〉335
貫壁性虚血 〈3〉39
感冒 〈2〉119
顔貌から疑われる病態生理と疾患 〈1〉
　366
感冒後嗅覚障害 〈1〉382, 383
顔貌の異常 〈1〉366
陥没呼吸 〈2〉123
ガンマカメラによるシンチグラム 〈1〉
　162

間膜　〈4〉7
顔面運動　〈6〉298
顔面筋罹患　〈6〉582, 583, 585
顔面肩甲上腕型筋ジストロフィー　〈6〉582
顔面神経　〈6〉317
顔面神経障害　〈6〉310
顔面麻痺　〈6〉296
肝門部胆管空腸吻合術　〈4〉489
丸薬丸め運動　〈6〉314
癌抑制遺伝子　〈1〉105, 108, 109
冠予備能　〈3〉89
癌罹患　〈1〉96
癌リハビリテーション　〈1〉285
肝良性腫瘍　〈4〉384
肝類洞閉塞症候群　〈4〉395, 399
寒冷凝集素症　〈6〉107, 140
寒冷障害　〈1〉46
冠攣縮　〈3〉179, 214
冠攣縮性狭心症　〈3〉89, 192
冠攣縮誘発試験　〈3〉193
関連痛　〈1〉276, 〈4〉21
緩和ケア　〈1〉291
緩和照射　〈1〉235

き

気圧環境と疾病　〈1〉43
奇異性脳塞栓症　〈6〉355
奇異性分裂　〈3〉270
既往歴　〈6〉291
飢餓　〈5〉271, 326, 456
機械工の手　〈2〉201, 244, 〈6〉592
期外刺激（S_2）　〈3〉93
機械的合併症　〈3〉206, 211
機械的眼瞼下垂　〈1〉376
機械的結石破砕装置　〈4〉421
機械的閉塞　〈3〉214
気管　〈2〉355
気管音　〈1〉395
気管・気管支腫瘍　〈2〉530
偽眼球突出　〈1〉374
偽眼瞼下垂　〈1〉375
気管支　〈2〉355
気管支音　〈1〉396
気管支拡張薬　〈2〉396
気管支拡張症　〈1〉394, 〈2〉432
気管支含気像　〈2〉116
気管支鏡検査　〈2〉367
気管支サーモプラスティ　〈2〉371
気管支周囲浮腫　〈3〉60
気管支上皮性囊胞　〈2〉435
気管支食道瘻　〈2〉539
気管支随伴リンパ組織　〈2〉464
気管支喘息　〈1〉394, 〈2〉326, 416
気管支動脈　〈2〉358
気管支内生検　〈2〉368
気管支熱形成術　〈2〉371
気管支囊胞　〈2〉523
気管支肺アミロイドーシス　〈2〉517
気管支肺炎　〈2〉443

気管支肺胞洗浄　〈2〉368
機関車様雑音　〈3〉335
気管食道瘻　〈2〉539
気管挿管法　〈1〉224
偽還納　〈4〉257
器官病理学　〈1〉4
気胸　〈2〉510, 548
偽腔　〈3〉360
菊池病　〈2〉135, 〈6〉185
木靴形心　〈3〉56
奇形腫　〈2〉522, 〈3〉347
危険因子　〈1〉117, 307
危険指標　〈3〉307
危険ドラッグ　〈1〉86
危険有害性の絵表示と分類　〈1〉71
起座呼吸　〈3〉114
ギ酸　〈6〉503
キサンチンオキシダーゼ欠損症　〈5〉430
キサンチン系薬　〈3〉326, 397
キサンチン結石　〈5〉587, 〈5〉430
キサンチン尿症　〈5〉430, 435
キサントクロミー　〈6〉320
義肢装具士　〈1〉285
器質化肺炎　〈2〉493
器質性視力障害　〈1〉369
器質性便秘　〈1〉423
器質性ED　〈1〉452
器質的冠動脈狭窄　〈3〉179
基質特異性拡張型β-ラクタマーゼ　〈2〉47
気腫性腎盂腎炎　〈3〉580
気腫性肺囊胞　〈2〉436
気腫性病変　〈2〉424
記述疫学　〈1〉116
基準値　〈1〉145
基準範囲　〈1〉145, 147
キシリトール　〈5〉474
キシロース　〈4〉74
キス病　〈2〉135
キスペプチン　〈5〉26
偽性アカラシア　〈4〉104
偽性褐色細胞腫　〈5〉179
偽性偽性副甲状腺機能低下症　〈5〉121
偽性血小板減少　〈6〉229
偽性高K血症　〈3〉447
偽性高P血症　〈3〉460
偽性呼吸性アルカローシス　〈3〉454
偽性腫瘍　〈3〉61
偽正常化　〈3〉299
偽性心室頻拍　〈3〉152
寄生体　〈1〉27
寄生虫　〈1〉28, 79, 〈2〉462
偽性腸閉塞症　〈4〉236
偽性低アルドステロン症　〈3〉469, 〈5〉159
偽性副甲状腺機能低下症　〈5〉118
偽性Bartter症候群　〈3〉468, 〈5〉254
偽性Cushing症候群　〈5〉43
偽性Hurlerポリジストロフィ　〈6〉483

基礎インスリン　〈5〉320
気息性嗄声　〈1〉391
基礎体温　〈5〉194
基礎代謝基準値　〈1〉178
基礎代謝量　〈5〉445
偽単極性ニューロン　〈6〉280
偽痛風　〈2〉194, 201, 221, 292, 296
喫煙　〈2〉423, 〈3〉173, 192
喫煙関連間質性肺炎　〈2〉475
喫煙関連（肺）疾患　〈1〉48, 〈2〉481
喫煙対策　〈1〉50, 51
喫煙と発癌　〈1〉104
喫煙率　〈1〉50
吃逆　〈1〉411, 〈2〉526
キット製剤　〈1〉221
基底外側核　〈6〉273
基底細胞癌　〈1〉95
基底膜　〈3〉436, 437
偽てんかん性けいれん　〈1〉348
起電力　〈6〉285
気道異物　〈2〉439
気道確保　〈1〉224, 272
気道過敏性　〈2〉417
気道過敏性試験　〈2〉418
気道狭窄　〈2〉424
気道クリーニング　〈2〉361
気道出血　〈1〉275
軌道状影　〈2〉433
気道ステント留置　〈2〉370
気道抵抗　〈2〉356, 386, 574
気道の炎症　〈2〉424
気道リモデリング　〈2〉417
輝度亢進　〈3〉303
企図振戦　〈6〉314
希突起膠細胞　〈6〉282, 284
キナクリン　〈6〉263
キニジン　〈2〉330, 〈3〉159, 〈6〉265, 267
偽乳び胸　〈2〉510
キニン　〈5〉232
キネシン　〈6〉283
キネティクス　〈2〉148
キノイド-ジヒドロプテリジン還元酵素遺伝子　〈6〉478
機能性胃腸症　〈4〉70
機能性甲状腺結節　〈5〉81
機能性消化管障害　〈4〉71
機能性視力障害　〈1〉369
機能性身体症候群　〈2〉266
機能性僧帽弁閉鎖不全症　〈3〉266
機能性大腸通過正常型便秘　〈1〉423
機能性大腸通過遅延型便秘　〈1〉423
機能性ディスペプシア　〈4〉70, 121
機能性便排出障害型便秘　〈1〉423
機能性便秘　〈1〉423
機能性胸やけ　〈1〉415
機能的MRI　〈1〉156
機能的血行障害　〈3〉356
機能的残気量　〈2〉384
機能的修復術　〈3〉257
機能的自立度評価法　〈6〉627

機能的リエントリー 〈3〉135
機能ネフロン 〈3〉484
キノコ中毒 〈1〉79, 〈4〉365, 〈6〉506
キノホルム 〈6〉509
キノロン系抗菌薬 〈1〉187
揮発性硫化物 〈1〉410
稀発反復性緊張型頭痛 〈6〉619
偽ポリポーシス 〈4〉211
基本刺激（S$_1$） 〈3〉93
基本小体 〈2〉113
偽膜性カンジダ症 〈1〉390
偽膜性（大）腸炎 〈2〉27, 86, 〈4〉174
奇脈 〈1〉134, 〈3〉337
キモトリプシンC 〈4〉465
逆蠕動波 〈4〉30
脚ブロック 〈3〉165, 227
逆流過敏症 〈1〉415
逆流性雑音 〈3〉22
逆流性食道炎 〈1〉415
逆行性軸索輸送 〈6〉283
逆行性腎盂・尿管造影 〈1〉438, 〈3〉430
ギャップ結合 〈3〉133, 〈6〉283
キャピリアMAC抗体 〈2〉456
キャリブレーション 〈3〉30
ギャロップ音 〈3〉306
嗅覚障害 〈1〉382
嗅覚障害の分類と原因疾患 〈1〉382
嗅覚脱失 〈1〉382
嗅覚低下 〈1〉382
吸気呼気時間比 〈1〉227
吸気性笛声 〈2〉74
吸気流量 〈2〉384
球結膜下出血 〈1〉372
急降下爆撃音 〈6〉589
吸収性無気肺 〈1〉226
吸収不良症候群 〈4〉72, 73, 160, 〈6〉517
弓状暗点 〈1〉371
弓状核 〈5〉23
球症状 〈6〉596
球状層 〈5〉136
弓状束 〈6〉271
丘疹 〈1〉358
求心性視野狭窄 〈6〉307
急性/亜急性間質性肺炎 〈2〉475
急性アルコール中毒 〈1〉53
急性一側末梢前庭障害 〈6〉625
急性胃粘膜病変 〈1〉412
急性咽頭炎 〈2〉440
急性ウイルス性肝炎 〈4〉326, 403
急性壊死性貯留 〈4〉86
急性咳嗽 〈1〉392
急性灰白髄炎 〈2〉129
急性仮性嚢胞 〈4〉485
急性型神経Behçet病 〈6〉396
急性肝炎 〈4〉325
急性間欠性ポルフィリン症 〈4〉377, 〈5〉438, 440, 〈6〉114, 484
急性肝梗塞 〈4〉396
急性肝疾患 〈4〉325

急性間質性肺炎 〈2〉479
急性冠症候群（ACS） 〈3〉89, 99, 125, 170, 178, 180, 198, 321
急性関節炎 〈5〉424
急性関節痛 〈1〉444
急性感染性上気道炎 〈2〉334
急性肝不全 〈4〉299, 331, 332
急性気管支炎 〈2〉440, 441
急性期呼吸リハビリテーション 〈2〉405
急性器質性便秘 〈1〉423
急性期リハビリテーション 〈3〉216
急性血性下痢便 〈1〉424
急性好酸球性肺炎 〈2〉470
急性抗体関連拒絶反応 〈1〉251
急性高尿酸血症 〈3〉549
急性硬膜外血腫 〈6〉543
急性硬膜下血腫 〈6〉543
急性呼吸窮迫症候群（急性呼吸促迫症候群） 〈1〉280, 〈2〉105, 154, 155, 167, 174, 499, 574, 〈3〉61, 〈4〉462
急性骨髄性白血病（AML） 〈6〉78, 99, 125, 158, 162
急性骨髄性白血病のWHO分類 〈6〉165
急性散在性脳脊髄炎 〈6〉403, 404
急性糸球体腎炎 〈2〉55
急性縦隔炎 〈2〉518
急性出血 〈1〉214
急性出血性結膜炎 〈2〉130
急性出血性直腸潰瘍 〈4〉244
急性症候群発作 〈6〉608
急性小脳失調症 〈6〉399
急性腎盂腎炎 〈3〉579
急性心外膜炎 〈3〉190
急性心筋炎 〈3〉190, 306
急性心筋梗塞 〈3〉91, 163, 165, 190
急性心原性肺水腫 〈3〉118
急性腎障害（AKI） 〈1〉280, 281, 〈2〉561, 〈3〉472, 〈5〉265
急性腎障害における急性呼吸不全 〈2〉561
急性腎前性腎障害 〈3〉583
急性心不全 〈3〉111, 118
急性腎不全 〈1〉281
急性心膜炎 〈3〉334
急性膵炎 〈4〉18, 85, 455, 459
急性膵炎重症度判定基準（2008改訂） 〈4〉463
急性膵炎の治療方針 〈4〉464
急性膵周囲液体貯留 〈4〉485
急性水様性下痢便 〈1〉424
急性前骨髄球性白血病 〈6〉99, 162
急性僧帽弁閉鎖不全症 〈3〉265
急性代謝失調 〈5〉305
急性大動脈解離 〈3〉102, 190, 〈4〉464
急性胆管炎 〈4〉410, 420, 424
急性胆管炎の診断基準 〈4〉426
急性単純性尿路感染症 〈1〉439
急性胆嚢炎 〈4〉410, 420, 421, 464
急性胆嚢炎の診断基準 〈4〉423

急性胆嚢炎の治療フローチャート 〈4〉424
急性中毒 〈1〉70, 82
急性腸間膜動脈閉塞 〈4〉464
急性腸間膜リンパ節炎 〈3〉366
急性動脈血栓症 〈3〉351
急性動脈閉塞症 〈3〉351
急性尿細管壊死 〈3〉473
急性尿細管間質性腎炎 〈3〉547, 549
急性粘血性下痢便 〈1〉424
急性膿胸 〈2〉445, 507
急性肺血栓塞栓症 〈2〉497, 〈3〉101
急性肺性心 〈3〉331
急性肺塞栓症 〈3〉331
急性白血病 〈6〉158, 169
急性発症型ニューロパチー 〈6〉553
急性ヒ素中毒 〈6〉572
急性非代償性心不全 〈3〉118
急性腹症 〈1〉275
急性腹症の原因となる主な疾患 〈1〉418
急性副腎皮質不全 〈5〉157
急性副鼻腔炎 〈1〉441
急性細気管支炎 〈2〉441
急性ポルフィリン症 〈5〉436, 〈6〉484
急性未分化型白血病 〈6〉169
急性薬物中毒 〈1〉82, 84
急性リウマチ熱 〈3〉163, 258
急性緑内障発作 〈1〉373
急性リンパ芽球性白血病（ALL） 〈6〉158, 166
急性リンパ芽球性白血病のWHO分類 〈6〉168
急性リンパ性白血病 〈6〉78, 99
急性CPP結晶性関節炎 〈2〉296
急性GVHD 〈6〉98
球脊髄性筋萎縮症 〈6〉450, 458
急速回内外運動 〈1〉141
急速進行性糸球体腎炎（RPGN） 〈3〉521
急速進行性糸球体腎炎症候群 〈2〉252, 〈3〉546
急速流入波 〈3〉43
吸着法 〈2〉209
牛痘 〈2〉30
吸入気O$_2$濃度 〈2〉390
吸入酸素濃度（FiO$_2$） 〈1〉227
吸入ステロイド薬 〈2〉422
吸入性胸部リンパ節腫大 〈2〉516
吸入療法 〈2〉400
嗅皮質 〈6〉270
弓部大動脈瘤 〈3〉360
球麻痺 〈6〉459
穹窿部 〈4〉29
キュビリン 〈6〉116
橋 〈6〉274, 305
胸囲結核 〈2〉529
仰臥位 〈3〉393
境界型［血糖値の判定基準］ 〈5〉287, 292, 303, 322
境界領域梗塞 〈6〉348

強化インスリン療法 〈5〉320
胸郭 〈2〉358
胸郭異常 〈2〉528, 〈3〉62
胸郭出口症候群 〈3〉356
胸腔内または縦隔内出血 〈1〉275
狂犬病 〈2〉143
胸腔鏡下肺生検 〈2〉375
胸腔鏡検査 〈2〉372
胸腔穿刺 〈2〉371
胸腔ドレナージ 〈2〉401
凝固因子 〈6〉23, 66, 228
凝固障害 〈6〉240, 243, 267
凝固制御機構 〈6〉25
凝固線溶系異常 〈3〉509
胸骨圧迫 〈1〉272
胸骨角 〈3〉57
胸骨後窩 〈3〉57
狭窄後拡張 〈3〉270
狭窄性屈筋腱腱鞘炎 〈5〉313
橋静脈 〈6〉344
胸神経 〈6〉279
狭心症 〈3〉183, 〈5〉389
狭心症との鑑別を要する疾患 〈1〉400
狭心痛 〈3〉184, 192, 270
胸水 〈1〉404, 〈3〉115
胸髄核 〈6〉275
胸水クリアランス 〈2〉508
胸水検査 〈1〉404, 〈2〉371
胸水貯留 〈4〉462
胸水の主な原因疾患 〈1〉405
胸腺癌 〈2〉400
胸腺腫 〈2〉400, 521, 〈6〉596
胸腺腫関連重症筋無力症 〈6〉597
胸腺嚢胞 〈2〉523
蟯虫 〈2〉174, 〈4〉268
橋中心髄鞘崩壊症 〈5〉68, 〈6〉502
協調運動障害 〈6〉299, 314, 621, 629
強直間代発作 〈6〉609
強直性脊椎炎 〈2〉188, 283, 284, 〈3〉310
強直発作 〈6〉610
胸椎黄色靭帯骨化症 〈6〉526
胸痛 〈1〉400, 〈3〉104, 125, 200, 335
共通房室弁 〈3〉229
共通γ鎖欠損症 〈2〉346
橋底部梗塞 〈6〉306
共同意思決定 〈1〉11
狭頭症 〈6〉547
共同偏倚 〈6〉296, 309
強度変調放射線治療 〈1〉236
強皮症 〈1〉402, 〈2〉188, 198, 560, 〈4〉279
強皮症腎クリーゼ 〈3〉557
胸部圧迫感 〈1〉400
胸部 CT 検査 〈1〉152, 〈3〉333
胸部 MRI 検査 〈3〉333
胸部 X 線検査 〈3〉54, 104, 116, 236
胸腹ヘルニア 〈4〉114
胸部大動脈瘤 〈3〉330, 360
胸部単純 X 線写真 〈2〉376
胸部の診察 〈1〉137

胸部ポータブル正面写真 〈1〉151
胸部誘導 〈3〉29
胸部立位後前正面写真 〈1〉151
胸壁 〈2〉358
胸壁結核 〈2〉529
胸壁原発悪性リンパ腫 〈2〉565
胸壁腫瘍 〈2〉528
胸膜炎 〈1〉372, 〈2〉218, 232, 507, 〈3〉190
強膜充血 〈1〉372
胸膜腫瘍 〈2〉511
胸膜生検 〈1〉405, 〈2〉372
莢膜多糖体 〈2〉57
胸膜プラーク 〈2〉488
胸膜癒着術 〈2〉402
業務上疾病 〈1〉58
巨核球 〈5〉431, 〈6〉7, 51
魚眼病 〈5〉386
局所性骨融解性 〈5〉265
局所性浮腫 〈3〉419
棘徐波複合 〈3〉326
局所麻酔下胸腔鏡検査 〈2〉373
極性脂質 〈3〉342
棘波 〈6〉326
虚血カスケード 〈3〉202
虚血／再灌流障害 〈1〉279
虚血性合併症 〈4〉464
虚血性肝炎 〈3〉396
虚血性心疾患 〈3〉110, 178, 310, 〈1〉287, 〈5〉355
虚血性腎症 〈3〉556
虚血性腎前性急性腎障害 〈3〉539
虚血性腸炎 〈3〉198
虚血の連鎖 〈3〉183
巨細胞腫 〈1〉445
巨細胞性肝炎 〈4〉404
巨細胞性心筋炎 〈3〉305
巨細胞性動脈炎 〈1〉442, 〈2〉247, 261
巨細胞性封入体 〈2〉150
鋸歯状腺腫 〈4〉206, 217
鋸歯状波 〈3〉146
巨赤芽球 〈5〉431
巨赤芽球性貧血 〈1〉430, 〈6〉106, 115, 265, 490
巨大陰性 T 波 〈3〉33, 298
巨大気腫性肺嚢胞 〈2〉436
巨大血小板 〈6〉47
巨大児 〈5〉339
巨大舌 〈4〉93
虚脱 〈3〉337
去痰薬 〈2〉397
キラー T 細胞 〈2〉194
起立試験 〈6〉328
起立性低血圧 〈1〉350, 406, 〈3〉107, 392, 〈6〉300, 317, 329, 430, 434
気瘤 〈2〉436
気流閉塞 〈2〉418
ギルテリチニブ 〈6〉85
筋アデニル酸デアミナーゼ欠損症 〈5〉435
近位指節間関節 〈2〉217, 287

筋萎縮 〈5〉317
筋萎縮性側索硬化症 〈2〉411, 〈6〉408, 418, 420, 450, 628
近位尿細管 〈3〉405
近位尿細管機能異常 〈3〉464
近位尿細管性アシドーシス 〈3〉469
禁煙 〈2〉199, 〈3〉207, 388, 486, 〈5〉458
筋炎関連自己抗体 〈6〉592
筋炎特異的自己抗体 〈6〉592
緊急安静時血流イメージング 〈3〉202
緊急時の輸血 〈1〉217
緊急照射 〈1〉235
緊急内視鏡検査 〈4〉43
筋強剛 〈6〉314, 425, 438, 629
筋強直 〈4〉22, 〈6〉587, 591
筋強直症候群 〈6〉587
筋強直性ジストロフィー 〈3〉318, 327, 〈6〉587
筋緊張 〈6〉298
筋緊張性ジストロフィー 〈1〉377
筋けいれん 〈6〉609
菌血症 〈2〉51, 60, 67, 87, 92, 298, 〈6〉377
筋原性高尿酸血症 〈5〉332
筋原性疾患 〈6〉575
筋原性麻痺 〈1〉377
近見反射 〈6〉308
菌交代症 〈2〉5
筋硬直 〈4〉260
筋固縮 〈6〉314
近時記憶 〈6〉297
筋ジストロフィー 〈2〉411, 〈3〉327, 〈6〉408, 577
禁酒 〈4〉352
菌状息肉症 〈6〉181
筋小胞体 〈3〉6
筋生検 〈6〉337
筋性部欠損 〈3〉231
筋性部中隔 〈3〉231
筋線維萎縮 〈6〉593
筋線維タイプ群化 〈6〉340
金属音 〈4〉234
金属中毒 〈6〉494
金属による腎障害 〈3〉583
金属熱 〈6〉496
禁断症状 〈6〉500
緊張型頭痛 〈1〉441, 442, 〈6〉291, 619
緊張性気胸 〈2〉510
筋痛症 〈2〉199
筋痛性脳脊髄炎 〈1〉342
筋電図検査 〈6〉324, 579
筋特異的チロシンキナーゼ 〈6〉595
筋特異的ホスホリラーゼキナーゼ欠損症 〈5〉333
筋トーヌス 〈6〉298, 423
筋皮神経 〈6〉280
筋紡錘 〈6〉283
筋力トレーニング 〈3〉217

筋攣縮 〈1〉348
勤労者のメンタルヘルス 〈1〉323
偽 Pelger 核異常 〈6〉50
偽 Pelger-Huët 核異常 〈6〉46, 126

く

グアニリン 〈4〉14
グアニル酸シクラーゼ型レセプター
　〈5〉7
グアニン 〈5〉432
グアノシン一リン酸（GMP）〈6〉483
グアヤック法 〈4〉25
空気気管支像 〈2〉443
空気塞栓症 〈1〉44
空腸 〈4〉6
空腸瘻 〈1〉223
空腹感 〈5〉271, 300
空腹期収縮 〈4〉279
空腹時血糖異常 〈5〉287
空腹時血糖値 〈5〉285, 286, 287, 301
空腹時低血糖 〈5〉322
クール 〈2〉183
クエチアピン 〈6〉414, 417, 431
クエン酸回路 〈3〉471, 〈4〉296, 〈5〉
　299, 408
クオラムセンシング 〈2〉12
クオンティフェロン検査 〈2〉363, 〈6〉
　379
駆出性雑音 〈3〉22
駆出性収縮期雑音 〈3〉19
駆出波 〈3〉18
駆出率 〈3〉63
くすぶり型骨髄性腫瘍 〈6〉125
口顔面失行 〈6〉305
口すぼめ呼吸 〈2〉362
口対口人工呼吸 〈1〉272
駆虫剤中毒 〈6〉503
屈曲拘縮肢位 〈2〉184
屈筋支帯 〈6〉571
クプラ結石症 〈6〉625
組み換えヒト卵胞刺激ホルモン 〈5〉51
くも状血管拡張 〈4〉300, 360
くも状血管腫 〈1〉363, 〈4〉16
くも状母斑 〈1〉363
くも膜 〈6〉275
くも膜下出血 〈1〉349, 441, 442, 〈3〉
　108, 〈6〉360
くも膜細胞 〈6〉538
クライオバイオプシープローブ 〈2〉
　368
グラゾプレビル 〈4〉339
グラチラマー酢酸塩 〈6〉403
クラドリビン 〈6〉204
グラフト 〈3〉89
グラフト膵炎 〈1〉254, 255
グラフト造影 〈3〉89
クラミジア 〈2〉90, 113, 〈4〉390
クラミジア・トラコマチス 〈2〉113,
　118
クラミジア（クラミドフィラ）肺炎 〈2〉
　449
グラム陰性菌 〈3〉283
グラム染色 〈2〉12
クラリスロマイシン 〈2〉430
グランザイム 〈2〉35, 37, 194, 271
グリア細胞 〈6〉283
グリア細胞質内封入体 〈6〉444
グリアジン 〈4〉165
グリア線維性酸性蛋白質 〈6〉283
クリアランス 〈3〉426
クリーゼ 〈6〉599
グリオーシス 〈6〉469
クリオグロブリン 〈2〉256, 271, 〈3〉
　543
クリオグロブリン血管炎 〈6〉233
クリオグロブリン血症 〈2〉256, 329,
　〈6〉207
クリオピリン関連周期熱症候群 〈2〉
　225
グリケーション 〈3〉561
グリコアルブミン（GA）〈5〉273, 337
グリコーゲン 〈5〉270, 278
グリコーゲン合成 〈5〉279
グリコーゲン代謝経路 〈5〉329
グリコーゲン蓄積症 〈5〉327
グリコーゲン分解 〈5〉280, 297
グリコーゲン分解異常症 〈5〉324
グリコサミノグリカン 〈2〉191, 〈3〉
　344
グリコペプチド系抗菌薬 〈1〉186, 〈2〉
　27
グリコホリンC 〈6〉12, 134
グリシルサイクリン系薬 〈2〉27
グリシン受容体 〈6〉462
グリセロール 〈5〉271, 296
グリチルリチン酸 〈5〉144
グリチルリチン製剤 〈4〉366
クリッピング 〈6〉361
クリティカルサンプル 〈5〉326
クリニカルガバナンス 〈1〉296
クリニカルシナリオ 〈3〉119
グリニド薬 〈3〉176, 〈5〉318
クリプトコックス 〈2〉97, 98, 150,
　〈6〉378, 381
クリプトコックス髄膜炎 〈2〉150
クリプトスポリジウム 〈2〉171, 〈4〉
　442, 443
グリホサート製剤 〈1〉74, 75
クリミア・コンゴ出血熱 〈2〉140
クループ症候群 〈2〉127
グルカゴノーマ 〈5〉207
グルカゴン 〈4〉451, 452, 〈5〉271,
　279, 297
グルカゴン負荷試験 〈5〉36, 174, 304,
　331
グルカゴン様ペプチド1 〈4〉14
グルクロノキシロマンナン 〈2〉460
グルクロン酸抱合 〈4〉369
グルコース 〈5〉270, 278, 336, 474
グルコース-アラニンサイクル 〈5〉
　297
グルコース毒性 〈5〉296
グルコーストランスポーター1 〈6〉
　283
グルコース負荷試験 〈5〉73
グルコース輸送 〈3〉411
グルコース輸送体 〈5〉333
グルコースリン酸イソメラーゼ（GPI）
　異常症 〈6〉138
グルコース-6-ホスファターゼ 〈5〉
　328
グルコース-6-リン酸 〈5〉270
グルコース-6-リン酸脱水素酵素 〈6〉
　106
グルコース-6-リン酸脱水素酵素異常症
　〈6〉136
グルコース-6-リン酸脱水素酵素欠損症
　〈1〉429
グルコキナーゼ遺伝子 〈5〉315
グルココルチコイド 〈1〉198, 〈2〉234,
　307, 〈5〉58, 136, 137, 139, 145, 155,
　167, 171, 223, 374, 466, 〈6〉570
グルココルチコイド奏効性アルドステロ
　ン症 〈5〉140
グルココルチコイド療法 〈5〉157
グルコシルセラミド蓄積症 〈5〉392
グルコセレブロシダーゼ 〈6〉474
グルコン酸カルシウム 〈5〉117, 〈6〉
　492
グルタチオン 〈5〉443
グルタチオン還元酵素 〈6〉15
グルタミン酸 〈5〉407
グルタミン酸脱水素酵素異常症 〈5〉
　414
グルタミン酸脱炭酸酵素 〈6〉462
グルタメート性ニューロン 〈6〉424
グルタル酸血症2型 〈5〉465
グルテン過敏性腸症 〈4〉165
グルテン制限食 〈5〉383
くる病 〈3〉466, 〈5〉127, 462
グルホシネート製剤 〈1〉74, 75, 76
クレアチニン 〈3〉489, 〈4〉25, 〈5〉72,
　446, 〈6〉576
クレアチンキナーゼ 〈1〉86, 〈3〉186,
　426, 475, 〈6〉576, 591
クレアチンホスホキナーゼMB分画
　〈3〉99
クレアチンリン酸 〈5〉271
グレカプレビル 〈4〉339
クレゾール 〈2〉30
クレチン症 〈5〉85
クレブシエラ 〈2〉64
クレブシエラ肺炎 〈2〉507
グレリン 〈4〉4, 9, 13, 〈5〉251, 252,
　260
クロイツフェルト・ヤコブ病 〈2〉183
クローン病 〈2〉48
クロザピン 〈6〉431
クロストリジウム 〈3〉304
クロスブリッジングサイクル 〈3〉7
クロスマッチ 〈1〉217
クロット標本 〈6〉60

けつえき　43

クロナゼパム　〈6〉417, 422, 442, 463, 615
クロニジン　〈6〉442
クロニジン負荷試験　〈5〉175, 178
クロバザム　〈6〉440
クロピドグレル　〈3〉191, 368, 〈6〉95, 239, 353
グロビン遺伝子　〈6〉14
クロフィブラート系薬　〈5〉379
グロボトリアオシルスフィンゴシン　〈6〉475
グロボトリアオシルセラミド　〈3〉327, 568, 〈6〉475
クロマトグラフィ　〈5〉20
クロミフェン　〈5〉200
クロミフェン試験　〈5〉184
クロミフェン療法　〈5〉202
クロミプラミン　〈6〉613
クロム親和性細胞　〈5〉171, 177
クロム中毒　〈6〉496
クロモグリク酸ナトリウム　〈2〉321
クロラムフェニコール　〈2〉27, 〈6〉266
クロルプロマジン　〈5〉438, 〈6〉485
クワシオルコル　〈5〉412, 446
群（集）萎縮　〈6〉340, 451
群発頭痛　〈1〉442, 〈6〉620

け

ケアマネジャー　〈1〉302
経胃空腸管（PEG-J）　〈1〉223
経カテーテル大動脈弁留置術　〈3〉272
経カテーテル治療　〈3〉287
経カテーテル的交連切開術　〈3〉261
経カテーテル的腎除神経術　〈3〉376
経カテーテル的心房中隔欠損腔閉鎖術　〈3〉53
経カテーテル的大動脈弁置換術　〈3〉288
経カテーテル的大動脈弁留置術　〈3〉53
経カテーテル的動脈塞栓術　〈4〉120
経管栄養　〈1〉221
経気管支生検　〈2〉368
経胸壁心エコー図　〈3〉46, 186, 281
経頸静脈的肝内門脈大循環短絡術　〈4〉113
経験的治療　〈2〉17, 47
経口栄養補助　〈1〉221, 222
経口強心薬　〈3〉122
経口血糖降下薬　〈3〉176, 〈5〉318
蛍光抗体法　〈3〉436
経口食塩負荷試験　〈5〉141
蛍光赤血球　〈5〉439
経口糖尿病薬　〈3〉487
経口糖負荷試験　〈5〉286
経口避妊薬　〈5〉374
経口プレドニゾロン　〈4〉475
経口免疫寛容　〈4〉12
経肛門的内視鏡下マイクロサージェリー　〈4〉223
警告うつ病　〈4〉453

警告徴候　〈2〉141
脛骨神経　〈6〉280
憩室　〈4〉117, 156
形質細胞様樹状細胞　〈2〉197, 230
痙縮　〈6〉318
軽症糖尿病　〈5〉322
頸静脈　〈3〉16
経静脈栄養　〈1〉220
頸静脈怒張　〈3〉115
頸静脈波　〈3〉42, 43
頸静脈波曲線　〈3〉17
頸静脈拍動　〈3〉420
経食道胃管　〈1〉223
経食道心エコー図　〈3〉51, 144, 250, 253, 281, 358
頸神経　〈6〉279
頸神経叢　〈6〉280
頸神経ワナ　〈6〉280
痙性斜頸　〈6〉440
痙性対麻痺　〈6〉443, 449
経中心静脈栄養法　〈5〉472
経腸栄養　〈1〉221, 224, 〈5〉476
経蝶形骨洞の腫瘍摘出術　〈5〉56
頸椎後縦靱帯骨化症　〈6〉526
頸椎症　〈6〉523
系統変性疾患　〈6〉408
頸動脈　〈3〉18
頸動脈ステント治療　〈3〉176
頸動脈-大腿動脈間脈波伝播速度　〈3〉96
頸動脈洞過敏症候群　〈3〉109
頸動脈内膜剥離術　〈3〉176, 〈6〉363
頸動脈の雑音　〈2〉199
頸動脈の診察　〈1〉136
頸動脈波　〈3〉43, 44
頸動脈波曲線　〈3〉18
頸動脈拍動　〈3〉18
軽度（神経）認知障害　〈6〉387, 413
軽度難聴　〈1〉378
軽度肥満　〈5〉449
経乳頭の内視鏡治療　〈4〉421
経尿細管 K 勾配　〈3〉428
経尿道の結石破砕術　〈3〉588
珪肺　〈2〉485, 516
経鼻胃管　〈1〉223
経鼻カニューレ　〈1〉225
経鼻空腸管　〈1〉223
経鼻的持続陽圧呼吸療法　〈2〉414
経皮的 CO_2 分圧測定　〈2〉393
経皮経管冠動脈形成術　〈3〉64
経皮経管の血管形成術　〈5〉367
経皮経肝胆管造影　〈4〉414
経皮経肝胆管ドレナージ術　〈4〉84, 415, 421, 427
経皮経肝胆嚢ドレナージ術　〈4〉423
経皮経管の冠動脈形成術　〈3〉79
経皮経肝の胆道鏡下治療　〈4〉421
経皮経肝門脈静脈短絡術　〈4〉153
経皮経静脈の僧帽弁交連裂開術　〈3〉92
経皮経食道胃管挿入術　〈1〉223

経鼻持続陽圧補助呼吸療法　〈1〉440
経皮的冠動脈インターベンション　〈3〉76, 90, 191
経皮的冠動脈形成術　〈5〉367
経皮的局所療法　〈4〉381
経皮的血管形成術（PTA）　〈3〉499
経皮的酸素飽和度　〈2〉393, 569
経鼻の持続陽圧呼吸法　〈6〉614
経皮的腎結石破砕術　〈3〉588
経皮的腎動脈形成術　〈3〉386
経皮的心肺補助装置　〈1〉266, 〈3〉106, 307
経皮的心膜穿刺　〈3〉338
経皮的腎生検　〈3〉432
経皮的腎瘻　〈3〉593
経皮的僧帽弁形成術　〈3〉92
経皮的僧帽弁交連裂開術　〈3〉287
経皮的僧帽弁接合不全修復システム　〈3〉287
経皮的大動脈弁置換術　〈3〉92
経皮的中隔枝焼灼術（PTSMA）　〈3〉92
経皮的肺生検　〈2〉375
経皮的バルーン大動脈弁切開術　〈3〉288
経皮的ラジオ波焼灼療法　〈4〉382
経皮的卵円孔閉鎖術　〈3〉92
経皮内視鏡の胃瘻造設術　〈1〉223
頸部リンパ節　〈1〉135, 136, 〈6〉186
鶏歩　〈6〉572
係留・調整バイアス　〈1〉126
稽留熱　〈1〉336, 〈2〉230
けいれん　〈1〉347, 〈3〉459, 〈5〉119, 121, 〈6〉492, 500
けいれん発作　〈1〉347
けいれんをきたしやすい薬物中毒　〈1〉82
ゲートキーパー　〈3〉189
外科的気道確保　〈1〉225
外科的胸腔鏡　〈2〉372
外科的大動脈弁置換術　〈3〉272
外科的（直視下）交連切開術　〈3〉264
外科的肺生検　〈2〉375
劇症型抗リン脂質抗体症候群　〈3〉559
劇症肝炎　〈2〉145, 〈4〉331
劇症肝炎の肝移植適応ガイドライン　〈4〉334
劇症肝炎様の病態　〈4〉398
劇症 1 型糖尿病　〈5〉273, 289, 290
撃発活動（トリガードアクティビティ）　〈3〉39, 133, 134, 141
下血　〈1〉413
克山病　〈5〉447
血圧異常　〈1〉406, 〈3〉373
血圧調節　〈3〉373
血圧低下　〈3〉103
血圧日内変動　〈6〉329
血液学の完全寛解　〈6〉161
血液学の奏効　〈6〉174
血液ガス　〈3〉454
血液ガス分析　〈5〉416

44　けつえき

血液型検査　〈1〉217
血液型判定　〈6〉68
血液型不適合腎移植　〈1〉252
血液希釈　〈5〉412
血液吸着　〈1〉232
血液凝固異常　〈6〉516
血液凝固因子製剤　〈1〉214
血液検査　〈3〉104, 109
血液疾患による脾腫　〈1〉427
血液疾患の診かた　〈6〉38
血液浄化療法　〈1〉83, 〈3〉473, 478,
　〈6〉463, 599
血液生化学検査　〈4〉410
血液（成分）製剤　〈1〉214
血液透析　〈1〉282, 〈3〉490
血液塗抹標本　〈6〉44
血液脳関門　〈5〉24
血液培養　〈3〉281
血液培養陽性菌　〈2〉88
血液分布異常性ショック　〈1〉267, 〈3〉
　103
血液-網膜関門　〈5〉307
血液濾過透析　〈1〉282, 〈3〉491, 〈4〉
　335
血液濾過法　〈1〉231
結核　〈2〉28, 94, 150, 450, 515, 〈4〉
　170, 〈6〉394
結核結節　〈4〉178
結核腫　〈4〉389
結核性関節炎　〈2〉301
結核性胸膜炎　〈2〉374, 508
結核性髄膜炎　〈1〉442, 〈6〉375, 377,
　378, 379, 381
結核性脊椎炎　〈6〉529
結核性膿瘍　〈6〉393
結核性腹膜炎　〈4〉247
血管運動性鼻炎　〈2〉334
血管炎　〈3〉212, 258
血管炎関連疾患　〈6〉565
血管炎症候群　〈2〉198, 247
血管炎症候群に伴う神経障害　〈6〉512
血管炎性ニューロパチー　〈6〉564, 565
血管塊　〈6〉359
血管外溶血　〈6〉132, 145
血管拡張薬　〈3〉122
血管芽腫　〈6〉469, 528, 541
血管型 Ehlers-Danlos 症候群　〈3〉
　310, 329
血管極　〈3〉399
血管原性脳浮腫　〈6〉347
血管再建術　〈3〉556
血管再生　〈1〉242
血管雑音　〈4〉454
血管作動性腸（管）ポリペプチド　〈4〉
　8, 13, 〈5〉38
血管腫　〈3〉347, 〈4〉228
血管新生　〈3〉226
血管新生阻害薬　〈1〉389
血管新生療法　〈3〉355
血管性因子　〈3〉376
血管性間欠跛行　〈1〉407

血管性紫斑病　〈6〉232
血管性パーキンソニズム　〈6〉427
血管性浮腫　〈2〉337
血管性腰痛　〈1〉443
血管石灰化　〈3〉487, 502
血管線維腫　〈6〉466
血管造影　〈1〉150, 〈3〉175, 〈4〉46,
　317, 459
血管抵抗　〈3〉83
血管抵抗値　〈3〉81
血管内イメージング　〈3〉90
血管内エコー法　〈3〉75, 〈5〉376
血管内視鏡検査　〈3〉72
血管内大細胞型 B 細胞リンパ腫　〈2〉
　565
血管内皮機能異常　〈3〉212
血管内皮細胞　〈3〉2, 〈6〉22
血管内皮前駆細胞　〈1〉243, 〈3〉355
血管内皮増殖因子　〈2〉194, 〈3〉226,
　355, 〈6〉567
血管内溶血　〈1〉218, 〈6〉132
血管内溶血性貧血　〈3〉554
血管肉腫　〈3〉347, 〈4〉384
血管光干渉断層撮影　〈3〉175
血管分布異常性ショック　〈3〉106
血管平滑筋細胞　〈3〉4
血管迷走神経性失神　〈3〉109
血管免疫芽球性 T 細胞リンパ腫　〈6〉5,
　189
血管攣縮　〈3〉391
血球貪食症候群　〈2〉130, 135, 141,
　245, 〈4〉398, 399, 〈6〉213
血球分化　〈6〉7
血胸　〈2〉509
月経随伴性気胸　〈2〉510, 511
月経随伴性血胸　〈2〉510
血行再建症候群　〈3〉352
血行再建術　〈3〉176, 197, 354
結合組織疾患　〈2〉188
血行力学的梗塞　〈6〉348
血算　〈4〉25, 〈6〉42, 229
結実因子　〈1〉440
血腫吸引術　〈6〉359
血漿　〈1〉351, 〈6〉26
血漿カテコールアミン濃度　〈5〉173
血漿吸着法　〈1〉232, 〈2〉209
血漿交換療法　〈1〉231, 〈2〉209, 〈3〉
　473, 518, 〈6〉214, 259, 569, 593
血漿膠質浸透圧　〈3〉442
血漿浸透圧　〈5〉61
血漿製剤　〈1〉214
楔状束核　〈6〉274, 275
血漿蛋白　〈5〉409
血漿蛋白異常　〈5〉412
血漿蛋白分画　〈5〉410, 412
血漿脳性ナトリウム利尿ペプチド　〈3〉
　294
血小板　〈4〉309, 〈6〉7, 43
血小板活性化因子　〈2〉321
血小板関連 IgG　〈6〉235
血小板機能異常（症）　〈1〉433, 〈6〉

236, 240
血小板凝集能検査　〈6〉64
血小板凝集抑制薬　〈3〉354
血小板減少症　〈2〉130, 〈6〉229, 233,
　266
血小板減少性紫斑病（→血栓性血小板減
　少性紫斑病）　〈2〉127, 〈4〉362
血小板抗原　〈6〉68
血小板数　〈6〉43, 231
血小板製剤　〈1〉214
血小板像　〈6〉47
血小板増加症　〈6〉224, 516
血小板多血漿　〈6〉229
血小板停滞率（粘着能）検査　〈6〉64
血小板濃厚液　〈1〉214, 〈6〉69
血小板濃厚液の適正使用　〈1〉215
血小板分布幅　〈6〉44
血小板無力症　〈1〉433, 〈6〉228, 238
血小板輸血不応状態　〈1〉215, 〈6〉68
血小板由来細胞増殖因子（血小板由来成
　長因子）　〈1〉403, 〈3〉172
血漿分画製剤　〈1〉214
結晶誘発性関節炎　〈2〉221, 292
血漿遊離アミノ酸分析　〈4〉308
血漿リポ蛋白　〈5〉346
欠神発作　〈6〉609
血清亜鉛　〈4〉310
血清アミロイド A 蛋白（SAA）　〈2〉
　194, 216, 225, 〈3〉26, 〈4〉409, 421
血清エリスロポエチン増加　〈1〉431
血清金属　〈4〉309
血清クレアチニン値　〈3〉489
血清クレアチンキナーゼ　〈3〉186
血清酵素　〈4〉306
血清骨型アルカリホスファターゼ　〈5〉
　468
血清コレステロール　〈4〉308
血清脂質　〈5〉356
血清システイン C　〈3〉427
血清総胆汁酸　〈4〉308
血清総 IgE　〈2〉324, 363
血清蛋白　〈4〉308, 〈5〉409, 410
血清鉄　〈4〉309, 〈6〉32
血清電解質測定　〈5〉416
血清銅　〈4〉309
血清尿素窒素（SUN）　〈3〉427
血清反応陰性関節炎　〈2〉221
血清反応陰性脊椎関節症　〈2〉283
血清ビリルビン　〈4〉306
血性鼻漏　〈1〉385
血清フェリチン　〈2〉278
血清 ALP アイソザイム　〈4〉307
血清 Cr　〈3〉427
血清 I 型コラーゲン架橋 C-テロペプチ
　ド　〈5〉468
血清 I 型プロコラーゲン-N-プロペプチ
　ド　〈5〉468
血清 LDH アイソザイム　〈4〉307
血清 Na 濃度　〈3〉443
結節　〈2〉269
結節硬化型 Hodgkin リンパ腫　〈2〉524

結節性黄色腫 〈5〉360
結節性硬化症 〈5〉207, 〈6〉466
結節性甲状腺腫 〈1〉368, 〈5〉94
結節性紅斑 〈2〉201, 280, 305
結節性再生性過形成 〈4〉397
結節性多発動脈炎 〈2〉188, 247, 〈3〉
　538, 〈4〉398, 〈6〉512
結節乳頭核 〈5〉23
血栓回収用機器 〈6〉352
血栓傾向 〈6〉40, 231, 245, 248
血栓形成 〈3〉560
血栓性血小板減少性紫斑病（TTP）〈2〉
　210, 233, 〈3〉368, 〈4〉403, 〈6〉107,
　143, 229, 255, 266
血栓性微小血管障害症 〈2〉210, 233,
　240, 〈3〉536, 〈6〉107
血栓塞栓症 〈3〉140, 144
血栓弁 〈3〉290
血栓溶解薬 〈3〉368
血栓溶解療法 〈3〉205, 391
欠損孔拡大術 〈3〉343
血痰 〈1〉394
血痰，喀血の原因疾患 〈1〉395
血中アンモニア 〈4〉308
血中インスリン値 〈5〉292
血中エストロゲンの低下 〈1〉453
血中高感度C反応性蛋白 〈3〉381
血中テストステロンの低下 〈1〉452
血中トロポニンT値 〈3〉294
血中尿素窒素 〈3〉489
血中ヘモグロビン量 〈3〉221
血中Cペプチド 〈5〉304
結腸 〈4〉6, 215
結腸軸捻転症 〈4〉232
結腸膨起 〈4〉9, 27
血沈 〈4〉26
血島 〈3〉226, 〈6〉3
血糖管理指標 〈5〉338
血糖コントロール目標 〈5〉316
血糖自己測定 〈5〉337
血糖測定 〈5〉320
血糖モニタリング 〈5〉337
血尿 〈1〉437, 〈3〉421, 484, 509, 572,
　592
血尿の鑑別診断 〈1〉438
血尿をきたす主な疾患 〈1〉437
げっぷ 〈1〉415
血便 〈1〉413, 423, 〈4〉34
血便をきたす疾患 〈1〉413
結膜下出血 〈1〉372
結膜充血 〈1〉371, 〈2〉158
血友病 〈6〉24, 228, 240
血流依存性血管拡張反応 〈3〉382
血流転換術 〈3〉245
血流予備量比 〈3〉89
血流量 〈3〉81
ケトアシドーシス 〈3〉450, 〈5〉281,
　283, 299, 300, 417
ケトアシドーシス昏睡 〈5〉301
ケトーシス 〈5〉285
ケト原性アミノ酸 〈5〉271, 408

ケトデオキシオクトン酸 〈2〉113
ケトン性糖尿病性昏睡 〈5〉475
ケトン体 〈2〉298, 326
ケトン体代謝異常 〈5〉298
解熱 〈1〉336
ケノデオキシコール酸 〈4〉408, 〈6〉
　449
ゲノム異常のみられる主な癌遺伝子
　〈1〉107
ゲノム医療 〈1〉13
ゲノム刷り込み現象 〈5〉118
ゲノム編集技術 〈1〉4
ゲノム薬理学 〈1〉183
ゲノムワイド関連遺伝子解析 〈2〉192,
　377
ゲフィチニブ 〈1〉110, 〈2〉493
ケミカルシャペロン療法 〈6〉473
ゲムシタビンとシスプラチン併用療法
　〈4〉432, 435, 436
ゲムシタビン／ナブパクリタキセル併
　用療法 〈4〉478
ゲムツズマブ オゾガマイシン 〈6〉83,
　166
ケモタキシス 〈2〉349
ケラタン硫酸 〈5〉396, 398
ケラチン 〈5〉403
下痢 〈1〉423, 〈2〉137, 〈4〉453, 〈5〉
　464
下痢原性大腸菌 〈1〉78
下痢の原因 〈1〉424
下痢の輸液療法 〈1〉213
ケルスス禿瘡 〈2〉104
ゲルストマン・ストロイスラー・シャイ
　ンカー症候群 〈2〉183, 185
ゲルソリン関連アミロイドーシス 〈6〉
　563
ゲルマニウム 〈3〉583
減圧症 〈1〉44, 〈2〉495
原因アレルゲンへの曝露 〈1〉42
牽引試験 〈1〉377
眩暈 〈1〉381
検疫感染症 〈2〉6
減塩 〈3〉387
腱黄色腫 〈5〉360
限外濾過 〈3〉402, 491
幻覚 〈6〉500
減感作療法 〈1〉39, 〈2〉335
嫌気性代謝閾値 〈3〉123, 217
限局性アミロイドーシス 〈5〉420
限局性肝疾患 〈1〉426
限局性結節性過形成 〈4〉47, 385
限局性胆囊腺筋腫症 〈4〉410
健康管理 〈1〉72
健康教育 〈1〉307
健康増進法 〈1〉56
健康日本21 〈1〉56, 307
健康保険法 〈1〉326
減呼吸 〈1〉396
言語中枢 〈6〉271
言語聴覚士 〈1〉285
腱索 〈3〉264

腱索損傷 〈3〉349
検査後確率 〈1〉128
検査診断の特性 〈1〉145
検査値に影響を及ぼす要因 〈1〉144
検査前確率 〈1〉145
原始HDL 〈5〉353, 384
原始心筒 〈3〉225
腱鞘炎 〈2〉199
剣状突起 〈4〉17
献腎移植 〈1〉249, 〈3〉492
顕性黄疸 〈1〉427
顕性誤嚥 〈2〉446
顕性腎症 〈3〉562, 〈5〉310
減速時間延長 〈3〉117
検体検査 〈1〉143
原体照射 〈1〉235
検体の採取方法 〈1〉144
ゲンタマイシン 〈3〉284, 〈6〉508
原虫 〈1〉28
原虫性肺疾患 〈2〉462
見当識 〈6〉294
検尿 〈3〉516, 562
原発性アルドステロン症 〈3〉314,
　384, 453, 〈5〉139, 160
原発性肝癌 〈5〉374
原発性吸収不良症候群 〈6〉517
原発性高カイロミクロン血症 〈5〉357,
　362
原発性硬化性胆管炎 〈4〉399, 428,
　446
原発性硬化性胆管炎関連抗体 〈4〉324
原発性硬化性胆管炎の診断基準 〈4〉
　429
原発性高コレステロール血症 〈5〉358,
　359
原発性高脂血症 〈5〉357, 362
原発性骨髄線維症 〈6〉215, 224
原発性骨粗鬆症 〈5〉466, 469
原発性色素性結節性副腎病変 〈5〉146
原発性糸球体疾患の組織学的分類 〈3〉
　510
原発性糸球体腎炎 〈3〉434, 519
原発性滲出性リンパ腫 〈2〉565
原発性心臓腫瘍 〈3〉344
原発性性腺機能低下症 〈5〉186
原発性側索硬化症 〈6〉450, 454
原発性側索硬化症診断基準 〈6〉455
原発性胆汁性肝硬変 〈5〉373
原発性胆汁性胆管炎 〈4〉344, 397, 〈5〉
　391
原発性胆汁性胆管炎関連抗体 〈4〉324
原発性胆汁性胆管炎における肝移植適応
　時期 〈4〉347
原発性胆汁性胆管炎の診断基準 〈4〉
　346
原発性胆汁性胆管炎の組織学的病期分類
　〈4〉345
原発性肺癌 〈2〉530
原発性肺胞低換気症候群 〈2〉410
原発性肥満 〈5〉450
原発性貧血 〈6〉104

原発性副甲状腺機能亢進症 〈5〉110, 219
原発性副腎皮質機能低下症 〈5〉225
原発性副腎不全 〈5〉67
原発性マクログロブリン血症 〈2〉564, 〈6〉202, 568, 569
原発性無月経 〈5〉196
原発性免疫不全症の分類 〈1〉38
腱反射 〈6〉299, 318
顕微鏡下リンパ管静脈吻合術 〈3〉367
顕微鏡的血尿 〈1〉437
顕微鏡的多発血管炎 〈2〉198, 247, 248, 〈3〉539, 〈6〉233, 513, 565
原皮質 〈6〉270
腱紡錘 〈6〉283
減量 〈5〉317, 452

こ

コアクチベーター 〈5〉8
コアグラーゼ陰性ブドウ球菌 〈2〉51, 52, 〈6〉378
コアグラタンポナーデ 〈3〉337
コア蛋白定量法 〈4〉322
ゴイトロゲン 〈5〉93
孔（ポア） 〈3〉130
抗アクアポリン4抗体陽性視神経脊髄炎 〈6〉400
高圧酸素療法 〈4〉236
高圧障害 〈1〉43
高圧神経症候群 〈1〉43
降圧目標 〈3〉387, 390, 391
降圧薬 〈3〉176, 388, 〈5〉374
降圧療法 〈3〉498, 553
抗アポトーシス蛋白 〈1〉108
抗アミノアシルtRNA合成酵素抗体 〈2〉202
抗アルドステロン薬 〈4〉363
高アンドロゲン血症 〈5〉42
抗アンドロゲン作用 〈5〉14
高アンモニア血症 〈5〉414
高位右側胸部誘導 〈3〉32
高位右房 〈3〉93
高インスリン正常血糖クランプ 〈5〉296
高インスリン性低血糖症 〈5〉324
抗インフルエンザウイルス薬 〈1〉187
抗ウイルス治療の基本方針 〈4〉338
抗ウイルス薬 〈1〉187, 〈2〉21
抗うつ薬中毒 〈1〉83
抗うつ薬の世代分類 〈1〉84
高エネルギーリン酸 〈5〉442
好塩基球 〈2〉316, 〈6〉7, 18, 20
好塩基球増加症 〈6〉155
抗オリゴデンドロサイト糖蛋白質 〈6〉404
構音障害 〈6〉297, 298
構音障害・手不器用症候群 〈6〉349
高音性難聴 〈6〉539
高解像度内圧検査 〈4〉70
高カイロミクロン血症 〈5〉379

後角 〈6〉275
抗核抗体 〈2〉241, 〈4〉323
高額療養費制度 〈1〉312
後下行枝 〈3〉3
膠芽腫 〈6〉537
後下小脳動脈 〈6〉623
降下性壊死性縦隔炎 〈2〉518
硬化性血管腫 〈6〉536
硬化性糸球体腎炎 〈2〉231
硬化性縦隔炎 〈2〉519
口渇 〈1〉350, 〈5〉300, 302
高カリウム緊急症 〈3〉317
高カリウム血症 〈3〉317, 447, 488
高カルシウム血症 〈3〉458, 〈5〉111, 122, 220, 265, 465, 〈6〉514
高カルシウム血症性クリーゼ 〈5〉265, 〈6〉511
高カルシウム尿症 〈3〉586
抗カルジオリピン抗体 〈6〉260
高カロリー輸液 〈5〉472
抗肝細胞膜抗体 〈4〉324
交感神経 〈3〉12, 〈5〉247, 〈6〉280, 317
交感神経節切除術 〈3〉356
抗肝腎ミクロソーム1抗体 〈4〉323
高感度CRP 〈3〉384
高ガンマグロブリン血症 〈2〉270, 275, 310
抗癌薬 〈1〉190, 191, 〈3〉304, 318, 〈6〉86
抗癌薬の副作用 〈1〉192
抗癌薬の有害事象 〈1〉192
後期高齢者医療制度 〈1〉315
抗寄生虫薬 〈2〉22
抗凝固薬 〈3〉369, 518, 〈6〉91
抗凝固療法 〈3〉268, 285, 351, 559
抗胸腺細胞グロブリン 〈1〉250, 〈6〉89, 120, 266
工業毒中毒 〈1〉70, 73
剛棘顎口虫 〈2〉177
抗菌スペクトル 〈1〉185
抗菌薬 〈1〉185, 〈2〉16, 22, 396, 〈3〉284
抗菌薬関連下痢症 〈2〉86
抗菌薬起因性腸炎 〈4〉173
口腔 〈4〉2
口腔アレルギー症候群 〈2〉334, 340
口腔カンジダ症 〈1〉387, 409
口腔乾燥 〈1〉389
口腔乾燥症の分類 〈1〉390
口腔ケアチーム 〈1〉302
口腔疾患性味覚障害 〈1〉386
口腔出血 〈1〉389
口腔症状 〈1〉387
口腔粘膜の痛み 〈1〉388
口腔扁平苔癬 〈1〉390, 〈4〉89
抗グルタミン酸デカルボキシラーゼ抗体 〈5〉304
高クレアチンキナーゼ血症 〈5〉332
行軍ヘモグロビン尿症 〈6〉143
高血圧 〈1〉56, 〈3〉173, 374, 489,

540, 553, 〈5〉146, 233, 244, 321
高血圧緊急症 〈3〉384, 391, 521
高血圧クリーゼ 〈5〉175
高血圧心臓病 〈3〉300
高血圧性眼底 〈3〉558
高血圧性急性左室不全 〈3〉391
高血圧性心疾患 〈3〉110
高血圧性脳出血 〈6〉358
高血圧性脳症 〈3〉391, 554, 〈6〉346, 365
高血圧と腎疾患 〈3〉551
高血圧認識率 〈3〉378
抗結核薬 〈2〉28
抗血小板・抗凝固療法 〈3〉368
抗血小板薬 〈3〉176, 191, 368, 498, 518, 〈6〉94
抗血小板薬併用療法 〈3〉176
抗血小板療法 〈3〉204
抗血栓凝固療法 〈3〉145
高血糖 〈5〉281, 475
抗原決定基 〈5〉20
膠原線維 〈3〉334
抗原虫薬 〈2〉22
抗原提示細胞 〈2〉464
抗原特異的IgE 〈2〉363
抗原の提示機構 〈1〉32, 34
膠原病 〈1〉339, 〈2〉188, 〈3〉258, 310, 〈4〉397, 〈6〉512
膠原病・血管炎による胸膜炎 〈2〉508
膠原病重複症候群 〈2〉198
膠原病と呼吸器障害 〈2〉559
抗甲状腺自己抗体 〈5〉93
抗甲状腺ペルオキシダーゼ抗体 〈5〉75
抗好中球細胞質抗体（ANCA） 〈2〉199, 202, 248, 305, 〈4〉324
抗好中球細胞質抗体関連血管炎 〈2〉247, 〈6〉565
高ゴナドトロピン血症 〈5〉200
交互脈 〈3〉19
抗コリン薬 〈2〉326, 〈3〉595, 〈4〉469, 〈6〉428, 508
高コルチゾール血症 〈5〉42
高コレステロール血症 〈5〉299, 310, 457
後根神経節 〈6〉572
後根動脈 〈6〉368
抗サイログロブリン抗体 〈5〉75
後索-内側毛帯系 〈6〉275, 277
後索路 〈6〉275
交叉性片麻痺 〈6〉307, 312
交差適合試験 〈1〉217, 〈6〉68
交差反応物質 〈5〉273
抗酸化作用 〈5〉443
抗酸化薬 〈3〉196
好酸球 〈6〉7, 17, 20
好酸球性筋膜炎 〈2〉188, 275
好酸球性消化管疾患 〈4〉269
好酸球性心筋炎 〈3〉305
好酸球性髄膜脳炎 〈2〉176, 177
好酸球性多発血管炎性肉芽腫症 〈2〉198, 247, 255, 471, 〈3〉310, 538, 〈6〉

233, 513, 565
好酸球性肉芽腫　〈2〉465, 〈6〉211
好酸球性肺炎　〈2〉468
好酸球性粘液栓　〈2〉472
好酸球増加・筋痛症候群　〈2〉277
好酸球増加症　〈6〉154
好酸球増多性鼻炎　〈2〉334
抗酸菌塗抹検査　〈2〉452
抗酸菌培養検査　〈2〉452
高山病　〈1〉44
抗糸球体基底膜　〈3〉524
抗糸球体基底膜抗体病　〈2〉247
高脂血症　〈5〉355
咬刺症　〈1〉80
鉱質コルチコイド（→ミネラルコルチコ
　イド）　〈5〉136
膠質浸透圧（oncotic pressure）　〈5〉
　411
膠質浸透圧の差　〈1〉210
抗シトルリン化ペプチド抗体　〈2〉300
高次脳機能検査　〈1〉142
高次脳機能障害　〈6〉296, 303, 629
口臭　〈1〉389, 410
高シュウ酸尿症　〈3〉586
後出血　〈6〉229
抗腫瘍効果　〈6〉95
抗腫瘍性抗生物質　〈6〉86
抗受容体抗体型アレルギー　〈2〉319
咬傷　〈6〉505
溝状舌　〈4〉92
甲状腺　〈5〉69
甲状腺悪性腫瘍　〈5〉98
甲状腺遺伝子　〈5〉76
甲状腺炎　〈5〉89
甲状腺癌　〈5〉98
甲状腺眼症　〈1〉374, 375, 377, 〈5〉80,
　〈6〉607
甲状腺機能異常　〈5〉77, 〈6〉511
甲状腺機能亢進症　〈3〉313, 〈4〉400,
　〈5〉466, 〈6〉606
甲状腺機能低下症　〈3〉313, 〈4〉400,
　〈5〉83, 87, 261, 373
甲状腺機能低下症に伴うミオパチー
　〈6〉606
甲状腺クリーゼ　〈5〉79, 102, 261
甲状腺結節　〈5〉94
甲状腺刺激抗体　〈5〉102
甲状腺刺激阻害抗体　〈5〉76, 104
甲状腺刺激ホルモン　〈1〉368, 〈2〉316,
　319, 〈5〉69, 101
甲状腺刺激ホルモン放出ホルモン　〈5〉
　25, 38
甲状腺刺激ホルモン放出ホルモン負荷試
　験　〈5〉196
甲状腺疾患と妊娠　〈5〉103
甲状腺腫　〈1〉367, 〈3〉380
甲状腺腫瘍　〈5〉94
甲状腺シンチグラフィ　〈5〉74
甲状腺髄様癌　〈5〉101, 219, 223
甲状腺全摘術　〈5〉224
甲状腺中毒症　〈5〉77, 90, 261

甲状腺中毒症性周期性四肢麻痺　〈5〉79
甲状腺特異的自己抗体　〈5〉89
甲状腺乳頭癌　〈5〉98
甲状腺の診察　〈1〉136
甲状腺ペルオキシダーゼ　〈5〉69
甲状腺ホルモン　〈3〉311, 〈5〉7, 69,
　85, 102, 103, 105
甲状腺ホルモン不応症　〈5〉78, 83
甲状腺ホルモン補充療法　〈5〉87
甲状腺未分化癌　〈5〉101
甲状腺濾胞癌　〈5〉100
後腎間葉　〈3〉413, 414
抗真菌薬　〈2〉22
抗神経抗体　〈6〉515
口唇ジスキネジア　〈6〉314
高浸透圧高血糖症候群　〈5〉305, 306
高浸透圧性非ケトン性昏睡　〈5〉301,
　475
高浸透圧尿　〈1〉435
高心拍出量性心不全　〈3〉111
口唇ヘルペス　〈2〉133
高親和性IgE受容体　〈2〉319, 〈6〉20
抗ストレプトキナーゼ　〈3〉279
抗ストレプトリジンO　〈2〉269, 〈3〉
　279
硬性気管支鏡　〈2〉439
合成血液　〈6〉69
後成現象　〈1〉20
構成失行　〈6〉297, 305
構成障害　〈6〉297
抗精神病薬　〈6〉507
抗精神病薬中毒　〈1〉84
向精神薬　〈3〉319
向精神薬中毒　〈1〉83
合成ステロイド薬　〈1〉199
後脊髄小脳路　〈6〉275
光線過敏症　〈5〉436, 439
抗セントロメア抗体　〈2〉202
光線力学療法　〈2〉370, 530, 〈4〉81,
　107
光線療法　〈4〉371
酵素　〈5〉273
酵素イムノアッセイ　〈5〉363
高速液体クロマトグラフィ　〈5〉20,
　303, 344, 384
高速回転式粥腫切除術　〈3〉191
拘束型心筋症　〈3〉301, 339
酵素欠損　〈5〉273, 322
酵素補充療法　〈3〉571, 〈5〉395, 400
酵素免疫測定法　〈5〉18
抗体依存性細胞介在性細胞障害　〈1〉41
抗体依存性細胞傷害　〈2〉318, 〈6〉79
抗体依存性細胞傷害網内系細胞　〈2〉
　198
抗体医薬　〈6〉79
高体温　〈1〉336, 340
交代性便秘　〈4〉218
後大脳動脈　〈6〉278
叩打痛　〈3〉418
叩打ミオトニア　〈6〉589
高炭酸ガス血症　〈3〉331

高蛋白血症　〈5〉409, 412
高地脳浮腫　〈1〉44
高地肺水腫　〈1〉44
鉤虫　〈2〉173, 〈4〉268
好中球　〈2〉34, 39, 279, 〈6〉6, 16, 19
好中球減少症　〈6〉155, 266
好中球細胞外トラップ　〈2〉252
好中球増加症　〈6〉154
後腸　〈4〉2
高張液グリセロール静脈内投与　〈6〉
　359
高張食塩水負荷試験　〈5〉62
高張性脱水　〈1〉212, 351, 〈3〉446
高張尿　〈1〉435, 〈3〉444
高チロシン血症　〈5〉415
交通外傷　〈3〉584
高電位徐波群発　〈6〉326
高電子密度沈着物　〈3〉437
後天性眼瞼下垂　〈1〉375
後天性凝固因子インヒビター　〈6〉243
後天性血友病A　〈6〉244
後天性全身性脂肪萎縮症　〈5〉459
後天性線溶亢進状態　〈6〉245
後天性低カルシウム尿性高カルシウム血
　症　〈6〉110
後天性難聴　〈1〉379
後天性部分性脂肪萎縮症　〈5〉459
後天性弁膜症　〈3〉258, 287
後天性免疫不全症候群　〈1〉39, 〈2〉40,
　146, 〈3〉319, 〈4〉278
高度異型　〈4〉482
後頭下穿刺　〈6〉320
行動障害型前頭側頭型認知症　〈6〉417
行動心理症状　〈6〉413
行動変容のステージモデル　〈1〉309
行動療法　〈5〉453
高度石灰化　〈3〉180
高度低栄養患者　〈5〉475
高度難聴　〈1〉378
高度肥満　〈5〉449, 450
高トリグリセリド血症　〈5〉273, 354,
　379
口内炎　〈4〉89
腔内照射　〈1〉237
高内皮細静脈　〈6〉5
口内ヘルペス　〈2〉133
高ナトリウム血症　〈3〉317, 445, 〈5〉
　306
高尿酸血症　〈1〉56, 〈2〉292, 〈3〉462,
　〈5〉330, 424
高尿酸血症による腎障害　〈3〉563
更年期　〈5〉16
抗パーキンソン病薬　〈6〉428, 508
高肺血流量性肺高血圧　〈3〉232
後発医薬品　〈1〉180
紅斑　〈1〉358, 〈2〉96, 104, 159, 169,
　201, 280, 305, 336, 〈5〉439
広汎性左右対称性神経障害　〈5〉310
紅斑熱群リケッチア症　〈2〉108
抗ヒアルロニダーゼ　〈3〉279
高比重（密度）リポ蛋白　〈5〉136, 274,

48　こうひじ

343, 384
高比重リポ蛋白コレステロール　〈3〉
173
抗ヒスタミン薬　〈2〉336,〈6〉430
高ビリルビン血症　〈1〉427,〈5〉465
後鼻漏　〈1〉385
高フェニルアラニン血症　〈5〉415,〈6〉
477
高フェリチン血症　〈6〉131
後負荷　〈3〉11, 392
後腹側淡蒼球手術　〈6〉426
後腹膜線維症　〈4〉249
項部硬直　〈2〉56, 57, 125, 126,〈6〉
295, 360, 378
抗不整脈薬　〈3〉128, 136
高プロラクチン血症　〈5〉38
高分解能CT　〈2〉377
高分子多量体アディポネクチン　〈5〉
276
抗平滑筋抗体　〈4〉323
抗ヘルペスウイルス薬　〈1〉189
合胞体栄養細胞様巨細胞　〈6〉540
後方不全　〈3〉210
酵母状真菌　〈2〉97
抗補体（C5）モノクローナル抗体　〈6〉
599
硬膜　〈6〉275
硬膜外血腫　〈1〉442
硬膜外自家血注入　〈6〉536
硬膜外腫瘍　〈6〉527
硬膜下出血　〈1〉442
硬膜静脈洞　〈6〉278
硬膜動静脈瘻　〈6〉360, 368, 372
硬膜内髄外腫瘍　〈6〉528
高マグネシウム血症　〈3〉461
抗ミトコンドリア抗体　〈4〉324
後迷路性難聴　〈1〉378
剛毛　〈6〉567
後毛細管性肺高血圧　〈3〉59
肛門　〈4〉243
肛門縁　〈4〉243
肛門管　〈4〉30, 243
肛門クッション　〈4〉240
絞扼感　〈3〉184
絞扼性ニューロパチー　〈6〉570
高遊離脂肪酸血症　〈5〉298
効用値　〈1〉127
抗溶連菌抗体価　〈3〉279
抗リウマチ薬　〈2〉206, 222, 289, 292
高リスク骨髄異形成症候群　〈6〉128
合理的患者基準　〈1〉11
抗利尿ホルモン　〈1〉434,〈3〉441,
443, 444,〈5〉213, 233
抗利尿ホルモン不適合分泌症候群　〈5〉
67
高流量鼻カニューレ（カニュラ）　〈1〉
225,〈2〉495
高リン血症　〈3〉317, 460, 487, 502,
〈5〉115, 119, 126, 127
抗リン脂質抗体　〈6〉260
抗リン脂質抗体症候群　〈2〉198, 232,

〈3〉310, 536,〈6〉260
抗リン脂質抗体症候群腎症　〈3〉558
抗リンパ球グロブリン　〈6〉266
高齢者　〈1〉22,〈3〉184, 269, 391,〈5〉
305, 465
高齢者医療費　〈1〉313
高齢者虐待の類型　〈1〉319
高齢者虐待防止・養護者支援法　〈1〉
318
高齢者の医療を確保する法律　〈1〉315
高齢者の疾患の特徴　〈1〉23
高齢者のQOL　〈1〉314
高齢者肺炎　〈2〉446
高齢者モデルのリハビリテーション
〈1〉284
抗レトロウイルス薬多剤併用療法　〈6〉
388
高レニン性（原発性）選択的低アルドス
テロン症　〈5〉158
交連線維　〈6〉271
後彎症　〈2〉529
抗3-hydroxy-3-methylglutaryl-CoA
reductase（HMGCR）抗体　〈6〉509,
593
抗AChR抗体　〈6〉595
抗ARS抗体陽性筋炎　〈6〉592
抗A群レンサ球菌多糖体　〈3〉279
抗C1q血管炎　〈2〉257
抗CCP抗体　〈2〉202, 218, 300
抗CCR4抗体　〈6〉83
抗CD19, CD3二重特異性抗体　〈6〉84
抗CD20抗体　〈4〉475,〈6〉80, 236
抗CD22抗体　〈6〉83
抗CD30抗体　〈6〉82
抗CD33抗体　〈6〉83
抗CD38抗体　〈6〉83
抗CD52抗体　〈6〉82
高CO₂換気応答試験　〈2〉388
抗DNAase B　〈3〉279
抗dsDNA抗体　〈2〉202
抗GAD 65抗体　〈6〉462
抗GBM抗体病　〈3〉524
抗HBV薬　〈1〉189
抗HCV薬　〈1〉189
高HDLコレステロール血症　〈5〉374
抗HIV薬　〈1〉189,〈3〉319
抗HIV療法　〈2〉132
抗HMGCR抗体　〈6〉509, 593
高IgE症候群　〈2〉348
抗IgE療法　〈2〉326
抗Jo-1抗体　〈2〉202
高LDLコレステロール血症　〈5〉354,
374, 457
抗MAG抗体　〈6〉568
抗MAG抗体陽性ニューロパチー　〈6〉
517
抗MOG抗体陽性MOG関連疾患　〈6〉
400
抗Müller管ホルモン　〈5〉203
抗MuSK抗体　〈6〉595
抗PD-1抗体　〈4〉141,〈6〉83

抗PD-L1抗体　〈2〉535
抗RANKL抗体　〈5〉135
抗RSウイルス薬　〈1〉189
抗SLAMF7抗体　〈6〉83
抗Sm抗体　〈2〉202
抗TNF-α抗体　〈4〉191
抗TPO抗体陽性妊娠　〈5〉87
抗TSH受容体抗体　〈1〉368,〈5〉76,
103
抗Xa因子阻害薬　〈3〉365
抗β₂GPI抗体　〈6〉260
誤嚥　〈2〉446
コエンザイムQ10（CoQ10）　〈6〉602
誤嚥性（嚥下性）肺炎　〈2〉15, 443, 446
コークスクリュー食道　〈4〉103
コーヒー残渣様　〈1〉412
コール酸　〈4〉408
コーンスターチ　〈5〉330
語音聴力検査　〈1〉379
誤解されやすい遺伝医学用語　〈1〉14
コカイン　〈1〉85
コカイン・アンフェタミン調節転写産物
〈5〉26
コガタアカイエカ　〈2〉125
小型球状赤血球　〈6〉133
呼気ガス検査　〈2〉365
呼気試験　〈4〉75
呼気終末陽圧呼吸　〈1〉227,〈3〉210
呼気性喘鳴　〈2〉123
呼気CO測定検査　〈2〉366
呼気CO₂濃度測定　〈2〉393
呼気NO濃度　〈2〉365, 366
呼吸音　〈1〉396,〈3〉200
呼吸管理　〈2〉403
呼吸機能検査　〈2〉382
呼吸機能障害の評価　〈2〉384
呼吸筋　〈2〉359, 386
呼吸筋障害　〈6〉595, 596
呼吸筋疲労　〈2〉411
呼吸困難　〈1〉397,〈3〉114, 259, 335
呼吸困難の原因疾患　〈1〉398
呼吸困難の重症度の表現方法　〈1〉398
呼吸困難を自覚させる主な因子　〈1〉
397
呼吸細気管支　〈2〉355
呼吸細気管支炎　〈2〉424
呼吸細気管支炎を伴う間質性肺疾患
〈2〉482
呼吸サポートチーム　〈1〉302
呼吸性アシドーシス　〈3〉453, 454,
456
呼吸性アルカローシス　〈3〉453, 454,
456
呼吸促迫　〈1〉397
呼吸調節　〈2〉354, 360, 388
呼吸抵抗　〈2〉386
呼吸停止　〈1〉271
呼吸のタイプ　〈1〉396
呼吸副雑音　〈1〉395
呼吸不全　〈2〉568,〈3〉321
呼吸補助　〈6〉591

呼吸補助療法 〈3〉123
呼吸理学療法 〈1〉229
呼吸リハビリテーション 〈1〉285, 〈2〉405, 426
呼吸リハビリテーションのプログラム 〈2〉409
国際医療認証機関 〈1〉295
国際癌研究機関 〈1〉102
国際原子力機関 〈1〉68
国際抗てんかん連盟 〈1〉347, 〈6〉608
国際疾病分類（ICD-10） 〈1〉95, 96
国際頭痛分類 〈1〉441, 〈6〉615
国際生活機能分類 〈1〉283, 〈6〉627
国際前立腺症状スコア（I-PSS） 〈3〉597
国際ヒトゲノムコンソーシアム 〈1〉18
国際ヒトゲノムプロジェクト 〈1〉4
国際放射線防護委員会 〈1〉62
国際免疫学連合 〈1〉39
国際10-20法 〈6〉325
コクサッキーウイルス 〈2〉128, 129
コクシエラ肺炎 〈2〉450
コクシジウム 〈2〉172
コクシジオイデス症 〈2〉107
黒質 〈6〉272
黒死病 〈2〉79
黒色痂皮 〈2〉63
黒色腫 〈4〉108
黒色石 〈4〉416, 418
黒色表皮腫 〈5〉284, 460
黒色便 〈4〉25
黒色毛舌 〈4〉92
国民医療費の構造 〈1〉311
国民皆保険制度 〈1〉311
黒毛舌 〈1〉410
孤在性胸膜線維性腫瘍 〈2〉514
固縮 〈6〉438
個人遺伝情報 〈1〉17
個人情報の保護に関する法律 〈1〉326
骨打ち抜き像 〈6〉199
骨格筋 〈5〉272
骨格筋画像検査 〈6〉577, 579
骨格筋型クロライドチャネル遺伝子（CLCN1） 〈6〉588, 590
骨吸収抑制薬 〈5〉467
骨形成因子 〈3〉222
骨形成促進薬 〈5〉467, 471
骨細胞 〈5〉467
骨腫瘍 〈1〉445
骨シンチグラム 〈1〉164
骨髄 〈6〉2
骨髄異形成症候群 〈1〉429, 〈2〉303, 〈6〉50, 100, 104, 124, 215, 376
骨髄移植 〈6〉95
骨髄移植後血栓性微小血管症 〈6〉143
骨髄移植後の肺疾患 〈2〉566
骨髄移植療法 〈5〉400
骨髄炎 〈2〉51
骨髄検査 〈6〉48
骨髄腫 〈5〉423
骨髄腫腎 〈3〉567

骨髄生検 〈6〉49
骨髄性プロトポルフィリン症 〈6〉114
骨髄（赤芽球）性ポルフィリン症 〈5〉436, 439
骨髄線維症 〈6〉224
骨髄穿刺 〈6〉48
骨髄増殖性疾患 〈6〉239
骨髄増殖性腫瘍 〈6〉170, 215
骨髄抑制 〈6〉95
骨性アルカリホスファターゼ 〈5〉72
骨折 〈5〉467, 468
骨折危険因子 〈5〉467
骨組織 〈5〉110
骨粗鬆症 〈5〉114, 130, 132, 317, 465
骨代謝マーカー 〈5〉468
骨軟化症 〈3〉460, 502, 〈5〉127, 130, 255
骨肉腫 〈3〉347
骨盤痛症候群 〈3〉596
骨盤内感染症 〈2〉58
骨盤漏斗靭帯 〈5〉191
骨病変 〈5〉312, 465
骨浮腫 〈2〉285
骨・ミネラル代謝異常 〈3〉489
骨 Paget 病 〈2〉290
固定姿勢保持困難 〈6〉299
古典型回帰熱 〈2〉163
古典型 ALS 家系 〈6〉418
古典型 Kaposi 肉腫 〈2〉132
古典経路 〈6〉28
古典的 Hodgkin リンパ腫 〈6〉193
古典的鋸歯状腺腫 〈4〉206
コドン 〈5〉403
ゴナドトロピン 〈5〉26, 185, 192, 194
ゴナドトロピン産生下垂体腺腫 〈5〉45
ゴナドトロピン分泌刺激試験 〈5〉37
ゴナドトロピン分泌低下症 〈5〉50
ゴナドトロピン放出ホルモン 〈5〉25, 182
ゴナドトロピン療法 〈5〉202
個の問題 〈1〉11
コハク酸脱水素酵素 〈5〉177
コハク酸デヒドロゲナーゼ染色 〈6〉601
孤発型 Parkinson 病 〈6〉432
孤発性 Alzheimer 病 〈6〉411
孤発性 Creutzfeldt-Jakob 病（CJD） 〈6〉390
孤発性 SCD 〈6〉443
コバラミン欠乏症 〈6〉490
古皮質 〈6〉270
コブラ 〈6〉506
個別化医療 〈1〉183, 191
コホート研究 〈1〉116, 119
コミュニケーションエラー 〈1〉293
コミュニケーション技術 〈1〉304
ゴム腫 〈2〉157
固有卵巣索 〈5〉191
コラーゲン 〈2〉191, 〈3〉334, 〈5〉396, 403, 〈6〉232, 237
コラーゲン受容体異常症 〈6〉238

孤立性肝結核腫 〈4〉388
孤立性収縮期高血圧 〈3〉375
コリプレッサー 〈5〉8
ゴリムマブ 〈2〉208
コリンエステラーゼ 〈4〉307, 〈6〉503
コリンエステラーゼ阻害薬 〈6〉598, 599
コリン作動性クリーゼ 〈6〉599
コリン作動性ニューロン 〈5〉259
コルチコステロイド 〈6〉492
コルチコステロン 〈5〉166
コルチコステロン産生腫瘍 〈5〉143
コルチコステロンメチルオキシダーゼ 〈5〉162
コルチゾール 〈3〉313, 〈5〉4, 22, 42, 136, 144, 145, 153, 165, 169, 243
コルチゾン 〈5〉243
コルヒチン 〈6〉397
コレカルシフェロール 〈6〉491
コレクチン 〈2〉464
コレシストキニン 〈1〉419, 〈4〉9, 13, 127, 409, 450, 460, 〈5〉253
コレスチラミン 〈4〉367
コレステリルエステル転送阻害薬 〈1〉331
コレステリン結晶 〈5〉32
コレステロール 〈3〉183, 〈4〉408, 〈5〉3, 136, 271, 〈6〉473
コレステロール 7 α-ヒドロキシラーゼ 〈4〉407
コレステロールエステル 〈5〉342, 387
コレステロールエステル転送蛋白 〈5〉350, 381, 384
コレステロールエステル転送蛋白欠損症 〈5〉274, 389
コレステロール過飽和胆汁 〈4〉416
コレステロール逆転送系 〈5〉384, 388
コレステロール胸膜炎 〈2〉510
コレステロールクリスタル 〈3〉74
コレステロールクレフト 〈3〉557
コレステロール結晶 〈3〉74, 352, 〈4〉416
コレステロール結晶析出過程 〈4〉419
コレステロール合成阻害薬 〈5〉377
コレステロール塞栓症 〈3〉352
コレステロール塞栓症候群 〈3〉556
コレステロール胆石 〈4〉416
コレステロールポリープ 〈4〉437
コレステロール引き抜き 〈5〉384
コレラ 〈2〉68
コロイド甲状腺腫 〈5〉93
コロニー 〈2〉14
コロモジラミ 〈2〉109
個を超える問題 〈1〉11
混合型粉じん性線維化巣 〈2〉486
混合感染 〈2〉83
混合形質型急性白血病 〈6〉169
混合静脈血酸素分圧 〈2〉569
混合診療の禁止 〈1〉312
混合診療の例外措置 〈1〉312
混合性結合組織病 〈2〉188, 201, 221,

235, 560, 〈3〉310, 〈4〉272
混合性嫌気性菌 〈6〉393
混合性酸塩基平衡異常 〈3〉456
混合性難聴 〈1〉378, 379
混合石 〈4〉418
混合痛 〈1〉416
コンゴーレッド染色 〈4〉42, 〈5〉419,
　422, 〈6〉340, 595
コンジュガーゼ 〈6〉35, 117
昏睡型急性肝不全 〈4〉331
昏睡体位 〈1〉271
混成石 〈4〉418
コンソリデーション 〈2〉376
コンタクトレンズ眼瞼下垂 〈1〉376
根治照射 〈1〉235
コンドロイチン 〈5〉396
コンパニオン診断 〈5〉227
コンピュータ断層撮影 〈1〉5, 〈4〉313,
　458
コンプロマイズドホスト 〈2〉39
棍棒状陰影 〈2〉433

さ

サーファー脊髄症 〈6〉371
サーファクタント蛋白 〈2〉357, 464
サイアザイド系利尿薬 〈3〉176, 389,
　445, 〈5〉66, 117, 374
臍窩 〈2〉144, 〈4〉226
細管集合体 〈6〉338
再灌流療法 〈3〉204
細気管支拡張症 〈2〉494
催奇形性 〈1〉70
細菌 〈1〉27
細菌感染症 〈1〉219
細菌性食中毒 〈1〉77
細菌性心内膜炎 〈3〉222
細菌性髄膜炎 〈6〉375, 377, 378, 379,
　381
細菌性赤痢 〈2〉67
細菌性腸炎 〈4〉170
細菌性脳動脈瘤 〈6〉361
細菌性肺炎 〈2〉442
細菌性腹膜炎 〈4〉260
細菌尿 〈3〉579
サイクリックアデノシン一リン酸 〈1〉
　336
サイクロスポーラ症 〈2〉172
サイクロセリン 〈6〉265
サイクロビリルビン 〈4〉372
細血管障害性溶血性貧血 〈1〉429
再興感染症 〈1〉29, 30, 〈2〉10
在郷軍人病 〈2〉74
サイコシン 〈6〉475
最小血管症 〈5〉307
細小動脈硬化症 〈3〉169
最小発育阻止濃度 〈2〉17, 〈3〉284
細静脈 〈3〉4
サイズバリア 〈3〉401, 511, 512
再生医療 〈1〉242, 〈3〉412
再生医療等安全性確保法 〈1〉331

再生不良性貧血 〈1〉429, 〈4〉399, 〈6〉
　77, 78, 102, 104, 120, 263
再生不良性貧血の診断基準 〈6〉122
最大運動耐容能 〈3〉40
臍帯血移植 〈6〉95
臍帯血幹細胞移植 〈1〉262
最大値投影法 〈1〉152, 〈3〉66
在宅医療 〈1〉315
在宅酸素療法 〈2〉403, 570
在宅人工呼吸法 〈2〉571
細胆管 〈4〉406
細動脈 〈3〉4
細動脈硬化 〈5〉312
細動脈硬化性腎硬化症 〈3〉553
細動脈性腎硬化症 〈3〉564
サイトカイン 〈5〉246
サイトメガロウイルス 〈2〉21, 136,
　145, 150, 〈4〉125, 278, 401, 〈6〉184
再発小細胞肺癌 〈2〉534
再発性（口腔内）アフタ性潰瘍 〈2〉279,
　280
再発性多発軟骨炎 〈2〉188, 199, 303,
　〈3〉310
再発性ニューロパチー 〈6〉553
再発非小細胞肺癌 〈2〉536
再発モニタリング 〈1〉112
臍部腫瘤 〈4〉454
催不整脈作用 〈3〉138
臍部痛 〈1〉417
再分極 〈3〉32, 130
細胞遺伝学的奏効 〈6〉174
細胞外液 〈1〉209, 351, 〈3〉438, 439,
　〈5〉108
細胞外液性ガドリニウム造影剤 〈4〉
　315
細胞外液分画 〈3〉71
細胞外液量（循環）の規定 〈3〉440
細胞外ガドリニウム造影剤 〈1〉161
細胞外基質 〈3〉223
細胞外トラップ 〈2〉253
細胞改変技術 〈1〉241
細胞減少療法 〈6〉218
細胞骨格 〈6〉283
細胞質可溶性分画マーカーCPK-MB
　〈3〉99
細胞質内キナーゼ 〈1〉108
細胞周期 〈1〉109, 110, 233
細胞修復技術 〈1〉241
細胞傷害型アレルギー 〈2〉318
細胞傷害性T細胞 〈2〉194, 271, 〈6〉6
細胞診 〈6〉57
細胞生物学 〈1〉3
細胞性免疫 〈2〉12, 37, 465
細胞接着装置 〈6〉284
再膨張性肺水腫 〈2〉511
細胞内液 〈1〉209, 351, 〈3〉439, 440
細胞内膵酵素活性化説 〈4〉466
細胞内補充液 〈3〉211
細胞内輸送 〈6〉283
細胞媒介性アレルギー 〈2〉318
細胞病理学 〈1〉4

細胞膜 〈3〉130
細胞診検査 〈2〉374
細胞融解型アレルギー 〈2〉318
細胞レベル 〈3〉13
細網内皮系（網内系） 〈6〉209
細葉 〈2〉355, 357
再利用障害 〈5〉365
サイロイドテスト 〈5〉90
サイロキシン 〈3〉313, 〈5〉5, 70, 101
サイログロブリン 〈5〉69, 74
サイログロブリン結合蛋白 〈5〉88
杯細胞 〈4〉6, 181, 231
サキシトキシン 〈6〉505, 573
左脚後枝ブロック 〈3〉168
左脚前枝ブロック 〈3〉166
左脚ブロック 〈3〉166
左脚ヘミブロック 〈3〉168
作業環境管理 〈1〉70
作業管理 〈1〉70
作業療法士 〈1〉285
錯感覚 〈6〉291
錯感覚性大腿疼痛症 〈6〉571
錯語 〈6〉296
酢酸 〈3〉65
酢酸亜鉛水和物 〈1〉387
索状体 〈6〉274
鎖肛 〈4〉119, 120
鎖骨下静脈穿刺 〈1〉220
鎖骨下動脈盗血症候群 〈6〉356
鎖骨上リンパ節転移 〈4〉16
坐骨神経 〈6〉280
サザンブロット法 〈1〉171, 172, 〈6〉
　57
左軸偏位 〈3〉222
さじ状爪 〈4〉15, 〈6〉110
左室 〈3〉2
左室圧曲線 〈3〉11
左室圧容量曲線 〈3〉11
左室拡張機能障害 〈3〉297
左室拡張末期容積 〈3〉85
左室型単心室 〈3〉253
左室機能 〈3〉11
左室駆出率 〈3〉85, 112
左室梗塞 〈3〉210
左室収縮末期容積 〈3〉85
左室自由壁破裂 〈3〉206, 211
左室心尖部バルーン状拡張 〈3〉321
左室スティッフネス 〈3〉113
左室造影 〈3〉85
左室肥大 〈3〉222
左室壁 〈3〉48
左室リモデリング 〈3〉187, 208, 266,
　292
左室流出路圧較差 〈3〉297
左室流出路狭窄 〈3〉244, 321
左心耳 〈3〉262
左心耳切除術 〈3〉343
左心耳閉鎖術 〈3〉53
左心低形成症候群 〈3〉254
左心不全 〈3〉60, 111, 292, 〈5〉464
嗄声 〈1〉391, 〈2〉124, 〈6〉298

嗄声をきたす主な喉頭疾患 〈1〉391
左側腹部痛 〈1〉417
左側壁誘導 〈3〉29
刷子縁膜 〈5〉403
殺虫剤 〈1〉74
詐熱 〈1〉340
サブスタンスP 〈1〉392, 〈2〉266
左房 〈3〉2
サポウイルス 〈2〉137
左房性三心房心 〈3〉252
左房粘液腫 〈3〉259
左房・肺動脈造影 〈3〉85
サポート医 〈1〉319
サポシンB 〈6〉476
挫滅症候群 〈3〉447
サラセミア 〈1〉429, 〈2〉130, 〈6〉14, 104
サラセミア症候群 〈6〉143, 146
サラゾスルファピリジン 〈2〉207, 〈4〉183, 〈6〉266
サリチル酸中毒 〈3〉451
サリドマイド 〈6〉89, 200, 201
サリルマブ 〈2〉208
サリン中毒 〈1〉77
サルコイドーシス 〈2〉188, 465, 516, 553, 〈3〉320, 549, 〈4〉400, 〈6〉397
サルゴ判決 〈1〉10
サルコペニア 〈1〉26, 286, 〈5〉132, 247, 283, 317, 445
サルコメア 〈3〉292, 296, 323
サルコレンマ 〈3〉6
サルバルサン 〈1〉5
サルベージ療法 〈6〉201
サル免疫不全ウイルス 〈2〉147
サルモネラ 〈1〉78, 〈2〉67
三塩基繰り返し配列 〈6〉588
酸塩基調節障害診断チャート 〈2〉392
酸塩基平衡 〈3〉409, 469
酸塩基平衡異常 〈3〉448, 489
酸塩基平衡のステップ診断 〈3〉455
三角錐胸 〈2〉528
酸化酵素染色（NADH-TR, SDH）〈6〉585
酸化ストレス 〈2〉494, 〈4〉354, 〈5〉456
酸化LDL 〈5〉354
三環系抗うつ薬 〈1〉84, 〈3〉319, 〈6〉432
珊瑚状結石 〈3〉588
三叉神経血管説 〈6〉617
三叉神経障害 〈6〉309
三叉神経痛 〈1〉441
三次医療 〈1〉298
三次元心エコー法 〈3〉53
三次元造影CT 〈3〉253
三次元表示法 〈1〉153
三重屈曲運動 〈6〉296
産褥性心筋症 〈3〉320
三次予防 〈1〉306
三心房心 〈3〉252, 259
酸性α-グルコシダーゼ 〈5〉330

産生過剰型高尿酸血症 〈5〉432
酸性グリコサミノグリカン 〈5〉396
酸性スフィンゴミエリナーゼ 〈4〉376, 〈6〉473
酸性セラミダーゼ 〈6〉476
酸性マルターゼ 〈5〉330
酸性マルターゼ欠損症 〈6〉604
三尖弁 〈3〉258
三尖弁異形成 〈3〉241
三尖弁逸脱 〈3〉276
三尖弁逆流修復術 〈3〉53
三尖弁欠損症 〈3〉241
三尖弁置換術 〈3〉291
三尖弁閉鎖症 〈3〉242
三尖弁閉鎖不全症 〈3〉258, 276, 291, 304
三尖弁輪形成術 〈3〉291
三尖弁輪面収縮期振幅 〈3〉333
三相波 〈6〉326
酸素解離曲線 〈2〉569
酸素欠乏 〈1〉44
酸素効果 〈1〉233
酸素中毒 〈1〉43, 226
酸素療法 〈1〉225, 〈2〉402, 427
三大栄養素 〈5〉270, 317
三大死因別にみた粗死亡率と年齢調整死亡率 〈1〉118
散瞳 〈6〉307
産道感染 〈2〉2
三度近親 〈1〉15
残尿感 〈3〉596
酸排出障害 〈3〉592
散発性晩発性皮膚ポルフィリン症 〈5〉441

し

次亜塩素酸ナトリウム 〈2〉30
ジアゼパム 〈6〉434, 439, 442, 463
ジアゾキシド 〈5〉209
シアリドーシス 〈6〉421, 482
ジアルジア 〈4〉442, 443
シアン化水素中毒 〈6〉497
シェアードデシジョンメイキング 〈1〉8
ジエチルスチルベストロール 〈5〉14, 15
ジェットネブライザー 〈2〉401
ジェネリック医薬品 〈1〉180
四塩化炭素中毒 〈6〉499
歯科医師 〈1〉302
紫外線による障害 〈1〉47
ジカウイルス 〈2〉142
歯科衛生士 〈1〉303
痔核 〈4〉240
視覚性認知障害 〈6〉415
自覚的運動強度 〈3〉216
自覚的耳鳴 〈1〉380
視覚伝導路と障害部位による視野変化 〈1〉370
視覚誘発電位 〈6〉327

自家蛍光気管支鏡 〈2〉368
シカゴ分類 〈4〉103
自家膵島移植 〈1〉257
地固め療法 〈6〉162
シガテラ魚類中毒 〈6〉506
志賀毒素 〈2〉67
志賀毒素産生大腸菌感染HUS 〈6〉257
ジカ熱 〈2〉142
磁化率強調画像（SWI）〈1〉156
子楠 〈3〉576
時間依存性抗菌薬 〈1〉185
磁気共鳴画像 〈4〉458
磁気共鳴胆管膵管造影 〈4〉412, 458
磁気刺激検査 〈6〉327
色素希釈曲線 〈3〉83
色素希釈法 〈3〉81
色素性乾皮症 〈5〉435
色素脱失 〈1〉358
色素胆石 〈4〉416
色素沈着 〈1〉358, 390, 〈4〉300, 〈6〉567
ジギタリス 〈3〉122, 294
ジギタリス中毒 〈3〉165
子宮頸管炎 〈2〉118
糸球体 〈3〉399, 〈5〉298
糸球体基底膜（GBM）〈3〉400, 509
糸球体硬化症 〈5〉310
糸球体疾患の臨床症候分類 〈3〉512
糸球体腎炎 〈3〉230, 509
糸球体性血尿 〈1〉437
糸球体足細胞（ポドサイト）〈3〉400
糸球体内皮細胞 〈3〉400
糸球体病変 〈3〉435
糸球体毛細血管係蹄壁 〈3〉510
糸球体毛細血管係蹄壁透過性亢進 〈3〉511
糸球体濾過値，糸球体濾過量（GFR）〈3〉316, 382, 397, 402, 426, 432, 438
糸球体濾過率の推算式（eGFR）〈1〉183
事業者が行う健康の保持増進措置 〈1〉61
歯齦出血 〈5〉465
軸索 〈6〉282
軸索型ニューロパチー 〈6〉572
軸索障害 〈6〉553
軸索反射 〈2〉322
軸索変性 〈6〉322, 572
指屈筋反射 〈6〉299
シグナル伝達阻害薬 〈1〉203
シグナル伝達分子 〈3〉223
ジグリセリド 〈5〉343
シクロオキシゲナーゼ 〈2〉203, 222, 〈3〉368, 〈4〉123, 128, 282, 〈6〉239
シクロスポリン（CsA）〈1〉250, 〈2〉205, 281, 289, 〈3〉529, 〈5〉158, 〈6〉88, 120, 214, 399, 598
ジクロフェナクナトリウム 〈6〉263
シクロホスファミド 〈2〉206, 235, 〈3〉524, 538, 〈6〉86, 182, 204, 214

52　じくろろ

ジクロロ酢酸　〈6〉602
刺激間隔（S₁S₂）　〈3〉93
刺激性眼振　〈6〉626
刺激伝導系　〈3〉129
止血機構　〈6〉22, 236, 266
止血検査　〈6〉64
止血薬　〈6〉95
歯原性腫瘍　〈1〉388
持効型インスリン　〈5〉319
死腔換気量　〈2〉570
視交叉上核　〈5〉23, 〈6〉274
視交叉の障害　〈1〉371
紫紅色紅斑　〈2〉201
自己拡張型金属ステント　〈3〉354, 〈4〉83
自己抗体　〈2〉197, 233, 272, 〈5〉304
自己実現　〈1〉325
自己消化性合併症　〈4〉464
自己造血幹細胞移植　〈1〉264
自己分泌系　〈5〉2
自己弁温存手術　〈3〉358
自己弁温存大動脈基部置換術　〈3〉309
自己末梢血幹細胞移植　〈5〉423
自己免疫　〈1〉33
自己免疫寛容　〈1〉33
自己免疫疾患　〈1〉35, 36
自己免疫疾患のスペクトル　〈1〉37
自己免疫性下垂体炎　〈5〉57
自己免疫性肝炎　〈4〉328, 341, 397
自己免疫性肝炎関連抗体　〈4〉323
自己免疫性肝炎の重症度判定　〈4〉344
自己免疫性肝炎の診断指針（2016 年）　〈4〉342
自己免疫性肝疾患　〈4〉403
自己免疫性高カイロミクロン血症　〈5〉273
自己免疫性好中球減少症　〈6〉67
自己免疫性小脳炎　〈6〉399
自己免疫性自律神経節障害　〈6〉564
自己免疫性膵炎　〈2〉307, 〈4〉428, 446, 470
自己免疫性膵炎の国際分類　〈4〉471
自己免疫性膵炎臨床診断基準 2011　〈4〉474
自己免疫性多腺性内分泌不全症 1 型　〈5〉115
自己免疫性肺胞蛋白症　〈2〉357
自己免疫性溶血性貧血　〈1〉429, 〈6〉107, 133, 138
自己免疫性リンパ増殖症候群　〈2〉349, 〈6〉183
自己免疫性 1 型糖尿病　〈5〉289
自己免疫による胆管上皮細胞障害　〈4〉344
歯根膜炎　〈1〉387
視索以降の障害　〈1〉371
視索上核　〈5〉23, 60, 〈6〉274
自殺遺伝子　〈1〉241
四肢失調　〈6〉299, 315
脂質　〈5〉271, 342, 442, 474
脂質異常症　〈3〉509, 〈5〉244, 354,

355
四肢痛　〈1〉445
脂質管理目標値　〈5〉375
脂質症　〈6〉421
脂質代謝異常　〈3〉175, 〈5〉276, 299, 312, 342, 〈6〉605
脂質代謝障害説　〈4〉466
脂質蓄積症　〈4〉376, 〈5〉393
脂質低下療法　〈3〉191
脂質転送蛋白　〈5〉350
四肢末端痛　〈3〉569
歯周炎　〈4〉91
自臭症　〈1〉390
四肢誘導　〈3〉28
歯周病　〈5〉313
歯周病菌　〈3〉355
思春期早発症　〈5〉29, 185
視床　〈6〉274
視床下核　〈6〉272
視床下核グルタメート性ニューロン　〈6〉424
歯状核赤核淡蒼球ルイ体萎縮症（DRPLA）　〈6〉421, 446, 448
視床下部　〈5〉23, 251, 257, 〈6〉274
視床下部外側野　〈5〉23
視床下部過誤腫　〈5〉33
視床下部-下垂体-副腎軸　〈1〉89
視床下部腫瘍　〈5〉32
視床下部症候群　〈5〉28
視床下部性性腺機能異常症　〈5〉29
視床下部性肥満　〈1〉354, 355
視床下部ホルモン　〈5〉34
指状嵌入細胞　〈6〉209
指状嵌入細胞肉腫　〈6〉212
事象関連電位　〈6〉327
糸状菌　〈2〉97
視床上部　〈6〉274
歯状線　〈4〉243
糸状虫　〈2〉176
視床皮質路　〈6〉272
視床放線　〈6〉272
四肢冷感　〈3〉306, 337
視診　〈3〉16
視神経　〈6〉307
視神経萎縮　〈5〉431
視神経炎　〈1〉371
視神経脊髄炎関連疾患　〈6〉406
視神経の障害　〈1〉371
歯髄炎　〈1〉387
ジスキネジア　〈6〉314, 429, 508
シスタチオニン合成酵素欠損症　〈6〉479
シスタチオニン β 合成酵素　〈5〉418
シスタチン B 遺伝子　〈6〉422
シスチン結石　〈3〉464, 587
シスチン尿症　〈3〉464
システマティックレビュー　〈1〉123
シスト　〈2〉460
ジストニア　〈6〉314, 423, 440, 478, 485, 487, 507

ジストロフィン遺伝子　〈3〉324, 〈6〉578
ジストロフィン蛋白　〈6〉578
ジスフェルリン遺伝子（DYSF）　〈6〉581
シスプラチン　〈2〉513, 532, 〈4〉107, 〈5〉209, 〈6〉87
ジスルフィラム　〈6〉572
歯性炎症の進展経路　〈1〉388
姿勢時振戦　〈6〉299
姿勢反射障害　〈6〉629
姿勢保持反射　〈6〉426
姿勢保持反射障害　〈6〉423
耳石置換療法　〈6〉624
次世代シークエンサー　〈3〉14
肢節運動失行　〈6〉297, 305
肢切断術　〈3〉354
自然型アレルギー　〈2〉417
自然気胸　〈2〉436, 510, 〈3〉190
自然毒食中毒　〈1〉79
指尖部潰瘍　〈2〉201
自然免疫　〈1〉31, 280, 〈2〉4, 11, 33, 193, 349, 464
自然リンパ球　〈2〉35, 195, 283
歯槽骨炎　〈1〉387
持続感染　〈2〉2
持続グルコースモニター　〈5〉337
持続携行式腹膜透析法　〈4〉247
持続腎代替療法　〈1〉282
持続性咳嗽　〈1〉392
持続性血尿　〈1〉437
持続性硝酸薬　〈5〉195
持続性心房細動　〈3〉143
持続性全身性リンパ節腫脹　〈2〉149
持続の気道陽圧法　〈3〉123
持続的携行型腹膜灌流（CAPD）　〈1〉232
持続的血液濾過／濾過透析（CHF／CHDF）　〈1〉231, 282, 〈3〉317, 478
持続的の腎代替療法　〈3〉478
持続的低酸素血症　〈2〉568, 572
持続的陽圧呼吸　〈3〉123
持続皮下インスリン注入療法　〈5〉340
持続陽圧自然呼吸　〈1〉226
シゾント　〈2〉166
痔帯　〈4〉7
肢帯型筋ジストロフィー　〈6〉580
耳朶襞　〈1〉135
シタラビン　〈6〉165, 168, 176, 191, 265
肢端紅痛症　〈3〉357
市中感染　〈2〉3
市中肺炎　〈2〉51, 56, 72, 442
弛張熱　〈1〉336, 〈2〉68
歯痛　〈1〉387
膝蓋腱反射　〈6〉299
膝窩動脈外膜嚢腫　〈3〉356
膝窩動脈捕捉症候群　〈3〉356
疾患（関連）遺伝子　〈1〉174, 〈5〉275
疾患修飾性抗リウマチ薬　〈2〉48, 221, 301

失感情症　〈1〉88
疾患発症登録研究　〈3〉181
疾患標識自己抗体　〈2〉198
シックデイ　〈5〉320
シックハウス症候群　〈1〉48
実験医学序説　〈1〉6
実験疫学　〈1〉117
実験的自己免疫性神経炎　〈6〉555
失語　〈6〉297, 629
失語の分類　〈6〉304
失行　〈6〉297, 305, 629
実質性肺炎　〈2〉475
室周囲核　〈5〉23
失書　〈6〉297, 304
失神　〈1〉349, 〈3〉107, 270, 328, 〈6〉292
失神の原因分類　〈1〉349
失神発作　〈3〉36
湿性咳嗽　〈2〉123
湿性胸膜炎　〈2〉507
湿性ラ音　〈2〉121, 〈3〉200
失体感症　〈1〉88
失調性片麻痺　〈6〉306
失調性呼吸　〈1〉396, 〈6〉295
失調性歩行　〈6〉315
失読　〈6〉297, 304
失認　〈6〉297, 629
疾病の自然史　〈1〉306
室傍核　〈5〉23, 60, 〈6〉274
室房伝導時間　〈3〉149
失明　〈5〉307
質量分析法　〈5〉21
至適基準検査　〈1〉128
至適血圧　〈3〉375
自転車エルゴメータ　〈3〉185, 187
自動血圧計　〈3〉24
自動体外式除細動器　〈1〉272, 〈3〉128, 157
自動調節能　〈3〉178
自動腹膜灌流（APD）　〈1〉232
刺毒魚による刺症　〈1〉80
シトクロム P450　〈1〉182, 〈2〉19, 330, 〈4〉296, 〈5〉8, 436
シトクロムオキシダーゼ染色　〈6〉602
シトシン　〈5〉432
シトステロール血症　〈5〉367, 368
シドフォビル　〈2〉123
ジドブジン　〈6〉265
シトリン欠損症　〈5〉414
シトリン欠損による新生児肝内胆汁うっ
　滞症　〈4〉376, 404
シナカルセト　〈5〉222, 267
シナジー効果　〈2〉19
シナプス　〈6〉283
シナプス間隙　〈6〉285
シナプス後神経　〈6〉285
シナプス電位　〈6〉284
シナプスの可塑性　〈5〉251
シナプトタグミン　〈6〉285
シナプトブレビン　〈6〉285
歯肉炎　〈4〉91

歯肉増殖症　〈4〉92
ジニトロフェニルヒドラジン反応　〈5〉416
シネ MRI　〈3〉70
死の四重奏　〈5〉244, 276, 451
死の定義　〈1〉11
シノプトフォア　〈1〉377
自発的異常感覚　〈6〉291
紫斑　〈1〉358, 359, 〈2〉201, 305
紫斑病性腎炎　〈3〉525, 527, 541
ジヒドロキシフェニルアラニン　〈5〉172
ジヒドロテストステロン　〈5〉183
ジヒドロピリジン系 Ca 拮抗薬　〈3〉388
しびれ　〈6〉289, 291
ジフテリア　〈2〉61
しぶり腹　〈1〉421, 〈2〉67
シプロヘプタジン　〈5〉150
脂肪萎縮症　〈5〉459
脂肪エネルギー　〈5〉445
脂肪肝　〈4〉349, 〈5〉247, 374
脂肪吸引術　〈3〉367
脂肪吸収障害　〈5〉382
脂肪吸収不全　〈5〉381, 382
脂肪吸収抑制薬　〈5〉453
脂肪細胞機能異常　〈5〉456
脂肪細胞質の異常　〈1〉354
脂肪細胞由来生理活性物質　〈5〉448
脂肪細胞量の異常　〈1〉354
脂肪酸　〈5〉270, 271, 443
脂肪酸カルシウム石　〈4〉417
脂肪酸代謝　〈4〉297
脂肪酸代謝異常症　〈4〉399
脂肪腫　〈3〉347, 〈4〉227
死亡診断書の精度　〈1〉120
脂肪性肝炎　〈4〉353
脂肪摂取細胞　〈4〉294
視放線　〈6〉272
脂肪線条　〈3〉169, 170
脂肪組織　〈5〉240
脂肪肉腫　〈3〉347
脂肪乳剤　〈5〉474
脂肪斑　〈5〉355
脂肪付着異常　〈2〉151
脂肪便　〈1〉423, 〈4〉72, 160, 165, 〈5〉362, 383
脂肪抑制画像　〈1〉155, 〈4〉315
死亡率　〈1〉118, 120, 〈3〉182, 215
死亡率の年齢調整の 2 つの方法　〈1〉119
シミター症候群　〈3〉249
嗜眠　〈5〉465
耳鳴　〈1〉378, 380
耳鳴の分類と原因疾患　〈1〉380
シメチジン　〈5〉438
締め付け障害　〈1〉44
シメプレビル　〈4〉340
ジメルカプロール　〈6〉495
しもやけ　〈1〉46
指紋様構造　〈3〉536

社会的認知理論　〈1〉308
社会的聾　〈1〉378
社会福祉士　〈1〉302
尺側偏位矯正　〈2〉212
尺側変形　〈2〉217
灼熱感　〈3〉184, 〈5〉439, 〈6〉571
若年型脳動静脈奇形　〈6〉374
若年性 Alzheimer 病　〈6〉410
若年性 Parkinson 病　〈6〉433
若年性一側上肢筋萎縮症（平山病）　〈1〉450, 〈6〉460
若年成人平均値　〈5〉132
若年性特発性関節炎　〈2〉218, 277, 〈3〉279, 〈4〉398
若年性ネフロン癆　〈3〉573
若年性ポリポーシス　〈4〉127, 209, 214
若年性ミオクロニーてんかん　〈6〉610, 612
若年発症成人型糖尿病（MODY1）　〈3〉465, 〈5〉283, 315
瀉血療法　〈6〉218
視野検査　〈6〉298
視野障害　〈3〉370, 〈6〉307
しゃっくり　〈1〉411, 〈2〉526
尺骨神経　〈6〉280
遮蔽検査　〈1〉380
シャペロン介在性オートファジー　〈5〉406
シャペロン分子　〈2〉204
シャペロン療法　〈3〉571, 〈5〉395
斜偏視　〈6〉296
シャント様効果　〈2〉357
重圧感　〈3〉184
従圧式調節換気　〈1〉226
縦隔　〈2〉515
縦隔炎　〈2〉518
縦隔気腫　〈2〉517
縦隔原発大細胞型 B 細胞リンパ腫　〈2〉524
縦隔腫瘍　〈2〉519
縦隔内甲状腺腫　〈2〉520
縦隔リンパ節腫大　〈2〉515
習慣流産　〈6〉246
周期性四肢運動障害　〈1〉440
周期性四肢麻痺　〈6〉605, 606
周期性同期性放電　〈6〉326, 391
周期熱　〈1〉336
住居と健康　〈1〉48
集合管　〈3〉407
自由行動下血圧　〈3〉25, 387
シュウ酸カルシウム　〈5〉432, 〈6〉499
周産期心筋症　〈3〉320
終止コドン　〈5〉404, 405
充実性偽乳頭状腫瘍　〈4〉484
収縮期　〈3〉9
収縮期血圧　〈3〉375
収縮期雑音　〈3〉21, 238, 246, 292, 344
収縮期前方運動　〈3〉299
収縮期陽性肝拍動　〈3〉16
収縮期陽性波　〈3〉16

収縮時線維束性収縮　〈6〉298
収縮性心膜炎　〈3〉303, 339
収縮蛋白　〈3〉7
収縮不全　〈3〉112
収縮末期容積　〈3〉63
周術期管理チーム　〈1〉302
周術期の輸血　〈1〉215
重症下肢虚血　〈3〉176
重症肝不全　〈3〉477
重症急性呼吸器症候群　〈1〉29, 〈2〉154
重症急性膵炎　〈4〉461, 462
重症筋無力症　〈1〉375, 377, 〈2〉197, 319, 411, 522, 〈6〉595
重症三尖弁逆流　〈3〉16
重症低血糖　〈3〉258
重症熱性血小板減少症候群　〈2〉3
重症複合免疫不全症　〈2〉346, 〈5〉434
重症溶血性貧血　〈2〉167
自由水　〈3〉441
自由水クリアランス　〈3〉429
修正大血管転位症　〈3〉243, 245, 257
修正 Duke 診断基準　〈3〉282
重炭酸イオン（HCO$_3^-$）　〈3〉469, 〈4〉128
重炭酸ナトリウム　〈5〉306
重炭酸必要量　〈3〉457
重炭酸負荷試験　〈3〉428
集団全体に対する対策　〈1〉307
重度難聴　〈1〉378
シュードモナス属　〈2〉71
十二指腸　〈4〉5
十二指腸腫瘍　〈4〉148
十二指腸堤筋　〈4〉5
十二指腸乳頭部の解剖　〈4〉435
周皮細胞　〈3〉485, 〈6〉347
重複症候群　〈2〉238
絨毛萎縮　〈4〉165
終夜睡眠ポリソムノグラフィ　〈6〉614
従量式調節換気　〈1〉226
手回内・回外試験　〈6〉299
主観的包括的アセスメント　〈5〉473
粥腫（アテローム）　〈3〉169, 553
宿主-寄生体関係　〈1〉28, 〈2〉2, 4
宿主の免疫能低下に伴う病態　〈1〉96
粥状硬化症　〈3〉169, 170, 555, 〈5〉312, 354, 361
縮瞳　〈6〉307, 620
宿便性潰瘍　〈4〉244
手根管症候群　〈3〉503, 〈5〉313, 422, 〈6〉570
酒皶　〈4〉300
手指衛生　〈2〉44
手術適応　〈3〉242
手術などによる医原性疾患　〈1〉94
手術部位関連感染症　〈2〉42
手術不能非小細胞肺癌　〈2〉535
手掌紅斑　〈1〉362, 〈4〉15, 300, 360
手掌紅斑の鑑別診断　〈1〉362
樹状細胞　〈2〉34, 197, 217, 464, 〈6〉20

手掌線状黄色腫　〈5〉369
樹状突起　〈6〉282
主膵管の圧排偏位　〈4〉483
手段的日常生活動作　〈2〉212
腫脹　〈4〉439
出血傾向　〈1〉432, 〈6〉40, 227
出血傾向の鑑別　〈1〉432
出血時間　〈6〉64
出血性疾患　〈1〉273
出血性ショック　〈1〉268, 〈3〉106
出血性脳血管障害　〈6〉357
出血性肺臓炎　〈2〉159
出血性貧血　〈6〉153
術後回復液　〈1〉211
術後肝障害　〈4〉400
術後照射　〈1〉235
術後胆汁うっ滞　〈4〉401
出生前診断　〈5〉400, 433
術前照射　〈1〉235
術中胆道損傷に基づく狭窄　〈4〉447
受動免疫　〈2〉28
腫瘍壊死因子 α　〈1〉336, 〈5〉240, 242, 448
腫瘍壊死因子・受容体関連周期性症候群　〈2〉225
主要外膜蛋白　〈2〉114
腫瘍嵌頓音　〈3〉344
腫瘍形成　〈1〉106
腫瘍細胞の産生物質により引き起こされる病態　〈1〉96
腫瘍随伴症候群　〈1〉96, 〈2〉514, 531, 〈4〉379
腫瘍随伴体液性　〈5〉265
腫瘍性くる病 / 骨軟化症　〈5〉126
腫瘍性リンパ節腫脹　〈1〉364
主要組織適合遺伝子複合体　〈2〉11, 192, 319, 〈5〉2
主要大動脈肺動脈側副動脈　〈3〉239
腫瘍による脾腫　〈1〉427
腫瘍の悪性度　〈1〉96
腫瘍の定義　〈1〉94
腫瘍の分類　〈1〉95
腫瘍崩壊症候群　〈6〉88
腫瘍マーカー　〈1〉111, 112, 〈4〉324, 455, 〈5〉409
腫瘍類似病変　〈4〉384
循環器疾患ごとの飲酒の効果・影響　〈1〉53
循環血液量　〈3〉79
循環血液量（血漿量）減少性ショック　〈1〉213, 267, 279, 〈3〉103, 〈4〉118
循環時間　〈3〉79
循環障害による肝障害　〈4〉401
循環調節ホルモン　〈5〉232
循環不全　〈3〉254, 〈4〉396
純型肺動脈閉鎖　〈3〉240
順行性軸索輸送　〈6〉283
純コレステロール石　〈4〉418
純酸素吸入　〈2〉496
瞬時記憶　〈6〉297
純粋運動性脳卒中　〈6〉349

純粋感覚性脳卒中　〈6〉349
純粋自律神経不全症　〈6〉415
純粋無動症　〈6〉435
準備因子　〈1〉440
瞬目反射　〈6〉324
上位運動ニューロン　〈6〉318, 449
上位運動ニューロン変性　〈6〉451
上位および下位ニューロン障害の鑑別　〈1〉448
上衣下巨細胞性星細胞腫　〈6〉467
上衣細胞　〈6〉284
上衣腫　〈6〉464
漿液性痰　〈1〉394
漿液性嚢胞性腫瘍　〈4〉483
障害調整生命年　〈1〉322
傷害反応仮説　〈3〉171, 〈5〉354
消化管アミロイドーシス　〈2〉227
消化管運動　〈4〉70
消化管間質細胞腫瘍　〈4〉65
消化管間質細胞腺腫　〈4〉64
消化管間質腫瘍　〈4〉143, 150, 490, 〈6〉463
消化管関連リンパ組織　〈4〉10
消化管出血　〈1〉275
消化管穿孔　〈1〉419, 〈4〉464
消化管造影　〈1〉150
消化管内視鏡検査　〈1〉166
消化管粘膜関連リンパ組織　〈4〉65
消化管粘膜障害　〈1〉413
消化管ポリポーシス　〈4〉211
消化管ホルモン　〈4〉13, 〈5〉322
小角化線維　〈6〉583
消化性潰瘍　〈2〉570
消化体栄養剤　〈1〉224
上気道　〈2〉354
上気道炎　〈2〉440
小規模多機能型居宅介護サービス　〈1〉318
笑気麻酔　〈6〉37, 117, 265
小球性貧血　〈6〉151
衝撃波　〈3〉43
症候群性頭蓋骨縫合早期癒合症　〈6〉545
上行結腸　〈4〉6
小膠細胞　〈6〉284
症候性骨髄腫　〈6〉199
症候性水頭症　〈6〉362
上行性脳幹網様体賦活系　〈1〉344
症候性肥満　〈1〉354, 355, 〈5〉451
症候性慢性便秘　〈1〉423
症候性 Weber–Christian 病　〈4〉454
猩紅熱　〈1〉53
証拠に基づく医療　〈1〉7
小細胞肺癌　〈2〉532
硝酸薬　〈3〉191
上室期外収縮　〈3〉140, 298, 301
消失相（β 相）　〈1〉182
上室（頻脈性）不整脈　〈3〉140
上肢の診察　〈1〉142
上肢の評価　〈1〉449
上肢 Mingazzini 徴候　〈1〉448

じりつし　55

上小脳脚　〈6〉274, 305
上小脳動脈　〈6〉278, 623
衝心脚気　〈5〉462
小水疱　〈1〉358
脂溶性ビタミン　〈5〉382, 461
脂溶性薬物　〈3〉503
掌蹠膿疱症性骨関節炎　〈2〉289
常染色体優性遺伝　〈6〉580
常染色体優性遺伝性脊髄小脳失調症　〈6〉446
常染色体優性遺伝性皮膚弛緩症　〈3〉330
常染色体優性高コレステロール血症　〈5〉352
常染色体優性多発性囊胞腎（ADPKD）　〈3〉431, 572
常染色体優性 Alport 症候群（ADAS）　〈3〉535
常染色体劣性遺伝　〈6〉580
常染色体劣性遺伝性脊髄小脳変性症　〈6〉448
常染色体劣性遺伝性皮膚弛緩症　〈3〉330
常染色体劣性肝ホスホリラーゼキナーゼ欠損症　〈5〉333
常染色体劣性肝，筋ホスホリラーゼキナーゼ欠損症　〈5〉333
常染色体劣性高コレステロール血症　〈5〉352, 368
常染色体劣性多発性囊胞腎　〈3〉573
常染色体劣性 Alport 症候群（ARAS）　〈3〉535
上大静脈症候群　〈3〉366
条虫症　〈2〉180,〈4〉269
小腸　〈4〉5
小腸移植　〈1〉259
小腸・肝臓同時移植　〈1〉260
上腸間膜動脈　〈4〉2, 153, 449
小腸血管性病変　〈4〉41
小腸コレステロールトランスポーター阻害薬　〈5〉367
小腸細菌過剰繁殖　〈4〉164
小腸単独移植　〈1〉260
小腸内視鏡　〈1〉168
小腸の動脈　〈4〉7
焦点意識減損自動症発作　〈6〉609
焦点意識減損発作　〈6〉608
焦点意識保持発作　〈6〉608
焦点発作　〈6〉608, 612
小頭症　〈2〉137,〈6〉545
情動性脱力発作　〈1〉441
小痘瘡　〈2〉144
情動脱力発作　〈6〉612
娘動脈瘤　〈6〉361
消毒法　〈2〉30
小児肝移植　〈1〉253
小児欠神てんかん　〈6〉610
小児自己免疫性溶連菌感染関連性精神神経障害　〈6〉439
小児臓器移植　〈1〉248
小児低血糖　〈5〉325

小児の脳死判定基準　〈1〉245
小児ミトコンドリア病　〈3〉255
小児良性部分てんかん　〈6〉610
小脳　〈6〉274
小脳機能と深部知覚のスクリーニング　〈1〉141
小脳性運動失調　〈6〉315, 621
小脳性構音障害　〈6〉315
小脳性平衡障害　〈6〉621
小脳テント　〈6〉275
上半身肥満　〈5〉449
上皮-間葉形質転換　〈3〉223
上皮増殖因子　〈4〉101,〈5〉242
上部消化管内視鏡検査　〈1〉418
小舞踏病　〈6〉438
上部尿路結石　〈3〉586
小胞体　〈5〉328
小胞体ストレス　〈2〉550
情報の非対称性　〈1〉325
小胞輸送システム　〈4〉409
漿膜炎　〈2〉508
静脈　〈3〉5
静脈圧　〈3〉78
静脈栄養　〈1〉220,〈5〉471, 475
静脈奇形　〈6〉368
静脈血栓塞栓症　〈3〉371,〈6〉246
静脈疾患　〈3〉363
静脈性腎盂撮影法　〈3〉430
静脈性腎盂造影　〈1〉438
静脈内免疫グロブリン療法　〈6〉593
静脈壁　〈3〉5
静脈弁　〈3〉5
静脈瘤　〈3〉363,〈4〉111, 302, 360
正面像心陰影　〈3〉54
小網　〈4〉4, 8
消耗症候群　〈2〉149, 151
小葉間胆管　〈4〉406
症例対照研究　〈1〉117
小彎　〈4〉4, 29
上腕二頭筋反射　〈6〉299
上腕三頭筋反射　〈6〉299
上腕三頭筋部皮下脂肪厚　〈5〉446
上腕-足首間脈波伝播速度　〈3〉96, 174
上腕中央部筋周囲長　〈5〉446
ジヨードチロシン　〈5〉70
ショール徴候　〈2〉244,〈6〉592
ジョギング　〈5〉317
触圧覚　〈6〉275
食塩制限　〈3〉388
職業癌　〈3〉599
職業性ジストニア　〈6〉314, 441
職業性疾患　〈1〉57
職業性喘息　〈2〉344, 422
職業性肺疾患　〈2〉485
職業と発癌　〈1〉104
食後愁訴症候群　〈4〉121
食後熱産生　〈5〉445
食事性因子　〈5〉374
食事摂取基準　〈1〉178,〈5〉444
食事誘導熱産生　〈5〉445

食事療法　〈1〉178,〈3〉563,〈5〉317, 376, 379, 452
触診　〈1〉134,〈3〉16, 417,〈4〉20
褥瘡性潰瘍　〈4〉89
褥瘡対策チーム　〈3〉302
食中毒　〈1〉77, 78,〈2〉92,〈6〉505
食道　〈4〉2
食道アカラシア　〈4〉71
食道異物　〈1〉414
食道運動障害　〈1〉414
食道癌　〈4〉51, 82, 105
食道カンジダ症　〈4〉278
食道憩室　〈4〉96
食道術後吻合部狭窄　〈4〉84
食道静脈瘤　〈4〉360
食道静脈瘤破裂　〈1〉275
食道穿孔　〈2〉518
食道内圧測定　〈4〉103
食道内酸逆流　〈1〉415
食道囊胞　〈4〉523
食道破裂　〈4〉109
食道扁平上皮癌　〈4〉64
食道裂孔ヘルニア　〈4〉97
職場のメンタルヘルス対策　〈1〉60
食品中の発癌物質　〈1〉104
食品由来口臭　〈1〉390
植物状態　〈1〉245,〈6〉301
食物アレルギー　〈2〉340,〈4〉269
食物依存性運動誘発性アナフィラキシー　〈2〉317, 340
食物活性物質　〈5〉442
食物繊維　〈5〉443, 445
食欲異常　〈5〉461
食欲不振をきたす疾患　〈1〉419
書痙　〈1〉348,〈6〉314, 441
徐呼吸　〈1〉396
女性化徴候　〈5〉205
女性化乳房　〈4〉302, 360
女性化副腎腫瘍　〈5〉151
女性性機能障害　〈1〉452
女性性腺　〈5〉190
除草剤　〈1〉74
触覚　〈6〉299
ショック　〈1〉267, 280, 342,〈3〉103, 254, 350,〈6〉520
ショック肝　〈4〉396
ショック臓器　〈1〉268
ショックの5P症状　〈1〉268
ショックの分類　〈1〉343
ショ糖溶血試験　〈6〉63
除脳硬直　〈6〉295
徐波　〈6〉326
徐波睡眠　〈2〉185
除皮質硬直　〈2〉184,〈6〉295
処方カスケード　〈1〉93
処方せん医薬品　〈1〉180
徐脈　〈2〉68,〈3〉93, 306
徐脈性不整脈　〈3〉125, 160, 209
シラミ　〈2〉163
自律神経　〈6〉280, 316
自律神経機能検査　〈6〉327

自律神経障害 〈3〉393, 〈5〉310, 〈6〉300, 316
自律神経発作 〈6〉609
自律性尊重 〈1〉10
視力障害 〈1〉369
シルエットサイン 〈2〉377, 〈3〉56
ジルチアゼム塩酸塩 〈6〉359
痔瘻 〈4〉240
脂漏性皮膚炎 〈2〉104
シロスタゾール 〈3〉159, 354, 368, 〈6〉353
シロリムス 〈2〉547, 〈6〉467
心アミロイドーシス 〈2〉227, 〈3〉301, 339, 〈5〉422
腎アミロイドーシス 〈3〉565
腎萎縮 〈3〉550
腎移植 〈1〉248, 〈3〉492, 493
心陰影 〈3〉54
心因性吃逆 〈2〉526
心因性視力障害 〈1〉369
心因性味覚障害 〈1〉386
心因性腰痛 〈1〉443
心因性 ED 〈1〉452
腎盂腫瘍 〈3〉599
心エコー図検査 〈3〉46, 104, 117
心炎 〈3〉279
腎炎徴候 〈3〉509
腎オルガノイド 〈3〉414
心音図 〈3〉20, 41, 45
腎外傷 〈3〉583
腎外傷の重症度分類（JAST 分類） 〈3〉584
腎外性喪失 〈3〉448
心外閉塞性・拘束性ショック 〈1〉267
心外膜 〈3〉334
心拡大 〈3〉115
腎芽細胞腫 〈3〉598
心窩部痛 〈1〉417
心窩部痛症候群 〈4〉122
新規経口抗凝固薬 〈3〉369
心機図 〈3〉41, 45
心機能障害 〈3〉495
腎機能障害 〈5〉362, 427
腎機能低下時に要注意の薬物 〈3〉505, 506, 507, 508
心胸郭比 〈3〉54, 222, 270, 292
心筋 〈1〉28, 〈2〉97, 〈3〉6
心筋炎 〈3〉304
心筋外套 〈3〉222
心筋虚血 〈3〉63, 178, 297
心筋血流予備量比 〈3〉67, 187
心筋梗塞 〈3〉124, 169, 199, 〈5〉389
心筋梗塞後患者 〈3〉197
心筋梗塞後症候群 〈3〉207
心筋細胞肥大 〈3〉297
心筋細胞膜 〈3〉99
心筋錯綜配列 〈3〉297
心筋挫傷 〈3〉349
心筋酸素供給 〈3〉183
心筋酸素需要量 〈3〉178, 183
心筋疾患 〈3〉292

心筋症 〈3〉110, 125, 292, 〈5〉381
心筋障害 〈3〉310
心筋傷害マーカー 〈3〉306
心筋焼灼術 〈3〉139
心筋シンチグラフィ 〈3〉63, 300
心筋シンチグラム 〈3〉295
心筋スティッフネス 〈3〉112
心筋ストレイン 〈3〉51
心筋生検 〈3〉84, 302, 305, 306
心筋生検鉗子 〈3〉84
真菌性髄膜炎 〈1〉442, 〈6〉375, 377, 378, 379, 381
心筋生存能 〈3〉64
心筋トロポニン I 〈3〉99
心筋トロポニン T 〈3〉99, 297, 324
心筋バイアビリティ 〈3〉53
心筋浮腫 〈3〉72
心筋ブリッジ 〈3〉214
心筋保護薬 〈3〉308
心筋マーカー 〈3〉201
心筋ミオシン結合蛋白 C 〈3〉297
心筋リモデリング 〈3〉112, 114
心筋 PET イメージング 〈3〉65
心筋 T1 マッピング 〈3〉71
心筋βミオシン重鎖 〈3〉297
真腔 〈3〉252, 360
心腔間相互作用 〈3〉334
腎クリーゼ 〈2〉239
シンクロトロン加速器 〈1〉236
神経因性下部尿路障害 〈3〉594
神経因性膀胱 〈3〉594
神経炎 〈6〉553
神経介在性失神 〈6〉292
神経学的診察法 〈1〉5
神経芽細胞 〈6〉306
神経芽腫群腫瘍 〈5〉179
神経下垂体 〈5〉60
神経起因性失神 〈1〉350, 〈3〉107, 392
神経筋疾患 〈5〉575
神経筋接合部疾患 〈6〉595
神経筋接合部麻痺 〈1〉377
神経系の画像診断法 〈6〉333
神経原性起立性低血圧 〈6〉434
神経原性疾患 〈6〉575
神経原性腫瘍 〈2〉523
神経原性ショック 〈1〉343
神経原線維変化 〈6〉410
神経膠腫 〈6〉537
神経根症 〈6〉523
神経根造影・ブロック 〈1〉446
神経細線維 〈6〉283
神経細胞体 〈6〉280
神経サルコイドーシス 〈6〉398
神経疾患の診察の進め方 〈6〉293
神経疾患の病歴のとり方 〈6〉288
神経疾患マトリックス 〈6〉408
神経終末 〈6〉283
神経障害 〈5〉361
神経障害性関節症 〈5〉311
神経障害疼痛緩和薬 〈1〉206
神経鞘腫 〈2〉523, 〈4〉228, 〈6〉464,

539
心係数 〈3〉81
神経性因子 〈3〉376
神経性開口障害 〈1〉389
神経性過食症 〈5〉31, 254
神経性間欠跛行 〈1〉407, 408
神経性心・肺障害 〈6〉362
神経性低血糖症 〈5〉321
神経性難聴 〈1〉378
神経性やせ症 〈5〉31, 254, 256
神経性腰痛 〈1〉443
神経生理検査 〈6〉577
神経節 〈6〉286
神経セロイド・リポフスチン症 〈6〉421
神経線維腫 〈2〉523, 〈4〉228, 〈5〉177, 207, 〈6〉463, 464, 538
神経体液性因子 〈3〉113
神経調節性失神 〈6〉292
神経痛 〈1〉445
神経堤細胞 〈6〉223
神経伝達物質 〈5〉408, 〈6〉285
神経伝導検査 〈6〉322, 570
神経特異エノラーゼ 〈4〉26, 480
神経内分泌癌 〈4〉149, 201, 215
神経内分泌腫瘍 〈4〉106, 149, 200, 215, 276, 〈5〉207
神経の診察 〈1〉140
神経梅毒 〈2〉157
神経皮膚症候群 〈6〉463
神経ブロック療法 〈1〉446
神経変性疾患 〈6〉408
神経放射線学的検査 〈6〉332
神経ループス 〈2〉229
神経 Behçet 病 〈6〉396
腎血管炎症候群 〈3〉538
腎血管炎分類 〈3〉539
腎血管筋脂肪腫 〈2〉548
腎血管雑音 〈3〉417
腎血管性高血圧症 〈3〉386, 555
心血管造影法 〈3〉84
心血管梅毒 〈2〉157
腎血漿流量 〈3〉426
腎結石 〈5〉424
腎血流評価 〈3〉429
腎血流量 〈3〉397, 426
心原基 〈3〉222
心原性失神 〈1〉349
心原性ショック 〈1〉267, 279, 〈3〉103, 105, 118, 321
心原性塞栓 〈6〉369
心原性脳塞栓 〈6〉348, 349
腎硬化症 〈3〉552
腎交感神経系 〈3〉374
新興感染症 〈1〉29, 30, 〈2〉10
人工肝補助療法 〈4〉335
人工血管置換術 〈3〉359, 360
人工呼吸 〈1〉272, 〈2〉403
人工呼吸（器）関連肺炎 〈1〉228, 〈2〉42, 72, 403, 572
人工呼吸（器）関連肺損傷 〈2〉403,

577
人工呼吸器起因性肺損傷　〈1〉228
進行食道癌による狭窄　〈1〉414
人工心臓　〈1〉265, 〈3〉296
人工水晶体　〈1〉264
進行性外眼筋麻痺　〈6〉602
進行性核上性麻痺　〈6〉427, 434
進行性筋ジストロフィー　〈3〉317
進行性多巣性白質脳症　〈2〉151, 〈6〉
389
進行性淡蒼球変性症　〈6〉437
進行性ミオクローヌスてんかん　〈6〉
409, 420, 421
人工臓器　〈1〉264
腎梗塞　〈3〉539, 560
人工多能性幹細胞　〈1〉4, 21, 243, 〈3〉
13
人工肺　〈1〉265
進行非小細胞肺癌　〈2〉535
人工物　〈3〉61
人工弁　〈3〉289
人工弁周囲逆流閉鎖術　〈3〉53
人工弁心内膜炎　〈3〉290
深呼吸様過呼吸　〈5〉300
腎後性急性腎障害　〈3〉472
深在性嚢胞性大腸炎　〈4〉237
腎細胞癌　〈3〉598, 〈5〉238, 〈6〉470
心雑音　〈1〉137, 〈3〉21, 221, 227
診察室血圧　〈3〉176, 375, 376
診察の基本技能　〈1〉134
診察法　〈3〉16
心サルコイドーシス　〈2〉554, 〈3〉124,
302, 305
心室　〈3〉2
心室圧　〈3〉80
心疾患　〈3〉391
腎疾患　〈3〉391, 〈5〉373, 412
腎疾患患者の妊娠　〈3〉577
心室間相互依存　〈3〉340
心室期外収縮　〈3〉153, 205
心室細動　〈1〉269, 〈3〉124, 126, 156,
204
心室作業筋　〈3〉133
腎実質性高血圧　〈3〉385, 551
心室中隔　〈3〉10
心室中隔欠損症　〈3〉231, 238, 242,
271
心室中隔切除術　〈3〉300
心室中隔穿孔　〈3〉206, 211
心室中隔損傷　〈3〉350
心室中隔流入部欠損　〈3〉230
心室中部閉塞性心筋症　〈3〉296
心室内伝導障害　〈3〉165
心室波　〈3〉149
心室頻拍　〈3〉125, 126, 154, 204
心室（頻脈性）不整脈　〈3〉140
心室瘤　〈3〉206
心室レイトポテンシャル　〈3〉34, 36
腎周囲膿瘍　〈3〉580
心周期　〈3〉9
人獣共通感染症　〈2〉9, 32, 77, 80,

115, 153, 159, 162
侵襲性肺アスペルギルス症　〈2〉459
侵襲性肺炎球菌感染症　〈2〉55
侵襲的機械換気　〈1〉226
侵襲的人工呼吸　〈2〉403
腎腫大　〈5〉333
滲出性胸水　〈1〉404
滲出性収縮性心膜炎　〈3〉341
滲出性扁桃腺炎　〈6〉184
浸潤型胸腺腫　〈2〉522
浸潤癌　〈4〉482
腎障害性薬物　〈3〉487
腎症候性出血熱　〈2〉142
尋常性天疱瘡　〈4〉90
腎小体　〈3〉399
心静脈圧　〈3〉104
腎静脈血栓症　〈3〉559, 560
腎静脈サンプリング　〈5〉238
腎静脈内血栓溶解法　〈3〉560
侵食像　〈3〉62
心身医学的治療　〈1〉92
心身症　〈1〉86
心身症のカテゴリー別分類　〈1〉88
心身症の分類　〈1〉87
心腎貧血連関　〈3〉316
振水音　〈4〉19
腎髄質石灰化症　〈3〉565
腎性因子　〈3〉376
腎性急性腎障害　〈3〉472
腎生検　〈3〉432, 517
腎生検診断の染色法　〈3〉434
真性口臭　〈1〉410
心静止　〈1〉269
新生児　〈4〉403
新生児胆汁うっ滞症　〈4〉403
新生児糖尿病　〈5〉284
新生児メレナ　〈6〉493
真性赤血球増加症　〈1〉431, 〈6〉215,
216
腎性全身性線維症　〈3〉431, 497, 498
腎性喪失　〈3〉448
真性多血症　〈6〉215, 216
真性多血症のWHO分類　〈1〉431
腎性低尿酸血症　〈3〉462
腎性尿糖症（腎性糖尿）　〈3〉428, 464
腎性尿崩症　〈1〉435, 〈3〉469, 〈5〉66
腎性貧血　〈3〉487, 489, 490, 499, 〈6〉
77, 152
真性めまい　〈6〉292
腎石灰化症　〈3〉468, 589, 590
心ゼリー　〈3〉222
振戦　〈3〉19, 270, 〈6〉314, 425, 442,
501
腎線維化　〈3〉485
腎前性急性腎障害　〈1〉434, 〈3〉472
新鮮凍結血漿　〈1〉214, 216, 〈6〉69
心尖拍動図　〈3〉43, 44
心尖部　〈3〉45
心尖部左室長軸像　〈3〉47
心尖部二腔像　〈3〉47
心尖部四腔断層像　〈3〉47

心尖部の診察　〈1〉137
心尖部肥大型心筋症　〈3〉296
心臓CT検査　〈1〉152, 〈3〉188
心臓MRI　〈3〉189
心臓-足首血管指数　〈3〉174
心臓移植　〈1〉258, 〈3〉308
心臓外傷　〈3〉349
心臓核医学検査　〈3〉62, 187
心臓型脂肪酸結合蛋白　〈3〉99
心臓カテーテル法　〈3〉79
心臓血管ホルモン　〈5〉229, 232
腎臓原基　〈3〉413
心臓再同期療法　〈3〉123, 139
心臓死腎移植　〈1〉249
心臓腫瘍　〈3〉344
心臓振盪　〈3〉156
心臓性動悸　〈1〉401
心臓喘息　〈3〉114
心臓大血管　〈3〉222
心臓突然死　〈3〉124, 155, 180
心臓内血栓　〈6〉348
腎臓の再生医療　〈3〉412
腎臓の触診法　〈3〉417
心臓の診察　〈1〉136
心臓反射　〈3〉334
心臓弁膜　〈3〉258
心臓リハビリテーション　〈1〉285, 〈3〉
215
腎臓リハビリテーション　〈1〉286
迅速ウレアーゼ試験　〈4〉76
靱帯　〈2〉191
身体各部の診察　〈1〉135
身体活動量　〈1〉179, 〈5〉317
身体計測　〈5〉446
靱帯骨化症　〈5〉118
靱帯骨棘　〈2〉285
靱帯骨棘形成　〈2〉290
身体診察法　〈1〉132, 133
腎代替療法　〈1〉281, 〈3〉486, 488,
490
身体的フレイルの診断　〈1〉27
シンタキシン　〈6〉285
心濁音界　〈3〉298
診断閾値　〈1〉146
心タンポナーデ　〈3〉106, 140, 334,
337
シンチグラフィ　〈3〉175, 〈4〉47, 71
心停止　〈1〉269, 〈3〉209
伸展活性化チャネル　〈6〉285
心電図　〈6〉329
心電図異常　〈3〉227
心電図検査　〈3〉26, 104
心電図同期心筋SPECT　〈3〉64, 187,
294
心電図同期法　〈3〉66
浸透圧　〈3〉443
浸透圧クリアランス　〈3〉429
浸透圧勾配　〈3〉408, 409
浸透圧受容器　〈5〉61
浸透圧性下痢　〈1〉424
浸透圧性髄鞘崩壊症　〈6〉502

58　　しんとう

浸透圧性脱髄症候群　〈5〉68
浸透圧と体液量の調節機構　〈1〉434
浸透圧利尿　〈3〉445
振動覚　〈6〉299
振動障害　〈1〉60
腎動脈ピーク血流速度　〈3〉386
肝特異性造影剤　〈1〉161
心毒性　〈3〉319
シンドローム X　〈5〉244, 276
シンナー　〈6〉499
心内圧曲線　〈3〉242
心内圧上昇　〈3〉337
心内膜　〈3〉222
心内膜炎　〈2〉73, 88, 232
心内膜床欠損症　〈3〉229
心内膜筒　〈3〉222
腎乳頭壊死　〈3〉580
腎・尿管・膀胱部単純撮影　〈3〉430
腎・尿路感染症　〈3〉578
腎・尿路結石症　〈3〉586
腎・尿路疾患の造影 CT　〈3〉431
腎・尿路疾患の単純 CT　〈3〉431
腎・尿路疾患の MRI 検査　〈3〉431
腎・尿路疾患の RI 検査　〈3〉432
腎・尿路疾患の X 線検査　〈3〉430
人年法による率　〈1〉120
心嚢炎　〈2〉232
心嚢穿刺　〈3〉336
腎嚢胞　〈6〉360, 470
腎膿瘍　〈3〉580
じん肺　〈2〉218, 485, 516
腎排泄型薬物　〈3〉487, 503, 504, 505
心肺蘇生　〈1〉271, 〈3〉156
心肺負荷検査　〈3〉37
心拍応答　〈3〉40
心拍出量　〈3〉12, 81, 337
心拍タービュランス　〈3〉34
心拍変動解析　〈3〉37
シンバスタチン　〈5〉378, 379
心破裂　〈3〉321, 350
深腓骨神経　〈6〉280
新皮質　〈6〉270
腎微小循環　〈3〉474
心肥大　〈3〉495
心プールシンチグラフィ　〈3〉302
心プールスキャン　〈3〉336
深部感覚　〈6〉275
深部感覚障害　〈6〉568
深部腱反射　〈1〉142
深部静脈血栓症　〈2〉497, 〈3〉364, 〈6〉246
心不全　〈3〉110, 205, 270, 283, 495,
　〈5〉232, 423
腎不全　〈1〉281, 〈2〉570, 〈3〉315,
　460, 472
深部反射　〈6〉299
心弁膜疾患　〈3〉371
心房　〈3〉2
心房圧　〈3〉80
心房期外収縮　〈3〉141, 166
心房細動　〈3〉45, 142, 205, 371, 496

心房作業筋　〈3〉133
腎傍糸球体装置　〈3〉374, 403, 439
心房収縮期波　〈3〉50
心房性ナトリウム利尿ペプチド　〈3〉
　100, 113, 〈5〉228
心房性奔馬音　〈3〉20
心房粗動　〈3〉146
心房中隔　〈3〉10, 223
心房中隔欠損症　〈3〉226
心房中隔裂開術　〈3〉241
心房波　〈3〉149
心房頻拍　〈3〉141
心房リエントリー性頻拍　〈3〉147
心ポンプ不全　〈3〉292
心膜　〈3〉334
心膜液貯留　〈3〉336
心膜炎　〈3〉207, 310
心膜炎性仮性肝硬変　〈3〉340
心膜開窓術　〈3〉348
心膜腔　〈3〉334
心膜形成術　〈3〉343
心膜欠損症　〈3〉342
心膜疾患　〈3〉334
心膜切除術　〈3〉343
心膜囊胞　〈2〉523, 〈3〉342
心膜摩擦音　〈3〉23, 334
じんま疹　〈2〉336
心理社会的発達課題　〈1〉324
心理テストの種類　〈1〉91
診療ガイドライン　〈1〉177
診療報酬制度　〈1〉312
心 Fabry 病　〈3〉300, 301, 326

す

随意運動障害　〈6〉423
膵萎縮　〈4〉467
膵移植　〈1〉254
髄液圧　〈6〉320
髄液検査　〈6〉379
髄液中アデノシンデアミナーゼ値　〈6〉
　379
膵炎　〈4〉85, 459, 〈5〉361
髄外造血　〈6〉8
膵外分泌機能検査　〈4〉456
膵外分泌機能不全　〈4〉466
膵外分泌部　〈4〉451
髄芽腫　〈6〉537, 540
膵仮性嚢胞　〈4〉86, 469
膵画像検査　〈4〉457
膵癌　〈4〉52, 455, 469, 475
膵管鏡　〈4〉459
膵癌診断アルゴリズム　〈4〉477
膵癌治療アルゴリズム　〈4〉478
膵管内乳頭粘液性腫瘍　〈4〉469
膵管内粘液性乳頭腫瘍　〈4〉481
膵癌の進行度診断　〈4〉477
膵管の走行　〈4〉450
膵癌のリスク因子　〈4〉476
膵管癒合不全　〈4〉449, 487, 488
水強調画像　〈1〉155

水銀血圧計　〈3〉24
水銀中毒　〈6〉495
膵形態異常　〈4〉487
遂行機能障害　〈6〉297, 305
膵酵素　〈4〉454, 455
膵酵素の生理的活性化機構　〈4〉460
推算糸球体濾過値　〈3〉121, 505
随時血糖値　〈5〉285, 286, 301
髄質海綿腎　〈3〉574, 589
膵疾患に伴う総胆管狭窄　〈4〉445
髄質腎石灰化　〈3〉590
髄質内層集合管　〈3〉407
膵周囲滲出液貯留　〈4〉485
膵腫大　〈4〉446
膵腫瘍　〈4〉475
髄鞘　〈6〉282, 284
膵消化管神経内分泌腫瘍　〈5〉219, 222
水晶体再建術　〈1〉373
推奨量　〈5〉444
膵神経内分泌腫瘍　〈4〉479, 〈5〉207,
　〈6〉471
水腎症　〈3〉599
膵腎同時移植　〈1〉254, 〈5〉321
膵性胸腹水　〈4〉469
膵星細胞　〈4〉451
膵石　〈4〉467
膵石灰化　〈4〉467
膵切除術　〈4〉469
膵線維化形成機序　〈4〉466
膵腺房細胞　〈4〉450, 465
膵臓　〈4〉449
膵臓移植　〈5〉321
膵臓の機能　〈4〉451
膵臓の構造　〈4〉449
膵臓の動脈系　〈4〉450
膵臓の発生　〈4〉449
膵外性腫瘍　〈5〉322
錐体外路　〈6〉313
錐体外路系疾患　〈6〉423
錐体外路症候（症状）　〈6〉318, 629
錐体交叉　〈6〉318
膵体尾部切除　〈4〉477
錐体路　〈6〉272, 275, 449
錐体路症候（徴候）　〈1〉447, 〈6〉317
膵・胆管合流異常　〈4〉440, 488
膵・胆管合流異常の診断基準 2013　〈4〉
　489
垂直性眼球運動障害　〈6〉427, 435
垂直伝播　〈2〉2, 4
推定エネルギー必要量　〈1〉178, 179,
　〈5〉444
推定肺動脈収縮期圧　〈3〉332
推定平均必要量　〈5〉444
膵島　〈4〉450
膵島移植　〈1〉254, 255, 〈5〉321
膵島関連自己抗体　〈5〉282
膵島細胞抗体　〈5〉284, 290
膵島細胞腫　〈5〉322
膵頭十二指腸切除　〈4〉477
水頭症　〈6〉362, 548
膵島-腺房門脈系　〈4〉452

水痘・帯状疱疹ウイルス 〈2〉21, 133, 134, 〈4〉90, 〈6〉383
膵島単独移植 〈1〉254
髄内腫瘍 〈6〉528
髄内動静脈奇形 〈6〉368
膵内分泌機能検査 〈4〉456
膵内分泌ホルモン 〈4〉452
髄内 glomus 動静脈奇形 〈6〉373
膵粘液性嚢胞腫瘍 〈4〉482
膵嚢胞 〈6〉471
膵嚢胞性腫瘍 〈4〉469
随伴症状 〈3〉200, 〈6〉290
水分制限 〈3〉444
水分摂取量低下 〈3〉446
膵分泌性トリプシンインヒビター 〈4〉465
水分補給 〈5〉443
水平回旋混合性眼振 〈6〉622, 625
水平伝播 〈2〉2, 3
水泡音 〈1〉395, 〈3〉115
膵ポリペプチド 〈4〉451
髄膜 〈6〉275
髄膜炎 〈1〉442, 〈2〉92, 〈6〉375, 378, 395
髄膜炎菌 〈2〉57
髄膜炎菌性敗血症 〈2〉57
髄膜炎菌性肺炎 〈2〉57
髄膜癌腫症 〈6〉514, 542
髄膜刺激症状（徴候）〈1〉141, 〈6〉295, 370
髄膜腫 〈6〉464, 538
髄膜皮細胞 〈6〉538
睡眠覚醒機能異常 〈6〉612
睡眠・覚醒制御 〈5〉257
睡眠関連呼吸障害 〈2〉412
睡眠関連低換気障害 〈2〉413
睡眠関連低酸素障害 〈2〉413
睡眠時随伴症 〈6〉614
睡眠時脳波 〈6〉326
睡眠時無呼吸症候群 〈1〉398, 440, 〈2〉412, 568, 〈3〉386, 〈6〉520, 613
睡眠時無呼吸の検出 〈2〉394
睡眠障害 〈1〉440, 〈6〉612
睡眠障害国際分類 〈6〉613
睡眠潜時反復測定法 〈1〉441
睡眠ポリソムノグラフィ 〈6〉613
髄様癌 〈5〉98
水様性下痢便 〈1〉424
水溶性食物繊維 〈5〉443
水溶性ビタミン 〈5〉461
水様性鼻漏 〈1〉385
水溶性薬物 〈3〉503, 504
膵β細胞 〈5〉280, 289
膵β細胞補充療法 〈1〉254
スーパーオキシド 〈2〉494
スーパーオキシドアニオン 〈2〉492
頭蓋咽頭腫 〈5〉32, 53, 〈6〉539
頭蓋骨縫合早期癒合症 〈6〉547
頭蓋頂鋭波 〈6〉326
頭蓋底陥入症 〈6〉549
頭蓋内出血 〈1〉275, 〈4〉439, 〈6〉543

スギ花粉症 〈1〉42
スギヒラタケ脳症 〈6〉507
スキューバダイビング 〈1〉44
スキルス胃癌 〈4〉29, 135
すくみ足 〈6〉431
スクラッチテスト 〈2〉323, 363
スクリーニング 〈5〉301
スクレイピー 〈6〉390
スクレロスチン 〈5〉471
スクロオキシ水酸化鉄 〈5〉129
頭重感 〈1〉441
スタチン 〈3〉176, 191, 〈5〉87, 276, 321, 367, 369, 377, 〈6〉509
スタンニング 〈3〉144
ズダン III 染色 〈4〉74
頭痛 〈1〉441, 〈2〉261, 〈6〉291, 615
頭痛の発現様式と経過 〈1〉442
スティフネス 〈3〉270
ステノトロフォモナス属 〈2〉71
ステロイド 〈1〉5, 198, 445, 〈2〉204, 249, 326, 〈3〉207, 213, 〈5〉58, 467, 〈6〉88, 182, 186, 200, 236, 266, 381, 385, 397
ステロイド依存性 〈3〉529
ステロイド産生急性調節蛋白質 〈5〉137
ステロイド産生刺激因子1異常症 〈5〉170
ステロイド性抗炎症薬 〈1〉198
ステロイド性骨粗鬆症 〈5〉466
ステロイド性大腿骨頭壊死 〈2〉232
ステロイド短期大量療法 〈3〉307
ステロイド抵抗性 〈3〉529
ステロイドパルス療法 〈1〉200, 375, 〈6〉214, 593
ステロイドホルモン 〈5〉3, 7, 12
ステロイドホルモンの合成経路 〈5〉136
ステロイドミオパチー 〈6〉606
ステロイド薬が適応となる疾患 〈1〉200
ステロイド薬の主な副作用 〈1〉201
ステロイド 11β 水酸化酵素 〈5〉137
ステロイド 17α 水酸化酵素 /C17, 20-リアーゼ 〈5〉137
ステロール調節エレメント結合蛋白 〈5〉299, 352
ステントグラフト内挿術 〈3〉176, 359, 360
ステント内新生動脈硬化 〈3〉191
ステント留置 〈5〉367
ストレイン 〈3〉51
ストレインレート 〈3〉51
ストレージプール病 〈1〉433, 〈6〉239
ストレートバック症候群 〈2〉529
ストレス学説 〈1〉89
ストレス多血症 〈6〉220
ストレスチェック制度 〈1〉324
ストレプトキナーゼ 〈2〉269
ストレプトグラミン系薬 〈2〉27
ストレプトゾシン 〈4〉481, 〈5〉209

ストレプトマイシン 〈1〉5, 〈2〉453, 〈6〉508
ストレプトリジン-o 〈2〉269
ストロンチウム 90（^{90}Sr）〈1〉67
スニチニブ 〈4〉481, 〈5〉209, 〈6〉471
スパイク形成 〈3〉532
スパイラル CT 〈2〉377
スパイログラム 〈2〉382
スパイロメトリー 〈2〉382
スパイン 〈6〉283
スパスム 〈1〉347
スピクラ 〈5〉566
ズビニ鉤虫 〈2〉173
スピロノラクトン 〈3〉333, 390, 〈4〉363, 〈5〉142, 159
スピロヘータ 〈2〉157, 301, 〈4〉59, 62
スフィンゴ脂質 〈6〉472
スフィンゴミエリン 〈6〉473
スフィンゴミエリン蓄積症 〈5〉394
スフィンゴリピドーシス 〈5〉391, 〈6〉472
スプライシング 〈5〉275, 〈6〉588
スプルー症候群 〈4〉161
スペクトリン 〈6〉12, 134
スペシャルポピュレーション 〈1〉183
スペックルトラッキング法 〈3〉51
スポーツ心臓 〈3〉320
スポロゾイト 〈2〉166
スマトリプタン 〈6〉619, 620
素潜り 〈1〉44
手指衛生 〈2〉44
すりガラス状陰影 〈2〉376, 461
スリット膜 〈3〉401
スルファメトキサゾール 〈2〉27
スルフヘモグロビン 〈1〉402
スルホニル尿素薬 〈3〉176, 〈5〉318

せ

声音振盪 〈2〉362
生化学診断マーカー 〈3〉99
生活機能 〈5〉284
生活指導 〈5〉428, 469
生活習慣の修正 〈3〉387
生活習慣病 〈1〉56, 〈5〉275, 457
生活の質 〈5〉315, 468
生活歴 〈6〉291
正カルシウム血症性原発性副甲状腺機能亢進症 〈5〉114
性感染症 〈2〉10, 58, 〈4〉388
正義 〈1〉12
性機能障害 〈1〉452
性器ヘルペス 〈2〉133
制御性 T 細胞 〈2〉196, 307, 〈4〉12, 93, 〈6〉6
性行為感染 〈2〉118
星細胞腫 〈6〉528
性差医療 〈1〉286, 287
青酸ガス 〈6〉497
静止時振戦 〈6〉314, 423
脆弱性骨折 〈5〉467

正常 12 誘導心電図　〈3〉28
正常圧　〈3〉81
正常圧波形　〈3〉80
正常冠動脈　〈3〉87
正常血圧　〈3〉375
星状膠細胞　〈6〉283
正常高値血圧　〈3〉375
正常呼吸音　〈2〉362
正常トリグリセリド型無βリポ蛋白血症　〈5〉381
正常妊娠時の腎・尿路系　〈3〉575
正常脳循環　〈6〉344
正常脳波　〈6〉326
精上皮腫　〈2〉522
生殖可能宦官症体症候群　〈5〉187
生殖行動　〈5〉26
生殖細胞系列遺伝子治療　〈1〉242
生殖細胞腫　〈6〉540
生殖細胞突然変異　〈6〉602
成人成長ホルモン分泌不全症　〈5〉50
精神運動発達遅滞　〈5〉396
成人型乳糖不耐症　〈5〉336
精神緩慢　〈6〉426
成人期発症シトルリン血症 II 型　〈4〉376
精神障碍の予防・治療・社会復帰に関する精神保健活動　〈1〉322
精神神経ループス　〈2〉238
成人成長ホルモン分泌不全症　〈5〉52
精神性動悸　〈1〉401
成人喘息　〈2〉416
成人低ラクターゼ症　〈5〉336
精神保健活動　〈1〉323
精神保健精神的に調和のとれた状態　〈1〉322
精神発作　〈6〉609
成人ポリグルコサン小体病　〈6〉422
成人 Still 病　〈2〉188, 199, 277,〈4〉398,〈5〉421
成人 T 細胞白血病／リンパ腫　〈2〉146,〈4〉398,〈6〉179, 187, 188, 386
静水肺水腫　〈2〉358
性生活と発癌　〈1〉104
性腺　〈5〉182
性腺機能低下症　〈5〉186, 254
性腺機能不全　〈5〉466
精巣　〈5〉182
精巣炎　〈1〉126
精巣機能亢進症　〈5〉185
精巣決定遺伝子　〈5〉203
性早熟　〈5〉29, 164
精巣腫瘍　〈5〉188
精巣性女性化症候群　〈5〉187, 198
生存心筋　〈3〉53
生体肝移植　〈1〉252
生体吸収ステント　〈3〉354
生体検査　〈1〉144
生体小腸グラフト　〈1〉260
生体腎移植　〈1〉249,〈3〉492
生体の防御機能　〈1〉28
生体膜　〈5〉443

生体利用率　〈1〉181
正中弓状靱帯症候群　〈4〉254
正中神経　〈6〉280
正中神経運動神経伝導速度（MCV）　〈6〉560
正中菱形舌炎　〈1〉409
成長障害の分類　〈1〉451
成長・発達障害　〈1〉451
成長ホルモン　〈3〉311,〈5〉16, 36, 254
成長ホルモン放出ホルモン　〈5〉25
静的視野測定　〈1〉370
青銅色の皮膚　〈2〉86
静肺コンプライアンス　〈2〉360, 386
青斑核　〈6〉618
青斑核ノルアドレナリンニューロン　〈6〉424
生物学的効果比（RBE）　〈1〉234
生物学的製剤　〈1〉203,〈2〉195, 207, 222, 235, 289, 326
生物学的利用率　〈2〉20
生物・心理・社会的モデル　〈1〉87
成分栄養剤　〈1〉224
性分化　〈5〉202
性分化疾患　〈5〉204
成分輸血　〈1〉214
星芒状血管腫　〈1〉363
性ホルモン結合グロブリン　〈5〉184
精密医療　〈1〉191
生命情報科学　〈1〉4
生命倫理　〈1〉11
生理学的検査法　〈1〉5, 144
生理活性物質　〈5〉443
生理食塩水　〈1〉210,〈5〉306
生理食塩水負荷試験　〈5〉141
生理の III 音　〈3〉20
生理的狭窄部位（食道）　〈4〉3, 29
生理的口臭　〈1〉390
生理的（適応性）心臓肥大　〈3〉320
清涼飲料水ケトーシス　〈5〉299, 301
整列異常　〈3〉231, 238
世界保健機関　〈1〉308
瀬川病　〈6〉478
咳エチケット　〈2〉441
赤外線による障害　〈1〉47
赤芽球　〈5〉50
赤芽球性プロトポルフィリン症　〈5〉438, 439,〈6〉114, 484
赤芽球癆　〈2〉522,〈6〉104, 123, 152, 263
咳込み　〈2〉74
赤色尿　〈5〉439
赤色皮膚描記症　〈2〉336
赤色ぼろ線維　〈6〉338, 409, 595, 602
赤色ぼろ線維を伴うミトコンドリア脳筋症　〈6〉421
脊髄 TIA　〈6〉370
脊髄炎　〈6〉375
脊髄円錐動脈　〈6〉368
脊髄横断症候群　〈6〉316
脊髄海綿状血管腫　〈6〉372
脊髄虚血　〈6〉368

脊髄空洞症　〈6〉316, 529
脊髄くも膜下出血　〈6〉370
脊髄係留症候群　〈6〉552
脊髄血管奇形　〈6〉372
脊髄血管障害　〈6〉368
脊髄梗塞　〈6〉368
脊髄硬膜外出血　〈6〉371
脊髄硬膜外膿瘍　〈6〉393
脊髄硬膜下出血　〈6〉371
脊髄視床路　〈6〉275, 277
脊髄自動反射　〈6〉295, 299
脊髄腫瘍　〈6〉527
脊髄症　〈2〉146,〈6〉523
脊髄小脳失調症　〈5〉402,〈6〉446
脊髄小脳変性症　〈6〉408, 443
脊髄ショック　〈6〉369
脊髄神経　〈6〉279
脊髄髄内出血　〈6〉371
脊髄髄膜瘤　〈6〉551
脊髄性間欠跛行　〈1〉408
脊髄性筋萎縮症　〈6〉450, 457
脊髄前角細胞　〈6〉449
脊髄の障害レベル同定に有用な反射　〈1〉449
脊髄辺縁（表面）動静脈瘻　〈6〉374
咳喘息　〈2〉421
脊柱異常　〈2〉529
脊柱管内出血　〈6〉370
脊柱靱帯骨化症　〈6〉525
脊柱側彎　〈2〉529
赤沈　〈4〉26
脊椎関節炎　〈2〉201, 283
脊椎性腰痛　〈1〉443
脊椎変形　〈5〉467
咳反射　〈2〉446
赤脾髄　〈6〉4
赤痢　〈2〉67, 286
赤痢アメーバ　〈2〉165, 462,〈4〉59, 62, 172, 388
セクキヌマブ　〈2〉208
セクレチン　〈4〉13, 127, 451, 460
セクレチン試験　〈4〉456
セシウム 137 (^{137}Cs)　〈1〉63
セチリスタット　〈5〉453
舌咽神経　〈6〉317
舌咽神経痛　〈1〉441
石灰化　〈3〉75
節外性粘膜関連濾胞辺縁帯リンパ腫　〈2〉524
節外性辺縁帯リンパ腫　〈6〉189
節外性リンパ腫　〈6〉541
節外性 NK／T 細胞リンパ腫　〈6〉188
節外性 NK／T 細胞リンパ腫・鼻型　〈6〉187, 191
石灰乳胆汁　〈4〉448
舌下神経障害　〈6〉310
セツキシマブ　〈1〉110
積極的酸素療法　〈2〉402
赤筋　〈6〉339
舌区無気肺　〈2〉438
赤血球　〈6〉5, 11, 42, 62

赤血球液（RBC）の適正使用　〈1〉214
赤血球凝集抑制反応法　〈2〉128
赤血球形態異常　〈5〉386
赤血球抗原　〈6〉67
赤血球酵素異常症　〈1〉429,〈6〉136
赤血球産生の障害　〈1〉429
赤血球浸透圧脆弱性　〈6〉134
赤血球浸透圧抵抗試験　〈6〉63
赤血球数　〈6〉42, 104, 221
赤血球製剤　〈1〉214
赤血球像　〈6〉46
赤血球増加症　〈3〉222,〈6〉39, 145
赤血球造血刺激因子製剤　〈3〉501,〈6〉
　77, 152
赤血球沈降速度　〈4〉26
赤血球濃厚液　〈6〉68
赤血球の喪失　〈1〉429
赤血球破壊の亢進　〈1〉429
赤血球破砕症候群　〈6〉107, 142
赤血球膜骨格　〈6〉12
接合菌　〈2〉97,〈6〉378
節酒　〈3〉388
摂取エネルギー量　〈5〉452
切除可能境界　〈4〉478
絶食　〈5〉456
摂食嚥下障害　〈6〉629
摂食嚥下チーム　〈1〉302
摂食行動　〈5〉26
摂食障害　〈5〉253
摂食調節　〈5〉251
接触皮膚炎　〈2〉103, 104
舌苔　〈1〉359, 409
絶対禁忌　〈3〉38
絶対性不整脈　〈3〉30
絶対的赤血球増加症　〈1〉431
接着分子　〈3〉171,〈5〉355
セフェム系抗菌薬　〈6〉266
ゼブラ体　〈3〉571
セベラマー塩酸塩　〈5〉129
セミノーマ　〈5〉188
セラチア　〈2〉65
セラミド　〈6〉476
セリアックスプルー　〈4〉165,〈5〉383
セリアック病　〈4〉160, 165, 274
セリン　〈5〉402
セリンプロテアーゼ　〈2〉217
セリンプロテアーゼ阻害物質　〈2〉549
セルカリア　〈4〉391
セルカリア皮膚炎　〈2〉178
セルトリズマブ　〈2〉208
セルフエフィカシー　〈1〉308
セルフケア　〈1〉298
セルロース　〈5〉443
セルロースアセテート膜電気泳動法
　〈5〉409, 410
セルロプラスミン　〈4〉309,〈5〉402,
　411,〈6〉485, 487
セレウス菌　〈1〉79
セレギリン　〈6〉428, 430, 431, 432
セレクチン　〈3〉171
セレノプロテインN遺伝子（SEPN1）

〈6〉586
セレブロン　〈6〉90
セロコンバージョン　〈4〉320
セロタイプ判定保留　〈4〉341
セロトニン　〈1〉193,〈4〉13
セロトニン受容体関連薬　〈3〉319
セロトニン・ノルアドレナリン再取込み
　阻害薬　〈1〉84
セロトニン5-HT$_{1B/1D}$受容体　〈6〉617
セロトニン（5-HT$_3$）受容体拮抗薬　〈6〉
　88
セロトニンB受容体　〈3〉258
線維芽細胞　〈3〉4
線維芽細胞増殖因子　〈3〉355, 460,〈5〉
　125, 131
線維筋形成不全　〈6〉362
線維筋性異形成　〈3〉555, 556
線維筋性形成異常症　〈6〉349
遷移金属　〈3〉583
線維筋痛症　〈2〉266
線維形成型中皮腫　〈2〉512
線維自発電位　〈6〉324
線維腫　〈3〉347
線維性骨炎　〈5〉110
線維性内膜肥厚　〈3〉553
線維性プラーク　〈3〉169
線維性閉塞性細気管支炎　〈6〉498
線維束性収縮　〈6〉298
線維束攣縮電位　〈6〉324
線維肉腫　〈3〉347
線維輪　〈3〉129
潜因性脳梗塞　〈3〉36
潜因性脳卒中　〈6〉355
先鋭T波　〈3〉33
線エネルギー付与（LET）　〈1〉234
遷延性植物状態　〈1〉245
遷延性低血糖　〈5〉323
遷延性慢性咳嗽の対応　〈1〉393
前角　〈6〉275
前下行枝　〈3〉3
前下小脳動脈　〈6〉623
腺癌　〈1〉95
全肝移植　〈1〉253
閃輝暗点　〈6〉616
前期回復期　〈3〉216
前駆症状　〈3〉125
線毛　〈2〉355
尖圭コンジローム　〈2〉152
全血製剤　〈1〉214
全ゲノム相関解析　〈1〉16,〈5〉282,
　313
漸減現象　〈6〉597, 600
穿孔　〈4〉128
善行　〈1〉9, 10
先行の腎移植　〈1〉249
全国遺伝子医療部門連絡会議　〈1〉18
仙骨神経　〈6〉279
仙骨神経叢　〈6〉280
前根動脈　〈6〉368
潜在性結核感染　〈2〉451
潜在性甲状腺機能低下　〈5〉77, 105

穿刺吸引細胞診　〈5〉97
前失神　〈6〉292
腺腫　〈4〉206, 437,〈5〉97
腺腫性過形成　〈4〉384
腺腫様甲状腺腫　〈5〉97
線条黄色腫　〈5〉360
洗浄血小板　〈6〉69
洗浄赤血球　〈6〉69
線条体　〈6〉272, 312, 424
線条体黒質変性症　〈6〉433, 444
染色体異常　〈1〉13, 20, 451,〈3〉219
染色体検査　〈1〉171,〈6〉54
染色体転座　〈1〉107
染色体の発見　〈1〉3
染色体分染法　〈1〉171
染色体22q11.2欠失症候群　〈3〉238,
　240
染色法　〈2〉13,〈4〉60
前心外膜組織　〈3〉226
全身けいれん（発作）　〈3〉108,〈6〉609
全身倦怠感　〈1〉341,〈3〉104, 115,
　〈5〉300
全人工心臓　〈1〉265
全身疾患性動悸　〈1〉401
全身疾患に伴う肝障害　〈4〉396
全身状態を診る　〈1〉134
全身性アミロイドーシス　〈5〉420
全身性エリテマトーデス　〈2〉40, 188,
　196, 198, 199, 202, 229, 560,〈3〉
　259, 310, 335,〈4〉279, 397,〈6〉407
全身性炎症反応症候群　〈1〉279,〈2〉
　88,〈4〉260, 461
全身性強皮症　〈2〉238,〈4〉398
全身性血管炎　〈2〉560
全身性硬化症　〈2〉198, 560,〈3〉310
全身性疾患と呼気中成分との関連　〈1〉
　411
全身性浮腫　〈3〉419
全人的医療　〈1〉2
全身放線照射　〈6〉97
全身免疫機構　〈4〉10
前脊髄動脈症候群　〈6〉369
全前脳胞症　〈6〉545
漸増現象　〈6〉597, 600
喘息　〈2〉344, 416
喘息コントロール　〈2〉419
喘息治療薬　〈2〉420
全大腸内視鏡検査　〈4〉38
前大脳動脈　〈6〉343
選択的アンドロゲン受容体モジュレータ
　ー　〈5〉249
選択的インスリン抵抗性の機序　〈4〉
　354
選択的エストロゲン受容体モジュレータ
　ー　〈5〉134, 469
選択的スプライシング　〈5〉402
選択的セロトニン再取込み阻害薬　〈1〉
　84,〈5〉466,〈6〉432
選択的低アルドステロン症　〈5〉158
選択的動脈内カルシウム注入法　〈4〉
　480

先端巨大症　〈3〉311, 381,〈5〉40, 373,〈6〉607
先端巨大症様顔貌　〈5〉460
先端チアノーゼ　〈3〉357
線虫　〈2〉173
前兆　〈4〉2,〈6〉616
前兆のある片頭痛　〈6〉616
前兆のない片頭痛　〈6〉616
穿通　〈1〉416,〈4〉21, 234,〈4〉128
穿通枝梗塞　〈3〉382
穿通性外傷　〈3〉349
疝痛発作　〈4〉232, 280
前庭眼反射　〈6〉296
前庭神経炎　〈1〉381,〈6〉625
前庭神経鞘腫　〈6〉464
前庭性めまい　〈1〉381
先天性アミノ酸代謝異常症　〈5〉413, 414
先天性高アンモニア血症　〈5〉414
先天性角化異常症　〈6〉120
先天性（家族性）血小板増加症　〈6〉224
先天性眼瞼下垂　〈1〉375
先天性肝線維症　〈4〉364
先天性気管支嚢胞　〈2〉539
先天性気管支閉塞　〈2〉539
先天性嗅覚障害　〈1〉383
先天性巨大結腸症　〈4〉159
先天性筋強直症　〈6〉590
先天性筋強直性ジストロフィー　〈6〉590
先天性筋ジストロフィー　〈6〉575, 580
先天性筋線維タイプ不均等症　〈6〉587
先天性グリコーゲン代謝異常症　〈3〉314
先天性結合組織疾患　〈3〉309
先天性拘縮性くも状指趾症　〈3〉329
先天性高ビリルビン血症　〈4〉368
先天性骨髄性ポルフィリン症　〈6〉114
先天性脂質代謝異常　〈3〉314,〈5〉391,〈6〉472
先天性食道狭窄症　〈4〉96
先天性食道閉鎖症　〈4〉95
先天性心疾患　〈3〉110, 211, 219
先天性膵形成不全　〈4〉487
先天性髄鞘形成不全　〈6〉560
先天性水頭症　〈6〉548
先天性赤芽球性ポルフィリン症（CEP）〈5〉438, 439
先天性全身性脂肪萎縮症　〈5〉459
先天性僧帽弁狭窄症　〈3〉256
先天性僧帽弁疾患　〈3〉256
先天性僧帽弁閉鎖不全症　〈3〉256
先天性胆道拡張症　〈4〉441, 488
先天性中枢性肺胞低換気症候群　〈2〉410
先天性糖質代謝異常症　〈5〉327
先天性難聴　〈1〉379
先天性二尖弁　〈3〉291
先天性乳糖不耐症　〈5〉336
先天性嚢胞　〈2〉523,〈4〉485
先天性鳩胸　〈2〉528

先天性風疹症候群　〈2〉128
先天性副腎過形成　〈5〉152, 162, 170
先天性プリン・ピリミジン代謝異常　〈5〉432
先天性ミオパチー　〈6〉575, 583, 585
先天性無痛無汗症　〈6〉562
先天性無βリポ蛋白血症　〈5〉349
天性有機酸代謝異常症　〈5〉413, 418
先天性溶血性貧血　〈6〉63, 133
先天性聾　〈3〉328
先天性α2-プラスミンインヒビター欠損症　〈1〉433
先天性QT延長症候群　〈3〉40
尖頭合指症　〈6〉545
前頭前野　〈6〉270
前頭側頭葉変性症　〈6〉418
蠕動不穏　〈1〉425
前頭部禿頭　〈6〉589
前頭葉性肥満　〈1〉354
前頭連合野　〈6〉270
セントラルコア　〈6〉338
セントラルコア病　〈6〉585
全トランス型レチノイン酸　〈6〉79, 162
セントロメア　〈2〉202
腺熱　〈2〉110
全脳虚血　〈1〉349
全脳死　〈1〉245
全肺気量　〈2〉385
全般性多棘波　〈6〉609
全般発作　〈6〉609, 612
全皮下埋め込み式カテーテル　〈5〉475
浅腓骨神経　〈6〉280
前負荷　〈3〉11, 392
潜伏感染　〈2〉2
潜伏期　〈2〉2
腺ペスト　〈2〉79
腺房　〈4〉450
前房蓄膿　〈2〉280
前方不全　〈3〉210
前脈絡叢動脈　〈6〉343
蠕虫性肺疾患　〈2〉462
喘鳴　〈1〉395,〈2〉124,〈3〉114
洗面現象　〈6〉290, 315
せん妄　〈3〉301
前毛細管性肺高血圧　〈3〉59
旋毛虫　〈2〉175
専門職連携　〈1〉301
専門的な緩和ケア　〈1〉292
線溶系　〈6〉26, 228
線溶系異常　〈1〉433
線溶障害　〈6〉244
前立腺炎　〈3〉596
前立腺癌　〈3〉597
前立腺症　〈3〉596
前立腺肥大症　〈3〉596
線量率効果　〈1〉233

そ

造影検査　〈1〉150

造影剤　〈1〉159
造影剤腎症　〈3〉473
造影剤の種類と主な副作用　〈1〉161
造影超音波検査　〈4〉311
造影CT　〈3〉66,〈4〉51, 314, 411
造影MRI　〈4〉315
騒音障害　〈1〉59
総肝管　〈4〉291, 406
臓器移植　〈1〉244
臓器移植法案　〈6〉302
臓器灌流低下　〈3〉103
早期後脱分極　〈3〉134
早期興奮症候群　〈3〉150
早期再分極（J波）症候群　〈3〉32, 124, 156, 159
臓器障害・不全　〈4〉464
臓器障害マーカー　〈3〉306
早期多系統萎縮症　〈6〉427
早期非小細胞肺癌　〈2〉535
臓器肥大　〈6〉567
早期ビリルビン　〈1〉427
早期腹水　〈3〉340
臓器不全　〈1〉113
臓器保護作用　〈5〉276
早期慢性膵炎の治療　〈4〉470
双極性ニューロン　〈6〉280
双極誘導　〈3〉27
臓器レベル　〈3〉12
総頸動脈　〈6〉343
造血因子/サイトカイン療法　〈6〉77
造血幹細胞　〈6〉2, 5
造血幹細胞移植（HSCT）〈1〉261,〈6〉95, 166
造血幹細胞遺伝子治療　〈1〉239
造血器悪性腫瘍　〈6〉227, 229
造血器腫瘍の診断　〈6〉52
造血細胞比率　〈6〉2
爪甲鉤彎症　〈2〉104
総コレステロール　〈5〉355, 369, 473
巣状糸球体硬化症　〈3〉546
叢状線維化　〈3〉297
巣状肺炎　〈2〉443
巣状分節性糸球体硬化症（FSGS）〈3〉529
巣状分節状糸球体腎炎　〈2〉231
増殖性動脈内膜炎　〈3〉554
臓側心膜　〈3〉334
相対禁忌　〈3〉38
相対的（機能的）副腎皮質不全　〈5〉156
相対的三尖弁逆流（TR）〈3〉45
相対的赤血球増加症　〈1〉431,〈6〉220
総胆管　〈4〉292
総蛋白　〈4〉308
総鉄結合能　〈6〉32
総動脈幹遺残症　〈3〉245
総動脈幹症　〈3〉245
挿入型心臓モニター　〈3〉36
総肺静脈還流異常症　〈3〉248
早発思春期　〈5〉200
早発卵巣不全　〈5〉200
総腓骨神経麻痺　〈6〉572

僧帽弁 〈3〉2, 258, 264
僧帽弁逸脱症 〈3〉267
僧帽弁開放音 〈3〉344
僧帽弁型心陰影 〈3〉56
僧帽弁顔貌 〈3〉260
僧房弁逆流 〈3〉211, 265, 321
僧帽弁逆流ジェット 〈3〉266
僧帽弁狭窄兼逆流（MSR） 〈3〉45
僧帽弁狭窄症 〈3〉84, 259, 278
僧帽弁口面積 〈3〉84
僧帽弁置換術 〈3〉52, 264, 267
僧帽弁通過血流速 〈3〉261
僧帽弁乳頭筋断裂 〈3〉211
僧帽弁閉鎖不全 〈2〉304, 〈3〉258, 264, 270, 290
僧帽弁輪 〈3〉264
僧帽弁輪拡大 〈3〉258
僧帽弁輪石灰化 〈3〉259
瘙痒感 〈1〉360
瘙痒の診断手順 〈1〉361
瘙痒を伴う内臓疾患 〈1〉361
早老症 〈5〉460
総IgE値 〈2〉324
ソーセージ様指 〈2〉288
ソーセージ様の腫大 〈2〉310
側彎 〈2〉529
足関節血圧比 〈3〉352
足関節上腕血圧比 〈3〉95, 97, 174, 384, 〈5〉312
足根管症候群 〈6〉571
即時型アレルギー 〈2〉316
即時型喘息反応 〈2〉319, 416
側枝閉塞予測 〈3〉78
束状層 〈5〉136
促進性心室固有調律 〈3〉205
足蹠紅斑 〈1〉362
塞栓症 〈3〉284
塞栓除去術 〈3〉351
塞栓性腎梗塞 〈3〉560
速伝導路 〈3〉129, 148
側頭動脈炎 〈2〉188, 247, 261
側頭連合野 〈6〉271
続発性アルドステロン症 〈5〉143
続発性吸収不良症候群 〈6〉517
続発性骨粗鬆症 〈4〉346, 〈5〉466
続発性自然気胸 〈2〉510
続発性性腺機能低下症 〈5〉187
続発性巣状分節性糸球体硬化症（FSGS）の分類 〈3〉513
続発性肺悪性リンパ腫 〈2〉565
続発性貧血 〈6〉104
続発性副腎皮質不全 〈5〉68, 157
続発性無月経 〈5〉198
続発性免疫不全症の成因 〈1〉39
側副血行路 〈3〉89
速脈 〈3〉19, 252
側面像心陰影 〈3〉57
粟粒性肝結核 〈4〉388
鼠径ヘルニア 〈4〉255, 〈5〉396
鼠咬症 〈2〉161
組織因子 〈6〉22

組織間液 〈1〉351
組織球性壊死性リンパ節炎 〈6〉185
組織球肉腫 〈6〉210
組織酸素代謝失調 〈1〉279
組織低酸素 〈1〉279
組織ドプラ法 〈3〉50, 303
組織内照射 〈1〉237
組織病理学 〈1〉4
組織プラスミノゲンアクチベーター 〈3〉92, 〈6〉22, 231, 251, 352
粗死亡率 〈1〉118
咀嚼障害 〈1〉389
粗糙嗄声糟 〈1〉391
速効型インスリン 〈5〉296, 319
速効型インスリン分泌促進薬 〈5〉318
鼠毒 〈2〉162
ゾニサミド 〈6〉422, 428, 430, 431
ソフトドリンクケトーシス 〈5〉321
ソホスブビル 〈4〉339
ソマトスタチノーマ 〈5〉207
ソマトスタチン 〈4〉4, 13, 451, 〈5〉26, 296
ソマトスタチンアナログ 〈4〉481, 〈5〉83, 150
ソマトスタチン産生細胞 〈4〉452
ソマトスタチン受容体作動薬 〈5〉45
ソマトスタチン受容体シンチグラフィ 〈4〉481
ソマトスタチン誘導体 〈5〉209, 223
ソマトポーズ 〈5〉16
ソラフェニブ 〈4〉382, 〈5〉100, 223
ゾルミトリプタン 〈6〉619, 621
ゾレドロン酸 〈5〉114, 123, 267

た

タール便 〈4〉25
体位呼吸療法 〈1〉228, 229
体位ドレナージ療法 〈2〉405
体液過剰症 〈3〉418
体液欠乏症 〈3〉419
体液欠乏量の算出 〈1〉212
体液恒常性 〈3〉396, 438, 440
体液コンパートメント 〈3〉439
体液貯留 〈3〉118
体液の評価 〈3〉418
体液分布 〈3〉439
体液Na濃度（体内水分量）の調節 〈3〉442
ダイオキシン 〈5〉14
体外式除細動器 〈3〉124
体外式超音波検査 〈4〉33
体外式ペースメーカ 〈3〉165
体外循環 〈1〉229
体外循環口 〈1〉230
体外衝撃波結石破砕術（ESWL） 〈3〉588, 〈4〉420, 469
対角枝 〈3〉3
大顆粒リンパ球 〈6〉19
大顆粒リンパ球性白血病 〈6〉123
タイ肝吸虫 〈4〉443

体幹失調 〈6〉315, 621
抬起性拍動 〈3〉19
大規模臨床試験 〈1〉330
大血管症 〈5〉307
大血管転位症 〈3〉244
大後頭神経痛 〈6〉555
対光反射 〈6〉307
太鼓ばち指 〈1〉403
体細胞遺伝子検査 〈1〉14
体細胞遺伝子治療 〈1〉242
第三世代HCV抗体 〈4〉321
第三脳室 〈6〉275
胎児性アルコール症候群 〈1〉54, 〈6〉500
体質性黄疸 〈1〉427, 〈4〉368
胎児敗血症性肉芽腫 〈2〉60
代謝異常による脾腫 〈1〉427
代謝回転 〈5〉405
代謝拮抗薬 〈1〉203, 〈6〉86
代謝疾患学 〈5〉272
代謝性アシドーシス 〈3〉449, 454, 455, 〈5〉300
代謝性アルカローシス 〈3〉452, 454, 455
代謝性因子 〈3〉377
代謝性肝疾患 〈4〉373
代謝性筋腎症候群 〈3〉351, 352
代謝性ニューロパチー 〈6〉557, 558
代謝性ミオパチー 〈6〉601
代謝調節 〈5〉271
体重管理 〈5〉341
体重減少 〈4〉453, 〈5〉300, 302
体重変化 〈3〉418
体循環 〈3〉3
代償細胞外液 〈1〉210
代償性肝硬変 〈4〉358
帯状疱疹 〈1〉442, 〈4〉90, 〈6〉383
体静脈 〈3〉223
大静脈造影 〈3〉84
大豆油乳剤 〈5〉474
体性運動 〈6〉270
体性感覚 〈6〉270
体性感覚誘発電位 〈6〉315, 326
胎生期・周産期難聴 〈1〉379
体性痛 〈1〉276, 416, 〈4〉21
体性-内臓反射 〈6〉284
大腿骨近位部骨折 〈5〉467
大腿神経 〈6〉280
大大脳静脈 〈6〉278
大腿ヘルニア 〈4〉255
大唾液腺 〈4〉2
大腸 〈4〉4
大腸炎 〈2〉165
大腸癌 〈4〉215
大腸菌 〈2〉63, 〈3〉578, 〈6〉378, 393
大腸粘膜下腫瘍 〈4〉226
大腸の動脈 〈4〉7
大腸ポリープ 〈4〉81
タイチン 〈3〉7, 324
大痘瘡 〈2〉144
耐糖能異常 〈5〉244, 287, 292

64　だいどう

大動脈陰影　〈3〉57
大動脈炎症候群　〈2〉259,〈3〉258,
　555,〈6〉357
大動脈解離　〈3〉360
大動脈型心陰影　〈3〉55, 56
大動脈騎乗　〈3〉238
大動脈基部　〈3〉358
大動脈弓離断症　〈3〉247
大動脈縮窄症　〈3〉247
大動脈縮窄複合　〈3〉247
大動脈造影　〈3〉85
大動脈内バルーンパンピング　〈3〉106
大動脈内バルーンポンプ　〈3〉118
大動脈内プラーク　〈3〉52
大動脈肺動脈窓　〈3〉246
大動脈破綻プラーク　〈3〉74
大動脈弁　〈3〉2, 258
大動脈弁狭窄　〈3〉83
大動脈弁狭窄兼逆流（ASR）　〈3〉45
大動脈弁狭窄症　〈3〉124, 190, 269,
　300, 496
大動脈弁口面積　〈3〉83
大動脈弁閉鎖不全症　〈2〉199,〈3〉258,
　272, 291
大動脈弁膜疾患　〈5〉399
大動脈弁輪拡張症　〈3〉273, 358
大動脈瘤　〈3〉169, 358
胎内感染　〈2〉2
体内 Na 量の調節　〈3〉441
ダイナミック CT　〈1〉154,〈4〉314
第二経路　〈6〉28, 258
ダイニン　〈6〉283
大脳炎　〈2〉60
大脳基底核　〈6〉272, 312
大脳基底核障害　〈6〉314
大脳脚　〈6〉274
大脳新皮質　〈6〉270
大脳髄質　〈6〉271
大脳巣症状　〈6〉303
大脳動脈輪　〈6〉278
大脳半球　〈6〉270
大脳皮質　〈6〉270
大脳皮質基底核変性症　〈6〉435
大脳皮質領野　〈6〉303
大脳皮質連合野　〈6〉270
大脳辺縁系　〈6〉272
代表性バイアス　〈1〉126
体表面心電図　〈3〉26
タイプ A 行動様式　〈1〉88
体部位局在性　〈6〉270
体プレチスモグラフィ　〈2〉384
胎便性イレウス　〈4〉155
大麻　〈1〉85
大網　〈4〉4, 8
耐容上限量　〈5〉444
第四脳室　〈6〉275
大量免疫グロブリン療法　〈3〉307
大彎　〈4〉4, 29
第 1 号　〈3〉55
第 2 号　〈3〉55
第 3 号　〈3〉55

第 4 号　〈3〉55
第 V 因子　〈6〉228, 231
第 VIII 因子　〈6〉228, 240, 242
第 VIII 因子機能代替製剤　〈6〉95
第 VIII 因子製剤　〈6〉95
第 IX 因子　〈6〉228, 240
第 IX 因子製剤　〈6〉95
第 Xa 因子阻害薬　〈3〉365, 371
多飲　〈5〉302
多因子遺伝　〈3〉219
多因子遺伝疾患　〈1〉14
多因子遺伝病　〈1〉20
タウ蛋白　〈2〉184,〈6〉413
タウ蛋白遺伝子　〈6〉418
タウ蛋白質　〈6〉410
多核巨核球　〈6〉51
他覚的耳鳴　〈1〉380
高月病　〈6〉207
多価不飽和脂肪酸　〈5〉447
高安動脈炎　〈2〉188, 199, 247, 259,
　〈3〉214, 310, 362
多関節痛　〈1〉444
タキゾイト　〈2〉167
タキソイド系抗癌薬　〈6〉574
多棘徐波複合　〈6〉326, 609
多極性ニューロン　〈6〉280
タギング法　〈3〉71
濁音界変位　〈1〉139
濁音変換現象　〈4〉302
タクロリムス　〈1〉250,〈2〉205,〈3〉
　538,〈5〉158,〈6〉88, 598
多クローン性高ガンマグロブリン血症
　〈6〉207
多形性心室頻拍　〈3〉136, 328
多型性マーカー　〈1〉176
多系統萎縮症　〈6〉433, 443, 614
竹内基準　〈1〉244
多血症　〈1〉430
竹様脊椎　〈2〉285
多検出器列 CT　〈3〉65
多呼吸　〈1〉396, 397,〈2〉123
たこつぼ心筋症　〈3〉321
多剤耐性関連蛋白 2　〈4〉372, 409, 416
多剤耐性蛋白 3（multidrug resistance
　3：MDR3, ABCB4）　〈4〉409
多剤耐性緑膿菌　〈2〉22
多剤投与　〈1〉22, 23
多剤併用療法　〈1〉191
ダサチニブ　〈6〉84, 169, 176
多施設共同臓核医学研究　〈3〉64
多疾患罹患状態　〈1〉22
多重睡眠潜時試験　〈6〉613
多種化学物質過敏状態　〈1〉48
多小脳回　〈6〉580
多職種診療　〈1〉301
多職種連携　〈1〉301
多職種連携教育　〈1〉305
打診　〈1〉134,〈4〉20
打診法　〈1〉4
多腺性自己免疫症候群　〈5〉153, 225
多臓器機能障害　〈1〉113

多臓器機能障害の発生メカニズム　〈1〉
　114
多臓器障害症候群　〈1〉279
多臓器不全　〈1〉114, 268, 278,〈2〉
　569, 577,〈5〉423
多巣性運動ニューロパチー　〈6〉450,
　558
多胎　〈5〉202
多断層面再構成　〈1〉152
多断面再構成法　〈3〉66
立ちくらみ　〈6〉291
脱核　〈6〉11
脱血　〈2〉209
脱水　〈1〉350,〈3〉459,〈4〉454,〈5〉
　300, 412, 475
脱髄　〈6〉322, 553
脱髄型　〈6〉573
脱水型遺伝性有口赤血球症　〈6〉132,
　135
脱髄疾患　〈6〉401
脱水症　〈1〉212,〈3〉419
脱髄性ニューロパチー　〈6〉553
脱水の原因　〈1〉351
脱調節状態　〈2〉215
タップテスト　〈6〉533
脱分極　〈3〉32, 130,〈6〉285
脱分極電位　〈6〉284
脱毛　〈5〉465
脱ヨウ素酵素　〈5〉71, 88
脱落膜　〈3〉575
脱力発作　〈6〉610
多糖類　〈5〉442
多内臓移植　〈1〉260
ダニアレルギー　〈1〉42,〈2〉343
ダニの除去　〈1〉42
多尿　〈1〉435,〈3〉459, 592,〈5〉300,
　302
多尿の鑑別診断　〈1〉435
多尿をきたす主な原因疾患　〈1〉435
多嚢胞化萎縮腎　〈3〉573
多嚢胞性卵巣症候群　〈5〉169, 198,
　201, 461
タバコと疾病　〈1〉49
たばこの規制に関する世界保健機関枠組
　条約　〈1〉50
多発筋炎　〈6〉575, 593
多発筋痛症　〈2〉221
多発血管炎性肉芽腫症　〈2〉198, 199,
　200, 247,〈3〉539,〈6〉513
多発血管炎性肉芽腫症　〈2〉188, 253,
　〈6〉233
多発神経症　〈2〉201
多発性異骨症　〈6〉481
多発性関節炎　〈3〉279
多発性筋炎　〈2〉188, 198, 243, 411,
　560,〈3〉310,〈4〉279
多発性硬化症　〈6〉401, 624
多発性骨髄腫　〈4〉399,〈5〉412,〈6〉
　102, 197
多発性骨髄腫による腎障害　〈3〉567
多発性胆管過誤腫　〈4〉364

多発性単ニューロパチー（多発単神経炎）　〈2〉201，〈6〉316, 554
多発性内分泌腫瘍症　〈5〉217
多発性内分泌腫瘍症 1 型　〈4〉480, 〈5〉82, 207
多発性内分泌腫瘍症 2 型　〈3〉329, 〈5〉101, 177
多発性脳動脈瘤　〈6〉361
多発性囊胞症　〈4〉485
多発性囊胞腎　〈3〉572
多発性ラクナ梗塞　〈6〉394
多発単神経障害　〈6〉573
多発ニューロパチー（多発性神経炎）　〈2〉411, 〈6〉316, 488, 490, 502, 554, 567
ダビガトラン　〈3〉369, 〈6〉93, 353
多病　〈1〉22
多病巣性好酸球性肉芽腫症　〈2〉558
タファミジス　〈5〉423
ダプトマイシン　〈3〉285
ダブルバルーン内視鏡　〈1〉169, 170
ダブルバルーン小腸内視鏡　〈5〉383
多包条虫　〈2〉181, 〈4〉392
多胞性囊胞腎　〈3〉573
ダメージ関連分子パターン　〈1〉280
多毛症　〈5〉396
多様性（異型）ポルフィリン症　〈5〉440
ダラツムマブ　〈6〉83, 201
タリウム　〈6〉574
タリウム心筋シンチグラフィ　〈3〉64
タリウム中毒　〈6〉504
タリペキソール　〈6〉428, 429
多量飲酒　〈1〉51
多量体　〈5〉276
垂井病　〈6〉605
タルク　〈2〉536
樽状胸郭　〈2〉425
タルチレリン　〈6〉443, 446
ダルテパリン　〈3〉371
ダルベポエチンアルファ　〈6〉77
垂れ足　〈6〉494, 572
垂れ手　〈6〉494, 571, 573
痰　〈1〉394
単一遺伝子異常　〈5〉313, 314
単一遺伝子病　〈1〉13, 19, 〈3〉219
単一筋線維筋電図　〈6〉325
単位表記　〈1〉148, 149
胆管　〈4〉291
胆管癌　〈4〉411, 432
胆管狭窄　〈4〉469
胆管結核　〈4〉388
胆管結石　〈4〉411, 421
胆管細胞癌　〈4〉316
胆管周囲炎　〈4〉399
胆管上皮細胞　〈4〉298
単眼性複視　〈1〉377
単関節痛　〈1〉444
単冠動脈　〈3〉212
胆管良性腫瘍　〈4〉437
短期直接観察治療　〈2〉28
単球　〈6〉6, 18, 20

単球増加症　〈6〉155
単極誘導　〈3〉27
単形性持続性 VT　〈3〉126
単形性心室頻拍　〈3〉136
単光子放出断層シンチグラフィ　〈3〉63
炭坑夫じん肺　〈2〉487
短鎖脂肪酸　〈5〉214
炭酸カルシウム石　〈4〉417
炭酸水素ナトリウム　〈3〉474
炭酸リチウム　〈5〉110
炭酸リチウム中毒　〈1〉84
胆汁　〈4〉407
胆汁うっ滞　〈1〉427
胆汁酸　〈4〉408, 〈5〉215, 383
胆汁酸負荷試験　〈4〉75
胆汁生成メカニズム　〈4〉409
胆汁の分泌　〈4〉408
胆汁流出障害　〈4〉424
単純型大動脈縮窄症　〈3〉247
単純珪肺症　〈2〉485
単純血漿交換法　〈2〉209
単純性甲状腺腫　〈5〉93
単純性脂肪肝　〈4〉353
単純性腎囊胞　〈3〉573
単純性囊胞　〈4〉485
単純性肺好酸球増多症　〈2〉468
単純性非中毒性甲状腺腫　〈5〉93
単純性肥満　〈1〉354, 355
単純性閉塞性イレウス　〈1〉425
単純先天眼瞼下垂　〈1〉375
単純肺炎胸水　〈2〉507
単純ヘルペスウイルス　〈2〉21, 132, 150, 153, 〈6〉378, 383
単純ヘルペスウイルス 1 型　〈2〉153
単純ヘルペスウイルス感染症　〈2〉150
単純ヘルペス脳炎　〈6〉383, 384, 385
単純疱疹　〈4〉90
単純CT　〈4〉313, 411
単純 X 線検査　〈1〉150
単神経障害　〈5〉310
単神経麻痺　〈6〉570
単心室　〈3〉253
胆膵型　〈4〉482
炭水化物　〈5〉270, 442, 445
男性型多毛症　〈1〉359
男性化徴候　〈5〉164, 205
男性化副腎腫瘍　〈5〉151
男性骨粗鬆症　〈5〉466
男性性機能障害　〈1〉452
男性性腺　〈5〉182
弾性線維　〈3〉4
弾性膜　〈3〉5
胆石　〈4〉403, 418
胆石経口溶解療法　〈4〉420
胆石形成の成因と危険因子　〈4〉418
胆石症　〈4〉285, 370, 416
胆石膵炎　〈4〉420
胆石の分類と特徴　〈4〉417
単線維筋電図　〈6〉597
炭疽　〈2〉62
断層エコー法　〈3〉46

淡蒼球　〈6〉272
淡蒼球黒質ルイ体萎縮症　〈6〉435
断層心エコー図　〈3〉109, 247
断続性眼球運動　〈6〉436
断続性ラ音　〈1〉138, 395
短腸症候群　〈4〉75, 155, 160, 254, 399
タンデム質量分析計　〈5〉21
胆道回虫症　〈4〉443
胆道肝吸虫症　〈4〉443
胆道寄生虫症　〈4〉442
胆道クリプトスポリジウム症　〈4〉443
胆道系酵素　〈4〉307
胆道形成異常　〈4〉438
胆道系の炎症　〈4〉421
胆道ジアルジア症　〈4〉443
胆道ジスキネジア　〈4〉48, 442
胆道疾患の身体所見　〈4〉410
胆道出血　〈4〉447
短胴性小人症　〈5〉399
胆道造影　〈4〉413
胆道内視鏡　〈4〉415
胆道閉鎖症　〈4〉48, 404, 438
胆道閉鎖症の基本病型　〈4〉438
胆道良性疾患　〈4〉436
単糖類　〈5〉442
丹毒　〈2〉54
ダントリウム　〈6〉454
ダントロレン　〈6〉431, 442, 508
単ニューロパチー　〈6〉316, 554
胆囊　〈4〉406
胆囊管　〈4〉406
胆囊癌　〈4〉410, 420, 431
胆囊癌，胆管癌の肉眼型分類　〈4〉431
胆囊管リンパ節　〈4〉407
胆囊結石　〈4〉410, 420
胆囊コレステローシス　〈4〉448
胆囊静脈　〈4〉407
胆囊腺筋腫症　〈4〉410, 437, 447
胆囊・胆道の構造　〈4〉406
胆囊摘出術　〈4〉420
胆囊摘除　〈4〉489
胆囊動脈　〈4〉407
胆囊病変　〈4〉410
胆囊ポリープ　〈4〉436
胆囊良性疾患　〈4〉436
痰の肉眼的性状の評価　〈1〉394
蛋白細胞解離　〈6〉320
蛋白質　〈5〉270, 401, 442, 474
蛋白質・アミノ酸代謝　〈4〉297, 〈5〉401
蛋白質・エネルギー栄養障害　〈1〉54
蛋白質・エネルギー栄養不良　〈5〉446
蛋白質・エネルギー低栄養状態　〈4〉352
蛋白質生合成　〈5〉405
蛋白質分解　〈5〉406
蛋白質分解酵素　〈5〉411
蛋白質補充遺伝子療法　〈1〉241
蛋白生成障害　〈5〉412
蛋白塞栓説　〈4〉466
蛋白測定法　〈5〉409

66　たんぱく

蛋白尿　〈3〉396, 484, 509, 530, 543, 〈5〉310
蛋白尿による尿細管障害　〈3〉514
蛋白リン酸化酵素B　〈3〉377
蛋白漏出性胃腸症　〈2〉179, 〈4〉72
ダンピング症候群　〈4〉284
単包条虫　〈2〉181, 〈4〉392
単房性・多房性の球形腫瘍　〈4〉483
単麻痺　〈6〉312
短絡血流　〈3〉227, 232, 233
短絡路　〈3〉397
短ループネフロン　〈3〉404

ち

チアゾリジン薬　〈3〉176, 〈5〉241, 318
チアノーゼ　〈1〉401, 〈2〉123, 362, 〈3〉16, 221, 234, 249, 254
チアノーゼ性心疾患　〈3〉238
チアノーゼをきたす疾患　〈1〉402
チアノーゼを呈する異常ヘモグロビン症　〈6〉145
チアプリド塩酸塩　〈6〉438
チアマゾール　〈5〉81, 102, 226
チアミン　〈3〉315, 〈5〉418, 〈6〉479, 500
チアミン欠乏症　〈6〉488
チアミン反応性巨赤芽球性貧血　〈6〉112
地域医療　〈1〉297
地域がん登録における5年相対生存率　〈1〉99
地域がん登録における部位別5年相対生存率　〈1〉101
地域包括ケア　〈1〉319
地域包括ケアシステム　〈1〉315, 318
地域包括ケアシステムの強化のための介護保険法等の一部を改正する法律　〈1〉321
地域包括支援センター　〈1〉318
地域密着型サービス　〈1〉318, 319
地域リハビリテーションの定義と活動指針　〈1〉283
チーム医療　〈1〉301, 〈3〉123
チームを構成する専門職　〈1〉301
チェックバルブ　〈2〉439
チエノピリジン系　〈6〉94, 239, 353
チエノピリジン誘導体　〈3〉191
チェリーレッドスポット　〈5〉392, 394
遅延型アレルギー　〈2〉318
遅延後脱分極　〈3〉134
遅延整流外向きKチャネル　〈3〉131
遅延造影　〈3〉70
遅延電位　〈3〉95
知覚異常　〈5〉388
地球温暖化　〈1〉48
蓄尿機能障害　〈3〉594
蓄尿障害　〈1〉436
チクロピジン　〈3〉368, 371, 〈6〉95, 239, 266, 353
チクングニアウイルス　〈2〉142

チクングニア熱　〈2〉142
治験　〈1〉331
智歯周囲炎　〈1〉387
致死性家族性不眠　〈2〉183, 185
致死性不整脈　〈3〉447
地図状舌　〈1〉409, 〈4〉92
地中海性貧血　〈6〉146
チック　〈1〉348, 〈6〉441
窒素化合物　〈1〉410
窒素酔い　〈1〉43
腟トリコモナス　〈2〉170
遅伝導路　〈3〉129, 148
チトクローム P450　〈3〉369
遅発型喘息反応　〈2〉319, 417
遅発型溶血性輸血副作用　〈1〉218
遅発性ウイルス感染症　〈6〉388
遅発性肝不全　〈4〉331
遅発性ジストニア　〈6〉440
遅発性脳血管攣縮　〈6〉361
遅発性ラクターゼ欠乏症　〈4〉164
チフス　〈2〉92
緻密斑（マクラデンサ）　〈3〉403, 555
遅脈　〈3〉270
チミン　〈5〉432
致命率　〈1〉120
チャージバリア　〈3〉400, 511
着衣失行　〈6〉305
注意障害　〈6〉297
中隔枝　〈3〉3
中隔枝閉塞術　〈3〉300
中型血管炎　〈3〉539, 540
中間灰白質　〈6〉275
中間代謝物質量　〈5〉275
中間中胚葉　〈3〉413
中間比重リボ蛋白　〈5〉343
中鎖脂肪酸　〈5〉364, 381, 383
中耳炎　〈2〉59
注視眼振　〈1〉382, 〈6〉315
注視方向性眼振　〈6〉315
中手指節関節　〈2〉217, 287
中小脳脚　〈6〉274, 275, 305
中心暗点　〈6〉307
中心核ミオパチー　〈6〉586
中心溝動脈梗塞　〈6〉369
中心静脈圧　〈3〉16
中心静脈カテーテル関連カンジダ症　〈2〉97
中心静脈カテーテル関連血流感染症　〈2〉42
中心性虎斑融解　〈6〉502
中心動脈周囲リンパ鞘　〈6〉3
虫垂炎　〈4〉176
虫垂腫瘍　〈4〉230
中枢神経　〈6〉270, 283
中枢神経系　〈6〉282
中枢神経系原発悪性リンパ腫　〈6〉541
中枢神経系脱髄疾患　〈6〉401
中枢神経系の感染症性疾患　〈6〉375
中枢神経後遺症　〈5〉327
中枢神経過換気　〈6〉295
中枢性過敏症候群　〈2〉266

中枢性感作症候群　〈2〉266
中枢性思春期早発症　〈5〉29, 46
中枢性食欲抑制薬　〈5〉453
中枢性睡眠時無呼吸　〈6〉613
中枢性睡眠時無呼吸症候群　〈2〉412
中枢性チアノーゼ　〈1〉402
中枢性トレランス　〈1〉35, 〈2〉196
中枢性尿崩症　〈1〉435, 〈5〉54, 64
中枢性麻痺　〈6〉628
中枢性めまい　〈6〉292, 621, 623
中性エンドペプチダーゼ　〈5〉233
中性脂質　〈5〉342
中性脂肪　〈5〉342, 355, 448
中足趾節関節　〈5〉427
中大脳動脈　〈6〉278
中腸軸捻　〈4〉155
中東呼吸器症候群　〈2〉3, 155
中等度異型　〈4〉482
中等度難聴　〈1〉378
中毒　〈1〉69
中毒起因物質　〈5〉573
中毒情報センター　〈1〉270
中毒性巨大結腸症　〈4〉27
中毒性多結節性甲状腺腫　〈5〉81
中毒性単結節性甲状腺腫　〈5〉81, 98
中毒性ニューロパチー　〈6〉556, 572
中毒性表皮壊死症　〈2〉331
中脳　〈6〉274, 305
中脳水道周囲灰白質　〈6〉618
中皮腫　〈2〉511, 〈3〉347
肘部管症候群　〈6〉570
中膜　〈3〉3
中膜石灰沈着性硬化症　〈3〉169
腸 angiodysplasia　〈4〉168
腸アニサキス症　〈2〉176
腸炎ビブリオ　〈1〉78
超音波Bモード　〈1〉158
超音波エラストグラフィ　〈1〉159
超音波ガイド下経気管支針吸引生検　〈2〉370
超音波検査　〈1〉158, 〈3〉46, 〈4〉33, 311, 410, 457
超音波検査の造影剤　〈1〉162
超音波断層法　〈1〉438
超音波ドプラ法　〈1〉158
超音波内視鏡　〈4〉36, 85, 416, 457
超音波内視鏡ガイド下穿刺吸引生検　〈4〉416
超音波内視鏡下穿刺吸引生検法　〈4〉227
超音波ネブライザー　〈2〉401
腸回転異常症　〈4〉155
聴覚機能異常　〈1〉378
腸管運動の異常　〈1〉424
腸管感染症　〈4〉77
腸管子宮内膜症　〈4〉199
腸管出血性大腸菌　〈4〉78
腸管出血性大腸菌 O157　〈2〉92
腸肝循環　〈4〉407
腸管ドレナージ　〈1〉255
腸管粘膜免疫　〈4〉10

腸管嚢腫性気腫症 〈4〉228
腸管不全 〈4〉399
腸間膜 〈4〉8, 250
腸間膜虚血性疾患 〈4〉250
腸間膜リンパ節炎 〈2〉71
長期酸素療法 〈2〉403
腸球菌 〈2〉55, 〈3〉283
蝶形陰影 〈3〉61
腸結核 〈4〉178
腸骨恥骨靱帯 〈4〉257
腸雑音 〈1〉418
長鎖非コード RNA 〈3〉14
長時間持続ビデオ脳波同時記録(モニター)
　検査 〈6〉612
腸重積 〈4〉226, 232
腸上皮化生 〈4〉125
聴診 〈1〉134, 〈3〉16, 〈4〉19
聴神経腫瘍 〈6〉464
腸性肢端皮膚炎 〈5〉447
調節換気 〈1〉226
調節酸素療法 〈2〉402
調節性 T 細胞 〈2〉327
調節反射 〈6〉308
超速効型インスリン 〈5〉319
腸炭疽 〈2〉62
腸チフス 〈2〉67
超低エネルギー食(VLCD) 〈5〉452
超低比重(密度)リポ蛋白 〈4〉297, 〈5〉
　271, 272, 343
張度 〈3〉440, 443
腸内細菌 〈5〉214
腸内細菌説 〈1〉42
腸内細菌叢 〈4〉78
腸粘膜傷害 〈1〉424
腸閉塞 〈4〉233, 286
聴放線 〈6〉272
調律診断 〈3〉30
聴力型による分類 〈1〉379, 380
聴力障害 〈1〉378
腸リンパ管拡張症 〈5〉383
長ループネフロン 〈3〉404
潮浪波 〈3〉43
直視下気管支生検 〈2〉368
直接経口抗凝固薬 〈6〉93
直接血液灌流療法 〈6〉504
直接血液吸着(DHP) 〈1〉232
直接作用型抗ウイルス薬 〈4〉305, 362
直接伝播 〈2〉2
直接ビリルビン 〈4〉407
直接ヘルニア 〈4〉255
直線加速器 〈1〉235
直腸 〈4〉6, 215
直腸潰瘍 〈4〉244
直腸癌 〈4〉52
直腸指診 〈1〉418
直腸の診察 〈1〉140
直流カルディオバージョン 〈3〉145
直流通電除細動 〈3〉145
直行蠕動 〈4〉30
貯留嚢胞 〈4〉486
貯留反応仮説 〈3〉172

治療閾値 〈1〉127, 146, 148
治療がもたらす不利益 〈1〉127
治療関連 MDS 〈6〉125
治療後神経障害 〈5〉311
治療抵抗性高血圧 〈3〉390
治療で得られる利益 〈1〉127
治療的薬物血中濃度測定 〈2〉18
チロシン 〈5〉172, 402, 〈6〉478, 480
チロシンキナーゼ 〈5〉314, 〈6〉80
チロシンキナーゼ型神経成長因子受容体
遺伝子 〈6〉562
チロシンキナーゼ阻害薬 〈6〉169, 174
鎮咳薬 〈2〉397
陳旧性心筋梗塞 〈3〉89, 208
陳旧性脳梗塞 〈3〉382
鎮痛・催眠薬 〈6〉508
鎮痛消炎薬 〈1〉206
鎮痛補助薬 〈1〉206
鎮痛薬 〈1〉207
鎮痛薬腎症 〈3〉580

つ

追加インスリン 〈5〉320
椎間板ヘルニア 〈6〉525
椎骨動脈 〈6〉275
椎骨動脈系 〈6〉343
追跡調査 〈1〉116
椎体骨折 〈5〉467
椎板 〈6〉550
対麻痺 〈6〉312
痛覚 〈6〉299
痛覚感受部位 〈6〉616
通常型間質性肺炎 〈2〉475
通常分割照射 〈1〉235
痛風 〈2〉194, 201, 221, 292, 〈3〉563,
　〈5〉424, 426
痛風関節炎 〈5〉424, 426
痛風結節 〈2〉293, 〈5〉427
痛風腎 〈2〉294, 〈3〉564, 〈5〉426
痛風発作 〈5〉424
継ぎ足歩行 〈6〉299
ツツガムシ病 〈2〉108, 109, 450, 〈6〉
　395
ツツガムシ病髄膜炎 〈6〉395
ツベリン 〈2〉544
ツベルクリン反応 〈2〉363, 453
爪周囲紅斑 〈2〉201
爪の異常 〈1〉359
爪の異常を伴う主な疾患 〈1〉360
爪白癬 〈2〉104
爪病変 〈4〉301

て

手足口病 〈2〉129
低 HDL コレステロール血症 〈5〉354,
　355
低 O_2 換気応答試験 〈2〉388
低 T_3 症候群 〈5〉88
低悪性度 B 細胞性リンパ腫 〈6〉58

低圧障害 〈1〉44
低アディポネクチン血症 〈5〉276
低アルブミン血症 〈3〉530
低異型 〈4〉482
定位手術的照射 〈1〉236
定位脳手術 〈6〉426
定位放射線照射 〈1〉236
低栄養 〈1〉24, 〈5〉412, 〈6〉490
帝王病 〈5〉424
低温環境 〈1〉46
低カリウム(K)血症 〈3〉317, 448,
　457, 468, 〈5〉238, 475
低カリウム血症性周期性四肢麻痺 〈3〉
　448
低カリウム血症性アルカローシス 〈5〉
　140, 144
低顆粒 〈6〉50
低カルシウム(Ca)血症 〈5〉115, 120,
　123, 458, 459, 462, 〈6〉491
低ガンマグロブリン血症 〈2〉522
低灌流 〈3〉120
低級脂肪酸 〈1〉410
低血圧 〈3〉306
低血糖 〈5〉300, 320, 324, 475
低血糖昏睡 〈5〉254
低血糖症 〈5〉321, 324
抵抗症 〈6〉298
テイコプラニン 〈3〉285
低酸素 〈3〉485
低酸素血症 〈2〉424, 570, 574, 〈3〉
　221
低酸素性肝炎 〈4〉396
低酸素性肺血管攣縮 〈2〉357, 〈3〉331
低酸素脳症 〈6〉521
低脂血症 〈5〉380
低脂肪食 〈5〉461
低侵襲経肛門手術 〈4〉223
低身長 〈5〉333, 399
低浸透圧尿 〈1〉435
低心拍出 〈3〉120
低心拍出量性心不全 〈3〉111
低親和性IgE 受容体 〈2〉319
ディスペプシア 〈4〉70, 121
低増殖期 〈4〉336
低蛋白血症 〈5〉310, 409, 412
定着 〈2〉2
低張食塩水 〈5〉306
低張性脱水 〈1〉212, 351
低張尿 〈1〉435
低トランスフェリン血症 〈6〉112
低ナトリウム(Na)血症 〈3〉317, 443,
　444, 445, 〈5〉67, 〈6〉514
低尿酸血症 〈3〉462, 〈5〉429
低比重(密度)リポ蛋白 〈3〉171, 〈5〉
　136, 272, 343
ディフェンシン 〈2〉11, 34, 464
低分化型腺癌 〈4〉62
低分葉微小巨核球 〈6〉125
低補体血症性蕁麻疹様血管炎 〈2〉257
低マグネシウム(Mg)血症 〈3〉461,
　〈5〉115, 120, 〈6〉517

低リスク MDS 〈6〉128
停留精巣 〈5〉182, 187
定量噴霧式ネブライザー 〈2〉401
低リン（P）血症 〈3〉460, 〈5〉123, 126, 127, 〈6〉491
低リン血症・くる病 〈5〉127, 333
低レニン性（続発性）選択的低アルドステロン症 〈5〉159
テーラーメイド医療 〈1〉183
デオキシコルチコステロン 〈5〉166
デオキシコルチコステロン産生腫瘍 〈5〉143
手回内・回外試験 〈6〉299
適応補助換気 〈3〉123
適応免疫 〈2〉11
笛音 〈1〉395
適合試験 〈1〉217
デキサメタゾン 〈5〉36, 155, 165, 423, 〈6〉206
デキサメタゾン抑制試験 〈5〉37, 148, 160
出来高払い制 〈1〉313
デクスラゾキサン 〈6〉88
手口感覚症候群 〈6〉316
テクネチウム 〈3〉62, 〈5〉75
デコンディショニング 〈2〉406
デジタル画像 〈1〉149
デジタルサブトラクション血管造影法 〈1〉46
テストステロン 〈5〉16, 182, 184, 193, 195
テストステロンエナント酸エステル 〈5〉51
デスフェリオキサミン 〈5〉441
デスモイド腫瘍 〈4〉211
デスモシン 〈2〉191
デスモゾーム 〈3〉255
デスモプレシン 〈5〉65, 〈6〉241
デスレセプター経路 〈4〉299
デス-α-カルボキシプロトロンビン 〈4〉325
デス-γ-カルボキシプロトロンビン 〈4〉381
テタニー 〈1〉348, 〈3〉459, 〈5〉115, 121, 〈6〉492
鉄 〈5〉411, 〈6〉104
鉄芽球性貧血 〈6〉14, 104, 111, 265
鉄過剰症 〈6〉90
鉄キレート剤 〈6〉90
鉄キレート療法 〈6〉129
鉄欠乏性貧血 〈4〉221, 285, 〈6〉109
鉄染色 〈6〉48
鉄代謝 〈6〉30
鉄調節蛋白 〈6〉33
鉄貯蔵蛋白 〈5〉411
手続き的正義 〈1〉12
鉄反応エレメント 〈6〉33
テトラクロロジベンゾジオキシン 〈5〉14
テトラサイクリン系抗菌薬 〈1〉186, 〈2〉27, 〈3〉348, 〈5〉383, 〈6〉206

テトラヒドロビオプテリン 〈6〉478
テトラヒドロビオプテリン負荷試験 〈5〉415
テトロドトキシン 〈6〉505, 573
テネスムス 〈1〉421, 〈2〉67, 〈4〉242
手の Barré 〈1〉449
手の鏡像運動 〈6〉551
デノスマブ 〈1〉389, 〈5〉114, 267, 467, 470
テノホビルアラフェナミド 〈4〉337, 〈4〉329
テノホビル ジソプロキシルフマル酸塩 〈4〉329, 337
デヒドロエピアンドロステロン 〈5〉16, 136, 139, 183, 195
手病変 〈5〉313
デフェラシロクス 〈6〉90, 129, 487
デフェロキサミン 〈2〉102, 〈6〉90, 487
テモゾロミド 〈6〉538
デュルバルマブ 〈2〉398, 400, 535
テラプレビル 〈4〉340
テリパラチド 〈5〉114, 135, 467, 471
デルマタン硫酸 〈5〉396, 398
デルマトーム 〈6〉280
テレトニン 〈3〉324
転移 RNA 〈5〉404
電位依存性 Ca チャネル 〈3〉131, 〈6〉599
電位依存性 Na チャネル 〈3〉132
転移性肝癌 〈4〉314, 383
転移性肝腫瘍 〈4〉312
転移性心臓腫瘍 〈3〉348
転移性脳腫瘍 〈6〉542
転移性肺腫瘍 〈2〉537
転移に伴う病態 〈1〉96
伝音難聴 〈1〉378, 379
電解質 〈5〉474
電解質異常 〈2〉570, 〈3〉317
電解質失調 〈3〉156
電解質代謝異常 〈3〉489
電解質バランス 〈1〉211
電解質補正 〈5〉306
電荷濃度 〈3〉439
てんかん 〈3〉108, 〈5〉119, 〈6〉466, 467, 608
てんかん重積状態 〈1〉347
てんかん症候群分類 〈6〉610
てんかん性けいれん発作 〈1〉347
てんかん性放電 〈6〉610
てんかん発作 〈6〉608
てんかん発作の国際分類 〈1〉347
てんかん薬 〈6〉430
電気泳動法 〈5〉409
電気軸 〈3〉30
電気ショック 〈3〉209
電気水圧衝撃波砕石術 〈4〉421
電気生理学的検査 〈3〉93
デングウイルス 〈2〉141
デング出血熱 〈2〉141
デングショック症候群 〈2〉141

テングタケ中毒 〈6〉507
デング熱 〈2〉141
電撃性紫斑病 〈6〉246
電子圧力柱（擬似水銀）血圧計 〈3〉24
電子伝達系 〈5〉408
電磁波による障害 〈1〉60
電子ボルト 〈1〉64
転写因子 〈1〉108, 〈3〉222, 〈5〉11
伝染性紅斑 〈2〉130
伝染性単核（球）症 〈2〉135, 〈6〉183
伝染性単核（球）症様症候群 〈2〉135
伝染性軟属腫 〈2〉337
伝染性膿痂疹 〈2〉337
点滴腎盂造影 〈3〉430
転倒 〈5〉466
伝導時間 〈3〉93
伝導遅延 〈6〉573
点頭てんかん 〈6〉610
点突然変異 〈1〉106, 173, 〈5〉275, 389
天然痘 〈2〉144
天然痘ウイルス 〈2〉144
伝播 〈2〉2
癜風 〈2〉103, 104
電離放射線 〈1〉46

と

銅 〈5〉411
頭位（変換）眼振検査 〈1〉382
同化 〈5〉270
透過性肺水腫 〈2〉358
導管 〈4〉451
動眼神経 〈6〉274, 317
動眼神経麻痺 〈1〉375, 〈6〉361
動悸 〈1〉401, 〈3〉125
同期式間欠的強制換気 〈1〉226
洞機能不全症候群 〈3〉209
動悸の発生原因と重症度 〈1〉401
糖吸収・排泄調節系 〈5〉319
陶器様胆嚢 〈4〉448
頭頸部動脈解離 〈6〉362
盗血現象 〈3〉252, 〈6〉360
洞結節 〈3〉10, 129
洞結節回復時間 〈3〉94, 161
洞結節機能 〈3〉94
洞結節動脈 〈3〉3
洞結節有効不応期 〈3〉161
洞結節リエントリー性頻拍 〈3〉147
銅欠乏症 〈6〉517
糖原性アミノ酸 〈5〉271, 408
糖原病 〈5〉273, 327, 426, 〈6〉604
瞳孔障害 〈6〉307
橈骨神経 〈6〉280
橈骨神経麻痺 〈5〉571
痘瘡 〈2〉144
透視下肺末梢生検 〈2〉368
糖脂質代謝異常 〈5〉461
糖質 〈5〉270, 278, 442, 474
糖質吸収不全症 〈5〉336

糖質コルチコイド 〈1〉198, 199, 〈5〉136
当日照射 〈1〉235
糖質代謝異常 〈5〉278
投射線維 〈6〉272
同種骨髄移植 〈1〉262
同種腎移植 〈1〉249
同種造血幹細胞移植 〈1〉262, 〈6〉171, 175, 226
同種弁 〈3〉289
同種末梢血幹細胞移植 〈1〉262
凍傷 〈1〉46
動静脈奇形 〈6〉368, 372
動静脈シャント 〈3〉317
動静脈瘻 〈3〉357
同所性肝移植 〈1〉253
同心円硬化症 〈6〉405
同心円状層状封入体 〈5〉392
頭振眼振検査 〈1〉382
糖新生 〈5〉278, 280, 297
糖新生異常症 〈5〉324
透析 〈2〉49
透析アミロイドーシス 〈3〉491
透析液 〈1〉230
透析患者の妊娠 〈3〉577
透析関連アミロイドーシス 〈5〉421, 423
透析腎不全 〈6〉77
透析不均衡症候群 〈6〉521
透析療法 〈5〉310
痘瘡 〈1〉46, 〈2〉144
凍瘡様皮疹 〈2〉201
糖代謝 〈4〉296, 〈5〉278
糖代謝異常 〈5〉276, 282
銅代謝異常 〈6〉485
糖代謝経路 〈5〉278
糖蛋白 〈5〉419
糖蛋白代謝異常症 〈6〉482
等張性脱水 〈1〉212, 351
頭頂連合野 〈6〉270
動的視野測定 〈1〉370
動的聴診法 〈3〉23
動的変異 〈1〉20
糖毒性 〈5〉321
導入免疫抑制療法 〈1〉261
糖尿病 〈2〉197, 〈3〉173, 315, 391, 〈4〉400, 〈5〉276, 281, 372
糖尿病型［血糖値の判定基準］ 〈5〉286, 287, 302
糖尿病合併患者 〈3〉185
糖尿病合併妊娠 〈5〉288
糖尿病患者の腎障害 〈3〉561
糖尿病ケトアシドーシス（DKA） 〈3〉450
糖尿病ケトアシドーシス 〈5〉305
糖尿病症状 〈4〉472
糖尿病性壊疽 〈5〉311
糖尿病性筋萎縮 〈5〉311
糖尿病性心筋症 〈5〉312
糖尿病性神経障害 〈5〉310
糖尿病性腎症 〈1〉281, 〈5〉234, 309

糖尿病性腎症病期分類 〈3〉562, 〈5〉309
糖尿病性腎臓病 〈3〉561
糖尿病性大血管症 〈5〉312
糖尿病性多発神経障害 〈5〉311
糖尿病性ニューロパチー 〈6〉558
糖尿病治療薬 〈3〉176
糖尿病の三大合併症 〈5〉246
糖尿病網膜症 〈5〉307, 308
等張液 〈3〉441
登攀性起立 〈6〉299, 578
洞頻脈 〈3〉141
頭部CT 〈1〉152, 〈3〉109
頭部外傷 〈6〉543
頭部外傷性嗅覚障害 〈1〉382
頭部後屈あご先挙上法 〈1〉272
洞不全症候群 〈2〉227, 〈3〉160
頭部の診察 〈1〉135
洞房結節 〈3〉129
洞房伝導時間 〈3〉94, 161
動脈圧 〈3〉81
動脈管 〈3〉244
動脈管開存症 〈3〉233
動脈血ガス検査 〈3〉333
動脈血酸素分圧 〈2〉360
動脈血酸素飽和度 〈2〉569
動脈血栓症 〈6〉246
動脈血栓・塞栓症 〈3〉371
動脈血炭酸ガス分圧 〈2〉360, 390
動脈硬化 〈2〉199, 〈3〉169, 〈5〉233, 312
動脈硬化性疾患 〈5〉276
動脈硬化性腎硬化症 〈3〉553
動脈硬化性心疾患 〈5〉378
動脈疾患 〈3〉351
動脈塞栓症 〈3〉351
動脈蛇行症候群 〈3〉330
動脈内血栓溶解療法 〈3〉91
動脈の伸縮性（コンプライアンス） 〈3〉96
動脈壁 〈3〉4
冬眠心筋 〈3〉53
同名1/4盲 〈6〉307
同名半盲 〈6〉307
糖輸送担体 〈5〉272
動揺胸郭 〈2〉529
洞様毛細血管 〈6〉2
投与エネルギー量 〈5〉472, 474
投与補正係数 〈3〉504
トキシンB 〈2〉87
トキソイド 〈2〉31
トキソカラ症 〈2〉177
トキソプラズマ 〈2〉167
トキソプラズマ原虫 〈6〉395
トキソプラズマ・ゴンディイ 〈6〉393
トキソプラズマ症 〈2〉136, 462, 〈6〉395
トキソプラズマ脳症 〈2〉150
ドキソルビシン 〈3〉319
ときほぐし線維 〈6〉342
鍍銀染色 〈6〉61

特異度 〈1〉128, 145
ドクササコ中毒 〈6〉507
特殊感覚 〈6〉270
特殊経腸栄養剤 〈1〉224
特殊心電図検査 〈3〉36
毒性オイル症候群 〈2〉277
毒素A 〈4〉174
毒素B 〈4〉174
毒素性ショック症候群 〈2〉52
特定健康診査・特定保健指導 〈5〉287, 303, 454, 458
特定心筋症 〈3〉300
特発性アルドステロン症 〈3〉384, 〈5〉140
特発性炎症性筋疾患 〈6〉591
特発性拡張型心筋症 〈3〉324
特発性間質性肺炎 〈2〉475
特発性冠動脈解離 〈3〉199
特発性器質化肺炎 〈2〉480
特発性胸部リンパ節腫大 〈2〉516
特発性血小板減少性紫斑病 〈1〉433, 〈2〉70, 〈6〉78, 138, 227, 234
特発性好酸球性肺炎 〈2〉465, 470
特発性拘束型心筋症 〈3〉303
特発性細菌性腹膜炎 〈4〉247
特発性三叉神経痛 〈6〉555
特発性自然気胸 〈2〉510
特発性縦隔気腫 〈2〉517
特発性小脳失調症 〈6〉446
特発性食道破裂 〈2〉517
特発性心筋症 〈3〉13
特発性新生児肝炎 〈4〉405
特発性正常圧水頭症 〈6〉531
特発性線維性縦隔炎 〈2〉519
特発性てんかん 〈1〉347
特発性頭蓋内圧亢進症 〈6〉534
特発性肺線維症 〈2〉475
特発性肺動脈性肺高血圧症 〈3〉59
特発性肺胞蛋白症 〈2〉465
特発性半月体形成性腎炎 〈2〉198
特発性門脈圧亢進症 〈4〉111, 362, 393
特発性1型糖尿病 〈5〉290
毒物の吸収経路 〈1〉69
毒力 〈2〉2, 5
時計皿爪 〈1〉403
時計方向回転 〈3〉30
吐血 〈1〉412
盗血現象 〈3〉252
吐血をきたす疾患 〈1〉412
トコフェロール欠乏症 〈6〉492
閉じ込め症候群 〈6〉302
徒手筋力検査 〈6〉592
トシリズマブ 〈2〉208, 〈5〉423, 〈6〉151, 182
怒責 〈4〉237, 257
戸谷分類 〈4〉441
突進現象 〈6〉299, 314
突然死 〈3〉124, 292, 297
突発性難聴 〈1〉381, 〈6〉626
突発性肺炎症候群 〈2〉566

突発性発疹　〈2〉131
ドナー　〈3〉493, 495
ドナー特異的抗 HLA 抗体　〈1〉249
ドネペジル　〈6〉367, 414, 417
ドパミン　〈5〉25, 38, 172, 〈6〉478
ドパミンアゴニスト　〈6〉429
ドパミン作動薬　〈5〉56, 223, 〈6〉508
ドパミン産生ニューロン　〈6〉272
ドパミン代謝増強薬　〈6〉430
ドパミンニューロン　〈6〉314
とびひ　〈2〉337
トピロキソスタット　〈5〉428
トファシチニブ　〈2〉206
ドブタミン　〈3〉118
ドブタミン負荷心エコー法　〈3〉53
ドプラスペクトル表示法　〈1〉159
ドプラ法　〈3〉49, 〈4〉311
トポイソメラーゼ阻害薬　〈6〉87
トポイソメラーゼⅠ　〈2〉236
塗抹・培養検査　〈1〉30, 〈2〉364
土曜の夜麻痺　〈6〉571
ドライアイ　〈2〉273
ドライアイスセンセーション　〈6〉506
ドライバー遺伝子変異　〈2〉535, 〈6〉221
ドライマウス　〈2〉273
トラスツズマブ　〈3〉319
トラセミド　〈3〉122
トラネキサム酸　〈6〉26, 95, 244, 254
トラフ値　〈1〉184
トランスコバラミン　〈5〉402, 〈6〉36, 116
トランスコバラミン欠損症　〈5〉465
トランスコバラミンⅡ　〈4〉74
トランスサイトーシス　〈6〉482
トランスサイレチン　〈3〉315, 〈5〉420
トランスサイレチン関連アミロイドーシス　〈6〉563
トランス脂肪酸　〈5〉445
トランスジェニックマウス　〈3〉13
トランスセオレティカル・モデル　〈1〉308
トランスセオレティカル・モデルにおける 10 の行動変容プロセス　〈1〉309
トランスデューサー　〈3〉42
トランスフェリン　〈5〉402, 411, 446, 〈6〉31, 151, 487
トランスフェリン欠損症　〈5〉413
トランスフォーメーション　〈1〉106
トランスポーター　〈5〉7, 403
トリアゾラム　〈6〉508
トリアムテレン　〈3〉468, 〈5〉144, 159
トリガードアクティビティ　〈3〉39, 133, 134, 141
鳥関連慢性過敏性肺炎　〈2〉466
トリクラベンダゾール　〈4〉444
トリグリセリド　〈5〉271, 296, 342, 355
トリグリセリド値　〈3〉173
トリクロロエチレン中毒　〈6〉498
取り込み障害　〈5〉365

トリコモナス　〈2〉170
鳥の嘴サイン　〈4〉102
鳥の嘴状狭窄　〈4〉117
トリパノソーマ　〈2〉169
トリプシノゲン　〈4〉465
トリプシン　〈4〉451, 460, 465
トリプタン系薬剤　〈6〉616, 617
トリプタン製剤　〈3〉319
トリプトファン　〈6〉479
トリプトファン反応　〈6〉321
トリプレットリピート病　〈1〉20
トリヘキシフェニジル　〈6〉428, 441, 442, 454
トリメタジオン　〈6〉263
トリメトプリム　〈2〉27
トリヨードサイロニン　〈3〉311
努力性嗄声　〈1〉391
努力肺活量　〈2〉382
努力呼出曲線　〈2〉382
トリヨードサイロニン　〈5〉5, 70, 103
トルイジンブルー染色　〈6〉341
トルエン中毒　〈3〉451, 〈6〉499
トルコ鞍空洞症候群　〈5〉56
トルバプタン　〈3〉121, 122, 294, 〈5〉233
トレオニン　〈5〉402
トレチノイン　〈6〉79
トレッドミルスコア　〈3〉40
トレッドミル負荷試験　〈3〉37, 185
トレランス　〈1〉33, 〈2〉196
ドロキシドパ　〈6〉428, 429, 435
トロホゾイト　〈2〉166
トロポニン C　〈3〉8
トロポニンⅠ　〈3〉99, 186
トロポニン T　〈3〉99, 186, 306
トロポニン複合体　〈3〉8
ドロレス顎口虫　〈2〉177
トロンビン　〈6〉22, 24, 29, 231
トロンビン-アンチトロンビン複合体　〈6〉66
トロンビン活性化線溶阻害因子　〈6〉26
トロンビンバースト　〈6〉22
トロンボキサン　〈2〉204, 321, 〈3〉193
トロンボキサン A$_2$（TXA$_2$）　〈1〉206, 〈2〉203, 〈3〉368
トロンボポエチン　〈6〉3, 7, 78, 215, 236
トロンボモジュリン　〈6〉22, 25, 29, 94, 231, 249, 258
鈍縁枝　〈3〉3
呑酸　〈1〉415, 〈4〉99
貪食　〈6〉19
ドンペリドン　〈6〉430

な

ナイアシン　〈6〉490, 502
ナイアシン欠乏症　〈6〉490
ナイーブ T 細胞　〈2〉37, 464, 〈4〉11
内因子　〈6〉36
内因性感染　〈1〉28

内因性交感神経刺激作用　〈5〉374
内因性高脂血症　〈5〉357
内因性高トリグリセリド血症　〈5〉358
内因性発熱物質　〈1〉336
内因性リポ蛋白代謝経路　〈5〉349
内科的胸腔鏡　〈2〉372
内眼手術後眼瞼下垂　〈1〉376
内頸静脈　〈3〉16
内頸静脈穿刺　〈1〉220
内頸静脈の視診　〈1〉136
内頸静脈拍動の観察　〈1〉137
内頸動脈系　〈6〉278, 343
内視鏡　〈4〉36
内視鏡陰性 GERD　〈1〉415
内視鏡検査　〈1〉165, 166
内視鏡先端構造　〈1〉167
内視鏡治療　〈1〉168
内視鏡的逆行性胆管膵管造影　〈4〉37, 84, 413, 458
内視鏡的経乳頭的胆嚢ドレナージ　〈4〉423
内視鏡的経鼻胆管ドレナージ　〈4〉427
内視鏡的血腫吸引術　〈6〉359
内視鏡的止血法　〈4〉79
内視鏡的ステント挿入術　〈4〉83
内視鏡的胆管ドレナージ　〈4〉427
内視鏡的乳頭拡張術　〈4〉421
内視鏡的乳頭括約筋切開術　〈4〉421, 427
内視鏡的粘膜下層剥離術　〈1〉168, 〈4〉80, 138, 148, 206, 222
内視鏡的粘膜切除術　〈1〉168, 〈4〉80, 138, 148, 206, 228
内視鏡的バルーン拡張術　〈4〉83
内視鏡的バンド結紮術　〈4〉80
内視鏡的副乳頭拡張術　〈4〉488
内視鏡的膀胱尿管逆流防止術　〈3〉594
内耳神経障害　〈6〉310
内耳性難聴　〈1〉378
内耳リンパ嚢腫　〈6〉470
内腺　〈3〉596
内臓位　〈3〉222
内臓運動　〈6〉270
内臓感覚　〈6〉270
内臓関連性腰痛　〈1〉443
内臓機能の恒常性　〈6〉284
内臓逆位（症）　〈3〉257, 〈4〉155
内臓脂肪　〈5〉448, 454
内臓脂肪型肥満　〈5〉276, 296, 450, 454
内臓脂肪細胞　〈5〉456
内臓脂肪症候群　〈1〉55, 〈5〉276
内臓脂肪面積　〈5〉454, 455
内臓-体性反射　〈6〉284
内臓痛　〈1〉276, 416, 〈4〉21
内臓-内臓反射　〈6〉284
内臓肥満　〈4〉454
内臓リーシュマニア症　〈2〉168
内側縦束症候群　〈6〉309
内側側頭葉てんかん　〈6〉610
内側毛帯　〈6〉275

ナイダス 〈6〉359, 373
内毒素 〈1〉28
内皮型一酸化窒素合成酵素 〈3〉193, 377
内皮細胞 〈3〉4
内皮細胞由来リパーゼ 〈5〉350
内皮前駆細胞 〈1〉242, 243
内皮由来弛緩因子 〈5〉228
内部被曝健康障害の事例 〈1〉63
内部被曝による健康障害 〈1〉62
内部被曝のメカニズム 〈1〉63
内部被曝モデル 〈1〉63
内分泌 〈4〉452, 〈5〉2
内分泌学的検査 〈1〉451
内分泌攪乱物質 〈5〉14
内分泌機能の評価 〈5〉26
内分泌疾患 〈4〉400, 〈5〉10
内分泌障害 〈6〉567
内分泌性因子 〈3〉376
内分泌性肥満 〈1〉354, 355
内分泌性ミオパチー 〈6〉606
内分泌腺 〈4〉450
内包 〈6〉272
内膜 〈3〉2
内膜中膜複合体厚 〈3〉384
内膜中膜複合体肥厚度 〈3〉174
中膜石灰化硬化 〈5〉312
永山斑 〈2〉131
泣き入りひきつけ 〈1〉348
ナタリズマブ 〈6〉389, 403
ナチュラルキラー（NK）細胞 〈2〉35, 318, 〈6〉6, 19, 21, 64
夏かぜ症候群 〈2〉128
夏型過敏性肺炎 〈2〉466
ナトリウム 〈3〉405
ナトリウム–タウロコール酸共輸送ポリ ペプチド 〈4〉408
ナトリウム濃度 〈5〉62
ナファモスタットメシル酸塩 〈6〉254
怠け者白血球症候群 〈2〉39
鉛 〈6〉574
鉛疝痛 〈6〉494
鉛中毒 〈1〉72, 〈6〉494
生ワクチン 〈2〉30
波打ち現象 〈6〉581
ナラトリプタン 〈6〉619
ナルコーシス 〈1〉225
ナルコレプシー 〈1〉441, 〈5〉258, 〈6〉612
軟骨 〈2〉215
軟骨異栄養症 〈1〉451
軟骨細胞 〈2〉191
軟骨内骨化障害 〈5〉396
難治性吃逆 〈2〉526
難治性喘息 〈2〉423
軟性気管支鏡 〈2〉439
軟性下疳 〈2〉82
軟組織嚢胞 〈1〉388
難治性感染 〈3〉284
難治性吃逆 〈1〉411
難治性てんかん 〈6〉612

難治性ネフローゼ症候群 〈3〉529
難治性腹水 〈3〉477
難聴 〈1〉378, 〈2〉126, 128, 137, 303, 〈6〉626
難聴の分類 〈1〉378, 379
軟膜 〈6〉275

に

におい成分 〈4〉410
二核顎口虫 〈2〉177
ニカルジピン塩酸塩 〈3〉391, 〈6〉359
肉芽腫性縦隔炎 〈2〉519
肉眼的血尿 〈1〉437, 〈3〉522, 526
肉芽腫性心筋炎 〈3〉305
肉腫 〈3〉347
ニクズク肝 〈4〉396
ニコチン 〈6〉503
ニコチンアミドアデニンジヌクレオチド 〈6〉490
ニコチン依存症 〈1〉49
ニコチン依存症のスクリーニングテスト 〈1〉49
ニコチン酸 〈6〉479, 502
ニコチン酸欠乏症 〈5〉464, 〈6〉490
ニコチン酸製剤 〈5〉370, 379
ニコチン受容体 〈6〉280
ニコチン性口内炎 〈1〉390
二酸化硫黄中毒 〈6〉498
二酸化窒素中毒 〈6〉498
二次医療 〈1〉298
二次救命処置 〈1〉272
二次孔 〈3〉223
二次殺菌 〈2〉34
二次・三次緩和ケア 〈1〉292
二次止血 〈1〉22, 227
二次止血異常 〈1〉433
二次性アミロイドーシス 〈2〉216, 218, 225
二次性高血圧 〈3〉380, 384
二次性高脂血症 〈5〉357, 371
二次性高トリグリセリド血症 〈5〉371
二次性高 HDL コレステロール血症 〈5〉391
二次性骨髄線維症 〈6〉226
二次性三尖弁閉鎖不全症 〈3〉291
二次性心筋疾患 〈3〉300, 309
二次性心筋障害 〈3〉319
二次性心停止 〈1〉269
二次性頭痛 〈1〉441, 〈6〉615
二次性赤血球増加症 〈1〉431, 〈6〉218
二次性胆汁性肝硬変 〈4〉363
二次性低 HDL コレステロール血症 〈5〉390
二次性肺高血圧 〈3〉429
二次性（反応性）血小板増加症 〈6〉224
二次性肥満 〈5〉451
二次性貧血 〈6〉104, 150
二次性副甲状腺機能亢進症 〈3〉502
二次性 IgA 腎症 〈3〉527
二次中隔 〈3〉223, 226

二次的多臓器機能障害 〈1〉114
二重エネルギー X 線吸収法 〈5〉461, 467
二重造影法による注腸検査 〈1〉151
二重膜濾過法 〈2〉209
二重輪郭 〈3〉260
二重濾過血漿分離交換法 〈1〉231
二次予防 〈1〉306, 〈3〉209
二尖弁 〈3〉269
二相性感染 〈2〉83
二相性喘息反応 〈2〉319
ニチシノン 〈6〉480
日常生活活動 〈1〉284, 〈6〉627
日常生活関連動作 〈2〉212
日常生活動作 〈5〉468
日常生活動作の障害 〈6〉290
ニッシェ 〈4〉29, 137
ニッチ 〈6〉2, 7, 9
二糖類 〈5〉442
二度近親 〈1〉15
ニトログリセリン 〈3〉191, 194
ニトロプルシド 〈3〉391
ニパウイルス 〈2〉152
ニフェカラント 〈3〉209
ニフェジピン 〈3〉391
二分脊椎 〈6〉551
二峰性脈 〈3〉19
ニボー 〈2〉442
ニボルマブ 〈2〉398, 513, 〈6〉83
日本海裂頭条虫 〈2〉180
日本顎口虫 〈2〉177
日本紅斑熱 〈2〉108, 109
日本住血吸虫 〈2〉177, 〈4〉362
日本住血吸虫症 〈4〉391
日本人の食事摂取基準 〈5〉317
日本臓器移植ネットワーク 〈1〉245
日本脳炎 〈6〉383, 385
乳癌 〈3〉335
ニューキノロン 〈2〉441
乳酸アシドーシス 〈3〉449, 456, 〈5〉306, 475
乳酸脱水素酵素 〈6〉61, 131
乳酸デヒドロゲナーゼ 〈4〉306
乳酸リンゲル液 〈1〉211
乳歯 90Sr の測定 〈1〉67
乳児血管腫 〈6〉467
乳児スパズム 〈6〉610
乳糖 〈5〉330
乳頭炎 〈4〉447
乳頭癌 〈4〉98
乳頭筋 〈3〉264, 349
乳頭筋断裂 〈3〉206, 267
乳頭状線維弾性腫 〈3〉347
乳糖除去ミルク 〈5〉336
乳頭部 〈4〉407
乳糖負荷試験 〈4〉75
乳頭部癌 〈4〉435
乳頭部癌の肉眼型分類 〈4〉436
乳頭部狭窄 〈4〉447
乳糖不耐症 〈4〉163
乳頭部良性腫瘍 〈4〉437

乳糖分解酵素欠損症 〈5〉336
乳糖分解酵素 〈5〉336
乳び胸 〈2〉510
乳び漏 〈2〉548
乳房外 Paget 病 〈2〉104
入眠時幻覚 〈6〉612
入眠時 REM 睡眠 〈6〉612
ニューモシスチス肺炎 〈2〉48, 49,
　105, 149, 460
ニューキノロン系抗菌薬 〈6〉88
ニューロノパチー 〈6〉573
ニューロパチー 〈6〉553
ニューロフィブロミン 〈6〉463
ニューロペプチド Y 〈5〉26, 251
ニューロメジン U 〈5〉26
ニューロン 〈6〉306
ニューロンの模式図 〈6〉282
尿アルカリ化 〈3〉477, 583
尿意切迫感 〈1〉436
尿ウロビリノゲン 〈4〉306
尿管芽 〈3〉413, 414
尿管鏡検査 〈1〉438
尿管腫瘍 〈3〉599
尿管ステント 〈3〉593
尿管内圧上昇 〈3〉591
尿検査 〈3〉421
尿細管 〈3〉404
尿細管極 〈3〉399
尿細管糸球体フィードバック 〈3〉403,
　441
尿細管障害 〈3〉514
尿細管性アシドーシス（RTA） 〈3〉
　462, 469
尿細管性蛋白尿 〈3〉424
尿採取法 〈3〉421
尿酸 〈2〉194, 〈3〉461, 〈5〉424
尿酸塩 〈5〉424
尿酸塩性腎症 〈3〉563
尿酸塩沈着 〈3〉564
尿酸結石 〈3〉587, 〈5〉432
尿酸コントロール薬 〈5〉428
尿酸産生低下型低尿酸血症 〈5〉430
尿酸性腎症 〈3〉563
尿酸生成抑制薬 〈3〉565, 〈5〉428
尿酸代謝異常 〈3〉461
尿酸トランスポーター 〈3〉564, 〈5〉
　424, 429, 432
尿酸ナトリウム結晶 〈2〉292
尿酸排泄機構 〈3〉425
尿酸排泄増加型低尿酸血症 〈5〉431
尿酸排泄促進薬 〈5〉428
尿酸輸送 〈3〉412
尿失禁 〈1〉436
尿浸透圧 〈5〉62
尿生化学検査 〈3〉423
尿潜血 〈3〉421
尿素呼気試験 〈4〉76
尿素サイクル異常症 〈4〉375, 〈6〉399
尿素サイクル代謝異常症 〈5〉414
尿素窒素 〈3〉472, 〈4〉25, 〈5〉446
尿蛋白 〈3〉421, 423

尿蛋白／クレアチニン（Cr）比 〈3〉
　424
尿蛋白の選択指数 〈3〉529
尿中アニオンギャップ 〈3〉428, 452
尿中アルブミン 〈5〉310
尿中円柱 〈3〉422, 424
尿中カテコールアミン 〈5〉174
尿中カルシウム簡易定量試験 〈5〉465
尿中結晶 〈3〉422, 425
尿中浸透圧ギャップ 〈3〉452
尿中赤血球 〈3〉422, 423
尿中蛋白 〈5〉304
尿中電解質 〈3〉425
尿中排泄率 〈3〉505
尿中 α_1 ミクログロブリン（α_1-m） 〈3〉
　428
尿中 β_2 ミクログロブリン（β_2-m） 〈3〉
　428
尿中 C ペプチド 〈5〉304
尿中 I 型コラーゲン架橋 N-テロペプチ
　ド 〈5〉468
尿中 L 型脂肪酸結合蛋白（L-FABP）
　〈3〉428
尿中 N-アセチル-β-D-グルコサミニダ
　ーゼ（NAG） 〈3〉428
尿中 Sulkowitch 反応 〈5〉465
尿沈渣 〈3〉422, 516
尿定性検査 〈3〉421
尿道炎 〈3〉581
尿道留置カテーテル関連感染症 〈2〉42
尿毒症 〈2〉561, 〈3〉477, 〈6〉239
尿毒症性脳症 〈6〉521
尿毒症性肺 〈3〉490
尿毒症性網膜症 〈3〉490
尿毒症毒素 〈2〉561, 〈3〉488
尿毒症肺 〈2〉561
尿のアルカリ化 〈1〉83, 〈3〉583
尿濃縮機構 〈3〉408, 469
尿濃縮障害 〈3〉592
尿排出障害 〈1〉436
尿比重 〈5〉62
尿ビリルビン 〈4〉306
尿閉 〈1〉436
二葉弁 〈3〉289
尿・便検査 〈4〉410
尿崩症 〈3〉446, 〈5〉63
尿流動態検査 〈3〉595
尿量 〈3〉421, 〈5〉62
尿量異常 〈1〉434
尿量減少 〈3〉115
尿量低下 〈3〉104
尿路感染症（UTI） 〈1〉438, 〈3〉576,
　578
尿路奇形 〈3〉578
尿路結核 〈3〉581
尿路結石 〈2〉294, 〈5〉117, 135, 432
尿路結石症 〈5〉112
尿路造影 〈1〉150
尿路閉塞 〈3〉591
二硫化炭素中毒 〈6〉499
ニロチニブ 〈6〉84, 176

人形の眼試験 〈6〉296
妊娠 〈4〉401
妊娠悪阻 〈4〉402
妊娠急性脂肪肝 〈4〉402
妊娠高血圧症候群 〈3〉575, 〈5〉105
妊娠性胆汁うっ滞 〈4〉402
妊娠蛋白尿 〈3〉576
妊娠中に取り扱う糖代謝異常 〈5〉288
妊娠中の明らかな糖尿病 〈5〉288
妊娠中の合併症としての腎疾患 〈3〉
　576
妊娠糖尿病 〈5〉284, 288, 305
妊娠と甲状腺 〈5〉102
認知行動療法 〈1〉440
認知症 〈5〉313, 464, 〈6〉522
認知症の行動・心理症状 〈1〉319
認知症の評価 〈6〉298
認知症を伴う Parkinson 病 〈6〉415
認定遺伝カウンセラー制度 〈1〉17
認定臨床研究審査委員会申請・情報公開
　システム 〈1〉332
ニンテダニブ 〈2〉478

ぬ

ヌシネルセン 〈6〉458

ね

ネイタンソン判決 〈1〉10
ネオプテリン 〈6〉386
ネガティブフィードバック 〈5〉4
ネクローシス 〈4〉299
ネコ回虫 〈2〉177
ネコ肝吸虫 〈4〉443
ネコひっかき病 〈2〉82
ネスファチン 〈5〉252
熱希釈法 〈3〉82
熱虚脱 〈1〉45
熱型 〈1〉336
熱けいれん 〈1〉45
熱射病 〈1〉45
熱傷時の輸液療法 〈1〉213
熱ショック蛋白 〈2〉204, 〈4〉193
熱性けいれん 〈1〉348, 〈2〉129
熱帯性スプルー 〈3〉383
熱帯性好酸球性肺炎 〈2〉469
熱帯熱マラリア 〈2〉166
熱中症 〈1〉45, 336
熱中症の予防 〈1〉45
熱中症予防のための運動指針（日本体育
　協会） 〈1〉46
熱疲憊 〈1〉45
ネブリン 〈6〉584
ネブレット 〈3〉324
ネフローゼ症候群 〈2〉227, 〈3〉509,
　514, 560, 〈5〉373
ネフローゼ徴候 〈3〉509
ネフロン前駆細胞 〈3〉413
ネマリン小体 〈6〉338, 585
ネマリンミオパチー 〈6〉583, 585

粘液腫 〈3〉344
粘液水腫性昏睡 〈5〉85, 261
粘液性痰 〈1〉394
粘液栓 〈2〉472
粘液肉腫 〈3〉347
粘液嚢胞（粘液瘤） 〈1〉388
粘血便 〈1〉423, 〈2〉67
粘性鼻漏 〈1〉385
捻髪音 〈1〉395, 〈3〉115
粘膜下腫瘍 〈4〉201, 226
粘膜関連リンパ組織 〈2〉36, 〈4〉142
粘膜関連リンパ組織リンパ腫 〈2〉564,
　〈6〉58
粘膜橋 〈4〉181, 211
粘膜固有層リンパ球 〈4〉11
粘膜上皮間リンパ球 〈4〉11
粘膜疹 〈1〉357
粘膜神経腫 〈5〉219
粘膜疹を伴う主要疾患 〈1〉359
粘膜垂 〈4〉211
粘膜脱症候群 〈4〉238, 245
粘膜の敷石像 〈4〉186
粘膜ひだ 〈4〉226
粘膜紐 〈4〉182, 〈4〉211
粘膜リーシュマニア症 〈2〉169
年齢調整死亡率 〈1〉119
年齢調整死亡率の計算方法 〈1〉119

の

ノイラミニダーゼ 〈2〉121
脳アミロイドアンギオパチー 〈6〉367
脳エキノコックス症 〈6〉396
脳炎 〈1〉442, 〈2〉126, 176, 〈6〉375
脳炎後パーキンソニズム 〈6〉427
脳炎・脊髄炎 〈6〉383
脳合併症 〈3〉284
脳幹 〈6〉274
脳幹型 Lewy 小体 〈6〉415
脳幹死 〈1〉245, 〈6〉302
脳幹障害 〈6〉305
脳幹性難聴 〈1〉378
脳幹聴性誘発電位 〈6〉327
脳幹網様体 〈6〉274
膿胸 〈1〉404, 405, 〈2〉442, 507
脳虚血後の経時的病態変化 〈6〉347
脳血管障害 〈3〉390, 〈6〉344, 348,
　623
脳血管性認知症 〈5〉313, 〈6〉366
脳血管抵抗 〈6〉345
脳血管攣縮 〈6〉361
脳血栓症 〈6〉348
脳血流 〈6〉345
脳血流自動調節能 〈6〉345
脳血流シンチグラフィ 〈1〉165
脳腱黄色腫症 〈5〉367
脳梗塞 〈3〉169, 498, 〈6〉300, 348
脳梗塞症 〈3〉371
脳梗塞超急性期 〈3〉391
脳梗塞様症状 〈6〉603
脳梗塞3臨床病型の比較 〈6〉350

脳挫傷 〈6〉543
脳死 〈1〉244, 〈2〉165, 〈6〉302
脳死肝移植 〈1〉252
脳死腎移植 〈1〉249
脳死臓器移植 〈1〉247
脳室 〈6〉275
脳室炎 〈6〉319
脳室上衣腫 〈6〉528
脳室・心房短絡術 〈6〉534
脳室ドレナージ 〈6〉359
脳室・腹腔短絡術 〈6〉534
脳死判定基準 〈1〉245, 〈6〉302
脳出血 〈3〉498, 〈6〉358
脳出血の主な原因 〈6〉358
脳腫瘍 〈6〉537
脳循環自動調節能 〈6〉365
脳静脈 〈6〉343
脳静脈洞感染症 〈6〉394
脳静脈洞血栓症 〈1〉441, 〈6〉364
嚢状瘤 〈3〉358
脳神経 〈6〉279
脳神経核 〈6〉305
脳神経障害 〈6〉307
脳神経のスクリーニング 〈1〉140
脳震盪 〈6〉543
脳深部刺激療法 〈6〉621
膿性痰 〈1〉394
脳性ナトリウム利尿ペプチド 〈3〉113,
　〈5〉230, 〈6〉576
膿性鼻漏 〈1〉385
脳性麻痺 〈6〉442
脳脊髄液 〈6〉275
脳脊髄液異常症 〈6〉531
脳脊髄液検査 〈6〉319
脳脊髄液減少症 〈6〉535
濃染顆粒異常症 〈6〉239
脳塞栓症 〈3〉144, 〈6〉348
脳卒中 〈6〉348
脳卒中モデルのリハビリテーション
　〈1〉284
嚢虫症 〈6〉394
脳底動脈 〈6〉278, 343
濃度依存性抗菌薬 〈1〉185
脳動静脈奇形 〈6〉359
脳動脈解離 〈1〉441
能動免疫 〈2〉28
脳内出血 〈6〉544
脳内静脈 〈6〉343
脳内神経炎症 〈2〉266
脳内ミクログリア活性化症候群 〈2〉
　266
脳軟化 〈6〉348
膿尿 〈1〉437, 438, 〈3〉579
膿尿をきたす主な原因・疾患 〈1〉439
脳膿瘍 〈2〉60, 〈6〉392
脳の構造 〈6〉271
脳の軟膜血管腫 〈6〉467
脳波 〈6〉325
脳波検査 〈3〉109, 〈6〉610
脳波上周期性同期性放電 〈2〉184
農夫肺 〈2〉318, 491

脳ヘルニア 〈6〉295, 377
膿疱 〈1〉358, 〈2〉104
嚢胞性膵疾患 〈4〉475
嚢胞性膵腫瘍 〈4〉481
嚢胞性線維症 〈2〉543, 〈5〉274
嚢胞性中膜壊死 〈3〉309
嚢胞性肺疾患 〈2〉434
嚢胞線維症 〈4〉485
脳保護薬 〈6〉352
脳マラリア 〈2〉167
農薬中毒 〈1〉74, 〈2〉492, 〈6〉503
脳梁離断術 〈6〉612
膿漏性角化症 〈2〉300
脳 MRI 〈6〉332
ノカルジア症 〈2〉103
ノコギリ波 〈3〉146
ノックアウトマウス 〈3〉13
ノッチ型 T 波 〈3〉328
ノモグラム 〈1〉146
ノルアドレナリン 〈3〉393, 〈5〉172,
　〈6〉280, 328
ノルメタネフリン 〈3〉385, 〈5〉172
ノロウイルス 〈2〉92, 137

は

パーキンソニズム 〈6〉314, 414, 507
パーキンソニズムをきたす疾患 〈6〉
　427
パーキンソン病治療薬 〈3〉258
把握ミオトニア 〈6〉589
パークロレート放出試験 〈5〉75
パーテクネート 〈5〉75
ハートチーム 〈3〉287
ハーバード大学基準 〈1〉244
パーフォリン 〈2〉35, 37, 194, 271
パーフュージョン MRI 〈3〉71
ハーモニックイメージング 〈1〉159
肺アスペルギルス症 〈2〉100, 459
肺アスペルギローマ 〈2〉459
肺うっ血 〈2〉561, 〈3〉59, 249
パイエル板 〈2〉36
肺炎 〈2〉59, 515
肺炎桿菌 〈2〉64
肺炎球菌 〈2〉55, 〈3〉283
肺炎クラミジア 〈2〉113
肺炎クラミジア感染症 〈2〉117
肺炎クラミドフィラ 〈2〉119
肺炎随伴性胸水 〈2〉507
肺炎マイコプラズマ 〈2〉119
バイオアッセイ 〈5〉21
バイオアベイラビリティー 〈1〉181
バイオアベイラブルテストステロン
　〈5〉184
バイオ医薬品 〈2〉207
バイオエシックス 〈1〉11
バイオフィルム 〈2〉12, 300
バイオマーカー 〈3〉98, 〈5〉214
バイオリズム 〈5〉4
肺音の分類 〈1〉138
肺拡散機能検査 〈2〉387

肺拡散能　〈2〉386, 426
肺活量　〈2〉382
肺化膿症　〈2〉442
肺癌　〈2〉398, 515, 530, 〈3〉335, 348
肺気管支形成不全　〈2〉539
肺気腫　〈2〉423
肺機能検査　〈3〉333
肺吸虫症　〈2〉179
肺気量分画　〈2〉384
肺クリプトコックス症　〈2〉99, 460
肺形成不全　〈2〉539
肺結核　〈2〉450
肺血管陰影　〈3〉59
肺血管外水分量の測定　〈2〉393
肺血管拡張薬　〈3〉235
肺血管障害型疾患　〈3〉332
肺血管抵抗　〈2〉574
肺血管閉塞性病変　〈3〉234
敗血症　〈1〉279, 337, 〈2〉87, 576, 〈6〉249
敗血症型ペスト　〈2〉79
敗血症患者の貧血　〈1〉215
敗血症性ショック　〈1〉279, 280, 343, 〈2〉87, 〈3〉105
敗血症 (性) 塞栓 (症)　〈2〉497, 〈6〉361
敗血症性多臓器不全　〈1〉279
敗血症性DIC　〈1〉280
肺血流シンチグラフィ　〈2〉380
肺血流量増大　〈3〉60
肺原発悪性リンパ腫　〈2〉564
肺高血圧・右室肥大型心陰影　〈3〉56
肺高血圧症　〈2〉199, 232, 236, 500, 〈3〉234, 311, 331
肺コンプライアンス　〈2〉574
肺サーファクタント　〈2〉356, 361
胚細胞腫瘍　〈2〉522, 〈5〉33, 53, 188, 〈6〉540
肺雑音　〈3〉115
肺酸素障害　〈2〉494
肺締め付け障害　〈1〉44
肺循環　〈3〉3
肺循環系　〈2〉357, 〈3〉332
肺小細胞癌　〈6〉599
肺静脈　〈2〉223
肺静脈隔離アブレーション法　〈3〉139
肺静脈隔離術　〈3〉139, 146
肺真菌症　〈2〉458
肺水腫　〈2〉358, 498, 〈3〉118
肺水腫のネガ像　〈2〉470
バイスタンダー効果　〈1〉64, 66
胚性幹細胞　〈1〉21, 243, 〈3〉15
肺生検　〈2〉375
肺性心　〈2〉569, 〈3〉331
排泄性胆管造影　〈4〉413
排泄性膀胱・尿道造影　〈1〉438
排泄トランスポーター　〈3〉503
肺線維症　〈2〉218, 240
背側膵管　〈4〉487
肺塞栓症　〈3〉190
バイタルサイン　〈3〉105

バイタルサインを診る　〈1〉134
肺炭疽　〈2〉62
排痰法　〈1〉229
肺動静脈瘻　〈2〉504
肺動脈　〈2〉357
肺動脈圧　〈2〉393, 〈3〉332
肺動脈拡張術　〈3〉92
肺動脈カテーテル　〈3〉104
肺動脈狭窄　〈3〉238, 242
肺動脈性肺高血圧症　〈2〉235, 237, 501, 〈3〉311, 331
肺動脈楔入圧　〈2〉393, 〈3〉81, 104, 211, 333
肺動脈造影　〈3〉85
肺動脈閉鎖症　〈3〉239, 240
肺動脈弁　〈3〉2, 258
肺動脈弁逆流性雑音　〈3〉332
肺動脈弁狭窄症　〈3〉236, 272
肺動脈弁形成術　〈3〉92
肺動脈リモデリング　〈2〉236
肺トキソプラズマ症　〈2〉462
梅毒　〈2〉157
梅毒に伴う肝障害　〈4〉389
ハイドロキシアパタイト　〈5〉106, 110, 123
背内側核　〈5〉23
肺内のホット・スポット　〈1〉64
肺内の「ホット・パーティクル」　〈1〉67
肺における免疫反応　〈2〉464
排尿機能障害　〈3〉594
排尿筋-尿道括約筋協調不全　〈3〉594
排尿困難　〈1〉436
排尿障害　〈1〉436
排尿障害時の主訴　〈1〉436
肺膿瘍　〈2〉442
肺ノカルジア症　〈2〉103
バイパス止血製剤　〈6〉95
バイパス手術　〈3〉267, 354, 〈5〉367
肺破裂　〈1〉44
肺不全　〈2〉568
背部痛　〈1〉442
ハイブリッド型人工臓器　〈1〉264
ハイブリッド手術　〈3〉360
肺分画症　〈2〉539
肺ペスト　〈2〉79
排便促進効果　〈5〉443
肺胞　〈2〉357
肺胞音　〈1〉396
肺胞換気量　〈2〉570
肺胞間質　〈2〉357
肺胞気動脈血O₂分圧較差　〈2〉390
肺胞上皮細胞　〈2〉357
肺胞性肺水腫　〈3〉61
肺胞蛋白症　〈2〉541
肺胞低換気　〈2〉570
肺胞低換気症候群　〈2〉410
肺胞微石症　〈2〉541
肺胞マクロファージ　〈2〉357, 361, 464
肺胞・毛細血管系　〈2〉356

肺保護的換気法　〈2〉577
肺ムーコル症　〈2〉460
肺毛細血管　〈2〉357
肺葉外分画症　〈2〉540
培養検査　〈1〉30, 〈2〉13, 364
廃用症候群　〈1〉25, 〈6〉627
肺葉内分画症　〈2〉540
培養皮膚線維芽細胞　〈5〉367
排卵　〈5〉194
ハイリスク対策　〈1〉306
肺良性腫瘍　〈2〉536
肺リンパ管系　〈2〉358
肺Langerhans細胞組織球症　〈2〉465
肺 *Mycobacterium abscessus* 症　〈2〉457
肺 *M. kansasii* 症　〈2〉457
肺MAC症　〈2〉455, 457
肺NTM症　〈2〉454
ハウストラ　〈4〉181
ハウストラ運動　〈4〉9
破壊性関節炎　〈2〉287
破壊性甲状腺炎　〈5〉89, 261
白衣高血圧　〈3〉387, 〈6〉329
白血球増多　〈5〉427
白質　〈6〉275
白質ジストロフィ　〈5〉392
瀑状胃　〈4〉117
白色爪　〈4〉15
白赤芽球症　〈6〉104, 225
白癬　〈2〉103
白癬症　〈2〉104
薄束核　〈6〉274, 275
白苔　〈1〉359, 〈2〉98, 135, 165
バクテロイデス属　〈2〉83, 〈6〉393
白内障　〈2〉128, 〈5〉361
白斑　〈1〉358
白斑症　〈1〉409
白板症　〈1〉390, 409, 〈4〉89
白脾髄　〈6〉3
剥離性間質性肺炎　〈2〉481
歯車様強剛　〈6〉425
歯車様筋強剛　〈6〉298, 314
バクロフェン　〈6〉441, 454, 463
波形診断　〈3〉31
箱形心陰影　〈3〉56
破骨細胞　〈5〉110
はしか　〈2〉126
橋本病　〈1〉368, 〈2〉199, 〈5〉83, 89
播種性クリプトコックス症　〈2〉150
播種性血管内凝固　〈2〉80, 155, 167, 278, 〈4〉234
播種性血管内凝固症候群　〈6〉25, 143, 248
播種性トリコスポロン症　〈2〉106
播種性ノカルジア症　〈2〉103
播種性淋菌感染症　〈2〉299
波状熱　〈1〉336
破傷風　〈2〉84
破傷風毒素　〈6〉285
バシリキシマブ　〈1〉251
パシレオチド　〈5〉43

橋渡し研究 〈1〉7
バスキュラーアクセス 〈1〉230
長谷川式簡易知能スケール 〈5〉313
長谷川式簡易知能評価尺度改訂版 〈6〉298, 413
バソプレシン 〈3〉469, 〈5〉25, 60, 137, 213, 232
バソプレシン V₂ 受容体拮抗薬 〈3〉121, 572
バソプレシン負荷試験 〈3〉428
パターナリズム 〈1〉7, 10
パターン認識受容体 〈2〉11, 464
ハチアレルギー 〈2〉342
ばち状指 〈4〉360
ばち指 〈1〉403, 〈2〉362, 〈3〉16, 221, 〈4〉301
ばち指の進行性変化の程度 〈1〉403
麦角アルカロイド 〈3〉193, 319
発汗異常 〈3〉569
発汗試験 〈6〉330
発汗障害 〈6〉300, 317
発癌性 〈1〉70
発癌物質 〈1〉99, 103
発癌物質の代謝 〈1〉102
白筋 〈6〉339
白金製剤 〈6〉87
バッグバルブマスク 〈1〉272
白血球 〈6〉6, 16, 43, 50
白血球機能異常症 〈6〉156
白血球減少症 〈6〉155
白血球減少症の診かた 〈6〉39
白血球抗原 〈6〉67
白血球除去療法 〈2〉209
白血球数 〈6〉43
白血球像 〈6〉45
白血球増加 〈3〉281
白血球増加症 〈6〉154
白血球増加症の診かた 〈6〉39
白血球粘着異常症 〈6〉158
白血球破砕性血管炎 〈2〉257
白血病 〈3〉335, 348, 〈4〉398, 〈6〉104
白血病幹細胞 〈6〉160
白血病細胞の肺浸潤 〈2〉566
発症者の確定診断を目的として行われる
　遺伝学的検査 〈1〉16
発症前診断を目的とする遺伝学的検査
　〈1〉16
発症率 〈1〉118
発生・分化 〈3〉222
発達障害 〈1〉451
パッチテスト 〈2〉324
発熱 〈1〉336, 〈4〉417
発熱患者の鑑別 〈1〉337
発熱患者の検査の進め方 〈1〉338
発熱サイトカイン 〈1〉336
発熱症候群 〈1〉108
発熱性好中球減少症 〈2〉47, 〈6〉78, 88
ハッフィング 〈2〉407
波動 〈1〉140
鳩胸 〈2〉528

鼻の診察 〈1〉135
鼻指鼻試験 〈6〉299
バニプレビル 〈4〉340
バニリルマンデル酸 〈5〉172, 180
ハネムーン麻痺 〈6〉571
ばね指 〈3〉503
パネル検査 〈5〉227
パノビノスタット 〈6〉86, 201
羽ばたき振戦 〈4〉302, 359, 〈6〉299
パパベリン塩酸塩 〈6〉361
パピローマウイルス 〈2〉131
パフ・シャンデリアタイプ 〈3〉74
ハプテン機序 〈6〉266
ハプトグロビン 〈5〉411, 〈6〉61
ハプトコリン 〈6〉36, 115
ハプロ移植 〈1〉262
ハプロタイプ 〈5〉285
ハマルチン 〈2〉544
速い心室頻拍 〈1〉269
早食い 〈5〉453
はやり目 〈2〉122
パラガングリオーマ 〈5〉177
パラコート 〈4〉365
パラコート製剤 〈1〉74, 75, 76
パラコート肺 〈2〉492
パラコクシジオイデス症 〈2〉107
パラコート中毒 〈6〉504
パラシュート僧帽弁 〈3〉256, 259
バラ疹 〈2〉68
パラソムニア 〈6〉614
パラチフス 〈2〉67
パラトニー 〈6〉298
バリコシティ 〈6〉287
バリシチニブ 〈2〉208
針筋電図 〈6〉311, 324, 452, 589
バリズム 〈6〉314, 423
パリトキシン 〈6〉506
バリン 〈6〉479
バルーン拡張術 〈3〉191
バルーン心房中隔裂開術 〈3〉254
バルーン閉塞下逆向性経静脈的塞栓術
　〈4〉113
パルスドプラ法 〈1〉159, 〈3〉49
パルス療法 〈3〉307
バルトネラ属 〈2〉82, 90
バルビツール系 〈6〉508
バルプロ酸ナトリウム 〈5〉150, 〈6〉267, 422, 439, 440, 463, 602, 610, 612
パルボウイルス 〈2〉130, 300, 〈3〉307
パルミチン酸 〈3〉65
バロスタット法 〈4〉71
ハロペリドール 〈6〉438, 439, 442
パロモマイシン 〈4〉443
パンエンドスコピー 〈4〉38
反響言語 〈6〉441
汎狭細型膵管像 〈4〉446
パンクレオザイミン-セクレチン試験
　〈4〉74
半月体 〈3〉435
半月体形成 〈3〉512, 521, 539

半月体形成性壊死性糸球体腎炎 〈3〉521
半月体形成性糸球体腎炎 〈2〉253, 〈3〉512, 525
パンコースト腫瘍 〈2〉531
バンコマイシン 〈3〉285
バンコマイシン耐性腸球菌 〈2〉55
反射弓 〈6〉284
半消化体栄養剤 〈1〉224
斑状丘疹性発疹 〈2〉332
斑状・限局性毛髪減少症 〈1〉360
板状硬 〈4〉22
板状無気肺 〈2〉437
半側空間無視 〈6〉297, 304
ハンタウイルス 〈2〉142
反跳痛 〈4〉260
反跳脈 〈3〉233
半定量的評価 〈5〉468
バンデタニブ 〈5〉101, 223
反転時間 〈3〉70
反動痛 〈1〉139
ハンドグリップ負荷 〈3〉23
ハンドグリップ負荷試験 〈3〉38
反時計方向回転 〈3〉30
バンド 3 〈6〉12, 13, 134
パンヌス 〈2〉215, 217
パンヌス形成 〈3〉290
反応性アミロイドーシス 〈2〉225
反応性アミロイドーシス 〈5〉421
反応性関節炎 〈2〉283, 286, 297, 300
反応性血球貪食症候群 〈2〉278
反応性血小板増加症 〈6〉224
反応性低血糖 〈5〉322
晩発性皮膚ポルフィリン血症 〈4〉377
晩発性皮膚ポルフィリン症 〈5〉438, 441, 〈6〉113
汎発性腹痛 〈1〉417
ハンプ 〈3〉520
反復性けいれん発作 〈1〉347
汎用性血流維持型血管内視鏡 〈3〉72

ひ

ビア樽状胸郭 〈2〉425
非圧痕浮腫 〈3〉418
ヒアリン変性症 〈3〉169
非アルコール性脂肪（性）肝炎 〈4〉299, 353, 378, 〈5〉247
非アルコール性脂肪性肝疾患 〈4〉353, 〈5〉212
ヒアルロナン 〈5〉396, 398
ヒアルロニダーゼ欠損症 〈5〉399
ヒアルロン酸ナトリウム 〈1〉445, 〈2〉191, 513, 〈4〉309
非アレルギー性鼻炎 〈2〉317
ピークフロー 〈2〉384
ビウレット反応 〈5〉409
非栄養素栄養成分 〈5〉443
ピオクタニン 〈6〉58
ピオグリタゾン 〈4〉357

非侵襲的人工呼吸　〈2〉403
ビオプテリン代謝異常症　〈5〉415
非外傷性血胸　〈2〉509
被殻　〈6〉272
皮下結節　〈1〉358,〈3〉279
皮下脂肪　〈5〉448,454
皮下脂肪厚測定　〈5〉461
皮下脂肪型肥満　〈5〉450
皮下脂肪織炎　〈4〉454
ビガバトリン　〈6〉467,610
光過敏　〈6〉617
光過敏性皮疹　〈3〉465
光毒性作用　〈5〉437
非観血的血圧測定法　〈3〉23
脾機能亢進症　〈6〉209
非胸腺腫重症筋無力症　〈6〉597
ビグアナイド薬　〈3〉176,〈5〉249,
　318,321
非結核性抗酸菌症　〈2〉48,454
非甲状腺疾患　〈5〉88
肥厚性硬膜炎　〈1〉442
粃糠様鱗屑　〈2〉338
非コード RNA　〈3〉13
非呼吸性肺機能　〈2〉360
尾骨神経　〈6〉279
非昏睡型急性肝不全　〈4〉331
非細菌性血栓性心内膜炎　〈3〉280
微細線維　〈6〉413
膝関節痛の原因となる主な疾患　〈1〉
　444
久山町研究　〈3〉374
膝落下試験　〈6〉296
非糸球体性血尿　〈1〉437
皮質延髄路　〈6〉272,276
皮質核路　〈1〉447,〈6〉272
皮質型 Lewy 小体　〈6〉415
皮質集合管　〈3〉408,447
皮質腎石灰化　〈5〉590
皮質小脳萎縮症　〈6〉446
皮質性難聴　〈1〉378
皮質脊髄路　〈6〉272,275,276
皮質内側核　〈6〉273
皮質部集合管　〈3〉407
非ジヒドロピリジン系カルシウム拮抗薬
　〈3〉150,389
脾腫　〈1〉425,426,〈2〉223,〈4〉301,
　454,〈6〉107,209,227
鼻出血　〈1〉383,〈3〉279
鼻出血患者の姿勢　〈1〉384
脾腫をきたす疾患　〈1〉427
尾状核　〈6〉272
微小管　〈6〉283
微小管阻害薬　〈6〉86
微小巨核球　〈6〉51
微小血管障害　〈3〉179
微小血管障害症　〈3〉557
微小血管性溶血性貧血　〈6〉107
非小細胞肺癌　〈6〉535
微小残存病変　〈6〉56
微小変化型ネフローゼ症候群（MCNS）
　〈3〉528,544

微小変化群　〈3〉509
皮疹　〈1〉357,〈2〉201
非侵襲的陽圧換気（療法）　〈1〉226,〈2〉
　306,403,577,〈3〉118,210,〈6〉589
皮疹を伴う主要疾患　〈1〉358
ヒス束　〈3〉10
ヒスタミン　〈2〉195,318,336
ヒスタミン遊離試験　〈2〉324
ヒステリー性けいれん　〈1〉348
非ステロイド性抗炎症薬（NSAID）
　〈1〉206,207,446,〈2〉203,221,269,
　283,288,292,294,328,〈3〉337,〈4〉
　122,206,282,〈5〉428,〈6〉186,239,
　263
非ステロイド性抗炎症薬の副作用　〈1〉
　208
ヒストプラズマ症　〈2〉107
ヒストンアセチル化活性　〈5〉9
ヒストン脱アセチル化酵素　〈5〉9
ヒストン脱アセチル化酵素（HDAC）阻
　害薬　〈6〉85,201
ビスフェノール A　〈5〉14
ビスホスホネート　〈1〉389,〈2〉292,
　〈5〉114,123,134,267,469,〈6〉477,
　492
ビスホスホネート関連顎骨壊死　〈5〉
　124
非セミノーマ　〈5〉188
非穿通性外傷　〈3〉349
非前庭性めまい　〈1〉381
ヒ素　〈6〉574
鼻疽　〈2〉80
脾臓　〈6〉3
ヒ素中毒　〈6〉494
肥大型心筋症　〈3〉124,190,292,296,
　320,323
非代償性肝硬変　〈4〉346,358
非対称性心室中隔肥厚　〈3〉297
非対称性ニューロパチー　〈6〉573
非対称性肥大　〈3〉298
肥大性骨関節症　〈1〉403
ピタバスタチン　〈5〉377
ビタミン　〈5〉443
ビタミン過剰症　〈5〉464
ビタミン欠乏症　〈1〉54,〈5〉461,463,
　〈6〉518
ビタミン欠乏性ニューロパチー　〈6〉
　556
ビタミン剤　〈5〉474
ビタミン A　〈5〉7,382,〈6〉491
ビタミン A 過剰症　〈5〉465
ビタミン A 欠乏症　〈5〉462
ビタミン A 欠乏症／過剰症（中毒）　〈6〉
　491
ビタミン B 群　〈5〉133
ビタミン B₁　〈3〉315,〈5〉418,〈6〉488
ビタミン B₁ 依存症　〈5〉465
ビタミン B₁ 欠乏症　〈3〉449,〈5〉464,
　〈6〉488,559
ビタミン B₂ 依存症　〈5〉465
ビタミン B₃　〈6〉502

ビタミン B₆　〈5〉332,418,〈6〉35,
　480,489
ビタミン B₆ 欠乏症　〈6〉489
ビタミン B₁₂　〈4〉92,285,〈6〉35,36,
　106,116,119,490
ビタミン B₁₂ 欠乏症　〈6〉490
ビタミン B₁₂ 吸収試験　〈4〉74
ビタミン C 欠乏症　〈5〉465,466
ビタミン D　〈4〉285,〈5〉7,109,124,
　125,132,〈6〉491
ビタミン D 依存性くる病　〈5〉465
ビタミン D 過剰症　〈5〉465
ビタミン D 欠乏症　〈5〉114,121,462
ビタミン D 欠乏症／過剰症（中毒）　〈6〉
　491
ビタミン E　〈5〉381,382,〈6〉492
ビタミン E 欠乏症　〈6〉492
ビタミン E 単独欠乏性失調症　〈6〉449
ビタミン K　〈5〉369,〈6〉23,93,228,
　267
ビタミン K₁　〈6〉492
ビタミン K₂　〈6〉492
ビタミン K 過剰症　〈5〉465
ビタミン K 欠乏時産生蛋白 - II　〈4〉
　325,380
ビタミン K 欠乏症　〈6〉243,492
ビダラビン　〈6〉385
左半側空間無視　〈6〉297
左上葉無気肺　〈2〉438
左下腹部痛　〈1〉417
左下葉無気肺　〈2〉438
左側腹部痛　〈1〉417
左冠動脈　〈3〉3,87
左冠動脈洞　〈3〉250
左冠動脈肺動脈起始症　〈3〉212
左季肋部痛　〈1〉417
左本幹　〈3〉3
非男性型多毛症　〈1〉359
鼻中隔の動脈　〈1〉384
非鎮静性第二世代抗ヒスタミン薬　〈2〉
　336
必須アミノ酸　〈5〉270,442
必須脂肪酸　〈5〉447
必須ミクロミネラル　〈5〉444
ピッチ・マッチ法　〈1〉380
非定型肺炎　〈2〉449
非定型溶血性尿毒症症候群　〈6〉29
ビデオ内視鏡検査　〈6〉629
ビデオ補助胸腔鏡手術　〈2〉372
脾摘　〈6〉236
非典型 HUS　〈6〉258
非典型的自己免疫性肝疾患　〈4〉346
非電離放射線と疾病　〈1〉46
ヒトアストロウイルス　〈2〉137
ヒトインスリンアナログ　〈5〉319
脾動脈　〈4〉450
非動脈硬化性冠動脈疾患　〈3〉211
ヒト化抗体　〈6〉79
ヒト化モノクローナル抗体　〈1〉111
非特異性間質性肺炎　〈2〉479,493
非特異性多発性小腸潰瘍症　〈4〉195

非特異性直腸潰瘍症候群 〈4〉237
非特異の急性上気道炎 〈2〉440
非特異的胸痛 〈3〉342
非特異的胸膜炎 〈2〉374
非特異的反応性肝炎 〈4〉397
人血清アルブミン 〈1〉216
ヒトゲノム 〈3〉13
ヒトゲノムの多様性 〈1〉18
ヒトゲノムバリエーションデータベース
　〈1〉18
ヒト絨毛性ゴナドトロピン 〈5〉51, 73,
　101, 194, 〈6〉540
ヒト絨毛性ゴナドトロピン試験 〈5〉
　184
ヒト心房性 Na 利尿ペプチド 〈1〉434
ヒト乳頭腫ウイルス 〈2〉152
ヒト白血球（型）抗原 〈2〉192, 243,
　〈6〉96
ヒトパピローマウイルス 〈2〉152, 〈4〉
　243
ヒトパルボウイルス B19 〈6〉123
ヒトパレコウイルス 〈2〉137
ヒト閉経後ゴナドトロピン 〈5〉51
ヒト閉経後ゴナドトロピン-hCG 療法
　〈5〉197
ヒトヘルペスウイルス 〈3〉307
ヒトヘルペスウイルス 4 〈2〉135, 〈6〉
　183
ヒトヘルペスウイルス 5 〈2〉136
ヒトヘルペスウイルス 6 〈6〉383
ヒトヘルペスウイルス 6 型脳炎 〈6〉
　384, 385
ヒトヘルペスウイルス 6B 〈2〉131
ヒトヘルペスウイルス 7 〈2〉131
ヒトヘルペスウイルス 8 〈2〉131, 150,
　〈6〉182
ヒトボカウイルス 〈2〉137
ヒトメタニューモウイルス 〈2〉124
ヒト免疫不全ウイルス 〈2〉99, 146,
　〈3〉304, 〈4〉278, 390, 〈5〉459
ヒドロキシインドール酢酸 〈6〉321
ヒドロキシウレア 〈6〉175, 218, 222
ヒドロキシクロロキン 〈2〉206, 234
ヒドロキシメチルグルタリル CoA 還元
　酵素阻害薬 〈5〉367
ヒドロキシラジカル 〈2〉494
ヒドロコルチゾン 〈5〉51, 57, 150,
　155, 226, 263, 326
人を対象とする医学系研究に関する倫理
　指針 〈1〉326, 332
ヒト T 細胞白血病ウイルス 1 型 〈2〉
　174, 〈6〉188
ヒト T リンパ球向性ウイルス 1 型 〈6〉
　386
皮内テスト 〈2〉324
皮内反応 〈2〉363
菲薄化 〈3〉241
菲薄基底膜症候群 〈1〉438
ビーバー徴候 〈6〉582
非発症保因者診断を目的とする遺伝学的
　検査 〈1〉16

非必須アミノ酸 〈5〉442
非びらん性胃食道逆流症 〈1〉415, 〈4〉
　68, 98
ビフィズス菌 〈4〉78
皮膚黄色腫 〈5〉360
皮膚型ポルフィリン症 〈5〉436, 〈6〉
　484
皮膚筋炎 〈2〉188, 198, 243, 560, 〈3〉
　310, 〈6〉575, 592, 593
腓腹神経生検 〈6〉566
皮膚結節性黄色腫 〈5〉369
皮膚光線過敏症 〈5〉441
皮膚所見 〈3〉381
皮膚真菌症 〈2〉103
ヒプスアリスミア 〈6〉326
皮膚瘙痒感 〈4〉347
皮膚瘙痒症 〈1〉360, 361
皮膚炭疽 〈2〉62
皮膚着色斑 〈4〉454
皮膚ツルゴール 〈3〉420
皮膚転移 〈4〉454
皮膚ノカルジア症 〈2〉103
皮膚の緊張度 〈4〉236
ヒプノゾイト 〈2〉166
皮膚バリア障害 〈3〉445
皮膚分節 〈6〉280
皮膚リーシュマニア症 〈2〉168
ピブレンタスビル 〈4〉339
飛蚊症 〈2〉177, 280
非閉塞性腸管虚血症 〈4〉265
非閉塞性肥大型心筋症 〈3〉296
ビペリデン 〈6〉428
ヒペルパチー 〈6〉316
脾辺縁帯リンパ腫 〈6〉58
非弁膜症性心房細動 〈6〉349
被胞化壊死 〈4〉86
被包化胸水 〈1〉404, 〈2〉508
非抱合型ビリルビン 〈1〉427
比放射能 〈1〉65
ヒポキサンチン-グアニンホスホリボシ
　ルトランスフェラーゼ 〈6〉483
ヒポキサンチン-グアニンホスホリボシ
　ルトランスフェラーゼ（HGPRT）欠
　損症 〈2〉292, 〈5〉432
ヒポキサンチンホスホリボシルトランス
　フェラーゼ欠損症 〈5〉424
ヒポクラテス爪 〈1〉403
ヒポクラテスの誓い 〈1〉9
ヒポクラテス指 〈1〉403
ヒポクレチン 〈5〉257
肥満 〈1〉353, 〈3〉377, 〈5〉276, 294,
　456
肥満細胞 〈2〉316, 〈6〉7
肥満症 〈1〉354, 〈5〉234, 372, 448
肥満症診断 〈1〉355
肥満症治療 〈5〉453
びまん性 Lewy 小体型認知症 〈6〉614
びまん性嚥下性細気管支炎 〈2〉431
びまん性肺疾患 〈1〉426, 〈4〉312, 315
びまん性肝病変 〈4〉314
びまん性甲状腺腫 〈1〉368, 〈5〉93

びまん性軸索損傷 〈6〉543
びまん性星細胞腫 〈6〉537
びまん性前庭部毛細血管拡張症 〈4〉
　151
びまん性増殖性糸球体腎炎 〈2〉231
びまん性大細胞型 B 細胞リンパ腫 〈2〉
　564, 〈3〉348, 〈4〉142, 150, 200, 229,
　274, 〈6〉58, 101, 188, 189, 190
びまん性特発性骨増殖症 〈2〉290
びまん性肺サルコイドーシス症 〈2〉
　554
びまん性肺胞障害 〈2〉154, 155, 475,
　493
びまん性肺胞損傷 〈2〉574
びまん性汎細気管支炎 〈2〉72, 429
びまん性病変 〈5〉310
びまん性毛髪減少症 〈1〉359
肥満低換気症候群 〈2〉411
肥満と肥満症 〈1〉55
肥満度分類 〈5〉499
肥満の鑑別診断 〈1〉355
肥満の分類 〈1〉354
非密封線源放射線治療 〈1〉237
非メンデル遺伝を示す疾患 〈1〉19
百日咳 〈2〉73
百日咳菌 〈2〉73, 119
ヒューマンエラー 〈1〉293
ヒューム 〈2〉489
ヒューリスティック 〈1〉126
病院倫理委員会 〈1〉12
非溶血（性）輸血副作用 〈1〉218, 〈6〉
　67
病原性 〈2〉4
表現促進現象 〈1〉20
病原体 〈1〉27
病原体関連分子パターン 〈1〉31
病原微生物関連分子パターン 〈1〉279
表在反射 〈6〉299, 318
標識心筋血流製剤 〈3〉62
（標準）12 誘導心電図 〈3〉26, 108
標準化死亡比 〈1〉119
標準感度 〈3〉29
標準純音聴力検査 〈1〉379
標準体重 〈5〉317, 452
病態識別値 〈1〉146, 147
病態失認 〈6〉305
病態別栄養剤 〈1〉224
病的口臭 〈1〉390
標的臓器 〈1〉70
病的波形 〈3〉81, 82
病的反射 〈6〉299
病的 III 音 〈3〉20
表面筋電図 〈6〉325
病理学 〈1〉2
病理検査 〈1〉144
病理診断 〈4〉59
病歴 〈1〉133, 〈6〉288
日和見感染（症）〈1〉28, 〈2〉3, 5, 〈4〉
　401, 〈5〉395, 514
ピラジナミド 〈2〉453, 〈6〉265, 381
ピラセタム 〈6〉422

78 ぴらみっ

ピラミッド胸 〈2〉528
平山病 〈1〉450, 〈6〉460
びらん 〈1〉359
ピランテルパモ酸 〈4〉443
ビリダンス群ストレプトコックス感染症
　〈2〉55
ピリドキシン 〈6〉489
ピリドキシン欠乏症 〈6〉489
ピリミジン 〈5〉432
ピリミジン代謝酵素異常症 〈5〉432,
　435
ピリミジン5´-ヌクレオチダーゼ(P5N-
　I)異常症 〈6〉138
微量アルブミン尿 〈3〉563
微量元素 〈5〉443, 474
ビリルビン 〈1〉427, 〈4〉407, 〈6〉61
ビリルビン異性体 〈4〉372
ビリルビンカルシウム石 〈4〉416, 418
ビリルビン産生過剰による黄疸 〈1〉
　427
ビリルビン代謝 〈4〉297, 368
ビリルビン尿 〈4〉424
ビリルビンポリマー 〈4〉416
ピルビン酸 〈4〉296, 〈5〉271
ピルビン酸キナーゼ異常症 〈6〉137
ピルビン酸キナーゼ欠損症 〈6〉106
ピルフェニドン 〈2〉478
鼻漏 〈1〉385
鼻漏の性状と原因疾患 〈1〉385
ピロヘプチン 〈6〉428
ピロリン酸カルシウム 〈2〉194, 296
ピロリン酸カルシウム結晶 〈2〉292,
　〈5〉428
ピロリン酸カルシウム沈着症 〈2〉221
ビンカアルカロイド 〈6〉86, 574
頻回注射療法 〈5〉320
ピンク色泡沫状痰 〈3〉114, 259
ビンクリスチン 〈6〉214
ビンクロゾリン 〈5〉14
貧血 〈1〉429, 〈3〉320, 485, 〈4〉221,
　284, 〈5〉362, 439, 〈6〉104
貧血の分類 〈1〉429
貧血の診かた 〈6〉38
頻呼吸 〈1〉396, 〈3〉337
頻尿 〈1〉436
頻発反復性緊張型頭痛 〈6〉619, 620
頻脈性不整脈 〈3〉93, 125, 140
頻脈誘発性心筋症 〈3〉145
非A〜非E型肝炎 〈4〉323
脾B細胞リンパ腫・白血病 〈6〉58
非B非C肝硬変 〈4〉358
非Hodgkinリンパ腫 〈2〉150, 565,
　〈4〉278, 〈5〉101, 〈6〉187, 188
非IgAメサンギウム増殖性糸球体腎炎
　〈3〉525
非ST上昇型急性冠症候群 〈3〉180,
　198, 200
非ST上昇型急性心筋梗塞 〈3〉190

ふ

ファーマコキネティクス 〈1〉180
ファーマコゲノミクス 〈1〉183
ファーマコジェネティクス 〈1〉183
ファーマコダイナミクス 〈1〉180
ファゴソーム 〈6〉20
ファンクショナルクローニング 〈5〉
　275
不安定狭心症 〈3〉78
不安定プラーク 〈3〉171, 200
不安定ヘモグロビン症 〈6〉145
ふいご形心陰影 〈3〉56
フィードバック調節 〈5〉4
フィコリン 〈6〉28
フィタン酸 〈6〉449
フィトクロム 〈4〉372
フィトナジオン 〈6〉493
フィブラート製剤 〈4〉430
フィブラート系薬 〈5〉321, 369, 370
フィブリノイド 〈2〉188, 216
フィブリノイド壊死 〈3〉523, 525,
　539, 553, 554
フィブリノイド変性 〈3〉278, 〈6〉358
フィブリノゲン 〈4〉25, 〈6〉24, 65,
　231, 237
フィブリリン1遺伝子異常 〈3〉329
フィブリン 〈2〉507, 〈6〉24
フィブリン酸誘導体 〈6〉509
フィブリン・フィブリノゲン分解産物
　〈6〉66, 229
フィブリン分解産物 〈4〉25
フィブリンモノマー複合体 〈6〉66
フィブロネクチン 〈2〉191
部位別癌死亡数 〈1〉99
部位別癌罹患率 〈1〉97
フィラデルフィア染色体 〈1〉107, 〈6〉
　166
フィラリア 〈2〉469
フィラリア感染 〈3〉366
フィロキノン 〈6〉492
フィンゴリモド塩酸塩 〈6〉403
風疹 〈2〉127
風疹ウイルス 〈2〉145
封入体筋炎 〈6〉576, 594
プール熱 〈2〉122
フェイスマスク 〈1〉225
フェーズ・コントラスト法 〈3〉71
フェナセチン 〈6〉263
フェナセチン腎症 〈3〉549
フェニトイン 〈6〉440
フェニルアラニン 〈6〉480
フェニルアラニン水酸化酵素 〈6〉478
フェニルアラニンヒドロキシラーゼ
　〈5〉414
フェニルエタノールアミン-N-メチル基
　転移酵素 〈5〉172
フェニルケトン尿症 〈5〉273, 414, 〈6〉
　478

フェノール 〈2〉30
フェノチアジン系薬剤 〈3〉319
フェノバルビタール 〈4〉367
フェブキソスタット 〈5〉428
フェリチン 〈2〉278, 〈4〉309, 〈5〉403,
　411, 〈6〉31, 151
フェロキシダーゼ 〈6〉487
フェロポルチン 〈6〉34, 150, 487
フェニトイン 〈6〉263
フェントラミン試験 〈5〉174
フォーカス(細胞集団)の形成 〈1〉105
フォークヘッド転写因子 〈5〉297
不穏 〈1〉346
フォンダパリヌクス 〈3〉371
不穏を呈する疾患 〈1〉347
不可逆性ショック 〈1〉268
不可逆的昏睡 〈6〉302
不可逆的脳虚血障害 〈6〉346
不確定樹状細胞腫瘍 〈6〉213
負荷心エコー図 〈3〉53, 186
負荷心電図 〈3〉26, 37
不活化ポリオワクチン 〈2〉130
不活性化ゲート 〈3〉131
深掘れ潰瘍 〈2〉201
不関電極 〈3〉27
負荷perfusion CT 〈3〉67
負荷perfusion MRI 〈3〉189
不規則抗体検査 〈1〉217
腹囲 〈5〉304
副腔 〈3〉252
腹腔鏡下胆嚢摘出術 〈4〉420
腹腔鏡検査 〈1〉170
腹腔鏡内視鏡合同手術 〈4〉147
腹腔動脈 〈4〉2
腹腔内または後腹膜出血 〈1〉275
腹腔内遊離ガス像 〈1〉418
副交感神経 〈3〉12, 〈6〉280, 317
副交感神経過緊張 〈3〉163
副交感神経刺激薬 〈3〉193
腹腔鏡下スリーブ状胃切除術 〈5〉453
腹腔鏡下卵巣多孔術 〈5〉202
複合筋活動電位 〈6〉597
複合脂質 〈5〉342
副甲状腺 〈5〉106
副甲状腺機能亢進症 〈3〉313, 〈5〉466,
　〈6〉511, 607
副甲状腺機能低下症 〈3〉313, 〈5〉115,
　〈6〉511, 607
副甲状腺ホルモン（PTH） 〈3〉313,
　458, 501, 〈5〉106, 107, 471
副甲状腺ホルモン関連蛋白 〈5〉110,
　122, 265, 〈6〉179
複合的理学療法 〈3〉367
複合反復放電 〈6〉324
複合免疫不全症 〈2〉346
副雑音 〈3〉115
複雑珪肺症 〈2〉485
複雑性尿路感染症 〈1〉439
複雑肺炎胸水 〈2〉507
複雑病変 〈3〉169
複視 〈1〉377, 〈6〉308

ぷりんた　79

副腎　〈5〉136
副腎アンドロゲン　〈5〉139, 153, 167
副腎インシデンタローマ　〈5〉160
副腎癌　〈5〉146
副腎偶発腫瘍　〈5〉160
副腎クリーゼ　〈5〉51, 157, 225
副腎静脈サンプリング　〈3〉384, 〈5〉142, 149
副腎髄質の画像診断法　〈5〉175
副腎性器症候群　〈5〉197, 198
副腎性サブクリニカル Cushing 症候群　〈5〉150, 160
副腎脊髄ニューロパチー　〈6〉477
副腎腺腫　〈5〉146
副腎卒中　〈5〉157
副腎白質ジストロフィー　〈5〉392, 〈6〉477
副腎皮質　〈5〉136
副腎皮質機能亢進症　〈5〉139
副腎皮質機能低下症　〈5〉153
副腎皮質刺激ホルモン　〈5〉137, 251
副腎皮質刺激ホルモン放出ホルモン　〈5〉25, 137, 213, 252
副腎皮質ステロイド（→ステロイド）〈1〉5, 250, 〈2〉204, 249, 326, 〈3〉518, 538, 540, 〈4〉329, 342, 430, 472, 〈5〉136, 〈6〉566, 598, 600
副腎皮質ステロイド合成障害　〈5〉162
副腎皮質ステロイドパルス療法　〈4〉366, 〈6〉403, 405, 407
副腎不全　〈3〉313, 〈6〉607
腹水　〈3〉115, 〈4〉489, 〈4〉247, 301, 302, 359
複数菌感染　〈2〉83
輻輳反射　〈6〉308
腹側膵管　〈4〉487
福田分類　〈5〉307
フグ中毒　〈6〉505
フクチン遺伝子　〈6〉580
腹痛　〈1〉276, 416, 〈3〉104, 279, 〈4〉417, 453
腹痛発現時期とその起こり方　〈1〉417
腹痛をきたす主な疾患と部位　〈1〉417
副伝導路　〈3〉130
フグ毒　〈1〉79, 〈6〉573
腹内側核　〈5〉23
副乳頭　〈4〉449
副乳頭ステント留置術　〈4〉488
副乳頭切開術　〈4〉488
副鼻腔炎　〈2〉59
副鼻腔気管支症候群　〈2〉432
腹部血管雑音　〈1〉418
腹部腫瘤　〈3〉598
腹部造影 CT　〈1〉153
腹部大動脈拍動　〈3〉20
腹部大動脈分岐部閉塞症　〈3〉355
腹部大動脈瘤　〈3〉359
腹部超音波検査　〈1〉418
腹部の血管雑音聴診部位　〈1〉139
腹部の診察　〈1〉138
腹部膨満　〈1〉422, 〈4〉234, 〈5〉332

腹部膨隆　〈4〉17
腹部 CT　〈4〉44, 411
腹部 MRI　〈4〉44
腹壁　〈4〉7
腹壁静脈の怒張　〈4〉301, 360
腹壁反射　〈6〉299
腹壁ヘルニア　〈4〉17
腹膜　〈4〉7
腹膜炎　〈4〉247, 260
腹膜灌流　〈1〉229, 230, 232
腹膜偽粘液腫　〈4〉231, 247
腹膜刺激症状　〈1〉418
腹膜中皮腫　〈4〉248
腹膜透析　〈1〉282, 〈3〉492
福山型筋ジストロフィー　〈6〉575, 580
不顕性感染　〈2〉10
不顕性誤嚥　〈2〉431, 446
フコース転換酵素　〈4〉456
フコシドーシス　〈6〉483
フサリウム症　〈2〉107
浮腫　〈1〉352, 362, 〈2〉362, 〈3〉396, 418, 509, 〈4〉15, 359, 〈5〉310, 447, 464
浮腫性紅斑　〈2〉336
浮腫組織切除術　〈3〉367
浮腫の主な原因　〈1〉352
不随意運動　〈6〉298, 314, 423, 424
ブスルファン　〈6〉175, 218
不整脈　〈1〉350, 〈3〉39, 129, 204, 311, 496
不整脈原性右室異形成　〈3〉255
不整脈原性右室心筋症　〈3〉124
不整脈モニタリング　〈3〉109
フタル酸エステル類　〈5〉14
縁取り空胞　〈6〉338
付着部炎　〈2〉199
普通感冒　〈2〉440
フッ化水素中毒　〈6〉498
フッ化ナトリウム　〈6〉18
フットケア　〈5〉312
不適合輸血　〈1〉218
プテリン-4α-カルビノルアミン脱水酵素遺伝子　〈6〉478
舞踏運動　〈6〉314, 423, 438, 483
不動関節　〈2〉190
ブドウ球菌　〈3〉285
ブドウ球菌性食中毒　〈2〉52
ブドウ球菌性熱傷様皮膚症候群　〈2〉52
不動性骨粗鬆症　〈5〉467
浮動性めまい　〈6〉292
ブドウ糖（→グルコース）〈5〉278
舞踏病　〈2〉269, 〈3〉279
舞踏病疾患群　〈6〉438
ぶどう膜炎　〈2〉146
部分肝移植　〈1〉253
部分欠損　〈5〉273
部分肺静脈還流異常症　〈3〉248, 249
部分容積現象　〈4〉44
不飽和鉄結合能　〈6〉32
フマリルアセト酢酸　〈6〉480
フマル酸　〈6〉480

フマル酸ジメチル　〈6〉403
不眠　〈1〉440
不明熱　〈1〉339, 〈2〉309
不明熱（FUO）分類　〈1〉339
不明熱の原因　〈1〉339
ブラ　〈2〉436, 510
プラーク　〈3〉169
プラーク破裂　〈3〉171, 199
プラークびらん　〈3〉171, 199
プライマリケア　〈1〉2, 298
プライマリケアの充実度　〈1〉300
プライマリヘルスケアの阻害因子　〈1〉300
プラジカンテル　〈4〉392, 443
ブラジキニン　〈2〉337
フラジリシン　〈2〉83
プラスグレル　〈3〉191, 〈6〉95, 239
ブラストミセス症　〈2〉107
プラスミノゲン　〈6〉26, 251, 258
プラスミノゲンアクチベーターインヒビター　〈5〉242, 〈6〉249
プラスミノゲンアクチベーターインヒビター 1（PAI-1）〈5〉448, 〈6〉26, 228
プラスミノゲンアクチベーターインヒビター 1 欠損症　〈1〉433
プラスミノゲンアクチベーターインヒビター 1 欠乏症　〈6〉244
プラスミノゲンアクチベーター過剰症　〈6〉244
プラスミン　〈6〉26
プラスミン・α2 プラスミンインヒビター複合体　〈6〉67
プラスミンインヒビター（PI）欠乏症／異常症　〈6〉244
プラゾシン　〈6〉434
フラタキシン　〈6〉409
プラチナ製剤　〈2〉535, 〈6〉574
フラッシング反応　〈5〉465
ブラッドパッチ　〈6〉536
プラニメトリ法　〈3〉260
プラバスタチン　〈5〉377, 379
フラビウイルス　〈2〉142
フラボキサート　〈6〉434
フラボノイド　〈5〉14
プラミペキソール　〈6〉428, 429, 432
プラミペキソール ER　〈6〉428
フラミンガム　〈3〉173
フランク徴候　〈3〉174
プリオン蛋白質　〈2〉183, 〈6〉390, 410
プリオン病　〈2〉183, 〈6〉388, 390, 410
振子運動　〈4〉153
プリックテスト　〈2〉323, 363
フリッパーゼ反応　〈6〉15
ブリナツモマブ　〈6〉84
プリミドン　〈6〉442
フリーラジカル　〈6〉346
プリン　〈5〉432
プリン体　〈3〉589, 〈5〉424, 428
プリン体異化系　〈5〉272

プリン体代謝 〈3〉462
プリン代謝異常 〈6〉483
プリン代謝酵素異常症 〈5〉432
プリンヌクレオシドホスホリラーゼ 〈5〉434
プリンヌクレオシドホスホリラーゼ欠損症 〈5〉431
プリンヌクレオチド回路 〈5〉272
プリン・ピリミジン代謝異常 〈5〉424
プリン分解経路 〈5〉424
フルオロウラシル 〈3〉319, 〈4〉107, 〈6〉508
フルオロウラシル／レボホリナート／イリノテカン／オキサリプラチン併用療法 〈4〉478
フルオロキノロン系薬 〈2〉27
プルキンエ細胞網 〈3〉10
プルキンエ線維 〈3〉129
フルクトース 〈5〉474
フルクトース代謝異常症 〈5〉334
フルクトース不耐症 〈5〉325
フルクトース-1, 6-ビスホスファターゼ欠損症 〈5〉334
フルコナゾール 〈6〉381
フルシトシン 〈6〉381
ブルセラ症 〈2〉78
ブルセラ属 〈2〉90
フルダラビン 〈6〉204
プルトニウム239 (²³⁹Pu) 〈1〉66
フルドロコルチゾン 〈3〉393, 〈5〉51, 156, 158, 159, 165
ブルトン型チロシンキナーゼ（BTK）阻害薬 〈6〉85
フルバスタチン 〈3〉196, 〈5〉377
フルボキサミン 〈6〉454
プレアルブミン 〈5〉446
フレイル 〈1〉25, 〈3〉259, 〈5〉317, 445
フレイルサイクル 〈1〉27
フレイルの位置づけ 〈1〉26
ブレオマイシン 〈6〉86
フレカイニド 〈3〉160
プレグネノロン 〈5〉183
プレシジョン・オンコロジー 〈1〉6
プレシジョンメディシン 〈1〉2, 4
プレショック 〈1〉268
プレセニリン 〈6〉409
プレドニゾロン 〈3〉530, 〈5〉58, 155, 201, 267, 〈6〉168, 385, 403, 599
ブレブ 〈2〉436, 510, 〈6〉361
プレホスピタルケア 〈3〉203
ブレンツキシマブベドチン 〈6〉82, 195
プロインスリン 〈5〉292
プロオピオメラノコルチン 〈5〉26, 137, 251, 452
フローボリューム曲線 〈2〉382
プロカインアミド 〈3〉155
プロカルシトニン 〈2〉47
プロゲステロン 〈5〉193, 195
プロゲステロン負荷試験 〈5〉196, 199

プロゲステロン／デオキシコルチコステロン 〈5〉165
フローサイトメトリー法 〈6〉51, 63
プロスタグランジン 〈1〉206, 336, 〈2〉204, 321, 〈3〉233, 334, 〈4〉122, 128
プロスタグランジンE₁ 〈3〉241, 243, 247, 253
プロスタグランジンH₂ 〈3〉368
プロスタグランジン（PG） 〈1〉206
プロスタグランジン製剤 〈3〉354
プロスタサイクリン 〈6〉22, 231
プロスタノイド 〈5〉2, 232
プロセシング 〈5〉352
プロセシング障害 〈5〉364
フロセミド 〈3〉333, 〈4〉363
フロセミド立位負荷試験 〈5〉141
ブロダルマブ 〈2〉208
プロテアーゼ 〈5〉411
プロテアーゼ阻害薬 〈4〉340
プロテアソーム阻害薬 〈6〉85, 200
プロテイナーゼ3 〈2〉251
プロテインキナーゼ 〈5〉402
プロテインキナーゼ型レセプター 〈5〉7
プロテインホスファターゼ 〈5〉402
プロテインC 〈3〉369, 〈6〉25, 66, 231, 245
プロテインS 〈3〉369, 〈6〉25, 66, 231, 245
プロテウス 〈2〉66
プロテオグリカン 〈2〉191, 〈3〉172
プロトポルフィリン 〈5〉439
プロトロンビン異常 〈6〉245
プロトロンビン時間 〈4〉25, 308, 〈6〉25, 65, 229
プロトロンビン時間国際標準化比 〈3〉145
プロトロンビンフラグメント1＋2 〈6〉66
プロトンポンプ阻害薬 〈4〉68, 130, 286, 469
プロバイオティクス 〈5〉216
プロピオン酸血症 〈5〉418
プロピルチオウラシル 〈5〉81, 102, 226
プロフェッショナリズム 〈1〉8
プロフェナミン 〈6〉428
プロブコール 〈5〉367, 390
プロプラノロール 〈3〉157, 〈5〉438
フロプロピオン 〈4〉442
プロベネシド 〈5〉428
プロホルモン 〈5〉3
ブロモクリプチン 〈3〉319, 〈5〉57, 150, 〈6〉428, 429, 431, 508
プロラクチノーマ 〈5〉40, 219
プロラクチン 〈5〉37, 194
プロレニン 〈5〉235
プロレニン受容体 〈5〉236
分割肝移植 〈1〉253
分岐鎖アミノ酸 〈5〉270, 407, 416, 474

分岐鎖アミノ酸制限食 〈5〉418
吻合部潰瘍 〈4〉132
分子遺伝学的完全寛解 〈6〉162
分子遺伝学的奏効 〈6〉174
分時換気量 〈1〉227, 〈2〉388
分枝鎖アミノ酸 〈6〉479
分子シャペロン 〈5〉402
分枝膵管の不規則な拡張 〈4〉467
分子生物学 〈1〉3, 〈3〉12
分子生物学的完全寛解 〈6〉56
分枝つきステントグラフト 〈3〉360
分子標的治療（薬） 〈1〉191, 193, 〈2〉398, 〈6〉79
分子標的薬の臨床応用 〈1〉110
分子マーカー 〈6〉66
分子レベル 〈3〉13
噴水状嘔吐 〈4〉115
分水嶺梗塞 〈6〉348
分水嶺領域 〈6〉343
分析疫学 〈1〉116
糞線虫 〈2〉174
糞線虫症 〈4〉267
分染法 〈6〉54
憤怒けいれん 〈1〉348
分泌酵素 〈4〉307
分泌刺激試験 〈5〉36
分泌性下痢 〈1〉424
分泌抑制試験 〈5〉37
分布相（α相） 〈1〉182
分布容積 〈1〉181
糞便検査 〈1〉418
糞便顕微鏡検査 〈4〉456
分娩後腎硬化症 〈3〉576
糞便中エラスターゼ1 〈4〉456
噴門 〈4〉4, 29
分葉線維 〈3〉581
分利性解熱 〈1〉336
分類不能型特発性間質性肺炎 〈2〉475, 484
分類不能型免疫不全症 〈2〉347

へ

ペア血清 〈3〉306, 336
平滑筋細胞 〈3〉4
平滑筋腫 〈4〉109, 227
平滑筋肉腫 〈3〉347
平均血小板容積 〈6〉44
平均赤血球ヘモグロビン（Hb）濃度 〈6〉42, 132
平均赤血球ヘモグロビン量 〈6〉42
平均赤血球容積 〈3〉222, 〈6〉42, 132
閉経後骨粗鬆症 〈5〉466
閉鎖孔ヘルニア 〈4〉255
閉鎖神経 〈6〉280
閉塞感 〈3〉184
閉塞性黄疸 〈1〉427, 〈4〉472, 〈5〉373
閉塞性換気障害 〈2〉383, 424, 548
閉塞性血栓性血管炎 〈2〉247, 〈3〉353, 355
閉塞性細気管支炎 〈2〉430, 566

閉塞性ショック　〈3〉103, 106
閉塞性腎症　〈3〉591
閉塞性睡眠時無呼吸　〈2〉412,〈6〉613
閉塞性睡眠時無呼吸低呼吸症候群　〈2〉
　　413
閉塞性動脈硬化症　〈1〉408,〈3〉169,
　　173, 351, 352
閉塞性動脈硬化症の病期分類　〈1〉407
閉塞性肺炎　〈2〉443
閉塞性肥大型心筋症　〈3〉23, 190, 272,
　　296
平低 T 波　〈3〉33
並列診療　〈1〉301
ペーシングモード　〈3〉139
ペースメーカ　〈3〉138,〈6〉589
ペースメーカチャネル　〈3〉131
壁運動異常　〈3〉85
壁側心膜　〈3〉334
ペグインターフェロン　〈4〉337
ベクター　〈2〉32
ベサコリン®　〈6〉434
ベザフィブラート　〈4〉347
ペスト　〈2〉79
ペスト菌　〈2〉71
ベズロトクスマブ　〈2〉87
臍周囲長　〈5〉450
臍ヘルニア　〈5〉396
ベタイン　〈6〉480
ベタイン療法　〈5〉418
ベタネコール塩化物　〈6〉434
ヘテロ接合　〈1〉13
ヘテロ接合性の消失　〈1〉174
ヘテロ接合体　〈5〉273
ペニシリン　〈1〉5,〈2〉330, 441,〈6〉
　　266, 439
ペニシリン型　〈6〉265
ペニシリン耐性肺炎球菌　〈2〉55
ペニシリン G　〈2〉56,〈3〉284
ペニシリン G 低感受性緑色レンサ球菌
　　〈3〉284
ベノミル　〈5〉14
ヘパラン硫酸　〈5〉396, 398,〈6〉22
ヘパリン　〈3〉351, 365, 371,〈5〉363,
　　〈6〉25, 231, 248, 253, 267, 431
ヘパリン起因性血小板減少症　〈6〉261
ヘパリン静注後血漿　〈5〉350
ヘパリンナトリウム　〈5〉158
ヘパリン療法　〈6〉364
ヘパリン類　〈6〉91
ヘビ咬症　〈1〉80
蛇毒　〈6〉506
ヘプシジン　〈2〉194,〈6〉34, 150
ペプシノゲン　〈4〉4
ペプチドホルモン　〈5〉2, 3
ペプチド YY　〈5〉215, 253
ベプリジル　〈3〉159
ヘマグルチニン　〈2〉121
ヘマチン　〈5〉438
ヘマトキシリン-エオジン　〈4〉58
ヘマトクリット　〈6〉42, 104, 216
ヘミバリスム　〈6〉314

ヘミン　〈5〉438,〈6〉485
ヘム　〈4〉372,〈5〉411,〈6〉13
ヘムアルギニン　〈5〉438
ヘムオキシゲナーゼ　〈5〉438
ヘム合成系経路　〈6〉484
ヘム合成系酵素　〈5〉436
ヘム合成障害　〈6〉109
ヘム蛋白　〈5〉436
ペムブロリズマブ　〈2〉398,〈6〉83
ペメトレキセド　〈2〉513
ヘモグロビン　〈5〉411, 436,〈6〉11,
　　13, 31, 61, 104, 131, 216
ヘモグロビン異常症　〈6〉143
ヘモグロビン（血色素）濃度　〈6〉42
ヘモグロビン A1c　〈6〉273, 285, 301,
　　303
ヘモクロマトーシス　〈3〉301, 315,〈4〉
　　374,〈5〉447,〈6〉32
ヘモジデリン　〈6〉32
ヘモフィルス属　〈2〉73, 82
ヘモペキシン　〈5〉411
ペラグラ　〈5〉464,〈6〉490, 502
ペラグラ様皮疹　〈3〉465
ベラグルセラーゼアルファ　〈6〉474
ヘラクレス様体形　〈6〉591
ベラパミル　〈3〉160, 301
ヘリオトロープ疹　〈2〉201, 243, 244,
　　〈6〉592
ヘリカル CT　〈2〉377
ヘリコバクター　〈2〉70
ペリサイト　〈6〉347
ベリムマブ　〈2〉208
ベリリウム中毒　〈6〉496
ベリリウム肺　〈2〉490
ペルオキシソーム　〈6〉477
ペルオキシソーム増殖因子活性化受容体
　　α　〈5〉299
ペルオキシソーム増殖剤応答性レセプタ
　　ー　〈5〉8
ペルオキシダーゼ染色　〈6〉47
ペルオキシナイトライト　〈2〉494
ペルゴリド　〈6〉428, 429
ヘルスプロモーション活動　〈1〉308
ヘルニア　〈4〉113, 255
ヘルパー T 細胞　〈6〉6
ヘルパンギーナ　〈2〉129
ペルフェナジン　〈6〉438
ヘルペスウイルス　〈2〉21
ヘロイン　〈1〉85
ベロ毒素　〈2〉67,〈6〉257
変異麻疹ウイルス　〈3〉388
辺縁帯 B 細胞性リンパ腫　〈4〉65
辺縁部動静脈瘻　〈6〉368
辺縁葉　〈6〉272
片眼性眼球突出　〈1〉375
弁狭窄度　〈3〉83
変曲点　〈3〉43
変形性関節症　〈2〉217, 301
弁形成術　〈3〉92, 288
変形性膝関節症　〈1〉445
弁硬化　〈3〉290

弁周囲感染　〈3〉283
偏食　〈5〉453
片頭痛　〈1〉441, 442,〈6〉291, 616
ベンズブロマロン　〈5〉428
ベンセラジド　〈6〉429
片側顔面攣縮　〈6〉555
ベンゾジアゼピン　〈6〉463
ベンゾジアゼピン系　〈6〉508
ベンゾジアゼピン中毒　〈1〉83
弁損傷　〈3〉140
ベンダムスチン　〈6〉191
弁置換術　〈3〉277, 289
鞭虫　〈2〉174
鞭虫症　〈4〉268
ベンチュリーマスク　〈1〉225
ベンツピレン　〈2〉530
扁摘パルス療法　〈3〉527
扁桃腫大　〈5〉362
扁桃腺切除　〈6〉614
扁桃体　〈6〉273
扁桃摘出術　〈3〉518
ペントースリン酸経路　〈5〉278, 329
ヘンドラウイルス　〈2〉152
ペンドリン　〈5〉69
便秘　〈1〉422
便微生物移植術　〈5〉216
便秘の鑑別診断　〈1〉423
扁平黄色腫　〈5〉360
扁平上皮癌　〈1〉95,〈4〉243
扁平上皮癌関連抗原　〈4〉26
扁平苔癬　〈2〉104
弁膜　〈3〉349
弁膜炎　〈3〉278
弁膜症　〈3〉53, 110, 258, 310, 496
片麻痺　〈6〉298, 312
片麻痺性片頭痛　〈6〉617
弁輪拡大　〈3〉276
弁輪形成術　〈3〉267, 277
弁輪石灰化　〈3〉290
弁輪縫縮術　〈3〉277

ほ

補因子　〈6〉24
保因者　〈1〉14
保因者診断　〈5〉400
胞隔炎　〈2〉475
包括的呼吸リハビリテーション　〈2〉
　　405
包括的心臓リハビリテーション　〈3〉
　　123, 207
包括払い（定額払い）制　〈1〉313
傍胸骨　〈3〉19
傍胸骨左室短軸断層像　〈3〉46
傍胸骨左室長軸断層像　〈3〉46
傍胸骨拍動　〈3〉19, 260
膀胱炎　〈3〉581
抱合型ビリルビン　〈4〉407
膀胱癌　〈1〉438
方向交代性眼振　〈6〉622
方向交代性背地性眼振　〈6〉623

方向固定性水平性眼振　〈6〉622, 625, 626
膀胱収縮障害　〈1〉436
膀胱腫瘍　〈3〉599
方向性冠動脈粥腫切除術　〈3〉192
膀胱蓄尿機能障害　〈1〉436
膀胱直腸障害　〈6〉300, 317
膀胱ドレナージ　〈1〉255
膀胱尿管逆流（VUR）　〈3〉578, 593
膀胱・尿道鏡　〈1〉438
放散痛　〈3〉200, 〈6〉616
傍糸球体細胞腫　〈5〉237
房室回帰性頻拍　〈3〉94, 147, 151
房室解離　〈3〉165
房室管　〈3〉223
房室結節　〈3〉10, 129
房室結節枝　〈3〉3
房室結節内ブロック　〈3〉164
房室結節リエントリー性頻拍　〈3〉93, 94, 130, 139, 147, 151
房室中隔欠損症　〈3〉229
房室伝導系　〈3〉163
房室伝導時間　〈3〉149
房室伝導能　〈3〉94
房室ブロック　〈2〉227, 〈3〉93, 95, 140, 163, 205, 209, 227, 306
房室弁　〈3〉223
房室弁逆流　〈3〉231
房室リエントリー頻拍　〈3〉130
放射状混濁　〈5〉394
放射性医薬品　〈3〉63
放射性肺線維症　〈2〉491
放射性ヨウ素内用療法　〈5〉98
放射線　〈1〉46, 232
放射線照射　〈3〉319
放射線性顎骨壊死　〈1〉389
放射線増感薬　〈1〉234
放射線治療　〈1〉232, 239
放射線と単位　〈1〉67
放射線による腎障害　〈3〉582
放射線肺臓炎　〈2〉491
放射線被曝による医原性疾患　〈1〉94
放射線防護の諸原則　〈1〉68
放射線誘導遺伝の不安定性　〈1〉65
傍腫瘍性小脳変性症　〈6〉399
傍腫瘍性神経症候群　〈6〉400, 515, 564
傍腫瘍性ニューロパチー　〈6〉557, 564
泡状大食細胞　〈6〉341
膨疹　〈2〉336
傍神経節細胞腫　〈5〉174
傍神経節腫　〈3〉347, 385
紡錘状瘤　〈3〉358
紡錘波　〈6〉326
傍正中橋網様体　〈6〉308
縫線　〈5〉269
縫線核　〈6〉618
縫線核セロトニンニューロン　〈6〉424
放線菌症　〈2〉102
蜂巣炎　〈5〉199
蜂巣状陰影　〈2〉377

蜂巣肺　〈2〉476
ホウ素中性子捕捉療法（BNCT）　〈1〉237
包虫症　〈2〉181, 〈6〉396
法的脳死診断　〈1〉245
乏突起膠腫　〈6〉537
傍乳頭憩室　〈4〉119
乏尿　〈1〉434, 〈3〉337
傍皮質　〈6〉5
傍分泌系　〈5〉2
泡沫細胞　〈3〉170, 〈5〉387
傍濾胞細胞　〈5〉69
補液　〈3〉476
ポータブル写真　〈1〉150
ボール・ディスク弁　〈3〉289
補完的中心静脈栄養　〈5〉472
保菌　〈2〉2
保険外併用療養費（制度）　〈1〉312, 327
保健師　〈1〉302
保健指導　〈5〉458
歩行　〈5〉317
母児合併症　〈5〉337
ポジショナルクローニング　〈5〉274
ポジティブフィードバック　〈5〉4
ポジトロン断層撮影法　〈3〉300, 〈4〉49
母集団薬物動態解析　〈1〉181
補充療法　〈6〉254
補助循環装置　〈3〉296
補助静脈栄養　〈1〉220
補助人工心臓　〈1〉265, 〈3〉307
補助療法　〈6〉201
ホスカルネット　〈6〉385
ホスゲン中毒　〈6〉497
ボスチニブ　〈6〉84, 176
ホスピス　〈1〉292
ホスファチジルセリン　〈6〉14
ホスホジエステラーゼ特異的阻害薬　〈3〉368
ホスホジエステラーゼ4（PDE4）　〈2〉289
ホスホジエステラーゼIII阻害薬　〈3〉118
ホスホフルクトキナーゼ　〈5〉332
ホスホフルクトキナーゼ欠損症　〈6〉605
ホスホマイシン系抗菌薬　〈1〉186
ホスホランバン　〈3〉9
ホスホリパーゼA$_2$　〈4〉455
ホスホリボシルピロリン酸　〈5〉432, 〈6〉483
ホスホリボシルピロリン酸合成酵素活性低下症　〈5〉431
ホスホリボシルピロリン酸合成酵素亢進症　〈5〉424, 433
ホスホリラーゼキナーゼ　〈5〉333
ホスホリラーゼキナーゼ欠損症　〈4〉374
ホスホリラーゼ欠損症　〈6〉605
補正カルシウム（Ca）　〈3〉458
補正血小板増加数　〈1〉215, 〈6〉69

母性（細胞質）遺伝病　〈1〉19
母性フェニルケトン尿症　〈5〉415
補体　〈2〉34, 198, 223, 257, 318, 〈6〉27
補体依存性細胞傷害活性　〈6〉79
補体価　〈2〉216
補体欠損症　〈2〉299
補体第1成分エステラーゼ阻害因子　〈2〉337
勃起障害　〈1〉452
勃起不全改善薬　〈1〉452
発作性上室頻拍　〈3〉147
発作性運動誘発性舞踏アテトーゼ　〈6〉440
発作性寒冷ヘモグロビン尿症　〈6〉107, 140
発作性心房細動　〈3〉36, 143
発作性夜間呼吸困難　〈3〉114
発作性夜間ヘモグロビン尿症　〈1〉429, 〈6〉30, 53, 106, 132, 141
発疹性黄色腫　〈5〉360, 363
発疹チフス　〈2〉109
発疹チフス群リケッチア症　〈2〉108
発疹熱　〈2〉109
ポップコーン細胞　〈6〉192
ボツリヌス菌　〈1〉79, 〈2〉92
ボツリヌス菌中毒　〈6〉505
ボツリヌス症　〈6〉505
ボツリヌス毒素　〈6〉285, 440, 463
ポドサイト　〈3〉512, 513
ポートワイン血管腫　〈6〉373
ポートワイン母斑　〈6〉467
ポナチニブ　〈6〉84, 176
ポピュレーションファーマコキネティクス　〈1〉181
ポマリドミド　〈6〉90, 201
ホメオドメイン　〈5〉11
ホメピゾール　〈3〉451
ホモゲンチジン酸　〈6〉480
ホモシスチン尿症　〈5〉418, 〈6〉479
ホモシステイン　〈5〉133, 〈6〉479
ホモ接合　〈1〉13
ホモ接合体　〈5〉273
ホモバニリル酸　〈5〉172, 〈6〉321
ポリアクリルアミドゲル　〈5〉343
ポリープ　〈4〉57, 201
ポリエチレングリコール　〈6〉95
ポリオ　〈1〉129, 411, 〈6〉628
ポリオウイルス　〈2〉128
ポリオール　〈4〉165
ポリオ後症候群　〈6〉450
ポリグルコサン小体　〈6〉422
ポリグルタミン病　〈5〉402, 〈6〉458
ボリコナゾール　〈6〉381
ポリサージャリー　〈6〉440
ホリスティックメディシン　〈1〉2
ポリソムノグラフィ　〈2〉394, 413
ポリデンドロサイト　〈6〉284
ホリナートカルシウム　〈6〉86
ボリノスタット　〈6〉86
ポリファーマシー　〈1〉92, 93

ポリフェノール 〈6〉411
ポリフェノール類 〈5〉443
ポリペクトミー 〈4〉205
ポリペプチド系 〈2〉27
ボルテゾミブ 〈3〉568, 〈5〉423, 〈6〉
　85, 201, 206
ポルフィリン 〈5〉408
ポルフィリン症 〈4〉377, 〈5〉436, 〈6〉
　14, 113, 484
ポルフィリン症によるニューロパチー
　〈6〉558
ポルフィリン代謝異常 〈4〉372, 〈5〉
　436
ポルホビリノゲン 〈5〉440, 〈6〉485
ホルモン 〈1〉6, 〈5〉2, 10, 228
ホルモン過剰症 〈5〉10
ホルモン感受性リパーゼ 〈5〉345
ホルモン結合蛋白 〈5〉5
ホルモン欠乏症 〈5〉10
ホルモン測定法 〈5〉18
ホルモンの半減期 〈5〉5
ホルモン分泌刺激試験 〈5〉27
ホルモン補充療法 〈1〉453, 〈5〉18,
　49, 201
ボレリア・ミヤモトイ病 〈2〉163
本態性血小板血症 〈6〉215, 221
本態性高血圧 〈1〉56, 〈3〉375
本態性振戦 〈6〉427, 442
本態性低血圧 〈1〉406
本態性フルクトース尿症 〈5〉335
ボンド 〈6〉498
奔馬調律 〈3〉115
ポンプ失調 〈3〉210
翻訳後修飾 〈5〉401

ま

マールブルグウイルス 〈2〉140
マールブルグ病 〈2〉140
マイクロアレイ解析 〈1〉16
マイクロサテライト 〈1〉175
マイクロゾームテスト 〈5〉90
マイクロ波による障害 〈1〉47
マイクロビオーム 〈1〉7
マイクロRNA 〈2〉193, 〈3〉14
マイコプラズマ 〈2〉111
マイコプラズマ肺炎 〈2〉448
マイトマイシンC 〈6〉266
マイネルト基底核 〈2〉185
マウス-ヒトキメラ抗体 〈6〉79
前向き追跡調査 〈1〉116
マカロニサイン 〈2〉260
膜型人工肺 〈1〉266
膜結合型酵素 〈4〉307
膜侵襲（型）複合体 〈6〉27, 258
膜侵襲複合 〈2〉194
膜性腎症（MN） 〈3〉530, 542, 544
膜性増殖性糸球体腎炎（MPGN） 〈3〉
　531, 542, 543
膜性部欠損 〈3〉231
膜性部中隔 〈3〉231

膜電位変化 〈6〉284
膜電流 〈3〉130
マグネシウム 〈3〉196, 408
マグネシウム（Mg）代謝異常 〈3〉461
膜輸送 〈5〉272
マクラデンサ 〈3〉403
膜レセプター 〈5〉6
マクロアデノーマ 〈5〉37, 43, 45, 82
マクロオートファジー 〈5〉407
マクロ筋電図 〈6〉325
マクログロブリン血症 〈5〉412, 〈6〉
　202
マクロファージ 〈2〉34, 216, 217,
　318, 〈3〉171, 〈6〉6, 20
マクロファージ活性化症候群 〈2〉278
マクロファージコロニー刺激因子 〈6〉
　7
マクロミネラル 〈5〉443
マクロライド系抗菌薬 〈1〉186, 〈2〉
　27, 430, 441
マザチコール 〈6〉428
麻疹 〈2〉126
麻疹ウイルス 〈2〉126, 145
麻疹様発疹 〈2〉332
麻酔薬起因性肝障害 〈4〉400
マスター2段階試験 〈3〉37, 185
マスト細胞 〈2〉316, 〈6〉7
マストミス 〈2〉139
マダニ 〈2〉77, 159, 301
末期腎不全 〈4〉488, 〈5〉310
末梢気道 〈2〉355
末梢気道病変 〈2〉429
末梢血液像 〈6〉44
末梢血幹細胞移植 〈6〉78, 95
末梢循環 〈3〉114
末梢静脈栄養 〈1〉220, 〈5〉472
末梢神経 〈6〉279, 282, 283
末梢神経疾患 〈6〉553
末梢神経障害 〈5〉388, 〈6〉553
末梢神経生検 〈6〉340, 566
末梢性チアノーゼ 〈1〉402
末梢性トレランス 〈1〉35, 〈2〉196
末梢性肺動脈狭窄 〈3〉237
末梢性麻痺 〈6〉628
末梢性めまい 〈6〉621, 624
末梢性T細胞リンパ腫 〈6〉191
末梢性T細胞リンパ腫・非特定型 〈6〉
　189
末梢挿入中心静脈カテーテル 〈1〉220
末梢動脈疾患 〈3〉97, 173, 498
末梢動脈閉塞性疾患 〈3〉351
末梢浮腫 〈3〉114
末梢ホルモン 〈5〉34
マップキナーゼ 〈5〉295
マトリックス支援レーザー脱離イオン化
　法 〈5〉21
マトリックスメタロプロテアーゼ 〈2〉
　216
マトリックスメタロプロテアーゼ関連因
　子 〈6〉347
麻痺性貝毒 〈6〉573

麻痺性貝毒中毒 〈6〉506
麻痺性眼振 〈6〉626
マーフ（MERRF） 〈6〉603
麻薬 〈6〉509
麻薬中毒 〈6〉509
マラスムス 〈5〉446
マラスムス型クワシオルコル 〈5〉446
マラセチア 〈2〉103
マラリア 〈2〉166
マリファナ 〈1〉85
マルチキナーゼ阻害薬 〈4〉481
マルチスライスCT 〈1〉150, 〈2〉377
マルチプルリスクファクター症候群
　〈5〉454
マルチミニコア病 〈6〉585
マルトース 〈5〉474
マルネッフェイ型ペニシリウム症 〈2〉
　107
マルベリー細胞 〈3〉570
マルベリー小体 〈3〉570
マレイルアセト酢酸 〈6〉480
マンガン中毒 〈6〉495
慢性胃炎 〈4〉123
慢性炎症性脱髄性多発根ニューロパチー
　（CIDP） 〈6〉556, 557, 564, 573
慢性咳嗽 〈1〉392
慢性咳嗽の原因疾患 〈1〉392
慢性仮性嚢胞 〈4〉485
慢性活動性肝炎 〈4〉397
慢性合併症 〈5〉307
慢性肝炎 〈4〉300
慢性肝疾患 〈4〉335
慢性間質性腎炎 〈3〉564
慢性関節痛 〈1〉444
慢性気管支炎 〈2〉423
慢性器質性便秘 〈1〉423
慢性偽性腸閉塞症（CIP） 〈4〉70, 〈6〉
　564
慢性吃逆の主な原因 〈1〉411
慢性緊張型頭痛 〈6〉619, 620
慢性血栓塞栓性肺高血圧症 〈2〉497,
　501, 〈3〉311
慢性結膜炎 〈1〉376
慢性高血圧症 〈6〉345
慢性甲状腺炎 〈4〉346, 〈5〉83, 89, 262
慢性抗体関連拒絶反応 〈1〉251
慢性好中球性白血病 〈6〉215
慢性高度僧帽弁閉鎖不全症 〈3〉267
慢性硬膜下血腫 〈6〉362, 544
慢性呼吸不全の治療 〈2〉570
慢性骨髄性白血病 〈6〉100, 170, 215
慢性骨髄性白血病の病期分類 〈6〉173
慢性再発性多巣性骨髄炎 〈2〉290
慢性縦隔炎 〈2〉519
慢性腎盂腎炎 〈3〉580
慢性心筋炎 〈3〉307
慢性心筋虚血 〈3〉208
慢性進行型神経Behçet病 〈6〉397
慢性進行性外眼筋麻痺 〈1〉376
慢性進行性間質性肺炎 〈6〉592
慢性進行性肺アスペルギルス症 〈2〉

459
慢性腎障害 〈2〉561
慢性腎障害における呼吸不全 〈2〉561
慢性腎臓病（CKD）〈1〉281, 〈3〉173,
315, 382, 478, 〈5〉127, 234, 466, 〈6〉
522
慢性腎臓病（CKD）で注意が必要な薬物
〈3〉487
慢性腎臓病患者における貧血の鑑別アル
ゴリズム 〈3〉500
慢性腎臓病の全身合併症 〈3〉495
慢性心嚢液貯留 〈3〉339
慢性心不全 〈3〉111, 116
慢性腎不全 〈1〉281, 〈3〉457, 〈5〉373
慢性心不全と性差 〈1〉289
慢性心膜炎 〈3〉338
慢性膵炎 〈4〉455, 465, 488
慢性膵炎の病期と治療方針 〈4〉466
慢性膵炎臨床診断基準 2009 〈4〉468
慢性線維化性間質性肺炎 〈2〉475
慢性僧帽弁閉鎖不全症 〈3〉265
慢性中毒 〈1〉70
慢性動脈閉塞症 〈3〉352
慢性鳥飼病 〈2〉466
慢性軟便 〈1〉424
慢性肉芽腫症 〈2〉349, 〈6〉157
慢性尿細管間質性腎炎 〈3〉549
慢性粘血性下痢便 〈1〉424
慢性膿胸 〈2〉507
慢性肺アスペルギルス症 〈2〉459
慢性肺血栓塞栓症 〈3〉331
慢性肺血栓塞栓性肺高血圧症 〈3〉59
慢性肺性心 〈3〉331
慢性発症型ニューロパチー 〈6〉553
慢性反復性けいれん発作 〈1〉347
慢性非化膿性破壊性胆管炎 〈4〉345
慢性疲労症候群 〈1〉342, 〈2〉266
慢性貧血 〈1〉214
慢性副腎皮質不全 〈5〉153
慢性副鼻腔炎 〈1〉382, 383, 〈2〉430
慢性ぶどう膜炎 〈1〉376
慢性不眠症の「3P」〈1〉440
慢性閉塞性肺疾患（COPD）〈1〉50,
394, 〈2〉59, 117, 423, 〈3〉118, 331,
〈5〉466
慢性ベリリウム肺 〈2〉465
慢性片頭痛 〈1〉442
慢性好酸球性肺炎 〈2〉470
慢性リンパ性白血病 〈6〉177
慢性 B 細胞白血病 〈6〉58
慢性 GVHD 〈6〉98
マンソン孤虫症 〈2〉181
マンソン裂頭条虫 〈2〉181
マントル細胞リンパ腫 〈4〉229, 〈6〉
58, 189, 191
マンニトール投与 〈6〉359
マンノシドーシス 〈6〉483
マンノース結合蛋白 〈6〉28

み

ミエリン 〈6〉475, 572
ミエリン塩基性蛋白 〈6〉403
ミエリン脂質代謝異常 〈5〉392
ミエリン鞘 〈6〉282
ミエリン体 〈3〉571
ミエロペルオキシダーゼ 〈2〉251, 〈6〉
566
ミエロペルオキシダーゼ欠損症 〈6〉
158
ミオキミア放電 〈6〉324
ミオクローヌス 〈1〉347, 348, 〈2〉
183, 184
ミオクロニー発作 〈6〉609
ミオクローヌス 〈6〉314, 603, 609
ミオグロビン 〈3〉99, 474, 〈6〉31, 576
ミオシン 〈3〉8, 330
ミオシンキナーゼ 〈3〉297
ミオシン結合蛋白 C 〈3〉323
ミオシンフィラメント 〈3〉7
ミオシン ATPase 染色 〈6〉339
ミオダロン 〈3〉296
ミオチュブラリン遺伝子（MTM1）
〈6〉586
ミオトニー 〈6〉324
ミオトニア 〈6〉587
ミオトニア放電 〈6〉589, 591
ミオパチー 〈4〉400, 〈6〉502
ミガーラスタット 〈3〉571
味覚障害 〈1〉386
三日月剣 〈3〉249
ミガーラスタット 〈6〉475
右下葉無気肺 〈2〉438
右冠動脈 〈3〉3, 87
右冠動脈洞 〈3〉250
右季肋部痛 〈1〉417
右上葉無気肺 〈2〉437
右側腹部痛 〈1〉417
右中葉無気肺 〈2〉437
ミグルスタット 〈4〉377, 〈6〉449, 474
ミクロアデノーマ 〈5〉37
ミクロオートファジー 〈5〉407
ミクログリア 〈6〉284
ミクロソームエタノール酸化系 〈4〉
349
ミクロソームトリグリセリド転送蛋白
〈5〉345, 349, 380, 〈6〉492
ミクロソームトリグリセリド輸送蛋白阻
害薬 〈5〉376
ミクロフィラリア 〈2〉469
ミクロミネラル 〈5〉443
ミコフェノール酸モフェチル 〈1〉250,
〈2〉206, 235, 〈3〉538
水いぼ 〈2〉337
水制限 〈5〉445
水制限試験 〈5〉62
水・電解質異常 〈1〉23
水・電解質代謝 〈3〉438
水バランス・電解質異常 〈1〉211, 〈6〉

水抑制画像（FLAIR）〈1〉155, 156
水・Na 代謝異常 〈3〉489
ミゾリビン 〈1〉250, 〈2〉205, 〈3〉538
三日熱マラリア 〈2〉166
密封小線源治療 〈1〉236
ミトコンドリア 〈3〉6
ミトコンドリア異常症 〈6〉399
ミトコンドリア遺伝子異常 〈5〉284
ミトコンドリア眼筋症 〈1〉377
ミトコンドリア機能不全 〈5〉250
ミトコンドリア経路 〈4〉299
ミトコンドリア心筋症 〈3〉255, 326
ミトコンドリア電子伝達系機能低下
〈6〉424
ミトコンドリア糖尿病 〈5〉314
ミトコンドリア脳筋症 〈3〉318, 〈6〉
409
ミトコンドリア病 〈3〉326, 〈6〉576,
601
ミトコンドリア DNA 異常 〈3〉325
ミトタン 〈5〉150, 153
ミドドリン 〈3〉393
水俣病 〈6〉495
ミニ移植 〈6〉97
ミニサテライト 〈1〉175
ミニサテライト突然変異 〈1〉65, 66
ミニマルモデル 〈5〉296
ミネラル 〈5〉447
ミネラル欠乏症 〈1〉55
ミネラルコルチコイド 〈5〉136, 144,
171
ミネラルコルチコイド受容体拮抗薬
〈3〉121, 389, 391, 〈5〉142, 233
未発症者 〈1〉14
未分化癌 〈5〉98
未分化大細胞型リンパ腫 〈6〉189
未分化肉腫 〈5〉347
耳の診察 〈1〉135
脈なし病 〈2〉259, 〈3〉214, 362
脈拍 〈3〉18
脈波伝導速度 〈3〉384
脈波伝播速度 〈3〉95, 96, 〈5〉312
宮崎肺吸虫症 〈2〉179, 462
脈管 〈3〉2
脈管形成 〈3〉226
脈管疾患 〈3〉351
三好型ミオパチー 〈6〉582
ミルクアルカリ（カルシウムアルカリ）
症候群 〈3〉453
ミルクアルカリ症候群 〈5〉447
ミルタザピン 〈6〉389

む

無アルブミン血症 〈5〉413
ムーコル症 〈2〉97, 102
無芽胞嫌気性菌感染症 〈2〉83
無顆粒球症 〈6〉155
無冠動脈洞 〈3〉250
無ガンマグロブリン血症 〈2〉346, 〈5〉

めんえき　85

413
無汗無痛症　〈6〉562
無危害　〈1〉9, 10
無機質　〈5〉443, 447
無気肺　〈2〉437, 494
無筋症性皮膚筋炎　〈2〉243
無菌性髄膜炎　〈2〉126, 128, 149, 236
無菌性膿尿　〈1〉439, 〈3〉579
無形成骨　〈3〉502
無形成発作　〈2〉130
無月経　〈5〉461
無鉤条虫　〈2〉181
無効造血　〈6〉147
無呼吸　〈1〉440, 〈2〉413
無呼吸低呼吸指数　〈6〉613
ムコ多糖　〈6〉480
ムコ多糖症　〈5〉395, 396, 〈6〉480
ムコ多糖代謝異常症　〈5〉396
ムコ多糖蓄積症　〈5〉396
ムコリピドーシス　〈5〉482, 483
ムコール症　〈6〉394
霧視　〈2〉280
無自覚性低血糖　〈5〉300
無自覚低血糖　〈1〉258
ムシモール　〈6〉507
無症候性虚血性心疾患　〈3〉196
無症候性血尿　〈1〉437
無症候性骨髄腫　〈6〉199
無症候性細菌尿　〈3〉579
無症候性心筋虚血　〈3〉180, 192, 208
無症候性神経認知障害　〈6〉387
無症候性胆石症　〈4〉417
無症候性脳血管障害　〈6〉343, 363
無神経節性巨大結腸症　〈4〉159
無髄神経線維　〈6〉282, 284
ムスカリン　〈6〉503, 506
ムスカリン作動性アセチルコリン受容体
　3（M3R）〈2〉270
ムスカリン受容体　〈6〉280
むずむず脚症候群　〈2〉267
むせ　〈1〉394
無セルロプラスミン血症　〈5〉447, 〈6〉
　486
ムチランス　〈2〉287
無治療経過観察　〈6〉191
ムチン　〈4〉4
ムチン性腹水　〈4〉248
無痛性潰瘍　〈6〉561
無痛性甲状腺炎　〈5〉89, 92
無痛性胆嚢腫大　〈4〉433
無（低）顆粒　〈6〉50
無動　〈6〉426
無動・寡動　〈6〉629
無動性無言　〈2〉183, 〈6〉301
無トランスフェリン血症　〈6〉112
無尿　〈1〉434, 〈3〉592
胸やけ　〈1〉414
胸やけの鑑別疾患　〈1〉415
無フィブリノゲン血症　〈6〉242
無脈性電気活動　〈1〉269, 〈2〉206, 209
無力性嗄声　〈1〉391

ムンプス　〈2〉125
ムンプスウイルス　〈6〉378
ムンプス精巣炎　〈5〉187
無βリポ蛋白症　〈5〉381, 〈6〉492

め

メイ-ギムザ染色　〈6〉44
メイズ手術　〈3〉145
迷走神経　〈3〉12, 〈5〉253, 〈6〉317
迷走神経刺激　〈1〉411, 〈3〉150
迷入膵　〈4〉489
迷路性運動失調　〈6〉315
メープルシロップ尿症　〈5〉415, 465,
　〈6〉478
メガリン　〈3〉583
メサンギウム　〈3〉436, 437
メサンギウム間入　〈3〉531, 559
メサンギウム細胞　〈3〉400, 513
メサンギウム増殖　〈3〉435
メサンギウム増殖性糸球体腎炎　〈2〉
　231, 〈3〉525, 542
メサンギウム融解　〈3〉559
メズサ（メドゥーサ）の頭　〈4〉18, 302,
　360
メスナ　〈6〉86
メソテリン　〈2〉513
メタセルカリア　〈2〉178, 179, 462,
　〈4〉392, 444
メタネフリン　〈3〉385, 〈5〉172, 174,
　178
メタノール中毒　〈6〉503
メタボリックシンドローム　〈1〉55,
　〈3〉173, 388, 〈5〉213, 234, 244, 276,
　371, 372, 454
メタボリックシンドロームの診断基準
　〈5〉245
メタボリックドミノ　〈5〉246
メタボリックメモリー　〈5〉316
メタロチオネイン　〈3〉583, 〈6〉486
メタロプロテアーゼ　〈2〉83
メチオニル-tRNA　〈5〉405
メチオニン　〈6〉479
メチオニン除去ミルク　〈6〉480
メチキセン　〈6〉428
メチシリン耐性黄色ブドウ球菌　〈2〉
　52, 〈3〉285, 〈4〉174, 〈6〉378
メチラポン　〈5〉43, 150
メチル亜ヒ素　〈6〉494
メチルアルコール中毒　〈6〉503
メチルコバラミン　〈6〉36
メチル水銀　〈6〉495
メチルドパ型　〈6〉265
メチルフェニデート　〈6〉613
メチルフェニルエチルヒダントイン
　〈6〉263
メチルプレドニゾロン　〈6〉403
メチルマロン酸　〈6〉490
メチルマロン酸血症　〈5〉418
メチルマロン酸尿症　〈6〉117
メチルメルカプタン　〈1〉410

滅菌　〈2〉29
メッセンジャー RNA　〈5〉403
メッツ　〈1〉180
メディエータ　〈1〉280
メディカルチェック　〈5〉452
メドゥーサの頭　〈4〉18
メトキサレン　〈6〉181
メトクロプラミド　〈5〉509
メトクロプラミド試験　〈5〉174
メトトレキサート　〈2〉48, 206, 281,
　〈6〉86, 117, 168, 182, 188, 265, 397,
　399, 490
メトトレキサート脳症　〈6〉509
メトヘモグロビン　〈1〉402
メトヘモグロビン血症　〈6〉145
メトホルミン　〈3〉176, 〈4〉357, 〈5〉
　321
メトロニダゾール　〈4〉388, 443
メナキノン　〈6〉492
メニスカスサイン　〈2〉101, 507
眼の充血　〈1〉371
眼の診察　〈1〉135
メノポーズ　〈5〉16
メフロキン　〈6〉390
めまい　〈1〉381, 〈2〉303, 〈6〉289,
　291, 621
めまい疾患の分類　〈1〉381
メマンチン　〈6〉414, 417
目安量　〈5〉444
メラス（MELAS）〈3〉255, 318, 〈6〉
　602, 603
メラトニン　〈5〉26
メラニン凝集ホルモン　〈5〉26, 257
メラニン産生細胞　〈4〉108
メラノコルチン4受容体　〈5〉251
メルファラン　〈5〉423, 〈6〉86, 182,
　204, 206
メロゾイト　〈2〉166
免疫異常　〈1〉31, 〈3〉292
免疫応答期　〈4〉336
免疫介在性壊死性筋症　〈6〉593
免疫学的検査　〈4〉323
免疫寛容　〈1〉33
免疫寛容期　〈4〉336
免疫関連副作用　〈4〉365
免疫吸着法　〈2〉209
免疫グロブリン　〈6〉26, 598
免疫グロブリン異常　〈6〉196
免疫グロブリン関連アミロイドーシス
　〈5〉421
免疫グロブリン欠乏症　〈5〉413
免疫グロブリン製剤　〈1〉214, 〈6〉214
免疫グロブリン大量静注療法　〈6〉463
免疫グロブリン大量療法　〈3〉213
免疫グロブリン療法　〈6〉566, 569
免疫再構築症候群　〈2〉132
免疫染色　〈4〉60, 〈6〉595
免疫チェックポイント阻害薬　〈1〉6,
　191, 193, 〈2〉398, 535, 〈4〉108, 〈5〉
　11, 〈6〉595
免疫調節薬　〈6〉89, 201

免疫電気泳動　⟨5⟩ 409
免疫トレランス　⟨2⟩ 196
免疫反応性肺疾患　⟨2⟩ 465
免疫複合体　⟨2⟩ 55, 223, 318, ⟨3⟩ 545
免疫複合体型アレルギー　⟨2⟩ 318
免疫複合体型　⟨3⟩ 525
免疫複合体性血管炎　⟨2⟩ 247
免疫複合体沈着　⟨3⟩ 513
免疫不全　⟨1⟩ 37, ⟨2⟩ 39
免疫抑制・免疫調節療法　⟨6⟩ 593
免疫抑制薬　⟨1⟩ 201, 205, ⟨2⟩ 205, ⟨3⟩ 304, 518, ⟨6⟩ 88, 566, 600
免疫抑制薬の適応症と副作用　⟨1⟩ 204
免疫抑制薬の分類と作用機序　⟨1⟩ 202
免疫抑制療法　⟨3⟩ 307, 494
メンケベルグ型硬化症　⟨3⟩ 169
面接技法　⟨1⟩ 130
メンデル遺伝病　⟨1⟩ 13
メンデル遺伝を示す疾患　⟨1⟩ 19

も

盲係蹄症候群　⟨4⟩ 74, 162, 285
毛細管拡張症　⟨4⟩ 45
毛細血管　⟨3⟩ 4
毛細血管拡張性運動失調症　⟨2⟩ 348, ⟨6⟩ 449
毛細血管後細静脈　⟨3⟩ 5, ⟨6⟩ 5
毛細胆管　⟨4⟩ 406
毛細胆管膜　⟨4⟩ 408
網状陰影　⟨2⟩ 376
網状層　⟨5⟩ 136
網状皮斑　⟨3⟩ 357
毛舌　⟨1⟩ 359
網赤血球　⟨6⟩ 11, 43, 61
網赤血球数　⟨6⟩ 109, 132
盲腸　⟨4⟩ 6, 215
毛囊炎様皮疹　⟨2⟩ 280
毛髪過剰　⟨1⟩ 359
毛髪の異常　⟨1⟩ 359
毛髪の異常を伴う主な疾患　⟨1⟩ 360
毛包炎　⟨2⟩ 103
網膜虚血　⟨1⟩ 370
網膜血管腫　⟨6⟩ 470
網膜色素変性　⟨1⟩ 370, ⟨5⟩ 361, 381
網膜脂血症　⟨5⟩ 361, 363
網膜症　⟨5⟩ 302, 337
網膜神経線維の走行　⟨3⟩ 371
網膜前出血　⟨6⟩ 296
網膜の障害　⟨1⟩ 370
網膜の神経線維　⟨3⟩ 371
網膜剝離　⟨5⟩ 307
毛様充血　⟨1⟩ 371
網様体　⟨2⟩ 113
毛様白斑症　⟨1⟩ 409
網羅的ゲノム解析　⟨1⟩ 16
モガムリズマブ　⟨6⟩ 83, 181, 182
モサプリドクエン酸　⟨6⟩ 430
モダフィニル　⟨6⟩ 613
モチリン　⟨4⟩ 9, 13
モニター心電図　⟨3⟩ 26, 35, 143, 153

モノアミンオキシダーゼ阻害薬　⟨5⟩ 323
モノアミン作動性ニューロン　⟨5⟩ 259
モノアミン酸化酵素B阻害薬　⟨6⟩ 429
モノグリセリド　⟨5⟩ 343
モノクローナル抗体　⟨4⟩ 141, ⟨5⟩ 363
モノフィラメント　⟨5⟩ 312
モノヨードチロシン　⟨5⟩ 70
モヤモヤ病　⟨6⟩ 349, 363
モヤモヤ病の診断基準　⟨6⟩ 364
モラクセラ　⟨2⟩ 59
モリブデンコファクター　⟨5⟩ 430
モリブデンコファクター欠損症　⟨5⟩ 430
モルヒネ　⟨1⟩ 85
問題指向型診療録　⟨1⟩ 133
門脈　⟨4⟩ 290
門脈圧亢進(症)　⟨3⟩ 477, ⟨4⟩ 152
門脈域　⟨4⟩ 292
門脈-大循環短絡　⟨4⟩ 111
門脈肺高血圧症　⟨2⟩ 562

や

夜間肢端異常感覚　⟨6⟩ 570
夜間多尿　⟨3⟩ 115
夜間尿　⟨3⟩ 553
薬剤感受性結核　⟨2⟩ 454
薬剤感受性試験　⟨2⟩ 445
薬剤感受性状態　⟨2⟩ 445
薬剤起因性免疫性溶血性貧血　⟨6⟩ 140
薬剤師　⟨1⟩ 302
薬剤性過敏症症候群　⟨2⟩ 19, 331
薬剤性間質性腎炎　⟨3⟩ 477
薬剤性急性腎障害　⟨3⟩ 475
薬剤性疾患　⟨1⟩ 92
薬剤性出血性腸炎　⟨1⟩ 413
薬剤性腎障害　⟨3⟩ 544, 545
薬剤性腎障害の原因薬剤　⟨3⟩ 476
薬剤性尿細管間質性腎炎　⟨3⟩ 548
薬剤性パーキンソニズム　⟨1⟩ 93, ⟨6⟩ 427
薬剤性肺障害　⟨2⟩ 493
薬剤性肥満　⟨1⟩ 354
薬剤性味覚障害　⟨1⟩ 386
薬剤性ED　⟨1⟩ 452
薬剤耐性　⟨1⟩ 191, ⟨2⟩ 29
薬剤耐性アクションプラン　⟨2⟩ 43
薬剤などの外因性動悸　⟨1⟩ 401
薬剤による腎炎・ネフローゼ　⟨3⟩ 544
薬剤による腎障害　⟨3⟩ 582
薬剤熱　⟨1⟩ 340
薬剤の使用過多による頭痛　⟨1⟩ 442
薬剤負荷心電図　⟨3⟩ 39
薬剤誘起性好酸球性肺炎　⟨2⟩ 465, 469
薬剤溶出性ステント　⟨3⟩ 77, 91, 176, 191, 354
薬剤リンパ球刺激試験　⟨1⟩ 340, ⟨6⟩ 63
薬物アレルギー　⟨1⟩ 92
薬物過剰摂取　⟨3⟩ 105

薬物間相互作用　⟨1⟩ 182
薬物関連顎骨壊死　⟨1⟩ 389
薬物血中濃度モニタリング　⟨3⟩ 138
薬物性肝障害　⟨4⟩ 328, 346, 365, 401
薬物性肝障害診断基準　⟨4⟩ 367
薬物性肝障害の分類　⟨4⟩ 366
薬物代謝　⟨1⟩ 181
薬物代謝酵素　⟨1⟩ 181
薬物代謝酵素の遺伝子多型　⟨1⟩ 184
薬物中毒　⟨1⟩ 81, ⟨6⟩ 507
薬物治療モニタリング　⟨1⟩ 184
薬物点眼試験　⟨6⟩ 331
薬物動態　⟨1⟩ 180, ⟨2⟩ 18
薬物動態学　⟨1⟩ 30
薬物動態パラメータ　⟨1⟩ 181
薬物の吸収と排泄　⟨1⟩ 81
薬物の腎排泄　⟨3⟩ 503
薬物発汗検査　⟨6⟩ 331
薬物負荷^{201}Tl心筋シンチグラフィ　⟨3⟩ 188
薬理遺伝学的検査　⟨1⟩ 16
薬力学　⟨1⟩ 30, ⟨2⟩ 18
やせ　⟨5⟩ 461
薬効評価　⟨3⟩ 95
野兎病　⟨2⟩ 77
ヤヌスキナーゼ(→JAK)
ヤヌスキナーゼ阻害薬　⟨2⟩ 206, ⟨6⟩ 84
山酔い　⟨1⟩ 44
病める個に対する対策　⟨1⟩ 306
病める集団に対する対策　⟨1⟩ 306
夜盲症　⟨5⟩ 462, ⟨6⟩ 491

ゆ

優位半球　⟨6⟩ 271, 303
有益性と有害性のバランス　⟨1⟩ 123
有機アニオントランスポーター　⟨3⟩ 411
有機アニオン輸送ポリペプチド1B1　⟨4⟩ 373
有機陰イオン輸送ペプチド　⟨4⟩ 408
有機塩素剤中毒　⟨6⟩ 504
有機カチオントランスポーター　⟨3⟩ 412
有機酸血症　⟨5⟩ 414, 418
有機じん肺　⟨2⟩ 490
有機フッ素剤中毒　⟨6⟩ 504
有機溶剤中毒　⟨1⟩ 72, ⟨6⟩ 498
有機溶剤中毒の症状と原因物質　⟨1⟩ 71
有機溶媒　⟨4⟩ 365
有棘顎口虫　⟨2⟩ 177
有棘赤血球増加症　⟨5⟩ 381
有棘赤血球舞踏病　⟨6⟩ 439
有機リン　⟨1⟩ 74
有機リン化合物　⟨6⟩ 574
有機リン剤中毒　⟨6⟩ 503
有機リン中毒　⟨1⟩ 75
有茎性胆囊ポリープ　⟨4⟩ 410
有茎性ポリープ　⟨4⟩ 57
有鉤条虫　⟨2⟩ 180

りがくり　87

有効腎血漿流量　〈3〉432
有効浸透圧　〈3〉440
有鉤嚢虫症　〈2〉180
有酸素運動　〈1〉179, 〈2〉409, 〈5〉317, 452
疣腫　〈2〉89, 〈3〉259, 266, 280
有症候性狭心症患者　〈3〉197
有鞘無髄神経線維　〈6〉284
遊走性紅斑　〈2〉159, 160, 301
有痛性外眼筋麻痺　〈1〉373
有痛性関節症候群　〈2〉300
有痛性筋攣縮　〈1〉348
有痛性脳神経ニューロパチー　〈1〉441
有痛性攣縮　〈1〉347
尤度比　〈1〉128, 145
有熱性尿路感染症　〈3〉594
誘発電位　〈6〉326
有毛細胞白血病　〈6〉58
幽門　〈4〉4
幽門狭窄症　〈4〉115
幽門部　〈4〉5
遊離脂肪酸　〈5〉240, 293, 294, 295, 326, 343
遊離ヘム　〈5〉411
遊離ヘモグロビン　〈5〉411
遊離 T3　〈3〉311
輸液製剤　〈1〉210
輸液製剤投与後の体内移行分布　〈3〉442
輸液療法　〈1〉209, 212
雪だるま心陰影　〈3〉56, 249
ユークロマチン　〈6〉282
輸血過誤　〈1〉218
輸血関連急性肺障害　〈1〉219, 〈6〉68, 71
輸血関連循環過負荷　〈1〉219, 〈6〉71
輸血後移植片対宿主病　〈1〉219, 〈6〉68, 72
輸血後感染症　〈6〉72
輸血後鉄過剰症　〈6〉72
輸血によるウイルス感染症　〈1〉219
輸血による細菌感染症　〈1〉219
輸血副作用　〈1〉217, 〈6〉71
輸血用血液製剤　〈1〉214, 〈6〉68
輸血療法　〈1〉213
輸出細動脈　〈3〉397, 399
癒着性心膜炎　〈3〉339
癒着性腸閉塞　〈4〉286
ユニバーサルワクチン　〈2〉145
輸入感染症　〈2〉7
輸入脚症候群　〈4〉285
輸入細動脈　〈3〉397, 399
輸入真菌症　〈2〉107
ユビキチン　〈5〉407
ユビキチン-プロテアソーム系　〈5〉406, 407
指屈筋反射　〈6〉299
指タップ試験　〈6〉299
指鼻試験　〈6〉299
指鼻指試験　〈1〉141
弓の射手症候群　〈6〉369

よ

葉間胸水　〈1〉404
溶血　〈1〉429, 〈6〉61, 106, 131
溶血性尿毒症症候群　〈2〉67, 92, 240, 〈4〉403, 〈6〉107, 143, 257
溶血性貧血　〈5〉465, 〈6〉131, 138, 263, 492
溶血性貧血の診断基準　〈6〉133
溶血性副作用　〈6〉71
溶血性輸血副作用　〈1〉218
葉酸　〈6〉35, 106, 117, 119
葉酸欠乏症　〈6〉490
葉酸代謝拮抗薬　〈2〉222
養子免疫遺伝子療法　〈1〉240
幼若血小板比率　〈6〉44
用手的気道確保　〈1〉224
養生訓　〈1〉10
腰神経　〈6〉279
腰神経叢　〈6〉280
羊水過多　〈5〉590
陽性鋭波　〈6〉324
陽性徴候　〈6〉617
陽性リモデリング　〈3〉170
溶接工肺　〈2〉489
ヨウ素　〈5〉69, 104
幼虫移行症　〈2〉177, 462
腰椎穿刺　〈6〉319
腰痛　〈1〉442
腰痛の分類　〈1〉443
陽電子放射断層撮影法　〈4〉317
陽電子放出断層シンチグラフィ　〈3〉63
要配慮個人情報　〈1〉326
腰部くも膜下腔・腹腔短絡術　〈6〉534
腰部脊柱管狭窄症　〈6〉526
容量・圧受容体　〈5〉61
用量規定毒性　〈1〉192
用量制限毒性　〈6〉95
溶連菌感染後急性糸球体腎炎（PSAGN）　〈3〉519
ヨード造影剤　〈1〉159
ヨーロッパ放射線リスク委員会　〈1〉62
翼状肩甲　〈6〉582
予後改善効果　〈3〉215
横川吸虫　〈2〉179
横川吸虫症　〈4〉268
予防医学　〈1〉306, 〈5〉276
予防医学的閾値　〈1〉146
予防照射　〈1〉235
予防接種　〈2〉30
四塩基繰り返し配列　〈6〉588

ら

らい菌　〈2〉95
ライソゾーム病　〈6〉472
ライト染色　〈6〉44
ライム病　〈2〉159, 301
雷鳴頭痛　〈1〉441
ラウドネスバランス法　〈1〉380

ラ音　〈1〉138, 〈3〉115
落屑　〈2〉104
ラクターゼ　〈5〉336
ラクターゼ欠乏症　〈4〉163
ラクチトール　〈4〉362
ラクツロース　〈4〉362
ラクトフェリン　〈2〉11, 34, 〈5〉403
ラクナ梗塞　〈3〉371, 382, 〈6〉349
ラクナ症候群　〈6〉349
ラサギリン　〈6〉428
ラジオ波焼灼療法　〈4〉224
らせん動脈　〈3〉575
ラッサウイルス　〈2〉138
ラッサ熱　〈2〉138
ラテックス凝集法　〈6〉379
ラテックス凝集免疫法　〈5〉409
ラニムスチン　〈6〉218
ラミブジン　〈4〉329, 337
ラミン　〈3〉327
ラモトリギン　〈6〉612
ラロニダーゼ　〈6〉482
卵円孔　〈3〉223, 226
卵形心陰影　〈3〉56
ランゲルハンス島　〈4〉450
卵巣　〈5〉190
卵巣過剰刺激症候群　〈5〉202
卵巣提索　〈5〉191
卵巣門　〈5〉191
ランダム化比較試験（RCT）　〈1〉121, 124
ランブリア症　〈2〉171
ランブル雑音　〈3〉232
ランブル鞭毛虫　〈2〉171, 〈4〉442, 443
ランブル鞭毛虫症　〈4〉268
卵胞　〈5〉191
卵胞活性化療法　〈5〉201
卵胞刺激ホルモン　〈5〉183, 192
乱用薬物　〈1〉85
ランレオチド　〈4〉481, 〈5〉209

り

リアノジン受容体　〈3〉8, 113, 134, 160, 255
リアノジン受容体1遺伝子（RYR1）　〈6〉585
リアルタイム PCR 法　〈6〉56
リアルタイム三次元心エコー法　〈3〉53
リーシュマニア　〈2〉168
リードレスペースメーカ　〈3〉139
リウマチ結節　〈2〉200
リウマチ性僧帽弁狭窄症　〈3〉262
リウマチ性多発筋痛症　〈2〉221, 262, 264
リウマチ性弁膜症　〈3〉258
リウマチ熱　〈2〉54, 188, 268, 〈3〉259, 266, 276, 278, 〈6〉438
リウマトイド結節　〈2〉218, 223
リエントリー　〈3〉135
リオチロニン　〈5〉91, 263
理学療法士　〈1〉284, 302

総索引

リガンド 〈5〉7, 11, 〈6〉10, 19
リガンド結合障害 〈5〉364
リガンド作動性チャネル 〈3〉131
罹患率 〈1〉118, 120
裏急後重 〈1〉421, 〈2〉67
リケッチア 〈2〉108
リケッチア症 〈6〉395
リケッチア肺炎 〈2〉450
リコペン 〈5〉443
リコンビナント成長ホルモン 〈5〉51
リコンビナントトロンボモジュリン
　〈2〉479
リコンビナントIFNβ 〈6〉403
リザーバー 〈2〉32
リザーバー付きフェイスマスク 〈1〉
　225
リザトリプタン 〈6〉619
リシン尿性蛋白不耐症 〈5〉414
リスクインジケーター 〈1〉307
リステリア 〈2〉60, 92
リステリア菌 〈6〉378
リストセチン 〈6〉230, 237
リスペリドン 〈6〉414, 417
リズムコントロール療法 〈3〉145
リセドロネート 〈5〉469
リソソーム 〈5〉330, 406
リソソーム酵素活性測定 〈5〉394
リソソーム蓄積症 〈3〉314, 〈5〉391
リソソーム病 〈5〉391, 396, 406, 〈6〉
　472
リゾチーム 〈2〉11, 34
離脱 〈1〉228
離脱症候群 〈6〉500, 508
リチウム 〈3〉583
立位 〈3〉393
リツキシマブ 〈2〉208, 〈3〉524, 528,
　〈4〉475, 〈6〉81, 182, 183, 190, 191,
　204, 214, 236, 389, 407, 566
リトドリン 〈6〉590
リニアック 〈1〉235
利尿薬 〈3〉121, 333, 389, 453, 518,
　〈5〉321
リネゾリド 〈3〉285
リノール酸 〈5〉447, 474
リバースセロコンバージョン 〈4〉336
リパーゼ 〈4〉454
リバーロキサバン 〈3〉370, 〈6〉93,
　353
リバウンド 〈5〉452
リバースジェネティクス 〈5〉274
リバスチグミン 〈6〉414, 417
リパーゼ阻害薬 〈5〉453
リハビリテーション 〈1〉282, 〈2〉212,
　〈5〉469, 〈6〉627
リハビリテーション栄養 〈1〉286
リハビリテーション診療の流れ 〈1〉
　283
リバビリン 〈4〉340
リピート 〈6〉588
リピドーシス 〈6〉421
リピドA 〈2〉113

リファキシミン 〈4〉362
リファンピシン 〈2〉95, 453, 〈6〉381
リフィーディング症候群 〈3〉450, 〈5〉
　475
リポイド副腎過形成 〈5〉169
リポジストロフィ 〈2〉151
リポソーム／リポフェクション法 〈1〉
　241
リボソーム 〈5〉405
リポ多糖 〈1〉336, 〈2〉11, 113, 〈4〉
　354, 〈6〉249
リポ蛋白 〈5〉271, 299, 343, 354, 402
リポ蛋白糸球体症 〈5〉369
リポ蛋白電気泳動 〈5〉370
リポ蛋白リパーゼ 〈5〉273, 299, 345,
　363
リポ蛋白レセプター 〈5〉273
リポペプチド系薬 〈2〉27
流涎 〈2〉129
硫化水素 〈1〉410
硫化水素中毒 〈6〉497
流行性角結膜炎 〈2〉122
流行性耳下腺炎 〈2〉125
硫酸アトロピン 〈3〉165
硫酸デヒドロエピアンドロステロン
　〈5〉136
硫酸マグネシウム 〈5〉117
粒子線治療 〈1〉236
流入部欠損 〈3〉231
リュープロレリン 〈6〉460
量−影響関係 〈1〉69
両下肢麻痺 〈6〉312
両側性大結節性過形成 〈5〉146, 151
両側肺門リンパ節腫脹 〈2〉554
両眼性眼球突出 〈1〉374, 375
両眼性複視 〈1〉377
両耳側半盲 〈6〉307
両室ペーシング 〈3〉123
利用しやすさバイアス 〈1〉126
良性限局型胸膜中皮腫 〈2〉514
良性腫瘍 〈3〉344
良性腎硬化症 〈3〉552, 553
良性成人型家族性ミオクローヌスてんか
　ん 〈6〉421
良性線維性中皮腫 〈2〉514
良性胆管狭窄 〈4〉444
良性胆管狭窄の分類 〈4〉444
良性発作性頭位めまい症 〈1〉381, 〈6〉
　622, 624
両側錐体路障害 〈6〉427
両側肺門リンパ節腫脹 〈6〉398
量−反応関係 〈1〉69
緑色レンサ球菌 〈2〉55
緑内障 〈1〉370
緑内障の視野障害 〈1〉371
緑内障発作眼 〈1〉373
緑膿菌 〈2〉71, 〈6〉378
リラグルチド 〈5〉453
リルゾール 〈6〉453
リン 〈3〉408
臨界濃度 〈1〉70

淋菌 〈2〉58, 297
淋菌性関節炎 〈2〉299
リンゴ病 〈2〉130
リンコマイシン系抗菌薬 〈1〉186, 〈2〉
　28
リン酸カルシウム 〈5〉130
リン酸カルシウム結石 〈5〉432
リン酸尿 〈3〉428
リン酸マグネシウム・アンモニウム
　（struvite）結石 〈3〉587
リン脂質 〈5〉271, 343
臨床遺伝専門医制度 〈1〉17
臨床疫学 〈1〉7, 121
臨床研究法 〈1〉328, 331, 332
臨床研究法における規制の概要 〈1〉
　329
臨床検査 〈1〉143
臨床検査医学 〈1〉2
輪状甲状膜切開 〈1〉225
輪状紅斑 〈2〉269, 〈3〉279
臨床試験 〈1〉180, 328
輪状膵 〈4〉119, 120, 487
臨床的脳死診断 〈1〉245
臨床的無筋症性皮膚筋炎 〈2〉243
臨床病理学的検査 〈6〉337
臨床倫理 〈1〉9
臨床倫理委員会 〈1〉12
鱗屑状皮膚炎 〈5〉447
リン代謝 〈5〉124
リン代謝異常 〈3〉460
リンパ芽球性リンパ腫 〈6〉167
リンパ管 〈3〉6
リンパ管炎 〈3〉366
リンパ管腫 〈3〉347, 〈4〉228
リンパ管肉腫 〈3〉367
リンパ球 〈6〉6, 19, 21
リンパ球減少症 〈6〉156, 266
リンパ球交差試験 〈1〉249
リンパ球混合培養試験 〈6〉64
リンパ球サブセット 〈1〉32, 34
リンパ球サブセット検査 〈6〉54
リンパ球刺激検査 〈1〉30, 〈4〉324
リンパ球性下垂体炎 〈5〉57, 86
リンパ球性間質性肺炎 〈2〉483
リンパ球性心筋炎 〈3〉305
リンパ球増加症 〈6〉155
リンパ球幼若化試験 〈6〉63
リンパ系 〈3〉6
リンパ系糸状虫症 〈2〉176
リンパ系疾患 〈3〉366
リンパ形質細胞性リンパ腫 〈6〉58
リンパ腫 〈3〉335
リンパ腫様肉芽腫症 〈2〉565
リンパ上皮嚢胞 〈4〉486
リンパシンチグラフィ 〈3〉367
リンパ節 〈3〉6, 〈6〉4
リンパ節移植術 〈3〉367
リンパ節炎 〈3〉366
リンパ節腫脹 〈1〉364, 〈2〉135, 〈3〉
　279, 〈5〉388
リンパ節腫脹の原因と分類 〈1〉364

リンパ節腫脹の診かた 〈6〉39
リンパ節生検 〈2〉374, 〈6〉57
リンパ節転移 〈4〉82
リンパドレナージ 〈3〉367
リンパ肉腫 〈5〉412
リンパ浮腫 〈3〉366
リンパ脈管筋腫症 〈2〉544
リンパ誘導法 〈3〉367
リンパ濾胞 〈2〉217, 〈6〉5
倫理4原則 〈1〉12

る

類上皮細胞（性）肉芽腫 〈2〉553, 〈4〉66
類上皮嚢胞 〈4〉486
累積死亡率 〈1〉119
累積罹患率 〈1〉119
涙腺腫大 〈2〉310
るいそう 〈1〉353, 〈4〉453, 〈5〉447
るいそうの鑑別診断 〈1〉355
るいそうの原因疾患 〈1〉354
るいそうをきたす器質的疾患の分類 〈1〉355
涙滴赤血球 〈6〉224
類でんぷん質 〈5〉419
類天疱瘡 〈4〉91
類洞 〈4〉293
類洞側細胞膜 〈4〉408
類洞内皮細胞 〈4〉298
類鼻疽 〈2〉80, 81
類皮嚢胞 〈4〉486
ループス疹 〈2〉230
ループス腎炎 〈2〉199, 229, 230, 238, 〈3〉536
ループス頭痛 〈2〉232
ループ利尿薬 〈3〉121, 294, 389, 445, 446
ルキソリチニブ 〈6〉84, 218, 226
ルゴール法 〈4〉43
ループスアンチコアグラント 〈6〉260
ループ利尿薬 〈5〉267

れ

レアギン 〈2〉317
冷却濾過法 〈1〉231
レーザー虹彩切開術 〈1〉373
レーザーによる障害 〈1〉47
レートコントロール療法 〈3〉145
レガシー（遺産）効果 〈5〉316
レクチン 〈2〉464
レクチン経路 〈6〉28
レゴラフェニブ 〈4〉382
レジオネラ 〈2〉15
レジオネラ症 〈2〉74
レジオネラ肺炎 〈2〉444, 449
レジスタンス運動 〈1〉179, 〈5〉317, 452
レジスタンストレーニング 〈3〉217
レジスチン 〈5〉242, 293

レシチン 〈4〉408
レジパスビル 〈4〉339
レシピエント 〈3〉493, 494
レストレスレッグズ症候群 〈2〉267, 〈6〉110
レスベラトロール 〈5〉443
レセプターアッセイ 〈5〉21
レチノール 〈6〉491
レチノール結合蛋白 〈5〉446
レチノールパルミチン酸エステル製剤 〈6〉491
劣位半球 〈6〉303
レトロウイルス感染症 〈6〉386
レトロトランスポゾン 〈6〉580
レナリドミド 〈5〉423, 〈6〉90, 200, 201
レニン 〈5〉138, 228, 229
レニン-アンジオテンシン（RA）系 〈3〉404, 〈5〉247
レニン-アンジオテンシン系阻害薬 〈3〉553
レニン-アンジオテンシン系抑制薬 〈3〉518
レニン-アンジオテンシン-アルドステロン系 〈3〉373, 441, 〈5〉229
レニン-アンジオテンシン-アルドステロン系阻害薬 〈3〉267
レニン活性 〈5〉235
レニン産生腫瘍 〈5〉237
レノグラム 〈3〉432
レバミゾール 〈6〉266
レプチン 〈1〉419, 〈4〉13, 〈5〉88, 240, 251, 253, 260, 293, 448, 452, 460
レプトスピラ症 〈2〉158, 〈4〉388
レフルノミド 〈2〉206
レベチラセタム 〈6〉463, 612
レボチロキシン 〈5〉51, 57, 87, 91, 226, 263
レボドパ 〈6〉417
レムナントリポ蛋白 〈3〉172
連関痛 〈1〉416
連合運動 〈6〉318
連合線維 〈6〉271
連合弁膜症 〈3〉277
レンサ球菌 〈2〉53
レンサ球菌後反応性関節炎 〈3〉279
レンサ球菌トキシックショック症候群 〈2〉53
連鎖重症複合免疫不全症 〈2〉346
レンズ核 〈6〉272, 312
レンズ核線条体動脈 〈6〉278
レンズマメ結合性AFP 〈4〉324
連続飲酒 〈1〉52
連続性雑音 〈3〉21, 233
連続性ラ音 〈1〉138, 395
連続波ドプラ法 〈3〉49
連続流型補助人工心臓 〈1〉265
レンバチニブ 〈4〉382, 〈5〉100, 101, 223

ろ

ロイコトリエン 〈2〉204, 316, 318, 321
ロイコトリエン受容体拮抗薬 〈2〉326
ロイコプラキー 〈1〉409
ロイシン 〈6〉479
ロイシンアミノペプチダーゼ 〈4〉307
聾 〈1〉378
老化 〈1〉21
老化に伴う各臓器の変化 〈1〉23
労作性狭心症 〈3〉64, 89, 180, 184
漏出性胸水 〈1〉404
老人性眼瞼下垂 〈1〉375
老人性紫斑 〈6〉233
老人性全身性アミロイドーシス 〈5〉420, 422
老人斑 〈6〉410, 411
労働環境要因と健康障害 〈1〉57
労働者の疾病 〈1〉57
漏斗胸 〈2〉528
漏斗部欠損 〈3〉231
漏斗部肺動脈狭窄 〈3〉237
老年期 〈1〉22
老年期に多い慢性疾患 〈1〉23
老年期の急性期疾患 〈1〉24
老年症候群 〈1〉23, 24
ロータブレータ 〈3〉191
ローデシアトリパノソーマ 〈2〉169
ロコモティブシンドローム 〈5〉248
ロサルタン 〈3〉309
ロタウイルス 〈2〉137
ロチゴチン 〈6〉428, 429
肋間神経 〈6〉280
ロッキー山紅斑熱 〈2〉109
肋骨横隔膜角 〈3〉57, 61
肋骨下縁 〈3〉62
肋骨カリエス 〈2〉529
肋骨脊柱角 〈4〉20
肋骨脊柱角叩打痛 〈3〉418
ロテノン 〈3〉424
ロピニロール 〈6〉428, 429
濾胞癌 〈5〉98
濾胞間領域 〈6〉5
濾胞周辺帯リンパ腫 〈6〉58
濾胞樹状細胞 〈2〉148, 〈6〉209
濾胞樹状細胞肉腫 〈6〉212
濾胞上皮細胞 〈5〉69
濾胞（性）ヘルパーT細胞 〈2〉197, 308, 〈6〉5
濾胞性リンパ腫（follicular lymphoma） 〈4〉64, 229, 〈6〉58, 101, 189, 191
濾胞辺縁帯B細胞 〈6〉3
ロミデプシン 〈6〉86
ロミプロスチム 〈6〉78, 236
ロモソズマブ 〈5〉471
ローランドてんかん 〈6〉610

90 わくちん

わ

ワクチン 〈1〉5, 〈2〉30

鷲手 〈6〉571
ワルファリン 〈3〉147, 365, 369, 371, 〈6〉92, 228, 231, 248, 353, 363, 493
ワルファリンカリウム 〈5〉188

腕回内下降試験 〈6〉298
腕神経叢 〈6〉280
腕神経叢障害 〈6〉564
腕橈骨筋反射 〈6〉299

数字・ギリシャ文字索引

1/4 等張液 〈1〉211
1/3 等張液 〈1〉211
1/2 等張液 〈1〉211
2/3DeVIC 療法 〈6〉191
11-デオキシコルチゾール 〈5〉165
^{11}C-acetate 〈3〉65
^{11}C-palmitate 〈3〉65
11β-HSD1 〈5〉243
11β-HSD2 〈5〉144, 243
11β-hydroxylase deficiency（11-OHD) 〈5〉167
11β-水酸化酵素欠損症 〈5〉167
11β-ヒドロキシステロイドデヒドロゲナーゼ 〈5〉137, 144
^{123}I-BMIPP 〈3〉65
^{123}I-FP-CIT 〈6〉426
^{123}I-MIBG 〈3〉64, 294
^{123}I-β-CIT 〈6〉426
12 誘導心電図 〈3〉26, 108
^{131}I-MIBG 〈3〉386
^{131}I-アドステロールシンチグラフィ 〈5〉142, 150
^{131}I 内用療法 〈5〉81
13 トリソミー 〈3〉238
14-3-3 蛋白 〈2〉184
14 & 6Hz 陽性棘波 〈6〉326
17 番染色体遺伝子 〈6〉436
17-OIIP4 〈5〉165
17α-hydroxylase deficiency（17-OHD) 〈5〉165
17α-水酸化酵素欠損症 〈5〉165
17α-ヒドロキシプレグネノロン 〈5〉183
17α-ヒドロキシプロゲステロン 〈5〉165
^{18}F-FDG 〈1〉162, 〈3〉65, 〈4〉50
^{18}F-FDG-PET 〈1〉165, 〈4〉317, 〈5〉177, 〈6〉565, 611
^{18}FDG-PET 〈6〉73
18 トリソミー 〈3〉238
18-ヒドロキシデオキシコルチコステロン 〈5〉166
18-OHDOC 〈5〉166, 167
1 塩基多型 〈5〉313
1 塩基変異 〈1〉173
1 塩基変異によるアミノ酸変異 〈1〉173
1 塩基変異の解析 〈1〉174
1 回拍出量 〈3〉85
1 型 AIP における各臓器病変 〈4〉472
I 型アレルギー 〈1〉40
I 型インターフェロン 〈2〉230, 244

I 型過敏反応 〈2〉465
I 型呼吸不全 〈2〉570
1 型自己免疫性膵炎 〈4〉470
1 型糖尿病 〈5〉281, 289, 300, 372, 466
I 群抗不整脈薬 〈3〉152, 155
I 度高血圧 〈3〉375
1 度房室ブロック 〈3〉163
1 秒率 〈2〉383
1 秒量 〈2〉382
1-メチル-4-フェニル-1, 2, 3, 6-テトラヒドロピリジン 〈6〉424
1p/19qLOH 〈6〉537
1α-水酸化酵素 〈5〉125
1, 25-水酸化ビタミン D（1, 25(OH)$_2$D) 〈3〉458, 〈5〉107, 109, 111, 117, 122, 130
2 × 2 表による計算 〈1〉128
2 × 2 分割表 〈1〉146, 147
^{201}Tl 心筋シンチグラフィ 〈3〉187
21-水酸化酵素欠損症 〈5〉162, 206
21 トリソミー 〈3〉238
21-hydroxylase deficiency（21-OHD) 〈5〉162
24 時間血圧測定 〈6〉329
24 時間蓄尿 〈3〉484
2 塩基以上の変異 〈1〉174
II 音 〈3〉20
2 回主張のルール 〈1〉304
II 型 RTA 〈3〉469
II 型アレルギー 〈1〉40, 〈2〉318
II 型過敏反応 〈2〉465
II 型呼吸不全 〈2〉570
2 型自己免疫性膵炎 〈4〉470
2 型糖尿病 〈3〉282, 291, 300, 372
2 型糖輸送担体 〈5〉297
2 次元断層心エコー図検査 〈3〉267
2 枝ブロック 〈3〉166
II 度高血圧 〈3〉375
2 度房室ブロック 〈3〉163
2-pyridine-1-aldoxime methiodide（PAM) 〈6〉504
III 音 〈3〉115, 200
III 音ギャロップ 〈3〉115
III 型アレルギー 〈1〉41, 〈2〉318
III 型過敏反応 〈2〉465
III 型プロコラーゲン N 末端ペプチド 〈4〉309
3 次元断層心エコー図検査 〈3〉267
3 度（完全）房室ブロック 〈3〉164
III 度高血圧 〈3〉375
3Hz 棘徐波複合 〈6〉326

3-methoxy-4-hydroxyphenylglycol（MHPG) 〈6〉321
3β-ヒドロキシステロイドデヒドロゲナーゼ 〈5〉137
3β-HSD 欠損症 〈5〉169
3-O-メチル-DOPA 〈6〉430
3, 4-ジアミノピリジン（3, 4-DAP) 〈6〉600
四エチル鉛中毒 〈6〉494
IV 音 〈3〉20
IV 型アレルギー 〈1〉41, 〈2〉318
IV 型過敏反応 〈2〉465
IV 型コラーゲンの N 末端 7S 領域 〈4〉309
4 型メラノコルチン受容体 〈5〉452
4 つの R 〈1〉234
4-ヒドロキシフェニルピルビン酸 〈6〉480
4.1 蛋白質 〈6〉134
4.2 蛋白質 〈6〉134
4D flow 法 〈3〉71
4T's スコアリングシステム 〈6〉261
5′-デオキシアデノシルコバラミン 〈6〉36
5-アミノサリチル酸 〈4〉183, 191
5-ヒドロキシトリプトファン 〈6〉478
5-フルオロウラシル 〈6〉117, 265
5-メチルテトラヒドロ葉酸 〈6〉35
V 型アレルギー 〈1〉41, 〈2〉319
5-ASA 〈4〉183, 191
5-FU 〈4〉107, 224, 〈6〉381
5-HTP 〈6〉478
5q-症候群 〈6〉125
5α 還元酵素阻害薬 〈3〉596
6-チオグアニン 〈6〉265
6-ビルボイルテトラヒドロプテリン合成酵素遺伝子 〈6〉478
6 分間歩行試験 〈3〉333
6-メルカプトプリン 〈6〉117, 265
6-aminopenicillanic acid（6-APA) 〈2〉22
75g 経口ブドウ糖負荷試験 〈5〉37, 285, 286, 301
7-aminocephalosporanic acid（7-ACA) 〈2〉22
7S ドメイン 〈4〉309
7α ヒドロキシラーゼ 〈5〉72
8 の字形心陰影 〈3〉56
^{90}Y イブリツモマブチウキセタン 〈6〉82
^{99m}Tc-DTPA-HSA 〈3〉63
^{99m}Tc-GSA 〈4〉47

⁹⁹ᵐTc-GSA (galactosyl human serum albumin) ⟨4⟩ 317
⁹⁹ᵐTc-HIDA (dimethyl acetanilide iminodiacetic acid) ⟨4⟩ 412
⁹⁹ᵐTc-HSA ⟨4⟩ 49, 273
⁹⁹ᵐTc-MIBI シンチグラフィ ⟨5⟩ 113
⁹⁹ᵐTc-PI (pyridoxylidene isoleucine) ⟨4⟩ 412
⁹⁹ᵐTc-PMT ⟨4⟩ 47, 317, 412
⁹⁹ᵐTc-RBC ⟨3⟩ 63
⁹⁹ᵐTc-テトロホスミン心筋シンチグラフィ ⟨3⟩ 187
⁹⁹ᵐTc ピロリン酸シンチグラフィ ⟨3⟩ 303
α 運動線維 ⟨6⟩ 283
α 型ヒト心房性 Na 利尿ペプチド ⟨3⟩ 210
α 顆粒異常症 ⟨6⟩ 239
α-ガラクトシダーゼ ⟨6⟩ 475
α-ガラクトシダーゼ活性 ⟨3⟩ 327
α 顆粒 ⟨6⟩ 237
α-グルコシダーゼ阻害薬 (α-GI) ⟨3⟩ 176, ⟨5⟩ 319
α ガラクトシダーゼ A (α-GAL) ⟨3⟩ 568
α-ケトグルタル酸 ⟨5⟩ 407
α-ケト酸 ⟨6⟩ 479
α 細胞 ⟨5⟩ 279
α サラセミア ⟨6⟩ 148
α シヌクレイノパチー ⟨6⟩ 615
α シヌクレイン ⟨6⟩ 446
α シヌクレイン蛋白 ⟨6⟩ 410
α 遮断薬 ⟨3⟩ 389, 392, ⟨5⟩ 179, 223
α ディフェンシン ⟨4⟩ 10
α-トコフェロール転送蛋白 ⟨6⟩ 492
α 波 ⟨3⟩ 292, ⟨6⟩ 325
α フェトプロテイン ⟨4⟩ 324, 380, ⟨6⟩ 540
α 分画異常 ⟨5⟩ 413
α ヘリックス ⟨5⟩ 419
α メラニン細胞刺激ホルモン ⟨5⟩ 251
α-リノレン酸 ⟨5⟩ 447

α リポ蛋白 ⟨5⟩ 344
α-fetoprotien (AFP) ⟨4⟩ 60, 138, 380, ⟨6⟩ 540
αKlotho ⟨5⟩ 127
α melanocyte stimulating hormone (a MSH) ⟨5⟩ 251
α-smooth muscle actin (SMA) ⟨3⟩ 485
α-synuclein ⟨6⟩ 415, 446
α-synuclein 遺伝子の重複 ⟨6⟩ 415
α-synuclein 遺伝子変異 ⟨6⟩ 432
α-tocopherol transfer protein (α-TTP) ⟨6⟩ 492
α_1 アンチトリプシン ⟨2⟩ 549, ⟨5⟩ 411
α_1 アンチトリプシン欠損症 ⟨2⟩ 549, ⟨4⟩ 378, ⟨5⟩ 274, 413
α_1 アンチトリプシン試験 ⟨4⟩ 75
α_1 アンチトリプシン補充療法 ⟨4⟩ 378
α_1-antitrypsin deficiency (AATD) ⟨2⟩ 549, ⟨4⟩ 378
α_2 プラスミンインヒビター ⟨6⟩ 26, 228
α_2 マクログロブリン ⟨5⟩ 411
α_2-macroglobulin (α_2-M) ⟨5⟩ 411
α_2-PI ⟨6⟩ 26, 228
αβ 遮断薬 ⟨3⟩ 389
β アドレナリン受容体刺激 ⟨3⟩ 9
β-カテニン ⟨5⟩ 98
β-ガラクトシダーゼ ⟨6⟩ 472
β-グルコシダーゼ ⟨6⟩ 474
β 細胞 ⟨5⟩ 279
β サラセミア ⟨6⟩ 147
β 酸化 ⟨5⟩ 271
β シート構造 ⟨5⟩ 419
β 遮断薬 ⟨3⟩ 121, 128, 150, 191, 301, 308, 389, 391, ⟨5⟩ 45, 93, 179, 323, 374, ⟨6⟩ 442, 509
β 波 ⟨6⟩ 325
β-ヘキソサミニダーゼ A ⟨6⟩ 473
β ミオシン重鎖 ⟨3⟩ 323
β-ラクタマーゼ ⟨2⟩ 84
β-ラクタマーゼ非産生アンピシリン耐

性菌 ⟨2⟩ 73
β-ラクタム系抗菌薬 ⟨1⟩ 185, ⟨2⟩ 22, 84, ⟨6⟩ 267
β リポ蛋白 ⟨5⟩ 344
β-catenin ⟨4⟩ 484
β-D-N アセチルグルコサミニダーゼ ⟨2⟩ 227
β-D-グルカン ⟨2⟩ 47, 98, ⟨6⟩ 380
βKlotho ⟨5⟩ 213
β-lactamase negative ampicillin resistant (BLNAR) ⟨2⟩ 73
β_1 受容体 ⟨2⟩ 396
β_2 刺激薬 ⟨2⟩ 326
β_2 受容体 ⟨2⟩ 396
β_2 ミクログロブリン ⟨3⟩ 503, ⟨6⟩ 199
γ-アミノ酪酸 ⟨6⟩ 272, 462
γ 運動線維 ⟨6⟩ 283
γ-グルタミルトランスペプチダーゼ ⟨3⟩ 307
γ-グルタミルヒドロラーゼ ⟨6⟩ 35
γ 分画 (免疫グロブリン) 異常 ⟨5⟩ 412
γ-aminobutyric acid (GABA) ⟨6⟩ 462
γ-glutamyl transpeptidase (γ-GTP) ⟨4⟩ 307
γδT 細胞 ⟨2⟩ 11, 35, 283
δ-アミノレブリン酸 ⟨6⟩ 484
δ-アミノレブリン酸合成酵素 ⟨5⟩ 436
δ-アミノレブリン酸脱水素酵素欠損性ポルフィリン症 ⟨6⟩ 484
δ-アミノレブリン酸脱水素酵素 ⟨6⟩ 494
δ-アミノレブリン酸デヒドラターゼ欠損性ポルフィリン症 ⟨5⟩ 441
δ 波 ⟨6⟩ 325
δ-aminolevulinic acid dehydrogenese (ALA-D) ⟨6⟩ 494
ε (イプシロン) 波 ⟨3⟩ 32
θ 波 ⟨6⟩ 325
ω_3 多価不飽和脂肪酸 ⟨3⟩ 387

欧文索引

A

A 型解離 ⟨3⟩ 361
A 型肝炎 ⟨4⟩ 326, 329
A 型肝炎ウイルス ⟨2⟩ 145, ⟨4⟩ 304, 318
A 型急性肝炎 ⟨4⟩ 304
A 群溶連菌 ⟨3⟩ 278
A 群レンサ球菌 ⟨2⟩ 268
A 群 β 溶血性レンサ球菌 ⟨2⟩ 53
A 群 Streptococcus ⟨3⟩ 278
A 波 ⟨3⟩ 20, 50, 93
Aβ 蛋白 ⟨6⟩ 411

$A\text{-}aDO_2$ ⟨2⟩ 390
AA アミロイドーシス ⟨2⟩ 194, 225, ⟨3⟩ 315, 566, ⟨5⟩ 423
AA 線維 ⟨2⟩ 226
abatacept ⟨2⟩ 208
ABCA1 ⟨5⟩ 353, 384, 387
ABCD1 ⟨6⟩ 477
$ABCD^2$ スコア ⟨1⟩ 382
ABCG1 ⟨5⟩ 353
ABCG2 ⟨5⟩ 424
abdominal aortic aneurysm ⟨3⟩ 359
abdominal compartment syndrome ⟨1⟩ 274, ⟨4⟩ 234
abdominal distention ⟨1⟩ 422

abdominal esophagus (Ae) ⟨4⟩ 29
abdominal Hodgkin ⟨6⟩ 195
abdominal pain ⟨1⟩ 416
abdominal wall ⟨4⟩ 7
aberrant pancreas ⟨4⟩ 489
abetalipoproteinemia ⟨5⟩ 380
ABI ⟨3⟩ 97, 174, 353, 384
ABLB 検査 ⟨1⟩ 379
ABL 阻害薬 ⟨6⟩ 84
abnormal automaticity ⟨3⟩ 133
abnormal breath ⟨1⟩ 396
ABO 血液型 ⟨1⟩ 217, ⟨6⟩ 68
ABO 抗原 ⟨6⟩ 67
absorbed atelectasis ⟨2⟩ 494

ABVD 療法　〈6〉195
AB 染色　〈4〉59
acanthocytosis　〈5〉381
ACAOS　〈3〉212
ACAT1　〈5〉346
ACAT2　〈5〉345, 351
accelerated fractionation (AF)　〈1〉235
accessory pancreas　〈4〉489
ACCORD 試験　〈5〉316
ACE　〈5〉229
ace-of-spades sign　〈4〉233
acetylcholine (ACH)　〈4〉8
acetylcholine esterase (AchE)　〈4〉159, 〈6〉280, 595
ACE 阻害薬　〈3〉121, 138, 295, 389, 391, 551, 558, 〈5〉230, 233, 310, 321
Ach　〈6〉503
AChE 阻害薬　〈1〉74, 75, 76
acid pocket　〈4〉114
acidic glycosaminoglycan (GAG)　〈5〉396
acidsphingomyelinase (ASM)　〈4〉376
Acinetobacter　〈2〉71, 72
acinus　〈2〉357
acoustic shadow　〈3〉76
acoustic window　〈1〉158
acquired generalized lipodystrophy (AGL)　〈5〉459
acquired hypocalciuric hypercalcemia (AHH)　〈5〉110
acquired immunodeficiency syndrome (AIDS)　〈1〉39, 〈2〉40, 146, 〈4〉278
acquired partial lipodystrophy (APL)　〈5〉459
acrocephalosyndactylia　〈6〉545
acrocyanosis　〈3〉357
acromegaly　〈3〉311, 381, 〈5〉40, 373, 〈6〉607
acrylamide poisoning　〈6〉500
ACS　〈3〉99, 170
ACTH　〈5〉137, 251
ACTH-independent macronodular adrenal hyperplasia (AIMAH)　〈5〉146
ACTH 過剰分泌　〈3〉313
ACTH 不応症　〈5〉157
ACTH 負荷試験　〈5〉155, 165
ACTH(副腎皮質刺激ホルモン)　〈6〉606
ACTH 分泌低下症　〈5〉50
actin filament　〈6〉283
Actinomyces israelii　〈2〉102
action potential　〈6〉284
activation map　〈3〉93
active renin concentration (ARC)　〈5〉140
active zone　〈6〉285
activin receptor-like kinase-1 (ALK-

1)　〈6〉232
activities of daily living　〈6〉627
acute abdomen　〈1〉275
acute alcoholism　〈6〉500
acute antibody-mediated rejection (AABMR)　〈1〉251
acute arterial occlusion　〈3〉351
acute arterial thrombosis　〈3〉351
acute bronchiolitis　〈2〉441
acute bronchitis　〈2〉441
acute cerebellar ataxia　〈6〉399
acute cholangitis　〈4〉424
acute cholecystitis　〈4〉421
acute complications　〈5〉305
acute coronary syndrome (ACS)　〈3〉99, 170, 180, 198
acute CPP crystal arthritis　〈2〉296
acute decompensated heart failure (ADHF)　〈3〉118
acute disseminated encephalomyelitis (ADEM)　〈6〉404
acute eosinophilic pneumonia　〈2〉470
acute fatty liver of pregnancy (AFLP)　〈4〉402
acute gastric mucosal lesion (AGML)　〈1〉412
acute glomerulonephritis　〈2〉55
acute hemorrhagic conjunctivitis (AHC)　〈2〉130
acute hemorrhagic rectal ulcer (AHRU)　〈4〉244
acute hepatic infarction　〈4〉396
acute hepatitis by hepatitis viruses　〈4〉325
acute HIV infection　〈2〉148
acute intermittent porphyria (AIP)　〈5〉440, 〈6〉114
acute intermittent porphyria (AIP)
acute interstitial pneumonia (AIP)　〈2〉479
acute kidney injury (AKI)　〈1〉280, 281, 〈3〉472, 〈5〉265
acute leukemia　〈6〉158
acute liver failure　〈4〉331
acute lymphoblastic〈lymphocytic〉leukemia (ALL)　〈6〉78, 99, 158, 166
acute mediastinitis　〈2〉518
acute mesenteric lymphadenitis　〈3〉366
acute mountain sickness (AMS)　〈1〉44
acute myeloid〈myeloblastic〉leukemia (AML)　〈6〉78, 99, 125, 158, 162
acute necrotic collection (ANC)　〈4〉86, 485
acute pancreatitis　〈4〉455, 459
acute pericarditis　〈3〉334
acute peripancreatic fluid collection (APFC)　〈4〉86, 485

acute promyelocytic leukemia (APL)　〈6〉99, 162
acute renal failure (ARF)　〈1〉281
acute respiratory distress syndrome (ARDS)　〈1〉280, 〈2〉105, 154, 155, 159, 167, 174, 499, 561, 574, 〈3〉61, 〈4〉462
acute symptomatic seizure　〈6〉608
acute tapering　〈3〉59
acute undifferentiated leukemia (AUL)　〈6〉169
acyl-CoA synthetase (ACS)　〈5〉345
Ad4 binding protein〈Ad4BP〉　〈5〉170
AD/AE　〈4〉151
adalimumab　〈2〉208
Adamkiewicz 動脈　〈6〉368
ADAMTS13　〈2〉210, 233, 〈6〉255, 〈6〉22
ADAPT-DES 試験　〈3〉77
adaptive immunity　〈1〉31
adaptive servo-ventilation (ASV)　〈3〉123
Addison病　〈1〉390, 〈2〉150, 197, 〈4〉73, 92, 〈5〉153, 225, 〈6〉512
adenine phosphoribosyltransferase deficiency　〈5〉434
adenocarcinoma　〈1〉95
adenoma　〈4〉437
adenomatous hyperplasia　〈4〉384
adenomyomatosis　〈4〉437
adenomyomatosis of the gallbladder　〈4〉447
adenosine deaminase (ADA)　〈5〉434, 〈6〉379
adenosine triphosphate (ATP)　〈4〉296, 〈5〉271, 278, 442
adenosine triphosphate (ATP) 製剤　〈3〉150
adequate intake (AI)　〈5〉444
ADH　〈3〉443
ADH 受容体拮抗薬　〈3〉445
ADH 不適合分泌症候群 (SIADH)　〈6〉362, 576
adhesive pericarditis　〈3〉339
Adie 症候群　〈6〉308
adipocytokine　〈5〉240
adiponectin　〈5〉241
a disintegrin and metalloprotease (ADAM)　〈5〉237
ADL (activity of daily living)　〈1〉284, 〈5〉468, 〈6〉627
ADL 評価　〈6〉627
ADN-B　〈3〉279
ADP　〈5〉272, 〈6〉237
ADP 産生　〈5〉329
ADP 受容体 P2Y12 阻害薬　〈3〉176
adrenal cortex　〈5〉136
adrenal gland　〈5〉136
adrenal venous〈vein〉sampling (AVS)　〈3〉384, 〈5〉142

adrenarche 〈5〉139

adrenocorticotropic hormone (ACTH) 〈5〉137, 251

adrenoleukodystrophy 〈6〉477

adrenomyeloneuropathy (AMN) 〈6〉477

adult onset Still's disease (AOSD) 〈2〉277, 〈4〉398

adult polyglucosan body disease (APBD) 〈6〉422

adult Still's disease (ASD) 〈2〉277

adult T-cell leukemia/lymphoma (ATLL) 〈2〉146, 〈4〉398, 〈6〉179, 〈6〉386

adult type hypolactasia 〈5〉336

adult type lactose intolerance 〈5〉336

adult-onset citrullinemia type 2 (CTLN2) 〈4〉376

ADV 〈4〉337

advanced life support (ALS) 〈1〉272

adventitious sound 〈1〉395

adverse drug reaction (ADR) 〈2〉330

Aδ線維 〈4〉21

AED (automated external defibrillator) 〈1〉272, 〈3〉124, 157

AERD 〈2〉317, 423

AF 〈3〉142

AFP-L3分画 〈4〉324, 380

AG 〈3〉449

aganglionosis 〈4〉159

Agatston score 〈3〉65

AGEPC 〈2〉321

agouti-related protein/peptide (AgRP) 〈5〉26, 251

agranular neutrophils/hypogranular neutrophils 〈6〉50

agraphia 〈6〉304

AGREE II 〈1〉123

agricultural chemicals 〈6〉503

AG正常代謝性アシドーシス 〈3〉452

AHD 〈3〉279

AHアミロイドーシス 〈5〉421

AH時間 〈3〉93

A-Hブロック 〈3〉164

AH法 〈4〉58

AICA症候群 〈6〉624

AIDS関連症候群 〈2〉149

AIDS (acquired immunodeficiency syndrome) 〈1〉5, 〈2〉40, 146, 〈3〉319, 〈4〉401

AIDS-related complex (ARC) 〈2〉149

AIP 〈5〉40, 42

air bronchogram 〈2〉116, 376, 443, 481

air crescent sign 〈2〉101

AIRE 〈5〉115, 225

air-trapping 〈2〉424

airway resistance 〈2〉386

AIUEO TIPS 〈6〉301

akinesia 〈6〉426

akinetic mutism 〈2〉183, 〈6〉301

Akt 〈3〉377

Akt-eNOS 〈3〉377

ALA 〈5〉250, 440

ALAD-deficiency porphyria (ADP) 〈6〉114

ALADIN 〈5〉171

ALAD欠損性ポルフィリン症 (ADP) 〈4〉377, 〈5〉438, 441, 〈6〉114

Alagille症候群 〈3〉330, 〈4〉404

alanine aminotransferase (ALT) 〈4〉306

Albright遺伝性骨異栄養症 〈5〉119, 121

Albright症候群 〈1〉390, 〈4〉92

albumin (Alb) 〈5〉411

Alcian blue (AB) 〈4〉58

alcohol abuse 〈1〉51

alcohol dehydrogenase (ADH) 〈4〉349

alcohol toxic theory 〈4〉466

alcoholic cerebellar degeneration 〈6〉501

alcoholic liver disease 〈4〉348

alcoholic myopathy 〈6〉502

alcoholic polyneuropathy 〈6〉502

alcoholism 〈6〉500

aldehyde dehydrogenase (ALDH) 〈4〉348

aldehyde oxidase (AO) 〈5〉430

Alder顆粒 〈5〉399

ALDH2 〈6〉500

aldosterone 〈5〉136

aldosterone producing adenoma (APA) 〈3〉384, 〈5〉140

aldosterone/renin ratio (ARR) 〈3〉384

aldosterone-producing cell cluster (APCC) 〈5〉137

aldosterone/renin ratio (ARR) 〈5〉140

alexia 〈6〉304

alexisomia 〈1〉88

alexythimia 〈1〉88

ALK 〈5〉180

alkaline phosphatase (ALP) 〈4〉307

ALK阻害剤 〈1〉110

allergic bronchopulmonary aspergillosis (ABPA) 〈2〉100, 472

allergic bronchopulmonary mycosis (ABPM) 〈2〉472

allergic mucin 〈2〉472

allergic rhinitis 〈2〉333

allergicgranulomatosis and angiitis 〈2〉471

allergy 〈1〉39

Allgrove症候群 〈5〉171

allogeneic hematopoietic stem cell transplantation (allo-HSCT) 〈6〉171, 175

all-trans retinoic acid (ATRA) 〈6〉162

Alma-Ata宣言 〈1〉298

ALP 〈5〉72

Alport症候群 〈3〉515, 533

ALS 〈6〉408, 418, 420, 450, 628

Alstöm症候群 〈5〉31

ALS特定疾患認定基準 〈6〉453

alternate binaural loudness balance test 〈1〉379

alternative pathway 〈6〉28

alveolar hypoventilation syndrome 〈2〉410

alveolar macrophage pneumonia (AMP) 〈2〉481

alveolar septum 〈2〉357

alveolitis 〈2〉475

alveolus 〈2〉357

Alzheimer型認知症 〈5〉313

Alzheimer型老年認知症 〈6〉410

Alzheimer病 〈1〉383, 〈6〉366, 408, 410

ALアミロイドーシス (AL amyloidosis) 〈3〉315, 〈4〉377, 〈5〉420, 423, 〈6〉206, 517, 568, 569

AMA M2 〈4〉324

amaurosis fugax 〈6〉343

amebic liver abscess 〈4〉388

amino acid metabolism disorder 〈6〉477

aminoacyl-tRNA synthetases (ARS) 〈2〉202

aminolevulinic acid synthase (ALAS) 〈6〉104

amnionless 〈6〉116

AMPH-B 〈6〉381

amphiphysin 〈6〉462

Amplatzer duct occluder (ADO) 〈3〉234

Amplatzer閉鎖栓 〈3〉228, 234

ampullary region carcinoma 〈4〉435

amygdaloid body 〈6〉273

amylase creatinine clearance ratio (ACCR) 〈4〉455

amyloid A (AA) 〈2〉216, 225

amyloid precursor protein (APP) 遺伝子 〈6〉410

amyloidosis 〈2〉517, 563, 〈4〉281, 〈5〉419

amyopathic DM (ADM) 〈2〉243

amyotrophic lateral sclerosis (ALS) 〈6〉417, 420, 450, 455

anabolism 〈5〉270

anacrotic notch (AN) 〈3〉43

anaerobic threshold (AT) 〈3〉123

anal verge 〈4〉243

analytical epidemiology 〈1〉116

anaphylactic shock 〈2〉328

anaphylactic type allergy 〈2〉316

anaphylaxis 〈2〉328

anaplastic large cell lymphoma
(ALCL) 〈6〉189
anastomotic ulcer 〈4〉132
ANCA (anti-neutrophil cytoplasmic
antibody) 〈6〉233
ANCA 関連血管炎 〈3〉512, 〈6〉233
ANCA 関連 RPGN 〈3〉522
Ancylostoma duodenale 〈2〉173
Andersen-Tawil 症候群 〈3〉157
Andersen 病 〈4〉374, 〈5〉331
Anderson 症候群 〈6〉606
Anderson 病 〈5〉381
anemia 〈1〉429, 〈6〉104
anemia of chronic disease (ACD)
〈6〉150
anemia of chronic disorder (ACD)
〈6〉104
anemia of chronic inflammation (ACI)
〈6〉150
aneurysm of sinus of Valsalva 〈3〉
250
Anfinsen のドグマ 〈5〉402
Ang I 〈5〉229
Ang II 〈5〉229
Ang II 受容体拮抗薬 〈5〉230
angel wing 〈3〉61
angiectasia (AE) 〈4〉151, 168
angina pectoris 〈3〉183
anginal pain 〈3〉184
angiodysplasia (AD) 〈4〉151
angiogenesis 〈3〉226
angiographic view 法 〈3〉66
angioimmunoblastic T-cell lymphoma
(AITL) 〈6〉5, 189
angiokeratoma 〈5〉394
angiopoietin-1 (Ang-1) 〈6〉7
angiosarcoma 〈4〉384
Angiostrongylus cantonensis 〈2〉176
angiotensin converting enzyme (ACE)
〈2〉337, 〈5〉229
angiotensin converting enzyme 2
(ACE2) 〈2〉154
angiotensin II receptor blocker (ARB)
〈5〉230, 233, 321
aniacinosis 〈6〉490
ANK1 〈6〉134
ankle-brachial blood pressure index
(ABI) 〈1〉408, 〈3〉95, 352, 498,
〈5〉312
ANKRD1 〈3〉324
ankylosing spondylitis (AS) 〈2〉283,
284
Ann Arbor 分類 〈4〉275
annular pancreas 〈4〉120, 487
annuloaortic ectasia (AAE) 〈3〉358
ANO10 〈6〉449
anomalous origin of coronary artery
〈3〉211, 251
anorexia 〈1〉418
anorexia nervosa (AN) 〈5〉31

anosognosia 〈6〉305
ANP 〈3〉14, 〈5〉228, 230
antepulsion 〈6〉426
anterior inferior cerebellar artery
(AICA) 〈6〉623
anthropometrics 〈5〉445
anti-Müllerian hormone (AMH) 〈5〉
182
antibioticassociated diarrhea (AAD)
〈2〉86
antibody-dependent cellmediated
cytotoxicity (ADCC) 〈1〉41
antibody-dependent cell cytotoxicity
(ADCC) 〈2〉198, 318
antibody-dependent cellular cytotox-
icity (ADCC) 活性 〈6〉79
anticipation 〈1〉20
antidiuretic hormone (ADH) 〈1〉
434, 〈3〉441, 〈5〉213, 232
anti-mitochondrial antibody (AMA)
〈4〉324
anti-Müllerian hormone (AMH) 〈5〉
182, 203
anti-neutrophil cytoplasmic antibod-
ies (ANCA) 〈2〉199, 202, 247,
248, 305, 〈4〉324, 〈6〉233
anti-parallel β pleated sheet structure
〈5〉419
antiperistalsis 〈4〉30
antiphospholipid antibody (aPL) 〈6〉
260
antiphospholipid syndrome (APS)
〈3〉310, 〈6〉260
antireceptor antibody type allergy
〈2〉319
antiretroviral therapy (ART) 〈2〉
132, 151
anti-smooth muscle antibody
(ASMA) 〈4〉323
anti-streptokinase (ASK) 〈2〉269
anti-streptolysin-*o* (ASO) 〈2〉269,
279
antithrombin (AT) 〈6〉66
antithymocyte globulin (ATG) 〈1〉
250, 〈6〉120
antler pattern 〈3〉59
anuria 〈1〉434
AOBP (automated office blood pres-
sure) 法 〈3〉23, 25
aortic aneurysm 〈3〉358
aortic arch interruption 〈3〉247
aortic configuration 〈3〉55
aortic dissection 〈3〉360
aortic regurgitation (AR) 〈3〉272
aortic stenosis (AS) 〈3〉269
aortitis syndrome 〈2〉259
aortopulmonary window (AP win-
dow) 〈3〉246
AP-1 〈6〉194
APC 〈1〉109, 〈4〉202, 211, 216, 〈6〉
245

Apert 症候群 〈6〉545
Apex 〈3〉45
apheresis 療法 〈2〉209
apical hypertrophic cardiomyopathy
(ACM) 〈3〉296
aplastic anemia (AA) 〈4〉399, 〈6〉
102, 104, 120
aplastic crisis 〈2〉130
apnea hypopnea index (AHI) 〈2〉
413, 4
apnea index (AI) 〈2〉394
apnea-hypopnea index (AHI) 〈2〉
395, 413, 〈6〉613
apoptosis 〈1〉105
APP 〈6〉409
apparent mineralocorticoid excess
(AME) 症候群 〈5〉144
aprataxin 遺伝子 〈6〉448
apraxia 〈6〉305
APRT 〈6〉484
APTT 〈3〉371, 〈4〉25, 〈6〉25, 65,
229
APTX 〈6〉448
AP 像 〈3〉54
AQP2 遺伝子 〈5〉66
AQP4 〈6〉406
AR 〈3〉291, 〈6〉458
arachnoid mater 〈6〉275
ARAS と脳内受容体 〈1〉345
ARB 〈3〉121, 138, 295, 308, 389,
391, 〈5〉230, 233, 310, 321
ARB/ACE 阻害薬 〈3〉176
arcuate nucleus (ARC) 〈5〉23
arginine vasopressin (AVP) 〈5〉25,
60, 137, 213
argon plasma coagulation (APC) 〈4〉
81
Argonz-del Castillo 症候群 〈5〉199
Argyll Robertson 徴候 〈6〉308
Argyll Robertson 瞳孔 〈5〉33
ARID1A 〈6〉182
ARISTOTLE 試験 〈3〉370
ARMC5 〈5〉147
arm-dropping test 〈6〉296
Arnold-Chiari 奇形 〈6〉309
arrhythmogenic right ventricular dys-
plasia (ARVD) 〈3〉255
ARSA 〈6〉476
arterial embolism 〈3〉351
arterial tortuosity syndrome (ATS)
〈3〉330
arteriolosclerosis 〈3〉169, 〈5〉312
arteriosclerosis 〈3〉169
arteriosclerosis obliterans (ASO) 〈1〉
408, 〈3〉352
arteriovenous fistula 〈3〉357
arteriovenous malformation (AVM)
〈4〉151, 〈6〉372
artery-to-artery embolism 〈6〉348
arthralgia 〈1〉444
arthritis 〈2〉51

Arthus 反応 〈2〉318
artificial organ 〈1〉264
ARX 〈5〉203
ASAH1 〈6〉476
asbestosis 〈2〉487
ascarid larva migrans 〈2〉462
Ascaris lumbricoides 〈2〉173, 〈4〉443
ascending reticular activating system (ARAS) 〈1〉344
Aschoff 小体 〈3〉278
ascites 〈4〉301
ascites precox 〈3〉340
aseptic meningitis 〈2〉126
ASH 〈3〉299
Asherman 症候群 〈5〉200
Ashman 現象 〈3〉166
ASK 〈3〉279
ASO 〈3〉173, 279, 351
ASP 〈3〉279
aspartate aminotransferase (AST) 〈4〉306
aspartylglucosaminuria 〈6〉483
Aspergillus 〈2〉100, 〈6〉393
Aspergillus fumigatus 〈2〉472
aspiration 〈2〉446
aspiration pneumonia 〈2〉446
aspiration pneumonitis 〈2〉446
aspirin-exacerbated respiratory disease (AERD) 〈2〉317, 423
AST (GOT) 〈3〉186, 〈5〉407
asterixis 〈4〉302
asthma-COPD overlap (ACO) 〈2〉419, 426
Astler-Coller 分類 〈4〉221
astrocyte 〈6〉283
astrocytic plaque 〈6〉436
ASXL1 〈6〉216
asymmetric septal hypertrophy (ASH) 〈3〉297
asymptomatic cerebrovascular disease 〈6〉363
asymptomatic neurocognitive impairment (ANI) 〈6〉387
asymptomatic subclinical accumulation plaque (ASAP) 〈3〉75
asystole 〈1〉269
ataxia 〈6〉314
ataxia telangiectasia 〈2〉348
ataxia with oculomotor apraxia type 1 (AOA1) 〈6〉448
ataxic hemiparesis 〈6〉306, 349
atelectasis 〈2〉437
atheroma 〈3〉169
atherosclerosis 〈3〉169, 〈5〉312
atherosclerosis obliterans (ASO) 〈3〉173
atherothrombotic infarction 〈6〉348
athetosis 〈6〉314, 442
ATL1 〈6〉449
Atlanta 分類 〈4〉85

ATM 〈6〉449
ATN1 〈6〉448
atopy 〈1〉40, 〈2〉316
ATP 〈5〉271, 278, 442
ATP 感受性 K チャネル 〈3〉131
ATP 結合カセット輸送体 〈4〉409
ATP 産生 〈5〉272, 280
ATP7A 〈6〉486
ATP7B 〈4〉373, 〈6〉485
ATP13A2 〈6〉433
ATP-binding cassette, subfamily C group 2 (ABCC2) 〈4〉372
ATP-binding cassette transporter A1 (ABCA1) 〈4〉409, 〈5〉353, 384, 387
ATP-binding cassette, sub-family D, member 1 (ALDP) 〈6〉477
ATRA 〈6〉79, 166
atrial (A) kick 〈3〉19
atrial fibrillation (AF) 〈3〉142
atrial flutter (AFL) 〈3〉146
atrial natriuretic peptide (ANP) 〈3〉100, 113, 〈5〉228, 230
atrial premature contraction (APC) 〈3〉141
atrial reentrant tachycardia (ART) 〈3〉147
atrial septal defect (ASD) 〈3〉226
atrial tachycardia (AT) 〈3〉141
atrioventricular block 〈3〉163
atrioventricular dissociation 〈3〉165
atrioventricular nodal reentrant tachycardia (AVNRT) 〈3〉93, 147
atrioventricular node 〈3〉129
atrioventricular reciprocating tachycardia (AVRT) 〈3〉130, 147
atrio-ventricular septal defect (AVSD) 〈3〉229
ATRX 〈5〉180
attenuation 〈3〉76
ATTR 〈4〉281
ATTR 型遺伝性アミロイドーシス 〈5〉423
ATXN1 〈6〉446
ATXN2 〈6〉447
ATXN3 〈6〉447
atypical hemolytic uremic syndrome (aHUS) 〈6〉29, 258
Auerbach 神経叢 〈4〉2, 13, 102, 159
Auer 小体 〈6〉46, 164
Auspitz 現象 〈2〉288
Austin Flint 雑音 〈3〉263, 273
autoimmune autonomic ganglionopathy (AAG) 〈6〉564
autoimmune cerebellitis 〈6〉399
autoimmune featured interstitial lung disease (AIF-ILD) 〈2〉465
autoimmune hemolytic anemia (AIHA) 〈6〉107, 133, 138
autoimmune hepatitis (AIH) 〈4〉341, 397

autoimmune hypophysitis 〈5〉57
autoimmune lymphoproliferative syndrome (ALPS) 〈2〉349, 〈6〉183
autoimmune neutropenia 〈6〉67
autoimmune pancreatitis (AIP) 〈2〉307, 〈4〉428, 470
autoimmune polyendocrine syndrome (APS) 〈5〉153
autoimmune polyglandular syndrome (APS) 〈5〉225
autoimmunity 〈1〉33
automated external defibrillator (AED) 〈3〉128, 157
automated peritoneal dialysis (APD) 〈3〉492
autonomic nerve 〈6〉280
autonomic neuropathy 〈5〉310
autonomously functioning thyroid nodule (AFTN) 〈5〉81
auto-PBSCT 〈6〉201
autoregulation 〈6〉345, 365
autosomal dominant Alport syndrome (ARAS) 〈3〉534
autosomal dominant cutis laxa (ADCL) 〈3〉330
autosomal dominant hypercholesterolemia (ADH) 〈5〉352
autosomal dominant polycystic kidney disease (ADPKD) 〈3〉572
autosomal dominant SCD (AD-SCD) 〈6〉446
autosomal dominant spinocerebellar ataxia (ADSCA) 〈6〉446
autosomal recessive Alport syndrome (ADAS) 〈3〉534
autosomal recessive cutis laxa (ARCL) 〈3〉330
autosomal recessive hypercholesterolemia (ARH) 〈5〉352, 368
autosomal recessive juvenile parkinsonism (AR-JP) 〈6〉433
autosomal recessive polycystic kidney disease (ARPKD) 〈3〉573
autosomal recessive SCD (AR-SCD) 〈6〉448
autosomal recessive spastic ataxia of Charlevoix-Saguenay (ARSACS) 〈6〉448
AVERROES 試験 〈3〉370
AVM 〈6〉359
AVP 〈5〉25, 60, 137, 213
AVP 濃度 〈5〉62
AVP 負荷試験 〈5〉62
axon 〈6〉282
AzaC 〈6〉128
Azan-Mallory 染色 〈4〉59
azathioprine 〈1〉251, 〈2〉206

B

B 因子 〈6〉258

B ウイルス 〈2〉153
B 型解離 〈3〉361
B 型肝炎 〈4〉327, 329, 403
B 型肝炎ウイルス 〈2〉145, 〈4〉304, 318
B 型肝炎ウイルス（HBV）関連腎症 〈3〉542
B 型肝炎の肝細胞癌リスク 〈4〉338
B 型肝炎の再活性化 〈4〉339
B 型肝炎ワクチン 〈4〉304
B 型ナトリウム利尿ペプチド 〈3〉100
B 型慢性肝炎 〈4〉335
B 群溶血性レンサ球菌 〈6〉378
B 細胞 〈1〉32, 〈2〉193, 196, 217, 230, 464, 〈4〉10, 〈6〉6, 19, 21
B 細胞抗原受容体の構造 〈1〉33
B 細胞性慢性リンパ性白血病 〈6〉177
B 細胞性リンパ腫 〈6〉58
B 細胞標的薬 〈2〉208
B 症状 〈6〉190
B モード超音波検査 〈4〉311
B モード法 〈3〉46
B cell activating factor（BAFF） 〈2〉230, 235, 308
B cell activating factor belonging to the tumor necrosis factor family 〈2〉307
B1B 細胞 〈2〉35
Babinski 徴候 〈6〉296, 299, 318, 386, 427
Babinski 反射 〈1〉142
Bacillus anthracis 〈2〉62
Bacillus cereus 〈1〉79
back pain 〈1〉442
backwash ileitis 〈4〉181
bacteremia 〈2〉51
bacteria-associated HPS（BAHS） 〈6〉213
bacterial pneumonia 〈2〉442
bacterial translocation（BT） 〈1〉280, 〈2〉447, 〈4〉236, 464
Bacteroides 〈2〉83, 〈6〉393
BAEP 〈6〉327
BAFF 〈2〉230, 235, 308
BAFF 阻害薬 〈2〉208
bag valve mask（BVM） 〈1〉272
balance study 〈5〉383
ballism 〈6〉314
ballooned neuron 〈6〉436
balloonoccluded retrograde transvenous obliteration（BRTO） 〈4〉113
Baló 病 〈6〉405
bamboo spine 〈2〉285
Banff 分類 〈1〉251
Banti 症候群 〈4〉393
BAO 〈4〉69
baPWV（brachialankle PWV） 〈3〉96, 174
Bardet-Biedl 症候群 〈4〉159, 〈5〉31, 〈5〉452
bariatric surgery 〈5〉453

baricitinib 〈2〉208
Barostat 法 〈4〉71
Barraquer-Simons 症候群 〈5〉461
barrel chest 〈2〉425
Barrett 癌 〈4〉99
Barrett 食道 〈4〉64, 65, 106
Barrett 粘膜 〈4〉99
Barré 試験 〈6〉298, 299
Barré 徴候 〈1〉141, 142
Barthel index 〈6〉627
Bartter 症候群 〈3〉467, 590, 〈5〉143
Barttin 〈3〉467
BAS 〈3〉241
basal body temperature（BBT） 〈5〉194
basal cell carcinoma 〈1〉95
basal ganglion 〈6〉272
basal metabolic rate（BMR） 〈5〉445
Basedow 病 〈1〉368, 〈2〉197, 199, 316, 319, 〈5〉79, 102, 261
basic life support（BLS） 〈1〉272
basilar impression 〈6〉549
basin phenomenon 〈6〉290, 315
basolateral membrane 〈4〉408
basophil 〈6〉7, 18
Bassen-Kornzweig 症候群 〈4〉73, 〈5〉380, 〈6〉492
bat wing 〈3〉61
bath ankylosing spondylitis disease activity（BASDAI） 〈2〉285
Bauhin 弁 〈4〉160
B-B´ step 〈3〉293, 300
BBS 〈5〉31
B-cell chronic lymphocytic leukemia（B-CLL） 〈6〉58, 177
BCG（Bacille de Calmette-Guérin） 〈2〉30
BCKDHA 〈6〉479
BCKDHB 〈6〉479
bcl-6 遺伝子 〈6〉193
BCR-ABL 融合遺伝子 〈6〉167, 170, 215
BCYE-α 培地 〈2〉15
BEACOPP 療法 〈6〉195
beak sign 〈4〉117
Beals 症候群 〈3〉329
BEAN1 〈6〉447
Becker 型筋ジストロフィー 〈3〉318, 〈6〉578
Becker 病 〈6〉590
Becker muscular dystrophy（BMD） 〈6〉578
BEecf（base excess extracellular fluid） 〈2〉391
behavioral and psychological symptoms of dementia（BPSD） 〈1〉319, 〈6〉413
behavioral variant frontotemporal dementia（bvFTD） 〈6〉417
Behçet 病 〈2〉188, 199, 279, 〈4〉193, 279, 〈6〉396

belching 〈1〉415
belimumab 〈2〉208
Bell 麻痺 〈6〉310, 554
Bence Jones 蛋白 〈3〉566
beneficence 〈1〉10
benefit-harm balance 〈1〉123
benign adult familial myoclonus epilepsy（BAFME） 〈6〉421
benign lesion of biliary tract 〈4〉436
benign lesion of gallbladder 〈4〉436
benign lung tumor 〈2〉536
benign paroxysmal positional vertigo（BPPV） 〈6〉624
benign stenosis of bile duct 〈4〉444
benign tumor of bile duct 〈4〉437
benign tumor of papilla of Vater 〈4〉437
Berger 病 〈3〉525
beriberi 〈5〉464
Bernard-Soulier 症候群 〈1〉433, 〈6〉228, 230, 237, 243
berylliosis 〈2〉490
beryllium poisoning 〈6〉496
beta cell replacement therapy 〈1〉254
Betz 細胞 〈6〉449
BFU-E 〈6〉6
BH4 〈6〉478
BH4 欠損症 〈6〉478
Biemond 症候群 〈5〉31
bilateral hilar lymphadenopathy（BHL） 〈2〉516, 554, 〈6〉398
bilateral macronodular adrenal hyperplasia（BMAH） 〈5〉147, 151
bile 〈4〉407
bile acid receptor/farnesyl X receptor（BAR/FXR） 〈5〉8
bile canalicular membrane 〈4〉408
bile canaliculi 〈4〉406
bile duct 〈4〉291
bile salt export pump（BSEP, ABCB11） 〈4〉409
biliary ascariasis 〈4〉443
biliary atresia 〈4〉438
biliary clonorchiasis, biliary clonorchiosis 〈4〉443
biliary dyskinesia 〈4〉442
biliary hemorrhage, hemobilia 〈4〉447
biliary parasitosis 〈4〉442
biliobiliary fistula 〈4〉445
BIN1 〈6〉586
binarytoxin 〈4〉174
Binswanger 型白質脳症 〈6〉427
Binswanger 病 〈6〉367
bioassay 〈5〉21
bioavailability 〈1〉181, 〈2〉20
bioavailable testosterone（BAT） 〈5〉184
bioinformatics 〈1〉4
biopsycho-social model 〈1〉87

bioptome 〈3〉84

Biot 呼吸 〈1〉396, 〈6〉295

bi-phasic positive airway pressure
（BIBAP）〈2〉306

Birbeck 顆粒 〈6〉211

bird beak sign 〈4〉102, 233

bird's eye pattern 〈3〉547, 549

Birt-Hogg-Dubé 症候群 〈2〉435

bite injury 〈6〉505

Bjerrum 暗点 〈1〉371

black dot ringworm 〈2〉104

black lung disease 〈2〉487

black pleural line 〈2〉541

black-blood 脂肪抑制 T2 強調像 〈3〉72

black-blood 法 〈3〉71

Bland-White-Garland 症候群 〈3〉212, 251

bleb 〈2〉436, 〈6〉361

bleeding tendency 〈1〉432

blepharoptosis 〈1〉375

BLI（blue laser imaging）〈4〉40

blocked APC 〈3〉142

blood island 〈3〉226

blood oxygenation level dependent
（BOLD）〈1〉156

blood pressure dysregulation 〈1〉406

blood-brain barrier（BBB）〈5〉24, 307

bloody sputum 〈1〉394

bloody stool 〈1〉413

Bloom 症候群 〈5〉435

blue bloater 〈2〉426

blue light imaging（BLI）〈1〉167

blue rubber bleb nevus 症候群 〈4〉228

blue toe（症候群）〈3〉352, 556

Blumberg 徴候 〈4〉461

BLyS 〈2〉230

BMI（body mass index）〈3〉380, 387, 〈5〉276, 304, 317, 338, 448, 454

BMI による肥満，低体重の判定基準 〈1〉354

Bmp 〈3〉222

BMP 6 〈6〉34

BMPR1A 〈4〉214

BMPR2 〈3〉332

BNP 〈2〉237, 〈3〉14, 113, 294

BNP/NT-proBNP 〈3〉117

Bochdalek 孔ヘルニア 〈4〉114

body mass index（BMI）〈1〉353, 〈5〉304, 448

Boerhaave 症候群 〈2〉517, 〈4〉109

Bohr 効果 〈6〉13

bone marrow 〈6〉2

bone marrow lesion 〈2〉302

bone marrow transplantation（BMT）〈1〉262, 〈6〉95

bone morphogenetic protein 15（BMP-15）〈5〉192

bone morphogenetic protein 6 〈6〉34

Borchardt の三徴 〈4〉117

borderline resectable 〈4〉478

borderzone infarction 〈6〉348

Bordetella pertussis 〈2〉73

Borg scale 〈2〉389

Borg スケール 〈1〉397

Borrelia 〈2〉163

Borrmann 分類 〈4〉217

botulism 〈6〉505

Bouchard 結節 〈2〉221

bounding and pistol-shot sounds 〈5〉464

bounding pulse 〈3〉233, 252

bovine spongiform encephalopathy
（BSE）〈2〉183, 〈6〉390

bow hunter 症候群 〈6〉369

Bowen 病 〈2〉104, 〈4〉243

Bowman 囊 〈3〉399

Bowman 囊上皮細胞 〈3〉401

box-shape, funnel-shape 〈3〉56

brachial plexopathy 〈6〉564

bradyarrhythmia 〈3〉160

bradyphrenia 〈6〉426

BRAF 〈4〉108, 206, 217, 〈5〉98, 〈6〉212

BRAF V600E 遺伝子変異 〈2〉535

BRAF V600E 変異 〈6〉540

Bragg ピーク 〈1〉236

brain abscess 〈6〉392

brain death 〈1〉244, 〈6〉302

brain natriuretic peptide（BNP）〈3〉14, 113, 294

brain stem death 〈1〉245

brainstem 〈6〉274

brainstem death 〈6〉302

brainstem injury 〈6〉305

brainstem reticular formation 〈6〉274

branch atheromatous disease（BAD）〈6〉349

branched chain amino acid（BCAA）〈5〉474

Branham sign 〈3〉357

Braunwald 分類 〈3〉183

breathholding spell 〈1〉348

breathlessness 〈1〉397

bridging fold 〈4〉143, 226

bridging vein 〈6〉344

Brill-Zinsser 病 〈2〉109

British anti-lewisite compound（BAL）〈6〉495

broad β 病 〈5〉369

Broadbent 徴候 〈3〉339

broad γ 型 〈5〉412

Broca の運動性言語中枢 〈6〉271

Broca 野 〈6〉304

brodalumab 〈2〉208

Brodie-Trendelenburg 試験 〈3〉363

Brodmann 〈6〉270, 303

bronchial asthma 〈2〉416

bronchial thermoplasty 〈2〉371

bronchiectasis 〈2〉432

bronchiolectasis 〈2〉494

bronchiolitis fibrosa obliterans（BFO）〈6〉498

bronchiolitis obliterans（BO）〈2〉430, 566

bronchiolitis obliterans organizing
pneumonia（BOOP）〈2〉480

bronchiolitis obliterans syndrome
（BOS）〈2〉566

bronchoalveolar lavage（BAL）〈2〉368

bronchoesophageal fistula 〈2〉539

bronchogenic cyst 〈2〉435, 523

bronchopulmonary amyloidosis 〈2〉517

bronchopulmonary dysplasia 〈2〉539

bronchus 〈2〉355

bronchus associated lymphoid tissue
（BALT）〈2〉464

bronze color 〈2〉86

Broviac-Hickman カテーテル 〈5〉474

Brown-Séquard 症候群 〈6〉316, 369

Brown 法 〈4〉30

Brucella 〈2〉78

Bruce 法 〈3〉37

Brudzinski 徴候 〈1〉141, 〈2〉57, 〈6〉360, 378

Brugada 症候群 〈3〉13, 33, 39, 94, 124, 126, 156, 158

bruit 〈2〉199

Brunner 腺 〈4〉6

Brunner 腺腫 〈4〉148

Brunnstrom stage 〈6〉628

Bruton チロシンキナーゼ欠損症 〈2〉347

BT シャント手術 〈3〉243

Btk 欠損症 〈2〉347

BTK（ブルトン型チロシンキナーゼ）阻
害薬 〈6〉85

BT-PABA（N-benzoyl-L-tyrosyl-
para-aminobenzoic acid）〈4〉456

BT-PABA 排泄試験 〈4〉455

B-type natriuretic peptide（BNP）〈3〉100

BU-CY 〈6〉97

Budd-Chiari 症候群 〈4〉18, 111, 272, 302, 362, 394, 403

Buerger 病 〈2〉247, 〈3〉355

bulging fissure sign 〈2〉64

bulging flanks 〈4〉17

bulimia nervosa（BN）〈5〉31

bulk flow 説 〈6〉531

bulla 〈2〉436

bullneck 徴候 〈2〉61

bull's eye sign 〈2〉98

bunch of grapes 〈3〉574

BUN/Cr 〈4〉25

Bunina 小体 〈6〉451
Burkholderia mallei 〈2〉80
Burkholderia pseudomallei 〈2〉81
Burkitt リンパ腫 〈6〉58, 189, 191
burning sensation 〈3〉184, 〈5〉439,
〈6〉571
burst formingunit-erythroid 〈6〉6
butterfly shadow 〈2〉541, 561, 〈3〉
61

C

C 型肝炎 〈4〉327, 403
C 型肝炎ウイルス 〈2〉145, 〈3〉304,
〈4〉305, 321, 〈6〉233
C 型肝炎ウイルス (HCV) 関連腎症 〈3〉
543
C 型肝炎の肝細胞癌リスク 〈4〉341
C 型ナトリウム利尿ペプチド 〈3〉100
C 型慢性肝炎 〈4〉339
C 型 Na 利尿ペプチド (CNP) 〈5〉230
C 細胞 〈5〉69
C 線維 〈4〉21
C-線維受容体 〈2〉322
C 反応性蛋白 (CRP) 〈2〉86, 280, 285,
〈4〉26, 〈5〉409
C ペプチド 〈5〉285
C ペプチド指数 〈5〉304
C1 〈2〉337
C1-esterase inhibitor 〈2〉337
C1-INH 〈2〉337
C1q 〈2〉257
C2H2-zinc finger 〈5〉11
C3 〈6〉258
C5 〈6〉259
C5b6789 〈2〉34
C9ORF72 遺伝子 〈6〉437
C14 抗体 〈4〉322
Ca 〈5〉108
CA19-G 〈3〉64, 176, 186, 192
Ca イオン 〈3〉131
Ca 感受性陽イオンチャネル 〈3〉134
Ca 拮抗薬 〈3〉388, 391, 554, 〈5〉158,
321, 〈6〉509
Ca 結石 〈3〉586
Ca 製剤 〈5〉226
Ca 代謝 〈5〉106
Ca バランス 〈5〉108
Ca 誘発 Ca 放出 〈3〉134
cachexia 〈1〉355
CACNA1A 〈6〉447
CACNA1S 遺伝子 〈6〉605
CADASIL 〈6〉367
cadmium poisoning 〈6〉495
CagA 〈4〉134
CAG (冠動脈造影) guided PCI 〈3〉77
CAG リピート 〈6〉458
Ca-induced Ca-release (CICR) 〈3〉
134
Cajal 介在細胞 〈4〉9, 143, 230
calcified nodule 〈3〉180

calcium pyrophosphate dihydrate
〈2〉296, 〈5〉428
calcium score 〈3〉66
Calot 三角 〈4〉407
calpainopathy 〈6〉581
CALR 〈6〉215, 221, 225
calreticulin 〈3〉7
calsequestrin 〈3〉7
cAMP 〈1〉336, 〈3〉9, 313
Camper 筋膜 〈4〉7
Campylobacter 〈2〉92
campylobacter infection 〈6〉505
Campylobacter jejuni 〈6〉505, 555
Candida 〈2〉97
Candida albicans 〈1〉409, 〈2〉97
Canterbury 判決 〈1〉10
cap polyposis 〈4〉238
Caplan 症候群 〈2〉218, 487
CAPN3 〈6〉581
CAPS 〈2〉225, 〈5〉378
capsular polysaccharide (CPS) 〈2〉
56
capsule-like rim 〈2〉310
Caput medusae 〈4〉18
caput medusae 〈4〉302, 360
CARASIL 〈6〉367
carbamate poisoning 〈6〉504
carbapenem-resistant *Enterobacteria-
ceae* (CRE) 〈2〉5, 66
carbon disulfide poisoning 〈6〉499
carbon monoxide poisoning 〈6〉496
carbon tetrachloride poisoning 〈6〉
499
carcinoembryonic antigen (CEA)
〈4〉25, 456, 〈5〉74
carcinogenic substance 〈1〉99
carcinomatous lymphangiosis 〈2〉
538
cardia 〈4〉4
cardiac cirrhosis 〈4〉396
cardiac crescent 〈3〉222
cardiac dullness 〈3〉298
cardiac Fabry disease 〈3〉326
cardiac index 〈3〉81
cardiac jelly 〈3〉222
cardiac reflex 〈3〉334
cardiac resynchronization therapy
(CRT) 〈3〉123, 139, 295
cardiac tamponade 〈3〉337
cardio pulmonary exercise test (CPX)
〈3〉37
cardioangiography 〈3〉84
cardioembolic stroke 〈6〉348, 349
cardiogenic shock 〈1〉267, 279
cardiomyopathy 〈3〉292
cardiopulmonary resuscitation (CPR)
〈1〉271, 〈3〉156
cardio-thoracic ratio (CTR) 〈3〉54,
270
cardiovascular continuum 〈3〉381
CARE 〈5〉378

Carey Coombs 雑音 〈3〉22
caries of rib 〈2〉529
Carney 症候群 〈5〉147
carotid artery stenting (CAS) 〈3〉
176
carotid endarterectomy (CEA) 〈3〉
176
CARP 〈3〉324
carpal tunnel syndrome (CTS) 〈3〉
503, 〈5〉313, 422, 〈6〉570
Carpenter 症候群 〈5〉225
Carpentier 分類 〈3〉290
CART 〈1〉6
CAR-T 細胞療法 〈1〉240
Casal's necklace 〈5〉464
case control study 〈1〉117
CASR 〈5〉115, 117
cast nephropathy 〈3〉567
Castell 法 〈4〉20
Castleman 病 〈2〉131, 225, 516, 524,
〈5〉421, 〈6〉182
CAST 試験 〈1〉330
catabolism 〈5〉270
cataplexy 〈1〉441, 〈6〉612
cataract 〈5〉361
catecholaminergic polymorphic ven-
tricular tachycardia (CPVT) 〈3〉
159
catheter-associated urinary tract
infection (CAUTI) 〈2〉42
caudate nucleus 〈6〉272
CAV3 〈6〉581
caveolinopathy 〈6〉581
cavernous hemangioma 〈4〉228
cavernous transformation 〈4〉394
CAVI 〈3〉174
CBFB-MYH11 〈6〉163
CBS 〈6〉480
CBT-I (cognitive behavioral therapy-
in so mnia) 〈1〉440
CCDC78 〈6〉586
CCK 〈4〉127, 450, 460
CCL 21 〈2〉35
CCND1 〈6〉198
CCR7 〈2〉35
CCS (Canadian Cardiovascular Soci-
ety) 分類 〈3〉183
CD 分類 〈6〉51
CD4⁺T 細胞数と日和見感染症の関係
〈1〉28
CD8 陽性 T 細胞 〈6〉564, 594
CD11 b/CD18 〈6〉19
CD30 〈6〉195
CD45 ゲーティング 〈5〉97
CD46 〈6〉258, 259
CD54 〈6〉19
CD55 〈6〉53, 141
CD59 〈6〉53, 141
CD73 欠損症 〈3〉330
CDDP 〈4〉107
CDH1 〈4〉133

CDKN1B 〈5〉40, 42
CDKN1C 〈5〉171
CEA 〈4〉138, 〈6〉540
CEACAM5 (carcinoembryonic antigen-related cell adhesion molecule 5) 〈2〉155
CEA (carcinoembryonic antigen) 〈1〉405
cecum 〈4〉6
celeritic pulse 〈3〉19
celiac sprue 〈4〉165
cell energy crisis 〈5〉271
cell-mediated allergy 〈2〉318
cellularity 〈6〉2
Celoria-Patton 分類 〈3〉248
Celsus 禿瘡 〈2〉104
Centor の修正診断基準 〈2〉440
central core disease 〈6〉585
central echo complex (CEC) 〈3〉429
central line-associated bloodstream infection (CLABSI) 〈2〉42
central nervous system (CNS) 〈6〉282
central nervous system lupus 〈6〉512
central pontine myelinolysis (CPM) 〈6〉502
central route 〈5〉472
central sensitivity syndrome 〈2〉266
central sleep apnea (CSA) 〈6〉613
central venous pressure (CVP) 〈3〉16, 104
central vertigo 〈6〉621
centronuclear myopathy 〈6〉586
Cercopithecine herpesvirus 1 (CHV-1) 〈2〉153
cerebal venous sinus infection 〈6〉394
cerebellum 〈6〉274
cereblon (CRBN) 〈6〉90
cerebral amyloid angiopathy 〈6〉367
cerebral and carotid artery dissection 〈6〉362
cerebral arteriovenous malformation 〈6〉359
cerebral concussion 〈6〉543
cerebral contusion 〈6〉543
cerebral cortex 〈6〉270
cerebral echinococcosis 〈6〉396
cerebral embolism 〈6〉348
cerebral hemisphere 〈6〉270
cerebral hemorrhage 〈6〉358
cerebral infarction 〈6〉348
cerebral softening 〈6〉348
cerebral thrombosis 〈6〉348
cerebral venous sinus thrombosis (CVST) 〈6〉364
cerebrospinal fluid 〈6〉275
cerebrospinal fluid hypovolemia 〈6〉535
cerebrotendinous xanthomatosis

(CTX) 〈5〉367
cerebrovascular dementia 〈6〉366
cerebrovascular disease (CVD) 〈6〉348
certolizumab pegol 〈2〉208
ceruloplasmin (Cp) 〈5〉411
cervical esophagus (Ce) 〈4〉28
cervical nerves 〈6〉279
cervical spondylosis 〈6〉523
CETP 〈5〉274, 350, 354, 359, 381, 384
CETP 阻害薬 〈1〉331, 〈5〉390
cetuximab 〈1〉110
cfPWV (carotid-femoral PWV) 〈3〉96
CFTR 〈2〉543
CFU (colony forming unit) 〈3〉579
CFU-E 〈6〉6
CGA 分類 〈3〉479
CGM 〈5〉320, 337
cGMP 依存性プロテインキナーゼ 〈3〉113
CGP 28014 〈6〉430
Chaddock 徴候 〈6〉299
CHADS₂ スコア 〈3〉144, 371
Chagas 病 〈4〉102
chagoma 〈2〉169
Charcot-Leyden 結晶 〈2〉364
Charcot-Marie-Tooth 病 〈6〉408, 559
Charcot 関節症 〈5〉311
Charcot の三徴 〈4〉417, 425
Charcot の脳卒中動脈 〈6〉278
Chargas 病 〈2〉169
CHARGE 症候群 〈3〉238
Charles 法 〈3〉367
Charlevoix-Saguenay 型常染色体劣性遺伝性痙性失調症 〈6〉448
CHART-2 研究 〈1〉289
CHART-2 研究の症例背景における性差 〈1〉290
CHCHD2 〈6〉433
CHD 〈5〉374, 378
Chédiak-Higashi 症候群 〈2〉39, 〈6〉157
cheiro-oral syndrome 〈6〉316
chemical clearance 〈4〉98
chemiluminescence enzyme immunoassay (CLEIA) 〈5〉20
chemiluminescence immunoassay (CLIA) 〈5〉20
chemoradiotherapy 〈1〉238
chemoreceptor trigger zone 〈6〉430
chemotaxis 〈2〉349
cherry-red spot 〈4〉111, 〈6〉472
chest oppression 〈1〉400
chest pain 〈1〉400
chest wall tuberculosis 〈2〉529
chest wall tumor 〈2〉528
Cheyne-Stokes 呼吸 〈1〉396, 397, 〈6〉295

Chiari 奇形 〈6〉550
Chiari I 型奇形 〈6〉529
Chiari-Frommel 症候群 〈5〉199
chilblain 〈1〉46
Child-Pugh の肝硬変重症度分類 〈4〉362
Child-Pugh 分類 〈1〉183, 〈4〉310
CHL 〈6〉193
Chlamydia 〈2〉449
Chlamydia trachomatis 〈2〉113, 449
chlamydial pneumonia 〈2〉449
Chlamydophila 〈2〉449
Chlamydophila pneumoniae 〈2〉113, 449
Chlamydophila psittaci 〈2〉113, 449
cholangiocarcinoma 〈4〉432
cholangio-venous reflux 〈4〉424
cholecystokinin (CCK) 〈1〉419, 〈4〉9, 13, 409, 〈5〉253
cholelithiasis 〈4〉416
cholera toxin 〈2〉68
cholesterol efflux 〈5〉384
cholesterol polyp 〈4〉437
cholesterosis of the gallbladder 〈4〉448
cholesteryl ester transfer protein (CETP) 〈5〉274, 350, 354, 359, 381, 384
cholinergic crisis 〈6〉599
cholinesterase (ChE) 〈4〉307
Choosing Wisely (賢明な選択) キャンペーン 〈1〉9
CHOP 療法 〈6〉181, 182, 191
chorea 〈6〉314
chromium poisoning 〈6〉496
chronic antibody-mediated rejection 〈1〉251
chronic arterial occlusion 〈3〉352
chronic ataxic neuropathy ophthalmoplegia, M-protein agglutination disialosyl antibodies (CANOMAD) 症候群 〈6〉569
chronic cavitary pulmonary aspergillosis (CCPA) 〈2〉100
chronic complications 〈5〉307
chronic eosinophilic pneumonia 〈2〉470
chronic fatigue syndrome (CFS) 〈1〉342, 〈2〉266
chronic fibrosing pulmonary aspergillosis 〈2〉100
chronic granulomatous disease (CGD) 〈2〉349, 〈6〉157
chronic inflammatory demyelinating polyneuropathy (CIDP) 〈6〉564
chronic inflammatory demyelinating polyradiculoneuropathy (CIDP) 〈6〉557
chronic intestinal pseudoobstruction (CIP) 〈6〉564
chronic kidney disease (CKD) 〈1〉

281, ⟨3⟩ 173, 315, 478

chronic kidney disease-mineral and bone disorder (CKD-MBD) ⟨3⟩ 501

chronic lymphocytic leukemia (CLL) ⟨6⟩ 177

chronic mediastinitis ⟨2⟩ 519

chronic myelogenous leukemia (CML) ⟨6⟩ 100

chronic myeloid leukemia (CML) ⟨6⟩ 170, 215

chronic necrotizing pulmonary aspergillosis (CNPA) ⟨2⟩ 100

chronic neutrophilic leukemia (CNL) ⟨6⟩ 215

chronic non-suppurative destructive cholangitis (CNSDC) ⟨4⟩ 345

chronic obstructive pulmonary disease (COPD) ⟨1⟩ 50, 394, ⟨2⟩ 59, 117, 408, 418, 423, ⟨3⟩ 331

chronic pancreatitis ⟨4⟩ 465

chronic pericardial effusion ⟨3⟩ 339

chronic pericarditis ⟨3⟩ 338

chronic progressive pulmonary aspergillosis (CPPA) ⟨2⟩ 101, 459

chronic pulmonary aspergillosis (CPA) ⟨2⟩ 100, 459

chronic recurrent multifocal osteomyelitis (CRMO) ⟨2⟩ 290

chronic renal failure (CRF) ⟨1⟩ 281

chronic subdural hematoma ⟨6⟩ 362, 544

chronic thromboembolic pulmonary hypertension (CTEPH) ⟨2⟩ 501, ⟨3⟩ 59, 311

Churg-Strauss 症候群 ⟨2⟩ 198, 247, 255, 471, ⟨3⟩ 310, ⟨6⟩ 233

chylomicron ⟨5⟩ 343

chylomicron retention disease ⟨5⟩ 381

chylothorax ⟨2⟩ 510

ciclosporin A ⟨2⟩ 205

Ciguatera poisoning ⟨6⟩ 506

cine MRI ⟨3⟩ 189

CIPO ⟨4⟩ 70

circulating blood volume ⟨3⟩ 79

circulation time ⟨3⟩ 79

CK ⟨3⟩ 201

CKD ⟨3⟩ 173, 315, 382, ⟨5⟩ 234, 466

CKD CGA 重症度分類 ⟨3⟩ 552

CKD mineral bone disease (CKD-MBD) ⟨3⟩ 487

CKD with diabetes ⟨3⟩ 561

CKD-MBD ⟨5⟩ 128

CKD 合併高血圧 ⟨3⟩ 551

CKD 合併高血圧の降圧目標 ⟨3⟩ 551

c-kit ⟨4⟩ 200, 230

CK-MB (creatine kinase-myocardial band) ⟨3⟩ 186, 201

Clara 細胞 ⟨2⟩ 356

Clarke 核 ⟨6⟩ 275

classical pathway ⟨6⟩ 28

claw finger deformity ⟨6⟩ 571

claw hand ⟨6⟩ 571

CLI ⟨3⟩ 176

clinical epidemiology ⟨1⟩ 121

clinical ethics committee (CEC) ⟨1⟩ 12

clinically amyopathic dermatomyositis (CADM) ⟨6⟩ 592

clinically amyopathic DM (CADM) ⟨2⟩ 243

clonorchiasis ⟨4⟩ 391

Clonorchis sinensis ⟨2⟩ 178, ⟨4⟩ 391, 443

closed patch test ⟨2⟩ 324

closed question ⟨6⟩ 289

Clostridioides difficile (Clostridium difficile) ⟨2⟩ 5, 27, 42, 86, ⟨4⟩ 78, 173, ⟨5⟩ 216

Clostridioides difficile-associated diarrhea (CDAD) ⟨2⟩ 86

Clostridium botulinum ⟨1⟩ 79, ⟨2⟩ 92

Clostridium perfringens ⟨1⟩ 79

Clostridium tetani ⟨2⟩ 84

CLSI (Clinical and Laboratory Standards Institute) ⟨2⟩ 17

clubbing (clubbed) finger ⟨1⟩ 403, ⟨3⟩ 221, ⟨4⟩ 301, 360

cluster headache ⟨1⟩ 442, ⟨6⟩ 620

cluster of differentiation ⟨6⟩ 51

c-MAF ⟨6⟩ 198

CMAP ⟨6⟩ 600

CMT ⟨6⟩ 559

CMV 感染 ⟨4⟩ 328

CMV による肝炎 ⟨4⟩ 330

c-myc 発現異常とリンパ腫 ⟨1⟩ 107

CNS ループス ⟨6⟩ 512

CO₂ ナルコーシス ⟨1⟩ 225, ⟨2⟩ 411

CoA complex ⟨3⟩ 247

coagulase-negative staphylococci (CNS) ⟨2⟩ 51, 52, 300

coagulopathy ⟨6⟩ 240

coal workers' pneumoconiosis ⟨2⟩ 487

coarctation of the aorta (CoA) ⟨3⟩ 247

coarse crackle ⟨1⟩ 395, ⟨3⟩ 115

coasting phenomenon ⟨6⟩ 574

coat of tongue ⟨1⟩ 409

cobblestone appearance ⟨4⟩ 186

Cobb 症候群 ⟨6⟩ 374

coccygeal nerve ⟨6⟩ 279

Cockayne 症候群 ⟨5⟩ 435

Cockcroft-Gault の式 ⟨3⟩ 427

coeur en sabot ⟨3⟩ 56

coffee bean sign ⟨4⟩ 233, 261

coffee-ground ⟨1⟩ 412

Cogans 症候群 ⟨4⟩ 254

cogwheel rigidity ⟨6⟩ 314

Cohn 分類 ⟨3⟩ 197

cohort study ⟨1⟩ 116

cold agglutinin disease (CAD) ⟨6⟩ 107, 140

cold spot ⟨3⟩ 202

colic pain ⟨1⟩ 416, ⟨4⟩ 234

collagen disease ⟨2⟩ 188, ⟨6⟩ 512

collagenous colitis (CC) ⟨4⟩ 196

collapse ⟨3⟩ 337

Collet & Edwards 分類 ⟨3⟩ 245

colloid goiter ⟨5⟩ 93

colloid osmotic pressure ⟨5⟩ 411

colon ⟨4⟩ 6

colon cut-off sign ⟨4⟩ 462

colonization ⟨2⟩ 2

colony forming unit-erythroid ⟨6⟩ 6

Columbia 分類 ⟨3⟩ 529

coma position ⟨1⟩ 271

combination antiretroviral therapy (cART) ⟨6⟩ 388

combined valvular disease ⟨3⟩ 277

common bile duct ⟨4⟩ 292, 406

common cold ⟨2⟩ 440

common disease ⟨1⟩ 6

common hepatic duct ⟨4⟩ 291

common orifice atrio-ventricular valve ⟨3⟩ 229

common peroneal nerve palsy ⟨6⟩ 572

common variable immunodeficiency ⟨2⟩ 347

community medicine ⟨1⟩ 297

community-acquired CDI (CACDI) ⟨2⟩ 86

community-acquired infection ⟨2⟩ 3

community-acquired pneumonia (CAP) ⟨2⟩ 51, 56, 72, 442

community-oriented primary care (COPC) ⟨1⟩ 299

complement ⟨6⟩ 27

complement-dependent cytotoxicity (CDC) 活性 ⟨6⟩ 79

complete defect ⟨5⟩ 273

complete hematologic response (CHR) ⟨6⟩ 161

complete molecular response (CMR) ⟨6⟩ 162

complete TGA ⟨3⟩ 244

compound heterozygote ⟨5⟩ 273

compound muscle action potential (CMAP) ⟨6⟩ 597

compression ultrasonography 法 ⟨3⟩ 365

compression neuropathy ⟨6⟩ 570

compromised host ⟨2⟩ 5

computed tomography (CT) ⟨1⟩ 5, ⟨4⟩ 313, 457

COMT ⟨5⟩ 172

COMT 阻害薬 ⟨4⟩ 442, ⟨6⟩ 430

conformal radiation therapy ⟨1⟩ 235

congenital adrenal hyperplasia (CAH) ⟨5⟩ 162

congenital anomalies of the pancreas 〈4〉 487

congenital biliary dilatation 〈4〉 441

congenital bronchial atresia 〈2〉 539

congenital bronchial cyst 〈2〉 539

congenital contractural arachnodactyly 〈3〉 329

congenital cyst 〈2〉 523, 〈4〉 485

congenital erythropoietic porphyria (CEP) 〈5〉 439, 〈6〉 114

congenital fiber type disproportion 〈6〉 587

congenital fibrosis of the extraocular muscles 〈1〉 375

congenital generalized lipodystrophy (CGL) 〈5〉 459

congenital hepatic fibrosis 〈4〉 364

congenital hydrocephalus 〈6〉 548

congenital hypomyelinating neuropathy (CHN) 〈6〉 560

congenital jaundice 〈4〉 368

congenital lactase deficiency 〈5〉 336

congenital lactose intolerance 〈5〉 336

congenital lipid metabolism disorder 〈6〉 472

congenital megacolon 〈4〉 159

congenital mitral regurgitation 〈3〉 256

congenital mitral stenosis 〈3〉 256

congenital mitral valve disease 〈3〉 256

congenital muscular dystrophy (CMD) 〈6〉 580

congenital myopathy 〈6〉 575, 583, 585

congenital myotonic dystrophy 〈6〉 590

congenital rubella syndrome (CRS) 〈2〉 128

congenitally corrected transposition of great arteries 〈3〉 257

congestive cirrhosis 〈4〉 396

congestive hepatopathy, congestive liver 〈4〉 396

congestive liver 〈4〉 364

conjugase 〈6〉 35, 117

conjugate deviation 〈6〉 309

connective tissue disease 〈2〉 188

connective tissue growth factor (CTGF) 〈5〉 275

Conn 症候群 〈5〉 140, 159

consolidation 〈2〉 376

constipation 〈1〉 422

constitutive androstane receptor (CAR) 〈5〉 8

constitutive secretion 〈5〉 3

constrictive pericarditis 〈3〉 339

continuous ambulatory peritoneal dialysis (CAPD) 〈3〉 492, 〈4〉 247

continuous diaphragm sign 〈2〉 518

continuous erythropoietin receptor activator (CERA) 〈6〉 77

continuous fever 〈1〉 336

continuous glucose monitoring (CGM) 〈5〉 320, 337

continuous hemodiafiltration (CHDF) 〈1〉 282, 〈3〉 317

continuous positive airway pressure (CPAP) 〈1〉 226, 〈3〉 123

continuous renal replacement therapy (CRRT) 〈1〉 282

continuous subcutaneous insulin infusion (CSII) 〈5〉 320, 340

contraction fasciculation 〈6〉 298, 299, 458

control mode ventilation (CMV) 〈1〉 226

controlled oxygen therapy 〈2〉 402

conventional fractionation (CF) 〈1〉 235

convergence reflex 〈6〉 308

convulsion 〈1〉 347

Coombs 試験 〈6〉 62

Cooper 靭帯 〈4〉 256

COPC の方法論と特徴 〈1〉 300

COPD 〈2〉 59, 117, 408, 418,423, 〈3〉 118

copper deficiency 〈6〉 517

coprolalia 〈6〉 441

COQ2 〈6〉 444

cor pulmonale 〈2〉 570, 〈3〉 331

cor triatriatum 〈3〉 252

cor triatriatum sinister 〈3〉 252

cord blood stem cell transplantation (CBSCT) 〈1〉 262

cord blood transplantation (CBT) 〈6〉 95

core values of primary care 〈1〉 300

Cori サイクル 〈5〉 297

Cori 病 〈4〉 374, 〈5〉 331, 〈6〉 604

corneal arcus 〈5〉 361

corneal opacity 〈5〉 361

CoRNR box 〈5〉 9

coronary angiography (CAG) 〈3〉 186

coronary arterial fistula 〈3〉 252

coronary artery anomaly 〈3〉 251

coronary flow reserve (CFR) 〈3〉 89, 186

coronary heart disease (CHD) 〈5〉 374, 378

coronary sinus (CS) 〈3〉 93

coronary steal 〈3〉 252

coronary steal 症候群 〈3〉 214

coronary stenting 〈3〉 191

coronary tone 〈3〉 334

corrected count increment (CCI) 〈1〉 215, 〈6〉 69

corrected TGA 〈3〉 245

Corrigan 脈 〈3〉 273

cortical cerebellar atrophy (CCA) 〈6〉 446

corticobasal degeneration with neuronal achromasia 〈6〉 435

corticobasal degeneration (CBD) 〈6〉 435

corticobasal syndrome (CBS) 〈6〉 436

corticosteroid 〈2〉 204

corticosterone methyl oxidase (CMO) 〈5〉 162

corticotropin-releasing hormone (CRH) 〈5〉 25, 36, 137, 213, 252

cortisol 〈5〉 4, 136

costophrenic angle (CP angle) 〈3〉 57, 61

costovertebral angle (CVA) 〈4〉 20

cough 〈1〉 392

cough peak flow (CPF) 〈2〉 406

cough reflex 〈2〉 446

Couinaud 分類 〈4〉 290

Courvoisier 徴候 〈4〉 433, 454, 475

Cowden 病 〈4〉 214

COX-1 〈1〉 207, 〈3〉 368, 〈4〉 128, 282, 〈6〉 239

COX-2 〈1〉 207, 〈3〉 368, 〈4〉 128, 206, 282

Coxiella burnetii 〈2〉 90, 450

CO 拡散能力 〈2〉 387

CP 〈6〉 487

CPAP (continuous positive airway pressure) 〈6〉 614

CPEO (chronic progressive external ophthalmoplegia) 〈3〉 318

C peptide index (CPI) 〈5〉 304

CPK 〈3〉 99

CPK-MB 〈3〉 99

CRAB 症状 〈6〉 197

cramp 〈1〉 347, 348

cranial nerve injury 〈6〉 307

cranial nerves 〈6〉 279

craniopharyngioma 〈6〉 539

craniosynostosis 〈6〉 547

crazy-paving appearance 〈2〉 542

CRE 〈5〉 72

C-reactive protein (CRP) 〈2〉 86, 280, 285, 〈4〉 26

creatine kinase (CK) 〈2〉 86, 〈3〉 186, 426, 475, 〈6〉 576, 591

CREST 症候群 〈2〉 202

Creutzfeldt-Jakob 病 〈5〉 465, 〈6〉 388

CRH 〈5〉 25, 36, 137, 213, 252

CRH 負荷試験 〈5〉 36, 148

Crigler-Najjar 症候群 〈1〉 427, 〈4〉 370, 371

crisis 〈1〉 336

CRISPR-Cas9 〈1〉 4

Crohn 病 〈2〉 48, 225, 287, 〈4〉 31, 49, 65, 128, 160, 180, 186, 281, 399

Cronkhite-Canada 症候群 〈4〉 127, 212, 214, 272

cross reacting material (CRM) 〈5〉
273
cross-matching test 〈1〉249
Crow-Fukase (POEMS) 症候群 〈6〉
207, 517, 567, 569
crowned dens syndrome 〈2〉296
crown-like structure 〈5〉448
CRT 〈3〉123
CRT-D 〈3〉123, 140, 296
cryofiltration 〈1〉231
cryoglobulin (CG) 〈2〉256
cryoglobulinemic vasculitis (CV) 〈2〉
256
crypt abscess 〈4〉181
Cryptococcus neoformans 〈2〉98, 460
cryptogenic organizing pneumonia
(COP) 〈2〉480
cryptogenic stroke 〈6〉355
Cryptosporidium spp. 〈4〉443
CSA 〈3〉195
CsA 〈6〉88
CSF3R 〈6〉215
CT 〈1〉150, 〈4〉44, 51, 313
CT アンジオグラフィ 〈3〉385
CT 関節造影 〈1〉154
CT 血管撮影 〈1〉153, 154
CT 検査 〈3〉104
CT 装置 〈3〉65
CT 大腸鏡検査 〈1〉153
CT の被曝 〈1〉151
CT ミエログラフィ 〈1〉154
CT colonography 〈4〉44, 205, 220
CT colonoscopy (CTC) 〈4〉30
CT halo sign 〈2〉101
CTC-AE (Common Terminology Cri-
teria for Advarse Events) 〈1〉197
CTLA4 〈5〉89, 289
CTLs 〈2〉147
CTNNB1 〈5〉98, 〈6〉540
CTO (慢性完全閉塞) 〈3〉77
CTR 〈3〉292
C-type natriuretic peptide (CNP)
〈3〉100
CTZ (chemoreceptor trigger zone)
〈1〉420
cubilin 〈6〉116
cubital tunnel syndrome (CuTS) 〈6〉
570
Cullen 徴候 〈4〉18, 260, 454, 462
Curschmann らせん体 〈2〉364
CUS 〈1〉304
Cushing 症候群 〈3〉313, 373, 381,
384, 〈4〉18, 〈5〉42, 145, 160, 373,
466, 〈6〉512, 606
Cushing 徴候 〈5〉42
Cushing 病 〈3〉313, 〈5〉37, 42, 254,
〈6〉512
cushion sign 〈4〉144, 227
cut-off sign 〈4〉261
Cuvier 管 〈3〉343
CVP 療法 〈6〉182

CXCL10 (C-X-C motif chemokine
10) 〈6〉386
CXCL12 〈6〉7, 9
CXCR4 〈6〉9
cyanosis 〈1〉402
CYBB 〈6〉157
cyclic AMP 〈3〉313
cyclic citrullinated peptide (CCP)
〈2〉217
cyclooxygenase (→COX) 〈2〉203,
222, 〈4〉123, 128, 282
cyclophosphamide 〈2〉206
CYP3A4 〈2〉548
CYP7A1 〈4〉407
CYP11A 〈5〉137, 169
CYP11B1 〈5〉137, 167
CYP11B2 〈5〉137, 138
CYP17 〈5〉137, 165, 183
CYP21A 〈5〉162
CYP21B 〈5〉162
CYP27B1 〈5〉110, 125
cyst 〈2〉165
cystathionine *β*-synthase (CBS) defi-
ciency 〈5〉418
cystatin B (*CSTB*) 〈6〉422
cystic adventitial degeneration of the
popliteal artery 〈3〉356
cystic diseases of the lung 〈2〉434
cystic duct 〈4〉406
cystic fibrosis transmembrane con-
ductance regulator (*CFTR*) 遺伝子
変異 〈4〉466
cystic fibrosis (CF) 〈2〉543, 〈5〉274
cystic medial necrosis 〈3〉309
cystic neoplasms of the pancreas
〈4〉481
cysticercosis 〈6〉396
CY-TBI 〈6〉97
cytochrome oxidase (→COX) 〈6〉
602
cytochrome P450 (CYP450→シトクロ
ム P450) 〈4〉296
cytogenetic response (CyR) 〈6〉174
cytolytic type allergy 〈2〉318
cytomegalovirus (CMV) 〈2〉136, 〈4〉
125, 278
cytoplasmic body 〈6〉338
cytoskeleton 〈6〉283
cytotoxic T lymphocyte (CTL) 〈6〉6
cytotoxic type allergy 〈2〉318

D

D 型肝炎 〈4〉328
D 型肝炎ウイルス 〈2〉145, 〈4〉303,
305, 322
D-キシロース試験 〈4〉74
D 細胞 〈4〉4, 13
D ダイマー 〈3〉101, 102, 365, 〈4〉25,
〈6〉26, 67, 229, 231
D-ペニシラミン 〈6〉486

D4Z4 配列 〈6〉582
DA 〈5〉25, 26
DAA (direct acting antivirals) 〈4〉
305, 339, 362
daily allowance 〈3〉438
damage-associated molecular patterns
(DAMPs) 〈1〉280
DAMPs (danger-associated molecular
patterns) 〈2〉88
Dandy-Walker 症候群 〈6〉548
DAP 〈3〉285
Daring 分類 〈3〉249
DaT スキャン 〈6〉426
daughter aneurysm 〈6〉361
Davis 分類 〈5〉307
DAX-1 〈5〉136, 170
Dax-1 〈5〉12
Dax-1/Sf-1 〈5〉34
DBT 〈6〉479
DCC 〈4〉216
Dcytb 〈6〉34
DDAVP 負荷試験 〈5〉38, 148
DDR 〈3〉261, 299
DDT 〈5〉14
DEHAL1 〈5〉70
de Musset 徴候 〈3〉273
de novo B 型肝炎 〈4〉339
DeBakey 分類 〈3〉361
débridement 〈2〉518
decay accelerating factor (DAF) 〈6〉
141
decompression sickness 〈1〉44
decompression sickness (DCS) 〈2〉
495
deconditioning 〈2〉406, 〈3〉215
decubitus 像 〈4〉27
deep vein thrombosis (DVT) 〈2〉
497, 〈3〉364, 〈6〉246
de-escalation 〈2〉20
dehydrated hereditary stomatocytosis
(DHSt) 〈6〉132, 135
dehydration 〈1〉350
dehydroepiandrosterone (DHEA)
〈5〉16, 136, 139, 156, 183, 195
Dejerine-Sottas syndrome (DSS) 〈6〉
560
Dejcrine-Sottas 病 〈6〉560
Dejerine 症候群 〈6〉307
delayed afterdepolarization (DAD)
〈3〉134
delayed hemolytic transfusion reac-
tion (DHTR) 〈1〉218
delayed type allergy 〈2〉318
delirium 〈6〉301
delle 〈4〉226
DELTA-P (Dutch-English LEMS
Tumor Association Prediction) スコ
ア 〈6〉600
dementia with Lewy body (DLB)
〈6〉414
demyelinating disease 〈6〉401

dendrite 〈6〉282

dense consolidation 〈2〉483

dentate line 〈4〉243

dentatorubral-pallidoluysian atrophy (DRPLA) 〈6〉421, 448

Dent 病 〈3〉466, 590

Denys-Drash 症候群 〈3〉515

depolarization 〈3〉130

dermatomyositis (DM) 〈2〉188, 198, 243, 560, 〈3〉310, 〈6〉575, 592, 593

dermoid cyst 〈4〉486

DES 〈5〉14, 15

des-α-carboxy prothrombin (DCP) 〈4〉325

descriptive epidemiology 〈1〉116

DESC スクリプト 〈1〉305

des-γ-carboxy prothrombin (DCP) 〈4〉381

DESH (disproportionately enlarged subarachnoid-space hydrocephalus) 〈6〉531

Desmin 〈4〉59

desquamative interstitial pneumonia (DIP) 〈2〉481

developmental disorder 〈1〉451

Devic 病 〈6〉407

dexamethasone suppression test (DST) 〈5〉37

D-HCM 〈3〉293, 294

DHEA 〈5〉16, 136, 139, 156, 183, 195

DHEA sulfate (DHEA-S) 〈5〉16, 136, 139, 195

DHH 〈5〉203

diabetes 〈5〉281

Diabetes Control and Complications Trial (DCCT) 〈5〉316

diabetes insipidus (DI) 〈5〉63

diabetic amyotrophy 〈5〉311

diabetic cardiomyopathy 〈5〉312

diabetic gangrene 〈5〉311

diabetic ketoacidosis (DKA) 〈3〉450, 〈5〉305

diabetic kidney disease (DKD) 〈3〉561

diabetic macroangiopathy 〈5〉312

diabetic nephropathy 〈5〉309

diabetic neuropathy 〈5〉310, 〈6〉558

diabetic retinopathy 〈5〉307

diadochokinesis 〈1〉141

dialysis disequilibrium syndrome 〈6〉521

Diamond-Blackfan 貧血 〈6〉123

diaphragm 〈2〉358

diaphragmatic eventration/relaxation 〈2〉527

diaphragmatic flutter 〈2〉526

diaphragmatic paralysis 〈2〉526

diarrhea 〈1〉424

diastolic-to-systolic coronary velocity (DSVR) 〈3〉186

DIC の診断基準 〈6〉252

DIC (disseminated intravascular coagulation) 〈1〉280, 〈2〉80, 155, 167, 278, 〈4〉234, 〈6〉25, 143, 227, 228, 248

DIC-CT (drip infusion cholangiography CT) 〈4〉411

diencephalon 〈6〉274

diethylstilbestrol (DES) 〈5〉14, 15

diet-induced thermogenesis (DIT) 〈5〉445

diffuse alveolar damage (DAD) 〈2〉154, 155, 475, 493, 574

diffuse antral vascular ectasia (DAVE) 〈4〉151, 152

diffuse aspiration bronchiolitis (DAB) 〈2〉431

diffuse axonal injury 〈6〉543

diffuse esophageal spasm (DES) 〈4〉102

diffuse idiopathic skeletal hyperostosis (DISH) 〈2〉290

diffuse large B-cell lymphoma (DLBCL) 〈2〉564, 〈3〉348, 〈4〉142, 150, 200, 229, 274, 〈6〉58, 101, 188-190

diffuse lesion 〈5〉310

diffuse panbronchiolitis (DPB) 〈2〉72, 429

diffuse symmetrical neuropathy 〈5〉310

DiGeorge 症候群 〈2〉40, 348, 〈5〉106, 115

digital subtraction angiography (DSA) 〈4〉46

dihydrotestosterone (DHT) 〈5〉183

dihydrotetrabenazine (DTBZ) 〈6〉426

diiodothyrosine (DIT) 〈5〉70

dilated cardiomyopathy (DCM) 〈3〉292, 324

dilated phase of hypertrophic cardiomyopathy (D-HCM) 〈3〉296

DIO 〈5〉71

DIP 関節 〈2〉201, 221, 284, 287

dipeptidyl peptidase-IV (DPP-4) 〈2〉155, 〈5〉210, 211, 253

Diphyllobothrium nihonkaiense 〈2〉180

diplopia 〈1〉377

direct acting anti-virals (DAA) 〈2〉146, 〈4〉305

direct hemoperfusion (DHP) 〈6〉504

direct oral anticoagulants (DOAC) 〈6〉93

direct percutaneous endoscopic jejunostomy (D-PEJ) 〈1〉223

direct to consumer 〈1〉17

directional coronary atherectomy (DCA) 〈3〉191

directoly observed treatment, short-

course (DOTS) 〈2〉28

Dirofilaria immitis 〈2〉177

disability adjusted life year (DALY) 〈1〉322

discoid atelectasis 〈2〉437

discoid lupus (DLE) 〈2〉230

disease modifying anti-rheumatic drugs (DMARDs) 〈2〉48, 206, 211, 292, 301

DISH (dual color in situ hybridization) 〈4〉141

disinfection 〈2〉29

disinhibition-dementia-parkinsonism-amyotrophy complex (DDPAC) 〈6〉437

disodium cromoglycate (DSCG) 〈2〉321

disorder of sex development (DSD) 〈5〉204

disorders of neuromuscular junctions 〈6〉595

disorders of nucleic acid metabolism 〈5〉435

disseminated gonococcal infection (DGI) 〈2〉299

disseminated intravascular coagulation (DIC) 〈2〉80, 155, 167, 278, 〈4〉234, 〈6〉143, 248

distal interphalangeal joint (DIP) 〈2〉201, 221, 284, 287

distended double fluid filled space 〈4〉121

distraction 〈6〉299

distributine justice 〈1〉11

distributive shock 〈1〉267

disturbance of consciousness 〈6〉301

Dittrich 栓子 〈2〉364

dizziness 〈1〉381, 〈6〉621

DJ-1 〈6〉433

DLco 〈2〉237, 425

DLST 〈6〉63

DM1 〈6〉590

DM2 〈6〉590

DMARDs 〈2〉48, 206, 221, 292, 301

DMD 変異 〈3〉324

DMP1 〈5〉127

DMT-1 〈6〉34

DNA 〈5〉403

DNA ジャイレース 〈1〉187

DNA 診断 〈1〉171

DNA のトランスフェクション 〈1〉105

DNA マイクロアレイ 〈3〉14

DNA メチル化酵素 (DNMT) 阻害薬 〈6〉85

DNA-DNA ハイブリダイゼーション 〈2〉364

DNM2 〈6〉586

DNMT3A 〈6〉160, 182, 215

do no harm 〈1〉10

DOAC 〈3〉147, 〈6〉248

DOC 〈5〉166
Doege–Potter syndrome 〈2〉514
DOHaD (Developmental Origin of Health and Disease) 説 〈1〉6
Döhle 小体 〈6〉46
Donath–Landsteiner 抗体 〈6〉107
Donohue 症候群 〈5〉322
donor specific anti-HLA antibody (DSA) 〈1〉249
DOPA 〈5〉172
dopamine receptor agonist 〈6〉429
Doppler 法 〈3〉98
dorsiflexion eversion test 〈6〉571
dorsomedial nucleus (DMN) 〈5〉23
dose limiting toxicity (DLT) 〈6〉95
double bubble sign 〈4〉117, 118, 153
double contour sign 〈2〉294
double density 〈3〉260
double filtration plasmapheresis (DFPP) 〈1〉231, 〈2〉209
double product 〈3〉183
Douglas 窩 〈4〉7, 8, 261
down beat nystagmus 〈6〉550
Down 症候群 〈1〉20, 〈3〉229, 〈4〉120, 155, 159
DPC (Diagnosis Procedure Combination) 〈1〉313
DPP-4 〈2〉155, 〈5〉210, 211, 253
DPP-4 阻害薬 〈3〉176, 〈5〉249, 318
DPT-IPV 〈2〉130
DR2 〈5〉284
DR4 〈5〉284
DR9 〈5〉284
dressing apraxia 〈6〉305
Dressler 症候群 〈3〉207, 335
drip infusion cholangiography (DIC) 〈4〉413
drop foot 〈6〉494
drop hand 〈6〉494
drug eluting stent (DES) 〈3〉77, 176, 191
drug fever 〈1〉340, 〈3〉284
drug lymphocyte stimulation test (DLST) 〈1〉340
drug-induced eosinophilic pneumonia 〈2〉469
drug-induced hypersensitivity syndrome (DIHS) 〈2〉19, 331
drug-induced liver injury (DILI) 〈4〉365
drug-induced lymphocyte stimulation test (DLST) 〈3〉476, 〈4〉324
dsDNA 〈2〉202
DT 延長 〈3〉117
DTaP 〈2〉74
DTC 遺伝子検査 〈1〉17
dual antiplatelet therapy (DAPT) 〈3〉91, 176, 〈6〉95
dual asthmatic response (DAR) 〈2〉319
dual energy CT 検査 〈5〉427

dual energy X-ray absorptiometry (DXA) 〈5〉131, 461, 467
dual orexin receptor antagonist (DORA) 〈5〉260
dual oxidase 2 (DUOX2) 〈5〉85
dual oxidase maturation factor 2 (DUOXA2) 〈5〉85
Dubin–Johnson 症候群 〈1〉428, 〈4〉372
Duchenne 型筋ジストロフィー (DMD) 〈3〉317, 327, 〈6〉575, 578
Duchenne muscular dystrophy (DMD) 〈6〉578
Dukes 分類 〈4〉221
Duke 診断基準 〈3〉282
Duke 分類 〈2〉90
Duke 法 〈6〉229
dull headache 〈1〉441
duodenal cytochrome b 〈6〉34
duodenum 〈4〉5
DUPAN-2 〈4〉26, 456
Dupuytren 拘縮 〈2〉211, 〈5〉313
dura mater 〈6〉275
dural arteriovenous fistula (dAVF) 〈6〉360, 372
Duroziez 徴候 〈3〉273
Dutcher 小体 〈6〉198
DUX4 遺伝子 〈6〉582
dynactin 〈6〉457
dynamic CT perfusion 〈3〉67
dynamic mutation 〈1〉20
dynein arm 〈2〉433
dysarray 〈3〉297
dysarthria and clumsy hand syndrome 〈6〉349
dysbetalipoproteinemia 〈5〉369
dysesthesia 〈6〉291
dysferlinopathy 〈6〉581
dyskeratosis congenita 〈6〉120
dyskinesia 〈6〉314
dyslipidemia 〈5〉355
dysmorphic RBC 〈3〉422, 423
dysostosis multiplex 〈6〉481
dysoxia 〈1〉279
dysphagia 〈1〉414
dysphasia 〈1〉397
dysplastic nodule 〈4〉384
dyspnea 〈1〉397
dystonia 〈6〉314, 440

E

E 型肝炎 〈4〉328
E 型肝炎ウイルス 〈2〉145, 〈4〉305, 323
E 波 〈3〉50
E3 ユビキチンリガーゼ 〈6〉219
early afterdepolarization (EAD) 〈3〉134
early PN 〈5〉472
early recruitment 〈6〉325
Early Treatment Diabetic Retinopa-

thy Study (ETDRS) 分類 〈5〉307
early-onset ataxia with oculomotor apraxia and hypoalbuminemia (EAOH) 〈6〉448
EB 〈6〉381
EB ウイルス 〈2〉135, 145
EBM の実施 〈1〉124
EBNA (EBV nuclear antigen) 〈2〉135
Ebola virus disease 〈2〉139
EBR 〈4〉339
Ebstein 奇形 〈3〉150
Ebstein 病 〈3〉241
Ebstein anomaly 〈3〉241, 276
EBUS-GS 〈2〉368
EBUS guided transbronchial needle aspiration (EBUS-TBNA) 〈2〉370
EBV 〈6〉188, 212
EBV 感染 〈4〉328
EBV による肝炎 〈4〉330
EC 細胞 〈4〉4, 14
Echinococcus granulosus 〈2〉181, 〈4〉392
Echinococcus multilocularis 〈2〉181, 〈4〉392
echo-free space 〈3〉336, 342
echolalia 〈6〉441
eclampsia 〈3〉576
ECL (enterochromaffin-like) 細胞 〈4〉13, 276
ECS (Emergency Coma Scale) 〈1〉345
ecthyma gangrenosum 〈2〉72
ectopic pancreas 〈4〉489
ECV 〈3〉71
EDC 〈3〉229
edema 〈1〉352, 〈4〉15
Edinger–Westphal 核 〈6〉307
EDS 〈3〉310
EDTA 依存性偽性血小板減少症 〈6〉236
EDV 〈3〉63, 85
EF 〈3〉63, 117
EF slope 〈3〉261
EF-2 〈2〉61
effort angina 〈3〉184
effusive-constrictive pericarditis 〈3〉341
eGFR 〈3〉382, 505
EGFR 〈4〉224
EGFR 遺伝子変異 〈2〉535
EGFR 阻害薬 〈2〉398
egg-shape 〈3〉56
eggshell calcification 〈2〉516
EHEC 〈2〉92
Ehlers–Danlos 症候群 〈1〉433, 〈3〉250, 310, 〈6〉232
Ehrlichia 〈2〉110
EIA 〈5〉18, 20
Eisenmenger 症候群 〈3〉59, 230, 232, 234

ejection fraction（EF）〈3〉63, 85, 117

electroanatomical mapping system 〈3〉93

electrochemiluminescence immunoassay（ECLIA）〈5〉20

electrogastrogram（EGG）〈4〉72

electrohydraulic lithotripsy（EHL）〈4〉421

electron dense deposit 〈3〉526

electrophysiological study（EPS）〈3〉93

electro-spray ionization（ESI）〈5〉21

elementary body（EB）〈2〉113

ELISA（enzyme-linked immunosorbent assay）〈2〉15, 〈5〉363

Ellis-Damoiseau 曲線 〈2〉507

Ellsworth-Howard 試験 〈5〉120

emaciation 〈1〉353

embolic stroke of undetermined source（ESUS）〈6〉355

embryonic stem（ES）cell 〈1〉21, 243, 〈3〉15

Emery-Dreifuss 型筋ジストロフィー 〈3〉327

EML4-ALK 遺伝子転座 〈2〉535

emperipolesis 〈4〉342

empiric therapy 〈2〉17, 47

empty sella 症候群 〈5〉56

empty triangle sign 〈6〉364

empyema 〈2〉442

ENaC 〈5〉144

enanthema 〈1〉357

encephalitis 〈2〉126, 〈6〉383

encephalotrigeminal angiomatosis 〈6〉468

end of life care 〈1〉25

end-diastolic volume（EDV）〈3〉63, 85

endobronchial biopsy 〈2〉368

endocardial cushion defect（ECD）〈3〉229

endocardial tube 〈3〉222

endocardium 〈3〉222

endocrine myopathy 〈6〉606

endocrinopathy 〈6〉567

endoplasmic reticulum aminopeptidase（ERAP1）〈2〉284

endoplasmic reticulum（ER）〈5〉328

endoscopic band ligation（EBL）〈4〉80

endoscopic biliary drainage（EBD）〈4〉427

endoscopic injection sclerotherapy （EIS）〈4〉112

endoscopic mechanical lithotripsy （EML）〈4〉421

endoscopic mucosal resection（EMR）〈1〉168, 〈4〉80, 138, 148, 206, 228

endoscopic nasobiliary drainage （ENBD）〈4〉427

endoscopic papillary dilatation（EPD）〈4〉421

endoscopic retrograde cholangiopancreatography（ERCP）〈4〉37, 〈4〉84, 413, 457

endoscopic submucosal dissection （ESD）〈1〉168, 〈4〉80, 138, 148, 206, 222

endoscopic transpapillary gallbladder drainage（ETGBD）〈4〉423

endoscopic ultrasonography guided fine needle aspiration biopsy（EUS-FNAB）〈4〉227

endoscopic ultrasonography guided pancreatic pseudocyst drainage （EUS-CD）〈4〉87

endoscopic ultrasonography（EUS）〈4〉33, 416, 457

endoscopic ultrasound（EUS）〈4〉106

endoscopic variceal ligation（EVL）〈4〉112

endothelial cell-derived lipase（EL）〈5〉350

endothelial progenitor cell（EPC）〈3〉355

endothelium-derived relaxing factor （EDRF）〈5〉228

endotoxemia 〈4〉260

endotoxin 〈1〉28

end-systolic volume（ESV）〈3〉63, 85

ENGAGE AF-TIMI48 試験 〈3〉370

eNOS 〈3〉193, 377

ENPP1 〈5〉127

Entamoeba histolytica 〈2〉165, 〈4〉388

enteral nutrition 〈1〉221

Enterobacter 〈2〉65

Enterobius vermicularis 〈2〉174

Enterococcus 〈2〉55, 〈3〉283

enterohemorrhagic Escherichia coli （EHEC）〈4〉78

enterohepatic circulation 〈4〉407

enteropathic acrodermatitis syndrome 〈5〉447

enterosystemic cycle 〈1〉212

enthesitis 〈2〉283

entrapment neuropathy 〈6〉570

enucleation 〈6〉11

environmental enrichment 〈1〉19

enzyme defect 〈5〉273

enzyme immunoassay（EIA）〈5〉18, 20

eosinophil 〈6〉7, 17

eosinophil cationic protein（ECP）〈2〉322

eosinophil peroxidase（EPO）〈2〉322

eosinophilia-myalgia syndrome（EMS）〈2〉277

eosinophilic fasciitis（EF）〈2〉275

eosinophilic granulomatosis with polyangiitis（EGPA）〈2〉247, 255, 471, 〈3〉310, 〈6〉513, 565

eosinophilic pneumonia 〈2〉468

eotaxin 〈2〉322

EPA 〈3〉176

EPA 製剤 〈5〉379

EPB42 〈6〉134

ependymal cell 〈6〉284

epicardium 〈3〉334

epidemiology 〈1〉116

epidermal growth factor receptor （EGFR）〈1〉108

epidermal growth factor（EGF）〈4〉101, 128, 〈5〉242

epidermoid cyst 〈4〉486

epidural blood patch（EBP）〈6〉536

epigastric pain syndrome（EPS）〈4〉122

epigenetic phenomenon 〈1〉20

epigenetics 〈1〉109

epigenome 〈1〉6

epilepsy 〈6〉608

epileptic seizure 〈1〉347, 〈6〉608

epistaxis 〈1〉383

epithalamus 〈6〉274

epithelial-mesenchymal transformation（EMT）〈3〉223

Epley 法 〈6〉624

EPM2A 〈6〉421

EPM2B 〈6〉422

EPO 〈6〉8, 77, 106, 150, 218

EPOR 〈6〉218, 219

Epstein-Barr virus（EBV）〈2〉131, 135, 145, 〈4〉65, 133, 330, 〈6〉183, 188

Epstein-Barr ウイルス関連胃癌 〈4〉60

epulis 〈4〉91

Epworth sleepiness scale（ESS）〈1〉398, 〈2〉413

eQTLs 〈2〉192

erectile dysfunction（ED）〈1〉452

Erikson による発達課題 〈1〉324

eruption 〈1〉357

eruptive xanthoma 〈5〉360

erysipelas 〈2〉54

erythema migrans（EM）〈2〉160

erythema of palm 〈1〉362

erythrocyte 〈6〉5

erythrocyte sedimentation rate（ESR）〈4〉26

erythromelalgia 〈3〉357

erythropoiesis stimulating agent （ESA）〈6〉77, 152

erythropoietic protoporphyria（EPP）〈5〉439, 〈6〉114

erythropoietin（EPO）〈6〉6

ES 細胞 〈1〉21, 243, 〈3〉15, 413

ES 細胞由来膵島移植 〈1〉257

ESBL 〈2〉64

Escherichia coli 〈2〉63, 〈6〉393
esophageal cyst 〈2〉523
esophagus 〈4〉2
espundia 〈2〉169
essential light chain 〈3〉8
essential thrombocythemia (ET) 〈6〉215, 221
essential tremor 〈6〉442
EST 〈4〉421, 427
estimated average requirement (EAR) 〈5〉444
estimated glomerular filtration rate (eGFR) 〈3〉121
estradiol 〈5〉17
estrogen 〈5〉17
ESV 〈3〉63, 85
ESWL 〈3〉588, 〈4〉420, 469
ET 〈5〉231
etanercept 〈2〉208
ethylene glycol poisoning 〈6〉499
ETV 〈4〉337
ETV6-RUNX1 〈6〉167
etythroferrone 〈6〉34
EUCAST (European Committee on Antimicrobial Susceptibility Testing) 〈2〉17
eukaryotic elongation factor (eEF) 〈5〉405
eukaryotic initiation factor (eIF) 〈5〉405
European Committee on Radiation Risk (ECRR) 〈1〉62
EUS 〈4〉36, 85
EUS ガイド下ドレナージ 〈4〉87
EUS-guided fine needle aspiration biopsy (EUS-FNAB) 〈4〉144, 416, 457
euthyroid sick syndrome 〈5〉88
Evans index 〈6〉533
Evans 症候群 〈6〉138, 229
EVEREST 試験 〈3〉121
EVG (Elastica van Gieson) 染色 〈4〉59
evidence-based medicine (EBM) 〈1〉7, 122
exanthema 〈1〉357
excessive daytime sleepiness (EDS) 〈2〉413, 〈6〉612
exophthalmos 〈1〉374
exotoxin 〈1〉28
experimental autoimmune neuritis (EAN) 〈6〉555
experimental epidemiology 〈1〉117
expression quantitative trait loci 〈2〉192
extended-spectrum beta-lactamase (ESBL) 〈2〉47, 64
extracardiac-compressive, obstructive shock 〈1〉267
extracellular trap cell death (ETosis) 〈2〉472
extracellular volume (ECV) 〈3〉71

extracorporeal shock-wave lithotripsy (ESWL) 〈3〉588, 〈4〉420, 469
extradural tumor 〈6〉527
extrahepatic portal obstruction (EHO) 〈4〉394
extranodal marginal zone lymphoma of mucosa-associated lymphoid tissue (MALT) 〈2〉515, 524
extrapyramidal sign 〈6〉318
extravascular hemolysis 〈6〉132
extreme-dipper 〈3〉373
exudative lesion 〈5〉310
EZH2 〈6〉216
ezrin 〈2〉114

F

F 波 〈6〉323
F_{1+2} 〈6〉66
Fab 〈2〉194
FAB 分類 〈6〉52, 161
Fabry 病 〈3〉256, 314, 326, 568, 〈5〉392, 394, 〈6〉475
Fabry 病の遺伝形式 〈3〉570
facioscapulohumeral muscular dystrophy (FSHD) 〈6〉582
factitious hypoglycemia 〈5〉323
$FADH_2$ 〈5〉271
FAH 〈6〉480
failure to thrive 〈1〉451
Fajans index 〈4〉480
Fallot 四徴症 〈3〉221, 229, 238, 239
familial adenomatous polyposis (FAP) 〈4〉148, 211, 216
familial amyloid polyneuropathy (FAP) 〈4〉377, 〈5〉420, 421, 〈6〉562
familial amyotrophic lateral sclerosis 〈6〉455
familial combined hyperlipidemia (FCHL) 〈5〉368
familial constipation syndrome 〈4〉13
familial diarrhea syndrome 〈4〉13
familial glucocorticoid deficiency (FGD) 〈5〉157
familial hyperaldosteronism (FII) 〈5〉140
familial hypercholesterolemia (FH) 〈5〉273, 276, 352, 359, 361, 364, 374, 376
familial hypertrophic cardiomyopathy 〈3〉323
familial hypoalphalipoproteinemia 〈5〉387
familial hypobetalipoproteinemia 〈5〉382
familial hypocalciuric hypocalcemia (FHH) 〈5〉110
familial long QT syndrome 〈3〉328
familial Mediterranean fever (FMF)

〈2〉350
familial multiple system tauopathy with presenile dementia (MSTD) 〈6〉437
familial oculoleptomeningeal amyloidosis 〈5〉422
familial partial lipodystrophy (FPLD) 〈5〉459
familial spastic paraplegia (FSP) 〈6〉450
familial thoracic aortic aneurysm and dissection (FTAAD) 〈3〉330
familial type III hyperlipidemia 〈5〉369
familial type IV hyperlipidemia 〈5〉371
Fanconi-Bickel 症候群 〈5〉333
Fanconi 症候群 〈3〉465, 470, 〈6〉477
Fanconi 貧血 〈6〉120
Farber 病 〈6〉476
farnesoid X receptor (FXR) 〈5〉216
FAS 〈6〉183
Fas 抗原遺伝子 〈2〉196
fasciculation 〈6〉298, 451
Fasciola 属 〈4〉392
Fasciola spp. 〈2〉178
fascioliasis 〈4〉392, 444
fast pathway 〈3〉129, 148
fatal familial insomnia (FFI) 〈2〉183
fat-storing cell 〈4〉294
fatty streak 〈3〉169, 〈5〉355
favism 〈6〉137
FBN1 〈5〉274
FBN1 遺伝子異常 〈3〉309, 329
FBPase 〈5〉334
Fc 受容体 (FcR) 〈2〉194, 318
FCM 〈6〉51
FcεR 〈2〉195, 〈6〉20
FcεRI 〈2〉319
FcεRII 〈2〉319
FDG-PET 検査 (→ ^{18}F-FDG-PET) 〈6〉565, 611
FDG-PET/CT (^{18}F-fluorodeoxyglucose positoron emission tomography/computed tomography) 〈4〉317
FDP 〈4〉25, 〈6〉229, 231
febrile convulsion 〈1〉348
febrile neutropenia (FN) 〈2〉47, 〈6〉78, 88
fecal microbiota transplantation (FMT) 〈5〉216
Felty 症候群 〈2〉223, 〈4〉398
ferritin 〈5〉411, 〈6〉31
ferrochelatase (FECH) 〈5〉439
ferroportin 〈6〉34, 150
fertile eunuch syndrome 〈5〉187
fetal alcohol syndrome (FAS) 〈6〉500
fetor hepaticus 〈4〉302
FEV_1 〈2〉382, 428

FEV1% 〈2〉383
FEV1/FVC 〈2〉383
fever 〈1〉336
fever of unknown origin (FUO) 〈1〉339
FFA 〈5〉241, 296, 343
FFAR2 〈5〉215
FFAR3 〈5〉215
FFR 〈3〉90, 212
FGF 〈3〉355
FGF21 〈5〉212
FGF23 〈3〉501, 〈5〉124, 125, 131
FGFR1 〈6〉30
FGFR2 〈6〉546
FGFR3 〈6〉198
FGF ファミリー分子 〈5〉126
FH 〈3〉173, 〈5〉273, 276, 350, 359, 361, 364, 374, 376
FHA 〈2〉74
FH ヘテロ接合体 〈5〉364
FH ホモ接合体 〈5〉364
fiber size disproportion 〈6〉587
fiber type grouping 〈6〉340
fibrin/fibrinogen degradation products (FDP) 〈6〉66
fibroblast growth factor (FGF) 〈4〉128, 〈5〉212
fibroma 〈3〉347
fibromuscular dysplasia 〈6〉349
fibromuscular obliteration 〈4〉242
fibromyalgia (FM) 〈2〉266
fibrous plaque 〈3〉169
FICE 〈4〉39
figure of 8 〈3〉56
FIM (functional independence measure) 〈6〉627
final common pathway 〈3〉484, 514
fine crackle 〈1〉395, 〈2〉199, 461, 〈3〉115
finger-nose-finger test 〈1〉141
first degree relatives 〈1〉14
fish eye disease 〈5〉387
Fishberg 濃縮試験 〈3〉429
Fisher 症候群 〈1〉377, 〈6〉557, 573
FISH (fluorescence *in situ* hybridization) 〈1〉171, 〈4〉140, 〈6〉54, 55, 560
fish-mouth 〈3〉260
fistula 〈6〉372
FitzGerald の仮説 〈1〉208
Fitz-Hugh-Curtis 症候群 〈2〉118, 〈4〉19, 390
FKTN 〈6〉580
FL 〈6〉191
FLAER 法 〈6〉54
flail chest 〈2〉529
FLAIR (fluid attenuated inversion recovery) 〈1〉155
FLAIR 像 〈3〉382
flat mucosa 〈4〉165
FLCZ 〈6〉381

Fleming 〈2〉16
flexible spectral color enhancement (i-SCAN) 〈4〉39
flexor retinaculum 〈6〉571
flick sign 〈6〉289
floppy infant 〈6〉560, 575, 583, 590
flower cell 〈6〉46
FLT3 〈6〉9
FLT3 阻害薬 〈6〉85
fluorescence *in situ* hybridization 法 〈6〉54
fluorescent-labeled inactive toxin aerolysin 法 〈6〉54
fluoro-2-deoxy-D-glucose (FDG) 〈4〉50, 〈6〉426
fluoro-L-DOPA 〈6〉426
FMC 〈6〉66
FMD 〈3〉174, 382
fMRI (functional MRI) 〈1〉6
Fms-like tyrosine kinase-3 〈6〉9
FMT 〈4〉12
FNH 〈4〉47
foam cell 〈5〉387
focal impaired awareness automatisms seizure 〈6〉609
focal nodular hyperplasia (FNH) 〈4〉385
focal segmental glomerulosclerosis (FSGS) 〈3〉529
focal sign 〈6〉303
FODMAP 〈4〉165
Fogarty バルーンカテーテル 〈3〉352
Foix-Alajouanine 症候群 〈6〉372
FOLFIRINOX 療法 〈4〉478
FOLFIRI 療法 〈2〉538, 〈4〉224
FOLFOX 療法 〈2〉538, 〈4〉224
folic acid 〈6〉35
folic acid deficiency 〈6〉490
follicle stimulating hormone (FSH) 〈5〉183, 192
follicular dendritic cell (FDC) 〈2〉148, 〈6〉209
follicular epithelial cell 〈5〉69
follicular helper T-cell 〈2〉197, 308, 〈6〉5
follicular lymphoma (FL) 〈6〉58, 101, 189
Fontaine 分類 〈1〉407, 〈3〉353
Fontan associated liver disease 〈4〉364
Fontan 手術 〈3〉241, 243, 253, 257
food dependent exerciseinduced anaphylaxis (FDEIA) 〈2〉340
food poisoning 〈6〉505
football sign 〈4〉120
foot-drop 〈6〉572
foramen ovale 〈3〉223
Forbes 病 〈5〉331
forced duction test 〈1〉377
forced expiratory volume in one second (FEV₁) 〈2〉382, 428

forced vital capacity (FVC) 〈2〉382
foreign bodies 〈2〉439
Fork head 〈5〉11
Forrester 分類 〈3〉202, 210
Forrest 分類 〈4〉79
FOUR (Full Outline of UnResponsiveness) score 〈1〉345
fou-ta-ta-rou 〈3〉22
Foville 症候群 〈6〉307
Fox 徴候 〈4〉18, 462
Foxo1 〈5〉297
FOY® 〈6〉431
fPCT 〈5〉441
FPN (ferroportin) 〈4〉374
fQRSd (filtered QRS-duration) 〈3〉95
fractional excretion of Ca (FECa) 〈5〉113
fractional excretion (FE) 〈3〉425
fractional flow reserve (FFR) 〈3〉89, 187, 197
fragilysin 〈2〉83
frailty 〈1〉25, 〈3〉286
FRAME 試験 〈5〉471
Framingham Heart Study 〈1〉287
Framingham risk score 〈3〉65
Framingham 研究 〈1〉116, 〈3〉111
Francisella tularensis 〈2〉77
Frascati criteria 〈6〉387
free air 〈4〉27, 33
free fatty acid (FFA) 〈5〉240, 296, 343
free fatty acid receptor 2 (FFAR2) 〈5〉215
free reflux 〈4〉98
FREEDOM 試験 〈5〉470
Frenzel 眼鏡 〈6〉622
Frenzel 眼鏡下での自発眼振 〈1〉382
fresh frozen plasma (FFP) 〈1〉214
Frey 手術 〈4〉469
friction rub 〈3〉23
Friedewald の式 〈5〉356
Friedreich 失調症 〈3〉318, 〈6〉409, 448, 492
Friedreich 徴候 〈3〉16, 340
frog abdomen 〈4〉302
Fröhlich 症候群 〈5〉31, 197
Froment 徴候 〈6〉571
frontotemporal lobar degeneration (FTLD) 〈6〉418
frostbite 〈1〉46
fructose metabolism disorder 〈5〉334
FSH 〈5〉194
FT₃ 〈5〉71, 73, 103
FT₄ 〈5〉71, 73, 103
FTDP-17 〈6〉436
FTDP-17 (MART) 436
FTDP-17 (PGRN) 〈6〉436
FTLD-UPS 〈6〉418
FTX (frataxin 遺伝子) 〈6〉448

fucosidosis 〈6〉483

Fukuyama type congenital muscular dystrophy (FCMD) 〈6〉580

full-house 様沈着 〈3〉536

functional dyspepsia (FD) 〈4〉71

functional gastrointestinal disorders (FGID) 〈4〉71

functional MRI 〈1〉156

functional residual capacity (FRC) 〈2〉384

functional somatic syndrome (FFS) 〈2〉266

fungal infection of the liver 〈4〉390

fungus 〈2〉97

funnel chest 〈2〉528

FUO 分類 〈1〉339

furin 〈5〉237

Fusarium 〈2〉107

fused in sarcoma/translocated in liposarcoma (FUS/TLS) 〈6〉457

FUS (fused in sarcoma) 遺伝子 〈6〉418

fusiform aneurysm 〈3〉358

G

G 細胞 〈4〉4, 13, 127

G 蛋白共役型受容体 〈5〉6, 147, 〈6〉287

G 蛋白共役型受容体 (GPCR) ファミリー 〈5〉106

GABA (γ-アミノ酪酸) 〈6〉272, 283, 314

GABA/SP ニューロン 〈6〉424

GAD 抗体 〈5〉284, 290, 304

Gaisböck 症候群 〈6〉220

galactosemia 〈5〉334

galactosialidosis 〈6〉482

galanin-like peptide (GALP) 〈5〉26

GALC 〈6〉475

Galen の大大脳静脈 〈6〉278

Gallavardin 現象 〈3〉270

gallbladder 〈4〉406

gallbladder carcinoma 〈4〉431

GALNT3 〈5〉127

gangliosidosis 〈5〉392

gap junction 〈3〉133, 〈6〉283

Gardner 症候群 〈4〉211

gargoylism 〈5〉396

gas poisoning 〈6〉496

gastric antral vascular ectasia (GAVE) 〈4〉151, 152

gastric inhibitory polypeptide (GIP) 〈4〉14, 〈5〉147, 210, 280, 292, 318, 322

gastric type 〈4〉482

gastrin 〈4〉13

gastroduodenal artery (GDA) 〈4〉449

gastroesophageal reflux disease (GERD) 〈1〉415, 〈4〉67, 70, 98, 106, 286

gastrointestinal stromal tumor(→GIST)

GATA3 〈5〉107, 115

gated SPECT 〈3〉294

Gaucher 細胞 〈6〉474

Gaucher 病 〈4〉376, 〈5〉392, 〈6〉421, 474

GAVE/DAVE 〈4〉152

GB3 〈6〉475

GBA 〈6〉474

GBA 遺伝子異常 〈4〉376

GBM 抗体関連腎炎 〈2〉474

GBS 〈6〉555, 557, 564

GC 療法 〈4〉432, 435, 436

GC-A 受容体 〈3〉113

GCH1 〈6〉478

GCM2 〈5〉107

GCP (good clinical practice) 省令 〈1〉328, 331

G-CSF 〈6〉8, 77, 88, 215

GCS (Glasgow coma scale) 〈1〉345, 〈6〉294

GDF15 〈6〉34

GDM 〈5〉337

gDNA 〈6〉601

GDNF ファミリー 〈5〉218

Geckler の分類 〈1〉395

gefitinib 〈1〉110

gegenhalten 〈6〉298, 427

gelastic seizure 〈5〉33

Gélineau 症候群 〈1〉441

Gell と Coombs の分類 〈2〉195

gender-specific medicine 〈1〉286

gene-modified T cell therapy 〈1〉240

general adaptation syndrome 〈1〉89

general practice (GP) 〈1〉298

GeneReviews® 〈1〉18

genetic disease 〈1〉14

genetic testing 〈1〉14

genetics 〈1〉14

genome editing 〈1〉4

genome-wide association study (GWAS) 〈1〉6, 〈2〉192, 〈5〉313

genomic 作用 〈5〉71

genomic DNA 〈6〉601

geographic pattern 〈2〉542

germ cell tumor 〈2〉522, 〈6〉540

germline gene therapy 〈1〉242

germline mutation 〈6〉602

Gerstmann-Sträussler-Scheinker syndrome 〈GSS〉 〈2〉183, 185

Gerstmann 症候群 〈6〉304

gestational diabetes mellitus (GDM) 〈5〉288, 305

gestational hypertension 〈3〉576

gestational transient hyperthyroidism 〈5〉103

GFAP 〈6〉283

GFR 〈3〉316, 374, 397, 426, 438

GFR の推算式 〈3〉427

GH 〈5〉16, 36, 254

GH 分泌不全症 〈3〉311

GH 補充療法 〈5〉53

GH-IGF-I axis 〈1〉451

ghrelin 〈4〉14

GHRP-2 試験 〈5〉36

giant bulla 〈2〉436

giant cell arteritis (GCA) 〈2〉247, 261

giant cell hepatitis 〈4〉404

giant negative T wave 〈3〉298

Giardia intestinalis 〈2〉171, 〈4〉443

Giardia lamblia 〈4〉443

Giemsa 染色 〈4〉59

Gilbert 症候群 〈1〉427, 〈4〉369

gingivitis 〈4〉91

GIP (gastric inhibitory peptide) 〈4〉14, 452, 〈5〉147, 210, 292, 318, 322

GIP 受容体 〈5〉211

GIST (gastrointestinal stromal tumor) 〈4〉64, 65, 116, 143, 148, 150, 200, 226, 229, 275, 490, 〈6〉463

Gitelman 症候群 〈3〉468, 〈5〉143

Giusti and Hayton 法 〈3〉504

GLA 〈6〉475

Glanzmann thrombasthenia (GT) 〈6〉238

Glasgow coma scale (GCS) 〈1〉269, 280

GLB1 〈6〉472

GLE 〈4〉339

Gleason grading system 〈3〉597

Glenn 手術 〈3〉241, 253

glial cell line-derived neurotrophic factor (GDNF) ファミリー 〈5〉218

glial cytoplasmic inclusion (GCI) 〈6〉444

glioma 〈6〉537

Glisson 鞘 〈4〉290

Glisson 囊 〈4〉290

globule 〈6〉342

globus pallidus 〈6〉272

glomerular basement membrane (GBM) 〈2〉247, 〈3〉524

glomerular filtration rate (GFR) 〈3〉316, 374, 397, 426, 438

glove and stocking 型の多発神経症 〈2〉201

GLP-1 (glucagon-like peptide 1) 〈4〉14, 452, 〈5〉210, 215, 253, 280, 292, 318, 322

GLP-1 受容体 〈5〉211

GLP-1 受容体作動薬 〈5〉319, 453

glucocorticoid (GC) 〈1〉198, 〈2〉307, 〈5〉136

glucocorticoid remediable aldosteronism (GRA) 〈5〉140

gluconeogenesis 〈5〉278

glucose transporter (GLUT) 〈5〉272

glucose transporter 2 (GLUT2) 〈5〉211, 297

glucose-6-phosphate dehydrogenase (G6PD) 〈6〉106

glucose-dependent insulinotropic polypeptide (GIP) 〈5〉210, 280, 292, 318

GLUT1 〈6〉283

GLUT2 〈5〉211, 333

GLUT4 〈5〉279, 297

glutamate dehydrogenase (GDH) 〈5〉414

glutamic acid decarboxylase (GAD) 〈6〉462

glutathione reductase (GR) 〈6〉15

glycine receptor (GlyR) 〈6〉462

glycogen branching enzyme 遺伝子 (GBE1) 〈6〉422

glycogenosis (glycogen storage disease) 〈5〉327, 〈6〉604

glycogen-rich adenoma 〈4〉483

glycolysis 〈5〉278

glycosylphosphatidyl-inositol anchor 〈6〉30

glycosylphosphatidylinositol anchored high density lipoprotein binding protein 1 (GPIHBP1) 〈5〉362

G$_{M1}$ ガングリオシドーシス 〈6〉472

G$_{M2}$ 活性化蛋白質欠損症 〈6〉473

G$_{M2}$ ガングリオシドーシス 〈6〉473

GMS (Gomori methenamine-silver) 〈2〉97

GNAQ 〈6〉467

GNAS 〈5〉40, 81, 118, 121, 147

Gnathostoma. binuleatum 〈2〉177

Gnathostoma. doloresi 〈2〉177

Gnathostoma. hispidum 〈2〉177

Gnathostoma. nipponicum 〈2〉177

Gnathostoma spinigerum 〈2〉177

GNPTAB 〈6〉483

GNPTG 〈6〉483

GnRH アゴニスト療法 〈5〉201

GnRH パルス頻度 〈5〉201

GnRH 負荷試験 〈5〉184, 195, 199

goblet cell 〈4〉231

goitcr 〈1〉367

goitrogen 〈5〉93

Golden S sign 〈2〉437

Goldmann 視野計 〈1〉370

Golgi 装置 〈4〉296

golimumab 〈2〉208

Gomori トリクローム変法 〈6〉338, 585, 602

gonadotropin (Gn) 〈5〉26

gonadotropin-releasing hormone (GnRH) 〈5〉25, 〈5〉182

good post-marketing study practice (GPSP) 省令 〈1〉331

Goodpasture 症候群 〈2〉197, 318, 465, 473, 〈3〉513, 524

goose neck deformity 〈3〉56

goose neck sign 〈3〉230

Gordon 症候群 〈5〉159

GOT 〈3〉186, 〈5〉407

Gottron 丘疹 〈2〉243, 244

Gottron 徴候 〈2〉201, 243, 244, 〈6〉592

gout 〈2〉292, 〈5〉424

gouty kidney 〈2〉294

Gowers 徴候 〈6〉299, 578

GPI アンカー蛋白 〈6〉30

GP Ib/IX 〈6〉237

GP Ib/IX/V 複合体 〈6〉22

GP IIb/IIIa 〈6〉22, 237

GPR41 〈5〉215

GP VI 〈6〉239

G protein-coupled bile acid receptor 1 (GPBAR1) 〈5〉216

G protein-coupled receptor (GPCR) 〈5〉6, 147

G protein coupled receptor 43 (GPR 43) 〈5〉215

Graaf 卵胞 〈5〉192

GRACE リスクモデル 〈3〉204

graft-versus-host disease (GVHD) 〈1〉219, 〈4〉399, 〈6〉95

graft-versus-leukemia (GVL) 効果 〈1〉263, 〈6〉95

Graham Steell 雑音 〈3〉235, 332

granular osmiophilic material (GOM) 〈6〉367

granular sparkling 〈3〉300, 303

granular sparkling appearance 〈5〉422

granular sparkling sign 〈2〉227

granulocyte colony-stimulating factor (G-CSF) 〈2〉28, 〈6〉6, 129

granulocyte macrophage colony-stimulating factor (GM-CSF) 〈2〉11, 195, 322, 〈6〉7

granulomatosis infantiseptica 〈2〉60

granulomatosis with polyangiitis (GPA) 〈2〉199, 200, 247, 253, 〈6〉513

granulomatous mediastinitis 〈2〉519

Graves dermopathy 〈5〉80

grey matter 〈6〉275

Grey-Turner 徴候 〈4〉18, 260, 454, 462

groove sign 〈2〉276

group A streptococci (GAS) 〈2〉268, 〈3〉278

group atrophy 〈6〉340

grouping atrophy 〈6〉451

growth differentiation factor 9 〈5〉192

growth differentiation factor 15 〈6〉34

growth hormone (GH) 〈3〉311, 〈5〉16, 36, 254

growth hormone (GH)

growth hormone-releasing hormone (GHRH) 〈5〉25

Gs 蛋白 〈5〉118

GSH 〈6〉15

GTH 〈5〉102

GTP 結合蛋白 〈1〉108

GTP シクロヒドロラーゼⅠ遺伝子 〈6〉478

guanylate cyclase C (GC-C) 〈4〉14

guanylin 〈4〉13

Guillain-Barré 症候群 〈2〉69, 111, 135, 141, 143, 411, 〈6〉505, 555, 557, 564, 573, 628

Günther 病 〈5〉439

gut-associated lymphoid tissue (GALT) 〈4〉10

GWAS 〈3〉377

gynecomastia 〈4〉302, 360

GZR 〈4〉339

H

H 因子 〈6〉258

H 鎖病 〈6〉205

H 鎖病蛋白 〈5〉409

H 波 〈3〉93

H 反射 〈6〉324

H. pylori 〈6〉236

H$^+$-ATPase 〈3〉470

H$_1$H$_2$ 間隔 〈3〉94

H$_2$ 受容体 〈4〉13

H$_2$ 受容体拮抗薬 〈4〉469

HAART (highly active antiretroviral therapy) 〈3〉546, 〈6〉389

HACEK 〈2〉90

HACEK 群 〈3〉281

Hachinski の ischemic score 〈6〉366

haemolysis, elevated liver enzymes, low platelets (HELLP) syndrome 〈4〉402

Haemophilus 〈2〉73

Haemophilus influenzae 〈2〉73

hairy cell leukemia (HCL) 〈6〉58, 179

hairy leukoplakia 〈1〉409

Haller vorden-Spatz 病 (HSD) 〈6〉437

hamartin-tuberin 複合体 〈6〉466

Hamman-Rich 症候群 〈2〉479

Hamman 徴候 〈2〉511, 517

Ham 試験 〈6〉63

HAM 症候群 〈5〉225

hand hygiene 〈2〉44

Hand-Schüller-Christian 病 〈2〉558, 〈6〉211

Hansen 病 〈2〉95

HAPO Study 〈5〉288, 338

haptocorrin 〈6〉36, 115

haptoglobin (Hp) 〈5〉411

Hardy 手術 〈3〉242

Harris-Benedict の式 〈5〉472

Hartnup 病 〈3〉411, 465, 〈6〉479

haustra 〈4〉27, 181

HAV 〈4〉304, 318, 326

hayfork sign 〈4〉232
Hb 〈6〉61, 104, 131, 216, 221
HB コア関連抗原 〈4〉321
HB ワクチン 〈4〉304
HbA1c 〈5〉273, 285, 286, 301, 303, 〈6〉131
Hb F 〈6〉145
Hb H 〈6〉149
Hb M 〈6〉146
Hb S 〈6〉144
HBc 抗原，HBc 抗体 〈4〉320
HBe 抗原，HBe 抗体 〈4〉320
HBe 抗原陰性慢性肝炎 〈4〉336
HBe 抗原セロコンバージョン 〈4〉336
HBs 抗原，HBs 抗体 〈4〉319
HBV 持続感染者の自然経過 〈4〉336
HBV の構造 〈4〉318
HBV マーカー 〈4〉319
HBV 〈2〉300, 〈4〉304, 318, 327
HBV DNA 〈4〉321
HCAE (Health Care Associated Endocarditis) 〈3〉285
hCG 〈5〉51, 102, 〈6〉540
HCM 〈3〉292
HCO₃⁻ 〈3〉449, 〈4〉128
HCO₃⁻ 必要量 〈3〉456
HCP 〈5〉438, 440
HCV 〈2〉300, 〈4〉305, 321, 327
HCV 遺伝子診断 〈4〉322
HCV 遺伝子の構造 〈4〉321
HCV 抗体測定 〈4〉321
HCV マーカー 〈4〉322
HDL 〈5〉136, 274, 300, 343, 384
HDL コレステロール（HDL-C）〈3〉173, 〈5〉352, 384
HDR 症候群 107, 115
HDS-R 〈6〉298, 413
HDV 〈4〉303, 305, 322, 328
Head zone 〈4〉22
headache 〈1〉441, 〈6〉291, 615
head-up tilt 試験 〈6〉300, 328
Healey-Schroy 分類 〈4〉290
healthcare-associated infection 〈2〉3, 42
healthcare-associated pneumonia (HCAP) 〈2〉72
healthcare-associated (staphylococcal) endocarditis (HCAE) 〈3〉280
hearing impairment 〈1〉378
heart failure with midrange ejection fraction (HFmrEF) 〈3〉112
heart failure with preserved ejection fraction (HFpEF) 〈3〉112
heart failure with reduced ejection fraction (HFrEF) 〈3〉112
heart rate variability (HRV) 〈3〉37
heart transplantation 〈1〉258
heartburn 〈1〉414
heat attack 〈1〉45
heat collapse 〈1〉45
heat cramp 〈1〉45

heat exhaustion 〈1〉45
heat stroke 〈1〉45
Heath-Edwards 分類 〈3〉235
heat-shock protein (HSP) 〈4〉193
Heberden 結節 〈2〉200, 221
HE (hematoxylin eosin) 染色 〈3〉434 〈4〉58, 〈6〉61, 338
Heimlich 法 〈2〉439
Heinz 小体 〈5〉465, 〈6〉106, 145
helical CT 〈2〉377
Helicobacter pylori 〈2〉70, 〈4〉59, 62, 76, 121, 123, 127, 142, 238, 274, 〈6〉188, 191, 236
HELLP 症候群 〈3〉576, 〈4〉402
helper T-cell (Th) 〈6〉6
hemangioblastoma 〈6〉469, 541
hemangioma 〈3〉347
hematemesis 〈1〉412
hematochezia 〈1〉413, 423
hematocrit (Ht) 〈6〉42
hematologic response (HR) 〈6〉174
hematomyelia 〈6〉371
hematopoietic stem cell 〈6〉5
hematopoietic stem cell transplantation (HSCT) 〈1〉261
hematopoieticstem cell (HSC) 〈6〉2
hematoxylin-eosin (HE) 染色 〈3〉434, 〈4〉58, 〈6〉61, 338
hematuria 〈1〉437
heme 〈5〉411, 〈6〉13
hemicerebrum 〈6〉270
hemifacial spasm 〈6〉555
hemoadsorption 〈2〉209
hemochromatosis 〈4〉374, 〈5〉447
hemodiafiltration (HDF) 〈1〉282, 〈4〉335
hemodialysis (HD) 〈1〉230, 282
hemodynamic infarction 〈6〉348
hemofiltration (HF) 〈1〉231, 282
hemoglobin (Hb) 〈5〉411, 〈6〉11, 31, 42
hemolysis 〈6〉106, 131
hemolytic anemia 〈6〉131
hemolytic transfusion reactions 〈6〉71
hemolytic uremic syndrome (HUS) 〈2〉67, 92, 〈6〉107, 143, 257
hemoperfusion (HP) 〈1〉232
hemopexin (Hx) 〈5〉411
hemophagocytic syndrome (HPS) 〈4〉398, 399, 〈6〉213
hemophilia 〈6〉240
hemoptysis 〈1〉394
hemorrhagic disease 〈1〉273
hemosiderin 〈6〉32
hemosuccus pancreaticus 〈4〉469
hemothorax 〈2〉509
Henle 係蹄（ループ）〈3〉405, 467
Henoch-Schönlein 紫斑病 〈1〉433, 〈2〉247, 258, 〈3〉541, 〈4〉272, 280, 〈6〉229, 233

heparin-induced thrombocytopenia (HIT) 〈6〉261
hepatic acinus 〈4〉292
hepatic amyloidosis 〈4〉377
hepatic bile duct 〈4〉406
hepatic echinococcosis 〈4〉392
hepatic encephalopathy 〈4〉359, 〈6〉519
hepatic glycogen storage disease 〈4〉374
hepatic hemangioma 〈4〉384
hepatic hydrothorax 〈2〉562
hepatic porphyria 〈4〉377, 〈5〉440
hepatic sarcoma 〈4〉384
hepatic segment 〈4〉290
hepatic stellate cell 〈4〉294
hepatic syphilis 〈4〉389
hepatic triglyceride lipase (HTGL) 〈5〉273
hepatic tumor 〈4〉378
hepatitis virus 〈4〉303
hepatoblastoma 〈4〉384
hepatocellular carcinoma (HCC) 〈4〉378
hepatocyte growth factor (HGF) 〈4〉128
hepatoerythropoietic porphyria (HEP) 〈5〉338, 440, 〈6〉114
hepatojugular reflex 〈3〉340, 〈4〉396
hepatomegaly 〈1〉425, 〈4〉301
hepatopulmonary syndrome 〈2〉562
HEPC (hepcidin) 〈4〉374
hepcidin 〈6〉34, 150
hephaestin 〈6〉34
hereditary coproporphyria (HCP) 〈5〉440, 〈6〉114
hereditary elliptocytosis (HE) 〈6〉134
hereditary hemorrhagic telangiectasia (HHT) 〈2〉504, 〈4〉151, 214, 〈6〉232
hereditary hypertyrosinemia 〈6〉480
hereditary motor and sensory neuropathy (HMSN) 〈6〉559
hereditary neuropathy with liability to pressure palsy (HNPP) 〈6〉560
hereditary non‐polyposis colorectal cancer〈HNPCC〉〈4〉216, 〈4〉200
hereditary or idiopathic renal hypouricemia 〈5〉431
hereditary persistence of hemoglobin F (HPFH) 〈6〉145
hereditary pheochromocytoma/paraganglioma syndrome (HPPS) 〈5〉177
hereditary pyropoikilocytosis (HPP) 〈6〉135
hereditary sensory and autonomic neuropathy (HSAN) 〈6〉561
hereditary sensory neuropathy (HSN)

⟨6⟩ 561

hereditary spastic paraplegia (HSP) ⟨6⟩ 449

hereditary spherocytosis (HS) ⟨6⟩ 106, 132, 133

hereditary stomatocytosis (HSt) ⟨6⟩ 135

hereditary xerocytosis (HX) ⟨6⟩ 132, 135

heredity ⟨1⟩ 14

heredodegenerative disease ⟨6⟩ 409

HERG ⟨3⟩ 14

heritable PAH (HPAH) ⟨2⟩ 501

herniation of intervertebral disk ⟨6⟩ 525

herpangina ⟨2⟩ 129

herpes simplex encephalitis (HSE) ⟨6⟩ 383

herpes simplex virus (HSV) ⟨2⟩ 132, 153

herpes zoster (HZ) ⟨6⟩ 383

Hers 病 ⟨4⟩ 374, ⟨5⟩ 332

Hertel 眼球突出計 ⟨1⟩ 374

Hesselbach 三角 ⟨4⟩ 256

Hess 赤緑検査 ⟨1⟩ 377, 378

heteroplasmy ⟨6⟩ 601

heuristic ⟨1⟩ 126

HEV ⟨4⟩ 305, 323, 328

HEXA ⟨6⟩ 473

HEXB ⟨6⟩ 473

Heyde 症候群 ⟨4⟩ 16, 151, 169

H-FABP ⟨3⟩ 99

HFE ⟨6⟩ 32

HFE 遺伝子 ⟨4⟩ 374

HFmrEF ⟨3⟩ 112

HFpEF ⟨3⟩ 112, 122, 382

HFrEF ⟨3⟩ 112, 118, 382

IIGF ⟨3⟩ 355

HGPRT ⟨5⟩ 432

H-H′ ブロック ⟨3⟩ 164

HHS ⟨5⟩ 305, 306

HHV (human herpesvirus)-4 ⟨2⟩ 131, 135

HHV-5 ⟨2⟩ 136

HHV-6 ⟨3⟩ 307, ⟨6⟩ 383, 384, 385

HHV-6B ⟨2⟩ 131

HHV-7 ⟨2⟩ 131

HHV-8 ⟨2⟩ 131, 150

hibernation ⟨3⟩ 53

hiccough, hiccup ⟨1⟩ 411, ⟨2⟩ 526

high density lipoprotein (HDL) ⟨5⟩ 136, 274, 300, 343, 384

high endothelial venule ⟨6⟩ 5

high grade dysplasia ⟨4⟩ 482

highly active antiretroviral therapy (HAART) ⟨3⟩ 546, ⟨6⟩ 389

high performance liquid chromatography (HPLC) ⟨5⟩ 20, 303, 344, 384

high right atrium (HRA) ⟨3⟩ 93

high risk 診断基準 ⟨5⟩ 475

High Value Care ⟨1⟩ 9

high-altitude cerebral edema (HACE) ⟨1⟩ 44

high-altitude pulmonary edema (HAPE) ⟨1⟩ 44

higher brain dysfunction ⟨6⟩ 303

high-resolution CT ⟨2⟩ 49

high-resolution manometry (HRM) ⟨4⟩ 70, 103

Hill 徴候 ⟨3⟩ 273

hippocampus ⟨6⟩ 272

Hippocrates ⟨1⟩ 4

Hippocrates 誓詞 ⟨1⟩ 8

hip-up sign ⟨3⟩ 55

Hirschberg 法 ⟨1⟩ 377

Hirschsprung 病 ⟨4⟩ 70, 155, 159, ⟨5⟩ 219

His (ヒス) 束 ⟨3⟩ 129

His 束下ブロック ⟨3⟩ 164

His 束心電図 ⟨3⟩ 163

His 束電位記録部位 ⟨3⟩ 93

His 束内ブロック ⟨3⟩ 164

His bundle electrogram (HBE) ⟨3⟩ 93

His-Purkinje system (HPS) ⟨3⟩ 130, 133

histamine release test (HRT) ⟨2⟩ 324

histiocytic sarcoma (HS) ⟨6⟩ 210

histone acetylation (HAT) ⟨5⟩ 9

histone deacetylase (HDAC) ⟨5⟩ 9, ⟨6⟩ 201

HIV (human immunodeficiency virus) ⟨1⟩ 39, ⟨2⟩ 10, 21, 40, 99, 106, 147, 300, ⟨3⟩ 304, ⟨4⟩ 278, 390, ⟨5⟩ 459

HIV 感染 ⟨4⟩ 401

HIV 感染症 ⟨6⟩ 395

HIV 関連関節炎 ⟨2⟩ 300

HIV 関連脂肪萎縮症 ⟨5⟩ 459

HIV 関連神経認知障害 ⟨2⟩ 147, 149, 151, ⟨6⟩ 387

HIV 関連腎症 ⟨3⟩ 546

HIV 関連胆管炎 ⟨4⟩ 401

HIV 関連認知症 ⟨6⟩ 387

HIV-1 ⟨2⟩ 148

HIV-associated dementia (HAD) ⟨6⟩ 387

HIV-associated neurocognitive disorders (HAND) ⟨2⟩ 147, 149, 151, ⟨6⟩ 387

HIV infection of the liver ⟨4⟩ 390

HL ⟨6⟩ 188

HLA (human leukocyte antigen) ⟨2⟩ 192, 243

HLA ⟨5⟩ 89, 284, ⟨6⟩ 67, 96

HLA 遺伝子 ⟨5⟩ 289, 290

HLA クラス II 遺伝子アリル ⟨6⟩ 401

HLA 適合血小板濃厚液 ⟨6⟩ 69

HLA-B27 ⟨3⟩ 221

HLA-B27 関連脊椎関節症 ⟨2⟩ 286

HLA-B51 ⟨2⟩ 279, 280

HLA-B52 ⟨3⟩ 214

HLA-B67 ⟨3⟩ 214

HLA-DRB1＊03 ⟨6⟩ 595

HLA-DQB1＊0602 ⟨6⟩ 613

HLA-DRB1＊09 ⟨6⟩ 595

HMB45 ⟨2⟩ 545

hMG ⟨5⟩ 51, 197

HMGB1 (high mobility group box1) ⟨2⟩ 88

HMG-CoA ⟨5⟩ 367

HMG-CoA 還元酵素 ⟨5⟩ 72, 352

HMG-CoA 還元酵素阻害薬 ⟨3⟩ 176, 191, ⟨5⟩ 321, 377

hMLH1 ⟨4⟩ 206, 217

HNF1A ⟨5⟩ 315

HNF1B ⟨5⟩ 315

HNF4A ⟨5⟩ 315

hoarseness ⟨1⟩ 391

hockey puck sign ⟨2⟩ 60

HOCM ⟨3⟩ 23

Hodgkin リンパ腫 (Hodgkin lymphoma：HL) ⟨2⟩ 565, ⟨6⟩ 59, 102, 187, 192

Hodgkin リンパ腫の Ann Arbor 病期分類 ⟨6⟩ 195

Hoffmann 反射 ⟨6⟩ 299

Hoffman 症候群 ⟨6⟩ 606

Hokusai-VTE 試験 ⟨3⟩ 370

Holmstrom 療法 ⟨5⟩ 200, 202

Holter 心電図 ⟨3⟩ 26, 34, 144, 161, 186

HOMA-IR ⟨5⟩ 296, 304

HOMA-R (homeostasis model assessment insulin resistance) ⟨4⟩ 356, ⟨5⟩ 296, 304

HOMA-β ⟨5⟩ 304

home mechanical ventilation (HMV) ⟨2⟩ 572

home oxygen therapy (HOT) ⟨2⟩ 571

homeostasis model assessment-resistance (HOMA-R, HOMA-IR) ⟨4⟩ 356, ⟨5⟩ 296, 304

homocystinuria ⟨6⟩ 479

homocystinuria (HCU) ⟨5⟩ 418

homoplasmy ⟨6⟩ 601

homozygote ⟨5⟩ 273

honeycomb pattern ⟨2⟩ 377, ⟨4⟩ 483

honeymoon cystitis ⟨3⟩ 581

honeymoon palsy ⟨6⟩ 571

hooking ⟨4⟩ 23

Hoover 徴候 ⟨2⟩ 425

Hope 徴候 ⟨3⟩ 339

hormone ⟨5⟩ 2

hormone replacement therapy (HRT) ⟨5⟩ 201

Horner 症候群 ⟨1⟩ 376, ⟨2⟩ 520, ⟨5⟩ 180, ⟨6⟩ 307, 308, 309, 317

Horner 徴候 ⟨2⟩ 531, ⟨6⟩ 620

hospital ethics committee (HEC) ⟨1⟩ 12

hospital-acquired pneumonia (HAP) 〈2〉51

host-parasite relationship 〈1〉28, 〈2〉2, 4

hot cross bun sign 〈6〉445

hot spot 〈3〉202

Howard の三徴 〈5〉177

Howell-Jolly 小体 〈6〉47

Howship-Romberg 徴候 〈4〉15, 259

HPD 〈6〉480

HPLC 〈5〉20, 303, 344, 384

HPRT 〈5〉424

HPV 〈2〉152, 〈4〉243

HRCT 〈2〉49

HRD 症候群 〈5〉115

HRP-2 〈2〉167

HSC73 〈5〉406

hsCRP 〈3〉381, 384

HSD3B 〈5〉137

HSL 〈5〉345

Ht 〈6〉104, 216, 221

HTK 液 (histidine-tryptophan-keto-glutarate solution) 〈1〉253

HTLV-1 〈2〉146, 174, 〈6〉179, 188, 386

HTLV-1関連疾患 〈2〉146

HTLV-1関連脊髄症 〈6〉386

HTLV-1-associated myelopathy (HAM) 〈6〉386

Hugh-Jones 分類 〈1〉397

human antichimeric antibody (HACA) 〈6〉79

human anti-mouse antibody (HAMA) 〈6〉79

human atrial natriuretic polypeptide (hANP) 〈1〉434, 〈3〉210

human chorionic gonadotropin (hCG) 〈5〉51, 73, 103, 184, 193

human cytomegalovirus (HCMV) 〈4〉330

human genetic variation 〈1〉18

human herpesvirus (→ HHV-6)

human immunodeficiency virus (→ HIV)

human leukocyte antigen (→ HLA)

human menopausal gonadotropin (hMG) 〈5〉51, 197

human neutrophil antigen (HNA) 〈6〉67

human platelet antigen (HPA) 〈6〉68

human T-cell leukemia virus 1 (→ HTLV-1)

human (primate) T-lymphotropic virus 1 〈2〉146, 174

humoral hypercalcemia of malignancy (HHM) 〈5〉265, 〈6〉514

Humphrey 視野計 〈1〉370

hung up knee jerk reflex 〈6〉438

hungry bone syndrome 〈3〉459, 461

Hunt and Hess の分類 〈6〉361

Hunter-Russell 症候群 〈6〉495

Hunter 症候群 〈6〉481

Hunter 舌炎 〈1〉430, 〈4〉92, 285, 〈6〉117, 490

huntingtin 〈6〉438

Huntington 病 〈6〉438

Huntington 舞踏病 〈5〉402

Hurler-Scheie 病 〈5〉399

Hurler 症候群 〈6〉481

Hurler 病 〈5〉396

HUS 〈2〉240, 〈4〉403

Hutchinson-Gilford 症候群 〈5〉459

HVA 〈5〉172, 180

H-V ブロック 〈3〉164

hydrogen cyanide poisoning 〈6〉497

hydrogen fluoride poisoning 〈6〉498

hydrogen sulfide poisoning 〈6〉497

hydrostatic edema 〈2〉358

hydroxychloroquine 〈2〉206

hyperbaric oxygen therapy (HBO) 〈4〉236

hypercalcemia 〈6〉514

hyperdiploidy 〈6〉198

hyperdynamicnormal vascular resistance 〈3〉377

hyperechoic medulla 〈3〉564, 565

hyperemesis gravidarum (HG) 〈4〉402

hyperemia 〈1〉371

hyper-fractionation (HF) 〈1〉235

Hyperglycemia and Adverse Pregnancy Outcome Study (HAPO Study) 〈5〉288, 338

hyperglycemic disorders in pregnancy 〈5〉288

hyperinsulinemic euglycemic clamp 〈5〉296

hyperlipidemia 〈5〉355

hyperosmolar hyperglycemic syndrome (HHS) 〈5〉305

hyperosmolar nonketotic coma 〈5〉475

hyperparathyroidism 〈6〉511, 607

hyperpathia 〈6〉316

hyperphenylalaninemia 〈6〉477

hyperpituitarism 〈5〉38

hyperpolarization 〈3〉130

hyperprolactinemia 〈5〉38

hyperproteinemia 〈5〉412

hypersensitivity pneumonitis 〈2〉466

hypertensive encephalopathy 〈6〉365

hyperthermia 〈1〉238, 336

hyperthyroidism 〈4〉400

hypertonic saline-epinephrine (HSE) 〈4〉43

hypertrophic cardiomyopathy (HCM) 〈3〉296, 323

hypertrophic nonobstructive cardio-myopathy (HNCM) 〈3〉296

hypertrophic obstructive cardiomyopathy (HOCM) 〈3〉296

hyperuricemia 〈5〉424

hyperventilation syndrome 〈2〉412

hypervitaminosis A 〈6〉491

hypervitaminosis D 〈6〉491

hypnozoite 〈2〉166

hypoadrenalism 〈6〉607

hypocomplementemic urticarial vasculitis (HUV) 〈2〉257

hypocretin 〈5〉257

hypoechotic mass 〈2〉166

hypo-fractionation 〈1〉235

hypoglycemia 〈5〉321

hypoglycemia unawareness 〈1〉258

hypolipidemia 〈5〉380

hypomagnesemia 〈6〉517

hypomyopathic DM (HDM) 〈2〉243

hyponatremia 〈6〉514

hypoparathyroidism 〈6〉511, 607

hypoparathyroidism, Addison disease, moniliasis (HAM) 症候群 〈5〉225

hypoparathyroidism, sensorineural deafness, and renal disease (HDR) 症候群 〈5〉107, 115

hypoparathyroidism-retardation-dys-morphism (HRD) 症候群 〈5〉115

hypopituitarism 〈5〉47

hypoplastic left heart syndrome 〈3〉254

hypoproteinemia 〈5〉412

hypopyon 〈2〉280

hypothalamic hypogonadism 〈5〉29

hypothalamic syndrome 〈5〉28

hypothalamic tumor 〈5〉32

hypothalamic-pituitary-adrenal axis (HPA axis) 〈1〉89

hypothalamus 〈5〉23, 〈6〉274

hypothyroid myopathy 〈6〉606

hypothyroidism 〈4〉400

hypouricemia 〈5〉429

hypovolemic shock 〈1〉213, 267, 279, 〈4〉118

hypoxanthine phosphoribosyltransferase (HPRT) 〈5〉424

hypoxanthine-guanine phosphoribosyltransferase deficiency 〈5〉432

hypoxanthine-guanine phosphoribosyltransferase deficiency (HGPRTdeficiency) 〈2〉292

hypoxia 〈1〉279

hypoxia inducible factor (HIF) 〈6〉77, 218, 469

hypoxic hepatitis 〈4〉396

hypoxic pulmonary vasoconstriction (HPV) 〈3〉331

hypoxic vasoconstriction 〈2〉357

hypsarrhythmia 〈6〉326

I

I 因子　〈6〉258
I 音　〈3〉20
I 型 RTA　〈3〉470
I 帯　〈3〉324
Ia 群抗不整脈薬　〈3〉95
IA-2 抗体　〈5〉284, 290, 304
IAA　〈5〉290
IABP　〈3〉106, 118
IBS　〈4〉70
Ic 群抗不整脈薬　〈3〉136
ICA　〈5〉284, 290
ICAM-1　〈2〉217, 〈3〉171, 〈6〉19
ICD　〈3〉122, 128, 136, 155, 294
ICD 機能付き CRT　〈3〉123
I-cell disease　〈6〉482
ICG 色素負荷試験　〈4〉307
ICG 試験　〈4〉307
ICSD-3　〈6〉614
ICU-acquired weakness (ICU-AW)
　〈2〉578
IDH1/2　〈6〉216
IDH1/2 (isocitrate dehydrogenase
　1/2)　〈6〉160
IDH1/2 変異　〈6〉537
idiopathic cerebellar ataxia (IDCA)
　〈6〉446
idiopathic dilated cardiomyopathy
　〈3〉324
idiopathic duct-centric chronic pan-
　creatitis (IDCP)　〈4〉470
idiopathic eosinophilic pneumonia
　〈2〉470
idiopathic fibrosing mediastinitis
　〈2〉519
idiopathic hyperaldosteronism (IHA)
　〈3〉384, 〈5〉140
idiopathic inflammatory myopathy
　〈6〉591
idiopathic interstitial pneumonias
　(IIPs)　〈2〉475
idiopathic intracranial hypertension
　(IHH)　〈6〉534
idiopathic neonatal hepatitis (INH)
　〈4〉405
idiopathic normal pressure hydro-
　cephalus (iNPH)　〈6〉531
idiopathic pneumonia syndrome (IPS)
　〈2〉566
idiopathic portal hypertension (IPH)
　〈4〉111, 393
idiopathic pulmonary arterial hyper-
　tension (iPAH)　〈3〉59
idiopathic pulmonary fibrosis (IPF)
　〈2〉475
idiopathic thoracic lymphadenopathy
　〈2〉516
idiopathic thrombocytopenic purpura
　(ITP)　〈1〉433, 〈2〉70, 〈6〉78, 138,

234
idiopathic trigeminal neuralgia　〈6〉
　555
IDL　〈5〉343, 346
IEL　〈4〉12
IFCC　〈5〉303
IFN (→インターフェロン)　〈2〉145,
　196, 〈4〉338
IFN-α　〈2〉230, 〈6〉387
IFN-β　〈6〉403
IFN-γ アッセイ　〈2〉464
IFN-γ　〈2〉12, 78, 271, 279, 〈4〉178
IgA　〈2〉11, 〈4〉11, 280, 〈6〉233, 568
IgA 血管炎 (→ Henoch-Schönlein 紫斑
　病)　〈2〉247, 258, 〈3〉527, 541, 〈6〉
　229, 233
IgA 腎症　〈3〉525
IgE　〈2〉195
IgE 依存型アレルギー　〈2〉316
IgE 抗体　〈2〉324
IgE dependent allergy　〈2〉316
IgE RAST　〈2〉339
IGF-I　〈5〉254, 314, 322
IGF-I 欠損症　〈1〉451
IGF-I 産生腫瘍　〈5〉323
IGF-II 産生腫瘍　〈5〉323
IgG　〈6〉568
IgG4　〈4〉455
IgG4-related disease (IgG4-RD)　〈2〉
　307, 〈4〉428
IgG4-related sclerosing cholangitis
　(IgG4-SC)　〈4〉428
IgG4 関連下垂体炎　〈5〉59
IgG4 関連硬化性胆管炎　〈4〉445
IgG4 関連硬化性胆管炎の診断基準　〈4〉
　429
IgG4 関連疾患 (IgG4-RD)　〈2〉199,
　307, 516, 〈4〉93, 249, 428, 〈6〉183
IgG4 関連腎炎　〈3〉549
IgG4 関連腎症　〈3〉547
IgG4 関連胆管炎　〈4〉428
IgG index　〈6〉321
IgM　〈6〉203, 568
IgM リウマトイド因子　〈3〉543
IGT　〈5〉292, 295, 297
iguratimod　〈2〉207
IIEF-5 (International Index of Erec-
　tile Function)　〈1〉452
iIEL　〈4〉12
IL (interleukin)　11, 196
IL-1　〈2〉226, 271, 〈6〉249
IL-1β　〈2〉194, 292
IL-2　〈2〉78, 〈6〉8, 179
IL-4　〈2〉196, 308, 326
IL-5　〈2〉195, 196, 〈6〉20
IL-6　〈2〉194, 195, 197, 216, 222,
　226, 230, 279, 293, 〈3〉344, 〈5〉293,
　456, 〈6〉182, 187
IL-6 阻害薬　〈2〉208
IL-7　〈6〉8
IL-8　〈2〉305

IL-10　〈2〉196, 308
IL-13　〈2〉326
IL-17　〈2〉12, 196, 279, 283, 326
IL-17 阻害薬　〈2〉208
IL-21　〈2〉308
IL-23　〈2〉287
ILAE (International League Against
　Epilepsy)　〈6〉608
ileocecal valve syndrome　〈4〉227
ileum　〈4〉4
iliopubic tract　〈4〉257
image enhanced endoscopy (IEE)
　〈4〉106
image guided radiotherapy (IGRT)
　〈1〉235
IMAge 症候群　〈5〉171
iMAP™　〈3〉76
imatinib　〈1〉110
immature platelet fraction (IPF)　〈6〉
　44
immediate asthmatic response (IAR)
　〈2〉319
immediate type allergy　〈2〉316
immotile cilia 症候群　〈2〉355, 433
immune clearance phase　〈4〉336
immune complex (IC)　〈2〉318
immune complex type allergy　〈2〉
　318
immune dysregulation, polyendocri-
　nopathy, enteropathy, X-linked
　(IPEX)　〈5〉225
immune reconstitution inflammatory
　syndrome (IRIS)　〈2〉132
immune tolerance phase　〈4〉336
immune-mediated necrotizing myopa-
　thy (IMNM)　〈6〉593
immune-related adverse event (irAE)
　〈4〉365
immunoadsorption plasmapheresis
　(IAPP)　〈2〉209
immunoassay　〈5〉18
immunodeficiency　〈1〉37
immunoglobulin (Ig)　〈6〉26
immunomodulatory drugs (IMiDs)
　〈6〉89, 201
immunoproliferative small intestinal
　disease (IPSID)　〈6〉205
immunoradiometric assay (IRMA)
　〈5〉19
immunoreactive insulin (IRI)　〈5〉
　292, 297
impaired fasting glucose (IFG)　〈5〉
　287
impaired glucose tolerance (IGT)
　〈5〉287, 292, 295
implantable cardioverter defibrillator
　(ICD)　〈3〉122, 128, 140
IMP　〈5〉272
IMT　〈3〉174, 384
IMWG 提唱の治療効果判定基準　〈6〉
　203

in situ 型免疫複合体　〈3〉544

inborn errors of amino acid metabolism　〈5〉414

inborn errors of lipid metabolism　〈5〉391

inclusion body myositis　〈6〉594

incretin　〈4〉14

indirect bilirubin (i-Bil)　〈6〉131

indirect calorimetry　〈5〉472

indocyanine green (ICG)　〈4〉307

induced IEL (iIEL)　〈4〉12

induced pluripotent stem cell (iPS cell)　〈1〉4, 21, 243, 〈3〉13, 413, 415, 〈6〉409

induced Treg (iTreg)　〈4〉12

inducible nitric oxide synthase　〈4〉128

ineffective erythropoiesis　〈6〉147

ineffective esophageal motility (IEM)　〈4〉102

infantile hemanigioma　〈6〉467

infection control doctor (ICD)　〈2〉43

infection control team (ICT)　〈1〉301

infection nucleic-acid testing　〈1〉14

infectious disease　〈1〉27

infective endocarditis　〈3〉280

inflammatory back pain (IBP)　〈2〉283

inflammatory bowel disease (IBD)　〈2〉283, 〈4〉399

inflammatory cardiomyopathy　〈3〉307

inflammatory myoglandular polyp (IMGP)　〈4〉210

inflammatory myopathy　〈6〉591

infliximab　〈2〉207

infraorbital nerve enlargement (IONE)　〈2〉310

INH　〈6〉265, 381

inhalational thoracic lymphadenopathy　〈2〉516

innate immunity　〈1〉31

innate lymphoid cell (ILC)　〈2〉35, 283

iNPHGS (iNPH grading scale)　〈6〉532

insomnia　〈1〉440

insulin-like factor 3 (INSL3)　〈5〉182

insulin receptor substrate (IRS)　〈4〉354, 〈5〉295

insulin receptor substrate-1, 2 (IRS-1, 2)　〈5〉293

insulin resistance syndrome　〈5〉314

insulin tolerance test (ITT)　〈5〉36

insulin-like growth factor-I (IGF-I)　〈5〉254, 314, 322

insulinogenic index　〈5〉304

insulinopathy　〈5〉314

integrated backscatter 法 (IB-IVUS™)　〈3〉76

intensity modulated radiation therapy (IMRT)　〈1〉236

intensive lipid-lowering therapy　〈3〉73

intercellular adhesion module-1 (ICAM-1)　〈4〉128

interdigitating cell (IDC)　〈6〉209

interface hepatitis　〈4〉342

interferon (→インターフェロン)　〈1〉336, 〈4〉337, 〈6〉175

interferon-γ release assay (IGRA)　〈2〉453

interleukin (→ IL)　〈1〉336, 〈2〉11, 196

interleukin-3 (IL-3)　〈6〉6

interleukin-6　〈5〉293, 456

intermediate density lipoprotein (IDL)　〈5〉343, 346

intermediate grade dysplasia　〈4〉482

intermittent claudication　〈1〉406

intermittent fever　〈1〉336

intermittent hypoxemia (IH)　〈2〉568

intermittent mandatory ventilation (IMV)　〈1〉226

internal capsule　〈6〉272

internal pancreatic fistula (IPF)　〈4〉469

International Agency for Research on Cancer (IARC)　〈1〉102

International Association of Diabetes and Pregnancy Study Groups (IADPSG)　〈5〉288

International Atomic Energy Agency (IAEA)　〈1〉68

International Classification of Functioning, Disability and Health (ICF)　〈1〉283, 〈6〉627

Internationl Classification of Sleep Disorders (ICSD)　〈6〉613

International Commission on Radiological Protection (ICRP)　〈1〉62

International League Against Epilepsy (ILAE)　〈1〉347

International Statistical Classification of Diseases and Related Health Problems (ICD-10)　〈1〉95

interprofessional education (IPE)　〈1〉305

interprofessional work (IPW)　〈1〉301

interstitial pneumonia　〈2〉475

interstitial pneumonia with autoimmune features (IPAF)　〈2〉465

intervention study　〈1〉117

interventional EUS　〈4〉85

interventional radiology (IVR)　〈1〉6

intestinal bacterial flora　〈4〉78

intestinal lymphangiectasis　〈5〉383

intestinal metaplasia　〈4〉125

intestinal mucosal immunity　〈4〉10

intestinal transplantation　〈1〉259

intestinal type　〈4〉482

intoxication　〈1〉69

intraaortic balloon pumping (IABP)　〈3〉106, 119

intracellular transport　〈6〉283

intracranial hemorrhage (ICH)　〈6〉543, 544

intraductal papillary mucinous neoplasm (IPMN)　〈4〉469, 481

intraductal ultrasonography (IDUS)　〈4〉457

intradural-extramedullary tumor　〈6〉528

intraepithelial lymphocyte (IEL)　〈4〉11

intrahepatic cholaugio carcinoma (ICC)　〈4〉382

intrahepatic cholestasis of pregnancy (ICP)　〈4〉402

intramedullary tumor　〈6〉528

intravascular hemolysis　〈6〉132

intravascular large B cell lymphoma (IVL)　〈2〉565

intravascular ultrasound (IVUS)　〈3〉75

intravenous hyperalimentation (IVH)　〈5〉471

intrinsic factor (IF)　〈6〉36

intrinsic sympathomimetic activity　〈5〉374

invasive carcinoma　〈4〉482

invasive pneumococcal disease (IPD)　〈2〉55

invasive pulmonary aspergillosis (IPA)　〈2〉100, 450

inversion time　〈3〉70

involved field radiotherapy (IFRT)　〈6〉195

iodine-123 metaiodobenzylguanidine (^{123}I-MIBG)　〈6〉426

iodothyronine deiodinase (DIO)　〈5〉71

iodotyrosine dehalogenase 1 (DEHAL1)　〈5〉70

IPEX　〈5〉225

IPF-1 (PDX-1)　〈5〉315

iPS 細胞　〈1〉4, 21, 243, 〈3〉13, 413, 415, 〈6〉409

iPS 細胞技術　〈3〉15

iPS 細胞由来膵島移植　〈1〉257

IPV　〈2〉130

IRF-5　〈2〉230

IRI　〈5〉292, 297

IRS　〈5〉293, 295

iron deficiency anemia (IDA)　〈6〉109

iron regulatory protein (IRP)　〈6〉33

iron responsive element (IRE)　〈6〉33

irritable bowel syndrome (IBS)　〈4〉166

ISBAR 〈1〉304
ischemia/reperfusion injury (IRI)
　〈1〉279
ischemic cascade 〈3〉183
ischemic heart disease 〈3〉178
ischemic hepatitis 〈4〉396
ISKDC による組織分類 〈3〉542
islet transplant alone (ITA) 〈1〉254
islet-acinar portal system 〈4〉452
islet-amyloid polypeptide (IAPP)
　〈5〉292
isomorphic RBC 〈3〉422, 423
itch 〈1〉360
itching 〈1〉360
IUIS (Inter national Union of Immuno-
　logical Societies) 〈1〉39
IUIS 原発性免疫不全症分類 〈1〉38
IVIg 〈6〉463, 595
IVR (interventional radiology) 〈4〉
　113
IVUS 〈3〉75, 175, 〈5〉376
IVUS guided PCI 〈3〉77
ixekizumab 〈2〉208

J

J 波 〈3〉32
J 波症候群 〈3〉32, 156, 159
J-ACCESS study 〈3〉64
Jackhammer esophagus 〈4〉103
Jackson 徴候 〈6〉300
Jacoby 線 〈6〉319
Jacoud 関節炎 〈2〉232
JAK 阻害薬 〈2〉206, 〈6〉84
JAK (Janus Kinase) 〈2〉48, 195, 206
JAK/STAT シグナル伝達 〈6〉215,
　221
JAK/STAT 系 〈6〉194
JAK2 〈6〉215, 216, 219, 221, 224,
　225
JAK2/STAT5 〈6〉10
James 束 〈3〉152
Janeway 発疹 〈2〉89
Japan coma scale (JCS) 〈1〉269
Japanese encephalitis (JE) 〈6〉383
Jarisch-Herxheimer 反応 〈2〉159,
　161, 163
JAST 分類 〈3〉584
Jatene 手術 〈3〉245
jaundice 〈1〉427, 〈4〉300
JCI が定める国際患者安全目標 〈1〉
　295
JCS (Japan coma scale) 〈1〉345, 〈6〉
　294
J-DOIT3 〈5〉316
JDS 値 〈5〉303
jejunum 〈4〉6
JELIS 〈5〉379
Jenner 〈2〉30
Jervell and Lange-Nielsen 症候群 〈3〉
　157

JH 反応 〈2〉163
jitter 〈6〉597
Jo-1 〈2〉202, 236, 245
Job 症候群 〈2〉348
Joint Commission International (JCI)
　〈1〉295
jRCT (Japan Registry of Clinical Tri-
　als) 〈1〉332
J-ROCKET AF 試験 〈3〉370
JSH2019 ガイドライン 〈3〉375
jump up 現象 〈3〉149
justice 〈1〉12
juvenile idiopathic arthritis (JIA) 〈2〉
　277, 〈4〉398
juvenile muscular atrophy of unilater-
　al upper extremity 〈6〉460
juvenile polyposis 〈4〉127, 209, 214
juxtaglomerular apparatus (JGA)
　〈3〉374

K

K イオン 〈3〉131
K 細胞 〈4〉14
K チャネル 〈3〉14
K 複合波 〈6〉326
KAL1 〈5〉30
KAL2 〈5〉30
kala-azar 〈2〉168
Kallmann 症候群 〈1〉383, 〈5〉30,
　187, 197
Kaposi 水痘様発疹症 〈2〉340
Kaposi 肉腫 〈2〉131, 147, 150, 〈4〉
　278
Kartagener 症候群 〈2〉433, 〈4〉155
Kasabach-Merritt 症候群 〈6〉232
Kaufmann 療法 〈5〉51, 198, 200
Kawasaki disease (KD) 〈2〉247, 〈3〉
　212
Kayser-Fleischer 輪 〈6〉485
Kayser-Fleisher 角膜輪 〈4〉373
KCNE3 遺伝子 〈6〉605
KCNJ5 〈5〉140
KCNJ18 遺伝子 〈6〉605, 607
KCNN4 〈6〉135
KCNQ1 〈5〉315
KDIGO 分類 〈1〉280
Kearns-Sayre 症候群 〈3〉318
Keith-Edwards 分類 〈3〉242
Kennedy-Alter-Sung 症候群 〈6〉458
Kennedy 病 〈6〉458
Kent 束 〈3〉150
keratoderma blennorrhagica 〈2〉300
Kerckring 皺襞 〈4〉261
Kerckring ひだ 〈4〉27, 279
Kerckring 輪状ひだ 〈4〉234
Kerley A 線 〈3〉60
Kerley B 線 〈3〉60
Kerley 線 〈2〉499
Kernig 徴候 〈2〉56, 57, 60, 125, 〈6〉
　295, 360, 378

Kernig 徴候試験 〈1〉141
Keshan (ケシャン) 病 〈5〉447
ketchup and cottage cheese 〈2〉150
ketotic diabetic coma 〈5〉475
key board sign 〈4〉234
kidney allo transplantation 〈1〉249
kidney (renal) transplantation 〈1〉
　248
Kiesselbach 部位 〈1〉383, 384
killer chest pain 〈1〉397
Killip 分類 〈3〉200, 202, 210
Kimmelstiel-Wilson 病変 〈3〉561
kinky hair 〈6〉486
Kirklin 分類 I 型 〈3〉231
kisspeptin (KP) 〈5〉26
KIT 〈4〉230, 〈6〉9
Klebsiella oxytoca 〈4〉175
Klebsiella pneumoniae 〈2〉64
Klinefelter 症候群 〈1〉20, 〈5〉186
Klippel-Feil 症候群 〈6〉550
Klippel-Trénaunay-Weber 症候群
　〈6〉373
Klippel-Trenaunay 症候群 〈3〉363
Klotho ファミリー 〈5〉126, 213
KL (αKlotho) 〈5〉127
KMT2A (MLL) 〈6〉163
knuckle dimple sign 〈5〉119
Köbner 現象 〈2〉288
Koch 三角 〈3〉129
Kocher-Debré-Sémélaigne 症候群
　〈6〉606
Kohlrausch ひだ 〈4〉7
Kohn の細孔 〈2〉357
Kokko-Rector のモデル 〈3〉408
Koplik 斑 〈2〉126
Korotkoff 音 〈1〉134
Korotkoff 法 〈3〉24
Korsakoff 症候群 〈6〉488, 501
Krabbe 病 〈5〉392, 〈6〉475
K-ras 〈4〉216
Krichenko 分類 〈3〉233
KSS 〈3〉255, 318
Kugelberg-Welander 病 〈6〉457
Kupffer 細胞 〈2〉34, 〈4〉47, 294, 299
kuru 〈2〉183
Kussmaul 呼吸 〈5〉300, 306
Kussmaul 大呼吸 〈1〉397
Kussmaul 徴候 〈3〉17, 339
Kveim 反応 〈2〉363
kwashiorkor 〈5〉412, 446
kyphosis 〈2〉529

L

L-アスパラギナーゼ 〈6〉87, 267
L 型カルシウムチャネル 〈3〉7
L 細胞 〈4〉4, 14, 〈5〉253
L-ドパ 〈6〉428, 430, 431, 432, 438,
　446, 478
L-ドパ・カルビドパ・エンタカポン合
　剤 〈6〉428

L-ドパ・カルビドパ合剤 〈6〉428
L-ドパ・ベンセラジド合剤 〈6〉428
lactate dehydrogenase (LDH) 〈3〉
186, 〈4〉306, 〈6〉61, 131
lactic acidosis 〈5〉306
lacunar infarction 〈6〉349
lacunar state 〈6〉427
Ladd 靱帯 〈4〉155
Lafora 小体 〈6〉421, 422
Lafora 病 〈6〉421
LAK 細胞 〈6〉64
LAM 〈4〉337
L-AMB 〈6〉381
Lambert-Eaton myasthenic syndrome
(LEMS：Lambert-Eaton 筋無力症候
群) 〈6〉599
Lambert-Eaton 症候群 〈1〉377, 〈2〉
532, 〈6〉323
lamellar body 〈2〉542
lamina propria lymphocyte (LPL)
〈4〉11
laminopathy 〈6〉580
Lance-Adams 症候群 〈6〉521
Langerhans 細胞 〈2〉558, 〈6〉209
Langerhans 細胞組織球症 〈2〉465,
558, 〈6〉211
Langerhans 細胞肉腫 (LCS) 〈6〉212
Langerhans 島 〈4〉450
Langerhans cell histiocytosis (LCH)
〈6〉211
Langerhans cell histiocytosis (LCH)
〈2〉558
laparoscopic and endoscopic coopera-
tive surgery (LECS) 〈4〉147
large granular lymphocyte leukemia
(LGLL) 〈6〉123
large granular lymphocyte (LGL)
〈6〉19
large intestine 〈4〉6
LAS40 (the duration of the low ampli-
tude signal after the voltage
decreased to less than 40 μV) 〈3〉
95
Lasègue 徴候 〈6〉300, 525
late asthmatic response (LAR) 〈2〉
319
late PN 〈5〉472
late potential (LP) 〈3〉36, 95
late recruitment 〈6〉325
latency-associated nuclear antigen
(LANA-1) 〈2〉132
latent infection 〈2〉2
latent period 〈2〉2
latent tuberculosis infection (LTBI)
〈2〉451
late-onset hepatic failure (LOHF)
〈4〉331
late-onset hypogonadism (LOH) 〈5〉
16, 〈5〉187
lateral hypothalamic area (LHA) 〈5〉
23

Laugier-Hunziker-Baran 症候群 〈1〉
390
Laurence-Moon-Bardet-Biedl 症候群
〈5〉187
Laurence-Moon-Biedl 症候群 〈5〉
197
Laurence-Moon 症候群 〈5〉31
LCA (leukocyte common antigen)
〈4〉59
LCT 〈4〉163
LDB3 変異 〈3〉325
LDH 〈3〉186, 〈4〉306, 〈6〉61, 131
LDL 〈3〉171, 〈5〉136, 272, 299, 343
LDL アフェレーシス 〈5〉367, 376
LDL 吸着 〈3〉518
LDL コレステロール (LDL-C) 〈5〉
72, 356, 374
LDL コレステロール低下療法 〈5〉378
LDL 受容体 〈5〉351, 352, 365
LDL 受容体欠損 WHHL ラビット 〈5〉
276
LDL receptor-related protein (LRP)
〈5〉352
L-dopa 〈6〉429
LDV 〈4〉339
LE 細胞現象 〈2〉188, 233
lead pipe 〈4〉182
lead poisoning 〈6〉494
lead-pipe rigidity 〈6〉314
Leber hereditary optic neuropathy
(LHON) 〈6〉603
Leber 遺伝性視神経症 〈6〉603
lecithin-cholesterol acyltransferase
(LCAT) 〈5〉385
lectin pathway 〈6〉28
leflunomide 〈2〉206
left coronary artery (LCA) 〈3〉87
left ventricular ejection fraction
(LVEF) 〈3〉112
leg edema 〈4〉301
leg-dropping test 〈6〉296
Legionella 〈2〉74
legionella pneumonia 〈2〉449
Legionella pneumophila 〈2〉450
legionnaires' disease 〈2〉74
Leigh 脳症 (Leigh cnccphalopathy)
〈6〉602, 603
LEL 〈4〉61
Lemmel 症候群 〈4〉119, 447
Lempert 法 〈6〉625
Lenegre 病 〈3〉163, 165
Lennox-Gastaut 症候群 〈6〉610, 612
LEOPARD 症候群 〈3〉256
leptin 〈5〉240
leptomeningeal carcinomatosis 〈6〉
542
Leptospira icterohaemorrhagica 〈4〉
388
leptospirosis icterohemorrhagica 〈4〉
388
Leriche 症候群 〈3〉353, 355

Lesch-Nyhan 病 〈2〉292, 〈3〉463,
〈5〉433, 〈6〉117, 483
Letterer-Siwe 病 〈2〉558, 〈6〉211
leucin aminopeptidase (LAP) 〈4〉
307
leukemia 〈4〉398
leukocytapheresis (LCAP) 〈2〉209
leukocyte 〈6〉6
leukocyte adhesion deficiency (LAD)
〈2〉349, 〈6〉158
leukocytes reduced (LR) 〈6〉68
leukocytosis 〈6〉154
leukodystrophy 〈5〉392
leukoerythroblastosis 〈6〉104, 225
leukotriene (LT) 〈2〉204, 318, 321
Levine-Critchley 症候群 〈6〉439
Levine の強度分類 〈1〉137
Levine 分類 〈3〉22
Lev 病 〈3〉163, 165
Lewis 酵素 〈4〉456
Lewy 小体 〈6〉414, 424
Lewy 小体型認知症 〈6〉414
Lewy 小体病 〈6〉415
Leydig 細胞 〈5〉182
Leydig 細胞腫 〈5〉190
LFA-1 〈2〉217
LGL (Lown-Ganong-Levine) 症候群
〈3〉152
LGMD1B (ラミノパチー) 〈6〉580
LGMD1C (カベオリノパチー) 〈6〉
581
LGMD2A (カルパイノパチー) 〈6〉
581
LGMD2B (ジスフェルリノパチー)
〈6〉581
LH 〈5〉182, 192, 194
LH サージ 〈5〉193, 195
LH 単独欠損症 〈5〉187
LH 放出ホルモン 〈5〉185
Lhermitte 徴候 〈6〉300, 402
LH-releasing hormone (LHRH) 〈5〉
185
LHRH アナログ 〈5〉185
LIA (line immunoassay) 法 〈6〉386
Libman-Sacks 心内膜炎 〈2〉232
Liddle 症候群 〈3〉468, 〈5〉144
light reflex 〈6〉307
Light の診断基準 〈2〉371, 507
Lignac-Fanconi 症候群 〈3〉466
limb-girdle muscular dystrophy
(LGMD) 〈6〉580
limbic system 〈6〉272
limited joint mobility (LJM) 〈5〉313
limy bile 〈4〉448
linear energy transfer (LET) 〈1〉
233
linked color imaging (LCI) 〈1〉167
lipase maturation factor 1 (LMF1)
〈5〉362
lipemia retinalis 〈5〉363
lipemic retina 〈5〉361

lipid 〈5〉342

lipid malabsorption 〈5〉382

lipoma 〈3〉347

lipomatosis 〈4〉227

lipopoly saccharide (LPS) 〈1〉336, 〈2〉11, 113, 〈4〉354, 〈6〉249

lipoprotein 〈5〉343

lipoprotein glomerulopathy (LPG) 〈5〉369

lipoprotein lipase (LPL) 〈5〉273, 362

liquid chromatography-mass spectrometry (LC-MS) 〈5〉21

Listeria monocytogenes 〈2〉60

lithogenic bile 〈4〉416

livedo reticularis 〈3〉357, 556

liver abscess 〈4〉386

liver cell adenoma 〈4〉384

liver cirrhosis 〈4〉357

liver cyst 〈4〉385

liver kidney microsome 1 (LKM-1) 〈4〉323

liver transplantation 〈1〉252

liver X receptor (LXR) 〈5〉8

LKB-1 〈4〉213

l-LV 〈4〉224

LMNA 遺伝子 〈6〉580

lncRNA 〈2〉193

lobar atrophy 〈6〉418

lobulated fiber 〈6〉581

local osteolytic hypercalcemia (LOH) 〈5〉265, 〈6〉514

localized colitis cystica profunda (CCP) 〈4〉237

locked-in syndrome 〈6〉302

locomotive murmur 〈3〉335

Loeys-Dietz 症候群 〈3〉309, 329

Löffler 症候群 〈2〉468

long non-coding RNA (lnc RNA) 〈2〉193, 〈3〉14

long RP′ tachycardia 〈3〉148

longterm non-progressor 〈2〉148

loop-mediated isothermal amplification (LAMP) 〈2〉74, 76, 111

loss of heterozygosity (LOH) 〈1〉174

Lou Gehrig 病 〈6〉450

Louis 角 〈3〉57

low back pain 〈1〉442

low calorie-PN 〈5〉473

low density lipoprotein (LDL) 〈3〉171, 〈5〉136, 272, 299, 343

low grade dysplasia 〈4〉482

low replicative phase, inactive phase 〈4〉336

low T$_3$ 症候群 〈5〉74, 88

Low Value Care 〈1〉9

lower esophageal sphincter (LES) 〈1〉414, 〈4〉3, 67, 98

lower thoracic esophagus (Lt) 〈4〉29

Lowe 症候群 〈3〉466, 〈6〉477

Lp (a) 〈5〉355

LPL 〈4〉12, 〈5〉273, 345, 363, 368

LPL 欠損症 〈5〉363

LP 陰性 〈3〉95

LP 細胞 〈6〉192

LP シャント 〈6〉534

LP 陽性 〈3〉95

LQTS 〈3〉328

LRRK2 〈6〉433

L-SIGN 〈2〉154

L-threo-DOPS 〈6〉429

Lucas-Schmidt 分類 〈3〉252

Ludwig 分類 〈4〉345

Lugano 国際会議分類 〈4〉275

lumbar nerves 〈6〉279

lumbar spinal canal stenosis 〈6〉526

lumbo-peritoneal shunt 〈6〉534

lung abscess 〈2〉442

lung failure 〈2〉568

lung insufficiency 〈2〉568

Luschka 孔 〈6〉275

luteinizing hormone (LH) 〈5〉182, 192, 194

Luys 体 〈6〉272

LVEF 〈3〉112

LVOTS 〈3〉244

lymph node enlargement 〈1〉364

lymphangioleiomyomatosis (LAM) 〈2〉544, 〈6〉466

lymphoblastic lymphoma (LBL) 〈6〉167

lymphocyte 〈6〉6, 19

lymphocytic colitis (LC) 〈4〉196

lymphoepithelial cyst 〈4〉486

lymphoepithelial lesion 〈4〉61

lymphoid interstitial pneumonia (LIP) 〈2〉483

lymphokine-activated killer 〈6〉64

lymphomatoid granulomatosis (LYG) 〈2〉565

lymphoplasmacytic lymphoma (LPL) 〈6〉58

lymphoplasmacytic sclerosing pancreatitis (LPSP) 〈4〉470

Lynch 症候群 〈4〉60, 200, 216

lypidosis 〈4〉376

lysinuric protein intolerance 〈5〉414

lysis 〈1〉336

lysosomal disease 〈5〉391

lysosomal storage disease 〈5〉391

LYST 〈6〉157

LZD 〈3〉285

M

M 蛋白 〈2〉55, 〈3〉567, 〈6〉198

M 蛋白血症 (monoclonal gammopathy) 〈5〉422, 〈6〉516, 567

M 蛋白血症を伴うニューロパチー 〈6〉568

M 蛋白 (単クローン性免疫グロブリン) 〈5〉409

M 波 〈6〉322

M モード法 〈3〉49, 260

Mac-1 〈6〉19

Mac-2 binding protein glycosylation isomer (M2BPGi：Mac-2 結合蛋白糖鎖修飾異性体) 〈4〉309

Machado-Joseph 病 (MJD) 〈6〉446, 447

machinery murmur 〈3〉233

Mackler の三徴 〈4〉109

MAC (*Mycobacterium avium* complex) 〈1〉339

macroangiopathy 〈5〉307

macrocystic type 〈4〉483

macrophage colony-stimulating factor (M-CSF) 〈6〉7

macrophage inflammatory protein-1 (MIP-1) 〈5〉122

macula densa 〈3〉484

MAFB 〈6〉198

Magendie 孔 〈6〉275

magnetic resonance cholangiopancreatography (MRCP) 〈4〉457

magnetic resonance imaging (→ MRI)

Mahaim 線維 〈3〉152

major aortopulmonary collateral artery (MAPCA) 〈3〉240

major basic protein (MBP) 〈2〉322

major histocompatibility complex (MHC) 〈2〉11, 192, 319

major outer membrane protein (MOMP) 〈2〉114

major salivary gland 〈4〉2

malabsorption syndrome (MAS) 〈4〉72, 〈6〉517

malalignment 〈3〉231, 238

malignancy associated hypercalcemia (MAH) 〈5〉265

malignant hyperthermia 〈1〉341

malignant lymphoma 〈2〉523, 〈3〉347, 〈4〉399, 〈6〉186

malignant pleural mesothelioma 〈2〉511

malignant rheumatoid arthritis (MRA) 〈2〉223

Mallory-Denk 体 〈4〉349

Mallory-Weiss 症候群 〈1〉275, 〈1〉412

MALT (mucosaassociated lymphoid tissue) 〈4〉229

MALT リンパ腫 〈4〉65, 94, 142, 274, 〈6〉189, 191

mammalian target of rapamycin (mTOR) 〈6〉466

manganese madness 〈6〉495

manganese poisoning 〈6〉495

mannose-binding protein (MBP) 〈6〉28

mannosidosis 〈6〉483

mantle cell 〈6〉284

mantle cell lymphoma（MCL）〈4〉229, 〈6〉58

manual muscle test（MMT）〈2〉201

MAO 〈4〉69

MAO-B 阻害薬 〈6〉429

maple syrup urine disease（MSUD）〈5〉415, 〈6〉478

MAPT 〈6〉418, 420

marasmic kwashiorkor 〈5〉446

marasmus 〈5〉446

march hemoglobinuria 〈6〉143

Marchiafava-Bignami 病 〈6〉502

Marcus Gunn 現象 〈1〉375

Marfan 症候群 〈3〉16, 250, 258, 273, 276, 309, 329, 〈5〉273, 466, 〈6〉232, 360, 362

marginal zone B-cell 〈6〉3

marginal zone lymphoma（MZL）〈6〉58

Marie-Bamberger 症候群 〈1〉404

Mariotte 盲点 〈1〉371

Maroteaux-Lamy 症候群 〈6〉481

Maroteaux-Lamy 病 〈5〉399

MASCC（multinational association for supportive care in cancer）〈2〉47

Maslow の欲求階層と自己実現 〈1〉324

mass spectrometry（MS）〈5〉21

Masson trichrome（MT）〈3〉434

Masson 染色 〈6〉61

Masson トリクローム染色 〈6〉340

mast cell 〈2〉316, 〈6〉7

Master 二階段試験 〈3〉37, 185

maternal phenylketonuria 〈5〉415

maternally inherited diabetes and deafness 〈5〉314

Matrilin-1 〈2〉303

matrix-assisted laser desorption/ionization（MALDI）〈5〉21

maturity-onset diabetes of the young（MODY）〈5〉283, 291, 315

maximal expiratory flow volume curve（MEFV）〈2〉382

maximum intensity projection（MIP）〈3〉66

maximum tolerated dose（MTD）〈6〉95

Mayer-Rokitansky-Küster-Hauser 症候群 〈5〉198

May-Hegglin 異常 〈6〉46, 234

MBC（minimum bactericidal concentration）〈3〉284

MBD 〈5〉127

MBP-associated serine protease（MASP）〈6〉28

MBP 関連セリンプロテアーゼ 〈6〉28

MC2R 〈5〉158, 171

McArdle 病 〈5〉332, 〈6〉605

McCune-Albright 症候群 〈5〉185, 200

MCHC 〈6〉132

MCL 〈6〉191

MCM6 〈4〉163

MCP 関節 〈2〉217, 287

MCP-1（monocyte chemotactic protein-1）〈2〉305, 〈3〉171, 〈6〉195

MCPA 〈5〉90

M-CSF 〈6〉8

MCTD 〈4〉272

MCV 〈3〉222, 〈6〉109, 132

MDCT（multidetector-row computed tomography）〈3〉65, 174, 188, 〈4〉44, 219, 458

MDS 〈2〉303, 〈6〉50, 77

MDS overt leukemia 〈6〉125

MDS の診断基準 〈6〉127

mean corpuscular hemoglobin concentration（MCHC）〈6〉42

mean corpuscular hemoglobin（MCH）〈6〉42

mean corpuscular volume（MCV）〈6〉42

mean platelet volume（MPV）〈6〉44

measles virus 〈2〉126

mechanical interactions of the cardiac chambers 〈3〉334

mechanic's hand 〈2〉201, 244, 〈6〉592

mechanocardiogram 〈3〉41

Meckel 憩室 〈4〉49, 117, 156, 158

Meckel 憩室炎 〈4〉46

medial sclerosis 〈5〉312

mediastinal emphysema 〈2〉517

mediastinal tumor 〈2〉519

mediastinitis 〈2〉518

medical ethics 〈1〉9

medication overuse headache（MOH）〈1〉442

medication-related osteonecrosis of the jaw（MRONJ）〈1〉389

medium chain triglyceride（MCT）〈5〉364, 381

medulla oblongata 〈6〉274

medulloblastoma 〈6〉540

Mees 線 〈6〉573

megakaryocyte 〈6〉7

megaloblastic anemia 〈6〉106, 115

MEGA 試験 〈5〉379

Meige 症候群 〈6〉314, 441

Meigs 症候群 〈3〉61

Meissner 小体 〈6〉283

Meissner 神経叢 〈4〉2, 13, 159

MEK 〈4〉108

melanin-concentrating hormone（MCH）〈5〉26, 257

melanocortin 4 receptor（MC4R）〈5〉452

melanocyte 〈4〉108

melanoma dif ferentiationassociated gene-5（MDA-5）〈2〉245

MELAS（mitochondrial myopathy, encephalopathy, lactic acidosis and stroke-like episode）〈3〉255, 318, 〈6〉602, 603

MELD（model for end-stage liver disease）スコア 〈4〉347, 364

melena 〈1〉413

melioidosis 〈2〉80

membrane attack complex（MAC）〈2〉34, 194, 〈6〉27, 258

membrane cytoskeleton 〈6〉12

membrane inhibitor of reactive lysis（MIRL）〈6〉141

membranoproliferative glomerulonephritis（MPGN）〈3〉531

membranous cytoplasmic body（MCB）〈5〉392

membranous nephropathy（MN）〈3〉530

MEN 〈5〉177, 217

MEN1 〈5〉40, 42, 207, 217

MEN1 〈4〉480, 〈5〉82, 207, 217

MEN1 の診断基準 〈5〉220

MEN2 〈5〉100, 217

MEN2 の診断基準 〈5〉221

menin 〈5〉217

meningeal carcinoma 〈6〉542

meninges 〈6〉275

meningioma 〈6〉538

meningitis 〈6〉378

meningococcal bacteremia 〈2〉57

meningococcal pneumonia 〈2〉57

meniscus sign 〈2〉101

Menkes kinky hair disease 〈5〉447

Menkes 病 〈5〉447, 〈6〉486

mental well-being 〈1〉322

Mentzer index 〈6〉107

meralgia paresthetica 〈6〉571

mercury poisoning 〈6〉495

Merkel 細胞ポリオーマウイルス 〈2〉131

Merkel 小体 〈6〉283

merlin 〈6〉464

merozoite 〈2〉166

MERRF（myoclonic epilepsy with ragged red fibers）〈3〉318, 〈6〉409, 421, 603

Merseburg の三徴 〈5〉80

MERS コロナウイルス 〈2〉155

mesangial interposition 〈3〉559

mesangiolysis 〈3〉559

mesencephalon 〈6〉274

mesentery 〈4〉250

mesothelioma 〈3〉347

MET（metabolic equivalent unit）〈3〉38

meta-iodobenzylguanidine（MIBG）〈5〉176

metabolic equivalent（MET）〈1〉180

metabolic neuropathy 〈6〉558

metabolic surgery 〈5〉453

metabolic syndrome 〈5〉244
metacercaria 〈4〉444
metachromatic leukodystrophy 〈6〉476
Metagonimus yokogawai 〈2〉179
metal fume fever 〈6〉496
metal poisoning 〈6〉494
metalic sound 〈4〉234
metastatic brain tumor 〈6〉542
metastatic liver cancer 〈4〉383
metastatic lung tumor 〈2〉537
methicillinresistant *Staphylococcus aureus* (→MRSA) 〈4〉174
methotrexate (MTX) 〈2〉48, 206
methyl alcohol (methanol) poisoning 〈6〉503
methylmalonic acidemia (MMA) 〈5〉418
Met-tRNA 〈5〉405
Meynert 基底核 〈2〉185
Meynert 基底核アセチルコリンニューロン 〈6〉424
MFS2 〈3〉309
MGFA 〈6〉597
MGFA 病型分類 〈6〉597
MGIT (mycobacteria growth indicator tube) 〈6〉379
MHC-I 〈6〉593, 594
MIBG 〈3〉294
MIBG 心筋シンチグラフィ 〈6〉330
micro calcification 〈3〉66
micro RNA 〈3〉14
microangiopathic hemolytic anemia (MHA) 〈6〉107
microangiopathy 〈5〉307
micro-aspiration 〈2〉446
microbiome 〈1〉7
microcephaly 〈6〉545
microcolon 〈4〉155
microcystic tumor 〈4〉483
microfilament 〈4〉406
microgliocyte 〈6〉284
micromegakaryocyte 〈6〉51, 125
micromolecular substances having both irritating and sensitizing properties (MSIS) 〈2〉344
microscopic colitis (MC) 〈4〉196
microscopic polyangiitis (MPA) 〈2〉198, 247, 248, 〈3〉539, 〈6〉233, 513, 565
microsomal ethanol-oxidizing system (MEOS) 〈4〉349
microsomal triglyceride transfer protein (MTP) 〈5〉345, 349, 376, 380, 〈6〉492
microtubule 〈6〉283
mid-arm muscle circumference (MAMC) 〈5〉445
midbrain 〈6〉274
MIDD 〈5〉314
Middle East respiratory syndrome

(MERS) 〈2〉3, 155
Middle East respiratory syndrome-coronavirus (MERS-CoV) 〈2〉155
middle thoracic esophagus (Mt) 〈4〉28
midventricular obstruction 〈3〉296
mifepristone 〈5〉43
migraine 〈6〉616
migrating motor complex (MMC) 〈4〉279
Mikulicz 病 〈2〉273, 307, 〈6〉183
mild cognitive impairment (MCI) 〈6〉413
mild neurocognitive disorder (MND) 〈6〉387
MILES 試験 〈2〉547
milk-alkali syndrome 〈5〉447
Millard-Gubler 症候群 〈6〉307
MILS 〈6〉603
mineral and bone disorder 〈5〉127
mineralocorticoid 〈5〉136
mineralocorticoid receptor antagonist (MRA) 〈5〉142
mineralocorticoid receptor (MR) 〈5〉233
Mingazzini 試験 〈6〉298, 299
Mingazzini の上肢挙上試験 〈1〉449
minimal change nephrotic syndrome (MCNS) 〈3〉528
minimal residual disease (MRD) 〈6〉56
minimally conscious state (MCS) 〈1〉346
minimally invasive transanal surgery (MITAS) 〈4〉224
Min-Mental State Examination (MMSE) 〈6〉298, 413
minimum fungicidal concentration (MFC) 〈2〉17
minimum inhibitory concentration (MIC) 〈2〉17, 〈3〉284
MIP (maximum intensity projection) 〈1〉152, 〈4〉44
MIP-1β 〈2〉305
MIRAGE 症候群 〈5〉171
Mirizzi 症候群 〈4〉421, 445
miRNA 〈2〉193
mirror movement of the hands 〈6〉551
mismatch repair deficient (dMMR) 〈4〉224
mitochondrial cardiomyopathy 〈3〉255, 326
mitochondrial disease 〈3〉326, 〈6〉576, 601
mitochondrial DNA (mtDNA) 〈6〉601
mitochondrial encephalomyopathy, lactic acidosis, and stroke-like episodes (MELAS) 〈3〉255, 318, 〈6〉602, 603

mitogen-activated protein kinase (MAPK) 〈5〉295
MitraClip® 〈3〉53, 92, 288
mitral annulus calcification (MAC) 〈3〉259
mitral configuration 〈3〉56
mitral prolapse 〈3〉267
mitral regurgitation 〈3〉264
mitral stenosis (MS) 〈3〉259
mitral valve replacement (MVR) 〈3〉264
mixed connective tissue disease (MCTD) 〈2〉188, 201, 221, 235, 310, 560
mixed dust fibrosis (MDF) 〈2〉486
mixed pain 〈1〉416
mixed phenotype acute leukemia (MPAL) 〈6〉169
mizoribine 〈1〉250, 〈2〉205
MJD1 〈6〉447
MLC-1 〈3〉8
MLC-2 〈3〉8
MLCK 〈3〉297
MLF 症候群 〈1〉377
MLPA (multiplex ligation-dependent probe amplification) 法 〈6〉579
MMA 〈6〉490
MMF 〈2〉235
MMI 〈5〉81, 103, 104
MMP 〈2〉216
MMP-3 〈2〉202, 264
MMSE 〈5〉313
MMSET 〈6〉198
MMT 〈6〉592
MNMS 〈3〉352
Mobitz II 型 〈3〉163, 168
MoCo 欠損症 〈5〉430
modified look-locker inversion recovery (MOLLI) 法 〈3〉71
MODY1 〈5〉315
MODY3 〈5〉315
MODY4 〈5〉315
MODY5 〈5〉315
MODY6 〈5〉315
Moeller-Hunter 舌炎 〈4〉92
molecular response (MR) 〈6〉174
Mollaret 髄膜炎 〈2〉133
Möller-Barlow 病 〈5〉464
molybdenum cofactor deficiency 〈5〉430
Monakow 症候群 〈6〉343
Mönckeberg medial calcific sclerosis 〈3〉169
Monckeberg 型石灰化 〈3〉496, 502
monocarboxylate transporter 8 (MCT8) 〈5〉70
monoclonal gammopathy of renal significance (MGRS) 〈3〉567
monoclonal gammopathy of undetermined significance (MGUS) 〈6〉205, 568

monoclonal immunoglobulin 〈5〉409

monocyte 〈6〉6, 18

monocyte chemoattractant protein-1 (MCP-1) 〈4〉353, 〈5〉355, 448

monoiodthyrosine (MIT) 〈5〉70

monomorphic ventricular tachycardia 〈3〉136

mononeuritis multiplex 〈2〉201

mononeuropathy 〈5〉310

monosodium urate (MSU) 〈5〉424

Monro 孔 〈6〉275

Moraxella catarrhalis 〈2〉59

Morgagni 孔ヘルニア 〈4〉114

morning surge 〈6〉329

Morquio 症候群 〈6〉481

Morquio 病 〈5〉399

Morquio 病 B 型 〈6〉472, 473

motilin 〈4〉13

motor fluctuation 〈6〉429

motor neuron disease (MND) 〈6〉418, 449

motor paralysis 〈1〉447

mounding 現象 〈6〉606

Mounier-Kuhn 症候群 〈2〉433

mountain sickness 〈1〉44

moyamoya disease 〈6〉363

MPL 〈6〉215, 221, 224, 225

MPO-ANCA 〈2〉251, 〈6〉566

MPR (multiplanar reconstruction) 〈1〉152, 〈6〉424

MPTP induced parkinsonism 〈6〉429

MP 療法 〈6〉200

MR 〈3〉211, 290, 〈5〉159

MR 〈5〉233

MR 画像 〈1〉155

MR 関連高血圧 〈5〉234

MR 血管撮影 (MRA) 〈1〉157

MR 検査の安全性 〈1〉154

MRA (MR angiography) 〈1〉157, 〈3〉121, 174, 189

MRAP 〈5〉158, 171

MRCP (MR cholangiopancreatography) 〈4〉412

MRC 息切れスケール 〈1〉397

MR elastography 法 〈4〉356

MR hydrography 〈1〉155

MRI 〈1〉5, 154, 〈3〉69, 〈4〉44, 314, 412, 457, 〈6〉621

MRI が禁忌となるもの 〈1〉155

MRI の造影剤 〈1〉161

mRNA 〈5〉403

MRSA (methicillin-resistant *Staphylococcus aureus*) 〈2〉5, 47, 52, 〈3〉285, 〈4〉174, 〈6〉378

MRSA 関連糸球体腎炎 〈3〉546

MSA-C 〈6〉427, 434

MSA-P 〈6〉427

MS/MS 〈5〉21

MSU 結晶 〈5〉426

mTOR 阻害薬 〈4〉481

MTP 〈5〉345, 349, 376, 380

MTP 阻害薬 〈5〉376

MUC5AC 〈2〉117

mucinous cystic neoplasm (MCN) 〈4〉482

mucolipidosis 〈6〉482

mucopolysaccharidosis (MPS) 〈5〉396, 〈6〉480

mucosa-associated lymphoid tissue (MALT) 〈2〉36, 〈4〉65, 94, 142

mucosa-associated lymphoid tissue lymphoma (MALToma) 〈2〉564, 〈6〉58

mucosal break 〈4〉98

mucosal bridge 〈4〉181, 211

mucosal prolapse syndrome (MPS) 〈4〉238, 245

mucosal tag 〈4〉182, 211

mucous and bloody stool 〈1〉423

mucus plug 〈2〉472

muddy brown cast 〈3〉473

Müller and Jones の分類 〈1〉394

müllerian inhibiting substance (MIS) 〈5〉203

Müller 徴候 〈3〉273

「multi hit theory」仮説 〈3〉525

multicentric Castleman's disease (MCD) 〈2〉524

multidetector-row CT (→ MDCT) 〈3〉65, 〈4〉458

multidrug resistance associated protein 2 (MRP2；MRP2／*ABCC2*) 〈4〉416

multidrug resistance-associated protein 2 (MRP2, ABCC2) 〈1〉427, 〈4〉372, 409

multidrug-resistant *Acinetobacter* spp. (MDRA) 〈2〉22

multidrug-resistant organism (MDRO) 〈2〉23

multidrug-resistant *Pseudomonas aeruginosa* (MDRP) 〈2〉22

multifactorial inheritance 〈1〉20

multifocal micronodular pneumocyte hyperplasia (MMPH) 〈6〉467

multifocal motor neuropathy (MMN) 〈6〉450, 558

multiminicore disease 〈6〉585

multimorbidity 〈1〉22

multinucleated megakaryocytes 〈6〉51

multiplanar reconstruction (MPR) 〈3〉66

multiple chemical sensitivity 〈1〉48

multiple daily injection (MDI) 〈5〉320, 340

multiple endocrine neoplasia (MEN) 〈5〉177, 217

multiple myeloma (MM) 〈4〉399, 〈6〉102, 〈6〉197

multiple organ dysfunction syndrome (MODS) 〈1〉113, 279

multiple organ failure (MOF) 〈1〉114, 268, 278, 〈2〉569

multiple parallel hits hypothesis 〈4〉353

multiple sclerosis (MS) 〈6〉401

multiple sleep latency test (MSLT) 〈1〉441, 〈6〉613

multiple system atrophy (MSA) 〈6〉433, 443

multiprofessional practice 〈1〉301

multislice CT 〈2〉377

mumps virus 〈2〉125

Münchhausen 症候群 〈1〉340

Murphy 徴候 〈4〉422

muscle-specific tyrosine kinase (MuSK) 〈6〉595

muscular dystrophy 〈2〉411, 〈3〉327, 〈6〉408, 577

mushroom poisoning 〈6〉506

Musset 徴候 〈3〉16

Mustard 手術 〈3〉245

MUTYH-associated polyposis (MAP) 〈4〉211

myalgic encephalomyelitis 〈1〉342

myasthenia gravis (MG) 〈1〉375, 377, 〈2〉197, 319, 411, 522, 〈6〉595

MYBPC3 〈3〉297, 323

MYCN 〈5〉180

Mycobacterium avium complex (MAC) 〈2〉455, 〈4〉401

Mycobacterium aviumintracellulare 〈4〉401

Mycobacterium leprae 〈2〉95

Mycobacterium tuberculosis 〈2〉94, 450

mycophenolate mofetil (MMF) 〈1〉250, 〈2〉206

mycoplasma pneumonia 〈2〉448

Mycoplasma pneumoniae 〈2〉448

mycosis 〈2〉97

mycosis fungoides (MF) 〈6〉181

MYD88 〈6〉203

myelin basic protein (MBP) 〈6〉284, 403

myelin oligodendrocyte glycoprotein (MOG) 〈6〉404

myelin-associated glycoprotein (MAG) 〈6〉405

myelitis 383

myelodysplastic syndrome (MDS) 〈6〉100, 104, 124, 215

myelofibrosis 〈6〉224

myeloid series/erythroid series ratio (M/E 比) 〈6〉50

myelomeningocele 〈6〉551

myelopathy 〈6〉523

myeloproliferative neoplasm (MPN) 〈6〉170, 215

Myerson 徴候 〈6〉426

MYH7 〈3〉297, 323

MYH9 〈6〉234

myoadenylate deaminase deficiency 〈5〉435

myocardial bridge 〈3〉214

myocardial fractional flow reserve （FFRmyo）〈3〉67

myocardial mantle 〈3〉222

myocarditis 〈3〉304

myoclonic epilepsy with ragged-red fibers (MERRF) 〈3〉318, 〈6〉409, 421, 603

myoclonus 〈1〉347, 348, 〈6〉314

myocyte hypertrophy 〈3〉297

myoglobin（Mb）〈6〉31

myonephropathic metabolic syndrome （MNMS）〈3〉351

myopathic disorders 〈6〉575

myopathy 〈4〉400

myopathy in lipid metabolism 〈6〉605

myosin light chain 1（MLC-1）〈3〉8

myosin regulatory light chain 2 （MLC-2）〈3〉8

myositis-associated autoantibody （MAA）〈6〉592

myositis-specific autoantibody (MSA) 〈6〉592

myotonia 〈6〉587

myotonia congenita 〈6〉590

myotonic dystrophy（DM）〈6〉587

myotonic syndrome 〈6〉587

myxoma 〈3〉344

N

N-アセチルグルコサミン-1-ホスホトランスフェラーゼ 〈6〉482

N-アセチルグルタミン酸合成酵素 （NAGS）欠損症 〈5〉414

n-ヘキサン 〈6〉574

n-ヘキサン中毒 〈6〉498

N-メチル-D-アスパラギン酸型グルタミン酸受容体 〈6〉429

n-3系多価不飽和脂肪酸製剤 〈5〉370

N95マスク 〈2〉454

Naイオン 〈3〉131

Na逸脱現象 〈5〉140

Na再吸収障害 〈3〉592

Naチャネル 〈3〉14

Naチャネル遮断薬 〈3〉136

Na利尿ペプチド（NP）〈3〉441, 〈5〉230

Na利尿ホルモン 〈3〉373

Na⁺/H⁺交換因子 〈3〉446

Na⁺/K⁺-ATPase 〈3〉405, 439, 446, 465

N-acetyl-*β*-D-glucosaminidase （NAG）〈2〉227

Naclerio-Langer手術 〈2〉436

Na-Cl共輸送体 〈3〉468

NAD 〈6〉490

NADH₂ 〈5〉271

NADH-TR染色 〈6〉338

NADPH 〈6〉490

NaF 〈6〉18

NAFLD activity score (NAS) 〈4〉356

Na-K-2Cl輸送体 〈3〉467

Nakanuma分類 〈4〉345

naked DNA法 〈1〉241

naked fat sign 〈4〉227

NALP3 〈2〉194, 292

narcolepsy 〈1〉441, 〈5〉258, 〈6〉612

NARP 〈6〉603

narrow band imaging（NBI）〈1〉167, 〈4〉39, 136, 203

Narula法 〈3〉94, 162

nasal continuous positive airway pressure (NCPAP) 〈1〉440, 〈6〉614

Natanson判決 〈1〉10

Natowicz症候群 〈6〉481

natural IEL（nIEL）〈4〉12

natural killer cell 〈2〉35, 318, 〈6〉6, 19, 21, 64

natural Treg（nTreg）〈4〉12

nausea 〈1〉420

N-benzoyl-L-tyrosyl-*p*-aminobenzoic acid (BTPABA) 〈4〉73

NBI 〈4〉39

near reflex 〈6〉308

NEBL 〈3〉324

Necator americanus 〈2〉173

neck flexion 〈6〉378

neck flexion test 〈1〉141

NEC（neuroendocrine carcinoma） 〈4〉149, 276, 479

necrosis-fibrosis説 〈4〉466

Neisseria gonorrhoeae 〈2〉58

Neisseria meningitidis 〈2〉57

nemaline body 〈6〉338, 585

nemaline myopathy 〈6〉583, 585

neoatherosclerosis 〈3〉191

neonatal diabetes 〈5〉284

neonatal intrahepatic cholestasis caused by citrin deficiency （NICCD）〈4〉376, 404

nephrin 〈3〉401

nephrogenic systemic fibrosis (NSF) 〈3〉497, 498

nerve cell body 〈6〉280

NET（neuroendocrine tumor）〈4〉106, 143, 276, 479

NETosis 〈2〉194, 230

network formation 〈2〉556

neural crest cell 〈3〉223

neurally-mediated syncope 〈6〉292

neurinoma 〈2〉523

neuritis 〈6〉553

neuroaxonal dystrophy 〈6〉437

neuro-Behçet disease 〈6〉396

neurocutaneous syndrome 〈6〉463

NEUROD1 〈5〉315

neurodegeneration with brain iron accumulation (NBIA) 〈6〉437, 487

neurodegenerative disease 〈6〉408

neuroendocrine carcinoma (NEC) 〈4〉149, 201, 215

neuroendocrine neoplasm (NEN) 〈4〉276, 〈5〉207

neuroendocrine tumor (NET) 〈4〉149, 200, 215

neurofibrillary change 〈6〉410

neurofibroma 〈2〉523, 〈4〉228

neurofibromatosis type 1 (NF1) 〈6〉463

neurofibromatosis type 2 (NF2) 〈6〉464

neurofibromatosis (NF) 〈5〉177

neurofibromin 〈6〉463

neurofilament 〈6〉283

neurogenic tumor 〈2〉523

neurohypoglycemia 〈5〉321

neuro-inflammation 〈2〉266

neuroleptic malignant syndrome 〈1〉340

neurological emergency 〈6〉383

neuromedin U (NMU) 〈5〉26

neuromyelitis optica spectrum disorders (NMOSD) 〈6〉406

neuromyelitis optica (NMO) 〈6〉400

neuron 〈6〉306

neuron specific enolase (NSE) 〈4〉26

neuropathic arthropathy 〈5〉311

neuropathic disorders 〈6〉575

neuropathy 〈6〉553

neuropeptide Y (NPY) 〈5〉26, 251

neuropsychiatric lupus (NPSLE) 〈2〉231, 238

neurotransmitter 〈6〉285

neurovascular unit 〈6〉346

neutral endpeptidase (NEP) 〈5〉233

neutrophil 〈6〉6, 16

neutrophil extracellular traps (NETs) 〈2〉193, 230, 252, 253

nerve conduction study (NCS) 〈6〉322, 570

nevus araneus 〈1〉363

NF1 〈5〉207

NF-*κ*B 〈2〉117, 〈5〉242, 〈6〉194

NG2陽性細胞 〈6〉284

NGSP値 〈5〉303

n-hexane poisoning 〈6〉498

NHLの病理組織分類 〈6〉189

niche 〈6〉29, 〈6〉2, 7, 9

nicotinic acid deficiency 〈6〉490

NIDDM 〈5〉291

NIDDM1 〈5〉274

nidus 〈6〉359, 374

nIEL 〈4〉12

Niemann-Pick細胞 〈6〉474

Niemann-Pick病 〈4〉376, 〈5〉344, 394, 〈6〉448, 473

Niemann-Pick C1 like 1 (NPC1L1) 〈5〉344, 〈5〉299
NIH stroke scale 〈1〉449
NIHSS (National Institute of Health stroke scale) スコア 〈6〉300
Nikolsky 現象 〈4〉91
Nissl 小体 〈6〉282
nitecapone 〈6〉430
nitric oxide (NO) 〈5〉2, 228
nitrogen dioxide poisoning 〈6〉498
Nixon 法 〈4〉20
NK 細胞 〈2〉35, 318, 〈6〉6, 19, 21, 64
NKT 細胞 〈2〉35
NK/T 細胞性リンパ腫 〈6〉59
NLPHL 〈6〉192
NMOSD 〈6〉406
NO 〈2〉37, 〈3〉114, 〈5〉2
NO 合成酵素 〈3〉377
NO 神経 〈4〉102
no reflow 〈3〉77
nocturnal acroparesthesia 〈6〉570
NOD-like receptor (NLR) 〈2〉194
nodular lesion 〈5〉310
nodular regenerative hyperplasia (NRH) 〈4〉393, 397
Nohria-Stevenson 分類 〈3〉118
nonalcoholic fatty liver (NAFL) 〈4〉353
non-alcoholic fatty liver disease (NAFLD) 〈4〉353, 〈5〉212
nonalcoholic steatohepatitis (NASH) 〈4〉299, 353, 378, 〈5〉247
nonbacterial thrombogenic endocarditis (NBTE) 〈3〉280
noncirrhotic portal hypertension 〈4〉393
non-cording RNA 〈3〉13
non-dipper 〈3〉373
non-erosive reflux disease (NERD) 〈1〉415, 〈4〉68, 98
Non-HDL コレステロール 〈3〉176, 〈5〉356
nonhemolytic transfusion reactions 〈6〉67
non-Hodgkin lymphoma (NHL) 〈2〉150, 565, 〈4〉278, 〈5〉101, 〈6〉187, 188
non-insulin dependent diabetes mellitus (NIDDM) 〈5〉291
noninvasive positive pressure ventilation (NPPV) 〈1〉226, 〈2〉403, 572, 577, 〈3〉118, 210
noninvasive ventilation (NIV) 〈2〉403
non-maleficence 〈1〉10
non-obstructive general angioscopy (NOGA) 〈3〉72
non-occlusive mesenteric ischemia (NOMI) 〈4〉265
non-REM 期 〈6〉326

nonspecific esophageal motility disorder (NEMD) 〈4〉102
nonspecific esterase (NSE) 〈6〉18
nonspecific interstitial pneumonia (NSIP) 〈2〉479, 493
non-specific reactive hepatitis (NSRH) 〈4〉397
non-ST elevation myocardial infarction (NSTEMI) 〈3〉190, 497
non-steroidal anti-inflammatory drugs (NSAIDs) 〈1〉206, 445, 446, 〈2〉203, 221, 269, 283, 285, 291, 294, 328, 〈3〉207, 337, 475, 588, 〈4〉122, 128, 206, 207, 282, 〈5〉428, 〈6〉186, 239, 263
non-thyroidal illness (NTI) 〈5〉88, 254
non-truncating mutation 〈3〉535
non-tuberculous mycobacterium (NTM) 〈2〉48, 454
non-tumor LEMS (NT-LEMS) 〈6〉599
non-valvular atrial fibrillation (NVAF) 〈6〉349
Noonan 症候群 〈3〉236, 256, 330
no-on/delayed-on 現象 〈6〉431
norovirus 〈2〉92
Norwood 型手術 〈3〉247, 253
NOS 〈4〉9, 128
nosocomial pneumonia 〈2〉442
NP 〈5〉230
NP 抵抗性 〈5〉233
NPC1 〈6〉473
NPC2 〈6〉473
NR box 〈5〉9
NRAS 〈5〉180
NSE 〈4〉480
NSTE-ACS 〈3〉180
NSTEMI 〈3〉190, 497
NT-proBNP 〈2〉237, 〈3〉100, 115, 216, 294
NTRK1 〈6〉562
Nuck 管水腫 〈4〉259
nuclear magnetic resonance (NMR) 〈5〉344
nuclear receptor corepressor (N-CoR) 〈5〉9
nucleic acid amplification test (NAAT) 〈2〉87
nucleoside analogue, nucleotide analogue 〈2〉145
nucleotide binding oligomerization domain (NOD) 〈2〉308
nucleus dependent polymerization 〈5〉420
NUD (non-ulcer dyspepsia) 〈4〉121
nursing and healthcare-acquired pneumonia 〈2〉443
nutcracker esophagus 〈4〉103
nutcracker 現象 〈3〉397, 431
nutmeg liver 〈4〉396

nutrition support team (NST) 〈1〉301, 〈5〉473
nyctalopia 〈5〉462
NYHA 心機能分類 〈3〉110, 116

O

O 脚 〈5〉462
O リング 〈4〉80
O157 〈4〉78
OATP1B3 〈4〉373
obesity 〈1〉353
obesity-hypoventilation syndrome 〈2〉411
oblique atrophy 〈6〉461
obstructive sleep apnea (OSA) 〈6〉613
obstructive sleep apnea-hypopnea syndrome (OSAS) 〈2〉413, 〈3〉386
occipital horn 症候群 〈6〉486
Occlutech 閉鎖栓 〈3〉228
occupational therapist (OT) 〈1〉285
OCT 〈3〉175
oculocerebrorenal syndrome of Lowe (OCRL) 〈6〉477
oculocephalic reflex 〈6〉296
Oddi 括約筋 〈4〉407, 449
Oddi 筋 〈4〉9, 488
Odds ratio 〈1〉117
ODT (occlusive dressing technique) 〈2〉132
OGIB (obscure gastrointestinal bleeding) 〈4〉40
Ogilvie 症候群 〈4〉160, 236
OGTT 〈5〉286, 287, 301
oligoclonal IgG bands (OB) 〈6〉403
oligodendrocyte 〈6〉284
oligodendrocyte-specific protein (OSP) 〈6〉406
oliguria 〈1〉434
olivopontocerebellar atrophy (OPCA) 〈6〉444
Omc A 〈3〉114
Omenn 症候群 〈2〉346
OMIM (Online Mendelian Inheritance in Man) 〈1〉18
oncocytic type 〈4〉482
oncogene 〈1〉105
oncotic pressure の差 〈1〉210
Ondine's curse syndrome 〈2〉412
onion bulb 〈6〉342
onion-skin lesion 〈3〉554
on-line HDF 〈1〉231
on-off 現象 〈6〉431
ONS 〈1〉222
oocyst 〈2〉167
OPCA type (MSA-C) 〈6〉433
open mitral commissurotomy (OMC) 〈3〉264
open question 〈6〉289
opening snap 〈3〉344

Opisthorchis felineus 〈4〉443
Opisthorchis viverrini 〈4〉443
opportunistic infection 〈2〉3, 5
OPQRST 〈3〉189
opsoclonu-myoclonus syndrome (OMS) 〈6〉400
optineurin (OPTN) 〈6〉457
oral allergy syndrome (OAS) 〈2〉340
oral cavity 〈4〉2
oral glucose tolerance test (OGTT) 〈5〉286, 301
oral nutritional supplement (ONS) 〈1〉221
oral rehydration solution (ORS) 〈2〉69
oral symptom 〈1〉387
oral tolerance 〈4〉12
orange peel sign 〈2〉276
orexin 〈5〉257
organic acidemia 〈5〉418
organic anion transporting peptide (OATP) 〈4〉408
organic anion transporting polypeptide1B1 (OATP1B1) 〈4〉373
organic chlorine poisoning 〈6〉504
organic dust pneumoconiosis 〈2〉490
organic fluorine poisoning 〈6〉504
organic phosphorus poisoning 〈6〉503
organic solvent poisoning 〈6〉498
organizing pneumonia (OP) 〈2〉493
organomegaly 〈6〉567
organum vasculosum of lamina terminalis (OVLT) 〈5〉61
oriental schistosomiasis 〈4〉391
Orientia tsutsugamushi 〈6〉395
ornithin transcarbamylase deficiency (OTCD) 〈4〉375
orotic aciduria 〈5〉435
orthostatic hypotension 〈3〉392
orthostatic hypotension (OH) 〈6〉329
ORX 〈5〉23
Osborne 靱帯 〈6〉570
Osler 結節 〈2〉90
Osler 病 〈1〉433
osmotic fragility (OF) 〈6〉134
ossification of posterior longitudinal ligament (OPLL) 〈6〉526
ossification of spinal ligament 〈6〉525
ossification of yellow ligament (OYL) 〈6〉526
osteoarthritis 〈2〉301
osteocyte 〈5〉466
osteomyelitis 〈2〉51
osteoporosis 〈5〉465
osteoradionecrosis of the jaw (ORJ) 〈1〉389
ostium primum 〈3〉223

ostium secundum 〈3〉223
OTC 〈5〉414
OTC 欠損症 〈4〉375
outer membrane complex A 〈2〉114
ovarian hyperstimulation syndrome (OHSS) 〈5〉202
overdrive suppression 〈3〉94
overfilling 仮説 〈3〉511
overnight PSG 〈6〉614
overt diabetes in pregnancy 〈5〉288
ovoid lesion 〈6〉402
owl eye 〈2〉150
owl eyes 徴候 〈6〉369
OX1R 〈5〉257
OX2R 〈5〉257
oxgen enhancement ratio (OER) 〈1〉233
oxygen toxicity 〈2〉494
oxytocin 〈5〉25, 60
ozostomia 〈1〉410

P

P 吸着薬 〈5〉129
P 製剤 〈5〉129
P 波 〈3〉31
P 物質 〈2〉446
$P_{0.1}$ (airway occlusion pressure) 〈2〉388
$P2Y_{12}$ 欠損症 〈6〉238
$P2Y_{12}$ 阻害薬 〈3〉191, 〈6〉94
p40 阻害薬 〈2〉208
p53 〈2〉152, 〈4〉134, 216
p160 ファミリー 〈5〉9
p300/CBP 〈5〉9
P-450 オキシドレダクターゼ 〈5〉162, 170
P-450 oxidoreductase aberration (POR) 〈5〉170
PABA 排泄試験 〈4〉456
PAC/ARC 〈5〉140
Pacini 小体 〈6〉283
$PaCO_2$ 〈2〉360, 390
PAC/PRA 〈5〉140
PACS (picture archiving and communication system) 〈1〉149
PAD (peripheral arterial disease) 〈3〉97, 173, 351, 498
PAG 〈5〉343
Paget-Schroetter 症候群 〈3〉364
Paget 病 〈2〉290, 〈4〉243
PAH 〈6〉478
PAI-1 〈5〉448, 456, 〈6〉26, 228
PAIgG 〈6〉235
pain of the upper and lower extremities 〈1〉445
painful articular syndrome 〈2〉300
painful small fiber neuropathy 〈6〉341
paired helical filament (PHF) 〈6〉413

pallidonigro-luysial atrophy (PNLA) 〈6〉435
pallido-ponto-nigral degeneration (PPND) 〈6〉437
palmar erythema 〈4〉15, 300, 360
palpable purpura 〈2〉201
palpitation 〈1〉401
PAMPs (→ pathogen-associated molecular patterns)
pancreas 〈4〉449
pancreas divisum 〈4〉449, 487
pancreas transplantation 〈1〉254
pancreatic cancer 〈4〉455
pancreatic carcinoma 〈4〉475
pancreatic function diagnostant (PFD) 試験 〈4〉456
pancreatic morphological abnormality 〈4〉487
pancreatic neuroendocrine neoplasm 〈4〉479
pancreatic polypeptide (PP) 〈4〉451
pancreatic pseudocyst (PPC) 〈4〉86
pancreaticobiliary maljunction 〈4〉440, 488
pancreatitis 〈4〉459
pancreatobiliary type 〈4〉482
panendoscopy 〈4〉38
Paneth 細胞 〈4〉6, 10
pantothenate kinase 2 〈6〉437
PaO_2 〈2〉360, 〈3〉118
Papanicolaou 法 〈2〉364
PA (particle agglutination) 〈2〉148
paper bag rebreathing 〈2〉412
Papez 回路 〈6〉273
papillary fibroelastoma 〈3〉347
papillary stenosis 〈4〉447
papillitis 〈4〉447
Pappenheimer 小体 〈6〉47
paradoxical breathing 〈2〉362
paradoxical cerebral embolism 〈6〉355
paradoxical pulse, pulsus paradoxus 〈1〉134, 〈3〉337
paradoxical splitting 〈3〉270
Paragonimiasis miyazakii 〈2〉462
Paragonimiasis westermani 〈2〉462
Paragonimus skrjabini miyazakii 〈2〉179
Paragonimus westermani 〈2〉179
parallel practice 〈1〉301
paralytic shellfish poisoning 〈6〉506
paraneoplastic cerebellar degeneration (PCD) 〈6〉399
paraneoplastic neurological syndrome (PNS) 〈6〉515
paraneoplastic neuropathy 〈6〉564
paraneoplastic syndrome 〈1〉96, 〈4〉379
parapneumonic effusion 〈2〉507
paraquat poisoning 〈6〉504
parasitic liver disease 〈4〉391

parasitic lung diseases 〈2〉462

parasomnia 〈6〉614

parasternal heave 〈3〉19

parasternal impulse 〈3〉260

parasympathetic nerve 〈6〉280

parathyroid hormone (PTH) 〈3〉313, 〈5〉106

parathyroid hormone-related protein (PTHrP) 〈5〉110, 122, 265, 〈6〉514

paraventricular nucleus (PVN) 〈5〉23

parenchymal pneumonia 〈2〉475

parenteral nutrition (PN) 〈1〉220, 〈5〉472

paresthesia 〈6〉291

parietal pericardium 〈3〉334

Parinaud 症候群 〈2〉77, 82, 〈6〉309

Parinaud 徴候 〈5〉33

PARK8 〈6〉433

PARK9 〈6〉433

parkin 遺伝子変異 〈6〉433

Parkinson 病 〈1〉383, 〈6〉314, 408, 414, 424, 614

Parkinson 病関連疾患 〈6〉615

Parkinson 病に伴う抑うつ状態 〈6〉432

Parkinson 病の遺伝学的リスク 〈6〉425

Parkinson disease with dementia (PDD) 〈6〉415

parkinsonian variant of multiple system atrophy (MSA-p) 〈6〉433

paroximal nocturnal hemogrobinuria (PNH) 〈6〉53

paroxysmal cold hemoglobinuria (PCH) 〈6〉107, 140

paroxysmal kinesigenic choreoathetosis (PKC) 〈6〉440

paroxysmal nocturnal hemoglobinuria (PNH) 〈1〉429, 〈6〉30, 106, 132, 141

paroxysmal supraventricular tachycardia (PSVT) 〈3〉147

partial defect 〈5〉273

partial volume phenomenon 〈4〉44

PAS (periodic acid-Schiff) 染色 〈2〉97, 〈3〉434, 〈4〉59, 〈5〉419, 〈6〉48

Pastia line 〈2〉53

patatin-like phospholipase domain-containing protein 3 (PNPLA3) 〈4〉354

patent ductus arteriosus (PDA) 〈3〉233, 244

paternalism 〈1〉10

Paterson-Kelly 症候群 〈5〉447

pathergy test 〈2〉280

pathogen-associated molecular patterns (PAMPs) 〈1〉31, 280, 〈2〉87

pathogenicity 〈2〉5

pattern recognition receptors (PRRs)

〈1〉280, 〈2〉11, 34, 88

pauci-immune 型 〈3〉522

Pax5/BSAP 〈6〉193

PBC 〈5〉374

PBG 〈5〉440

PBSCT 〈6〉78

PC 〈6〉66

PCBD1 〈6〉478

PCI 〈3〉64, 90, 176, 189, 191

PCLN1 〈5〉115

PCPS 〈3〉106, 307

PCR (polymerase chain reaction) 法 〈1〉6, 30, 170, 172, 173, 〈2〉76, 166, 〈3〉307, 〈6〉56, 379, 381

PCSK9 〈5〉382

PCSK9 〈5〉351, 368

PCSK9 異常症 〈5〉365

PCSK9 阻害薬 〈3〉176, 191, 〈5〉379

PCT 〈5〉441

PCWP 〈3〉104, 211

PD-1 (programmed cell death-1) 〈4〉141, 224

PDA 〈3〉233, 244

pDC 〈2〉197

PDCA (Plan-Do-Check-Action) サイクル 〈1〉294

PDE11A/8B 〈5〉147

PDE-5 阻害薬 〈1〉452

PDGF 〈3〉172

PDGFR 〈4〉200, 〈5〉100

PDT 〈4〉107

pDXA 〈5〉467

PEA 〈3〉209

peak expiratory flow (PEF) 〈2〉384

peak filling rate (PFR) 〈3〉63

peak systolic relocity (PSV) 〈3〉386

Pearson marrow pancreas 症候群 〈6〉111

peau d'orange 〈2〉276

pectus carinatum 〈2〉528

pectus excavatum 〈2〉528

pediatric autoimmune neuropsychiatric disorders associated with streptococcal infections (PANDAS) 〈6〉439

Pedro-Pons' sign 〈2〉78

Peg-IFN 〈4〉340

Peg-IFN と核酸アナログ製剤の薬剤特性 〈4〉337

pegylated interferon (Peg-IFN) 〈4〉337

Pel-Ebstein 熱 〈6〉195

Pelger-Huët 核異常 〈6〉46

pellagra 〈5〉464, 〈6〉502

PELOD (pediatric logistic organ dysfunction) score 〈1〉346

pelvic inflammatory disease (PID) 〈2〉58

pemphigoid 〈4〉91

pencil-in-cup 変形 〈2〉288

pendular motion 〈3〉336

penetration 〈4〉128

penicillinase producing Neisseria gonorrhoeae (PPNG) 〈2〉59

penicillin-resistant Streptococcus pneumoniae (PRSP) 〈2〉55

peptide YY (PYY) 〈4〉9, 〈5〉253

peptidyl arginine deiminase (PAD) 〈2〉218

percussion wave (PW) 〈3〉43

percutaneous cardiopulmonary support (PCPS) 〈1〉266, 〈3〉106

percutaneous coronary intervention (PCI) 〈3〉76, 90, 186

percutaneous endoscopic gastrostomy (PEG) 〈1〉223

percutaneous trans-esophageal gastro-tubing (PTEG) 〈1〉223

percutaneous transhepatic biliary drainage (PTBD) 〈4〉84, 〈4〉415, 427

percutaneous transhepatic cholangiography (PTC) 〈4〉414

percutaneous transhepatic gallbladder aspiration (PTGBA) 〈4〉423

percutaneous transhepatic gallbladder drainage (PTGBD) 〈4〉423

percutaneous transluminal angioplasty (PTA) 〈5〉367

percutaneous transluminal aortic commissurotomy (PTAC) 〈3〉288

percutaneous transluminal coronary angioplasty (PTCA) 〈3〉80, 90

percutaneous transluminal mitral commissurotomy (PTMC) 〈3〉261, 263

percutaneous transluminal renal angioplasty (PTRA) 〈3〉386

percutaneous transluminal septal myocardial ablation (PTSMA) 〈3〉300

percutaneous transvenous mitral commissurotomy (PTMC) 〈3〉92, 287

perforation 〈4〉128

Performance Status (PS) 〈1〉190, 〈2〉399

periaqueductal gray (PAG) 〈6〉618

periarterial lymphatic sheath (PALS) 〈6〉3

peribronchial cuffing sign 〈3〉60

pericardial biopsy 〈3〉336

pericardial cavity 〈3〉334

pericardial cyst 〈2〉523, 〈3〉342

pericardial defect 〈3〉342

pericardial friction rub 〈3〉334

pericardioscopy 〈3〉336

pericarditic pseudoliver cirrhosis 〈3〉340

pericardium 〈3〉334

pericholangitis 〈4〉399

pericostal tuberculosis 〈2〉529

perifascicular atrophy (PFA) 〈2〉

244, ⟨6⟩ 592
perinuclear anti-neutrophil cytoplasmic antibody (P-ANCA) ⟨4⟩ 26
periodic acid methenamine silver (PAM) ⟨3⟩ 434
periodic fever ⟨1⟩ 336
periodic limb movement disorder ⟨1⟩ 440
periodic paralysis ⟨6⟩ 605, 606
periodic synchronous discharge (PSD) ⟨2⟩ 184, ⟨6⟩ 326
periodontitis ⟨4⟩ 91
peripapillary diverticulum ⟨4⟩ 119
peripheral artery disease (→ PAD)
peripheral blood stem cell transplantation (PBSCT) ⟨1⟩ 262, ⟨6⟩ 95
peripheral halo ⟨6⟩ 338, 587
peripheral nerve ⟨6⟩ 282
peripheral neuropathy ⟨6⟩ 553
peripheral parenteral nutrition or partial parenteral nutrition (PPN) ⟨1⟩ 220
peripheral route ⟨5⟩ 472
peripheral T-cell lymphoma (PTCL) ⟨6⟩ 191
peripheral vertigo ⟨6⟩ 621
peripherally inserted central catheter (PICC) ⟨1⟩ 220
peristaltic rush ⟨4⟩ 30
peritoneal dialysis (PD) ⟨1⟩ 232, 282
peritoneum ⟨4⟩ 7
peritonitis ⟨4⟩ 260
periventricular hypothalamic nucleus (PeVN) ⟨5⟩ 23
permanent form of junctional reciprocating tachycardia (PJRT) ⟨3⟩ 153
permeability edema ⟨2⟩ 358
permissive underfeeding ⟨5⟩ 474
pernicious anemia ⟨6⟩ 106, 115
peroxisome proliferator-activated receptor (PPAR) ⟨5⟩ 8
perpetuating factor ⟨1⟩ 440
persistent general lymphadenopathy (PGL) ⟨2⟩ 149
persistent vegetative state ⟨1⟩ 245
pesticide poisoning ⟨6⟩ 503
PET (positron emission tomography) ⟨1⟩ 5, 162, 164, ⟨3⟩ 300, ⟨4⟩ 49, 412
PET/CT ⟨3⟩ 63, 300, ⟨4⟩ 412
Peutz-Jeghers 症候群 ⟨1⟩ 390, ⟨4⟩ 16, 92, 211, 213
Peyer 板 ⟨2⟩ 36, 78, ⟨4⟩ 6, 10
PFD (pancreatic function diagnostant) ⟨4⟩ 73
PFD 試験 ⟨4⟩ 73
PFK ⟨5⟩ 332
PGE$_1$ ⟨3⟩ 241
PGE$_2$ ⟨1⟩ 336
PGRN ⟨6⟩ 418, 420
phagosome ⟨6⟩ 20

Phalen 徴候 ⟨6⟩ 300, 570
pharmacodynamics (PD) ⟨1⟩ 30, 181, ⟨2⟩ 18
pharmacogenetics ⟨1⟩ 183
pharmacokinetics (PK) ⟨1⟩ 30, 180, ⟨2⟩ 18
pharyngitis ⟨2⟩ 53
pharyngodynia ⟨1⟩ 385
pharynx ⟨4⟩ 2
PHD2 ⟨6⟩ 219
Phemister の三徴 ⟨2⟩ 301
phenylalanine hydroxylase (PAH) ⟨5⟩ 414
phenylketonuria (PKU) ⟨5⟩ 414
pheochromocytoma ⟨5⟩ 177, 3/3
PHEX ⟨5⟩ 125, 127
Philadelphia 染色体 (Ph chromosome) ⟨1⟩ 107, ⟨6⟩ 166
PHK ⟨5⟩ 333
phonocardiogram ⟨3⟩ 41
phosgene poisoning ⟨6⟩ 497
phosphatidylserine (PS) ⟨6⟩ 14
phosphodiesterace (PDE) ⟨3⟩ 118
phospholamban ⟨3⟩ 9
phospholipid transfer protein (PLTP) ⟨5⟩ 350
phosphoribosylpyrophosphate (PRPP) ⟨5⟩ 424
phosphoribosyl pyrophosphate synthetase deficiency ⟨5⟩ 431
phosphoribosyl pyrophosphate synthetase superactivity ⟨5⟩ 433
photodynamic therapy ⟨4⟩ 107
photodynamic therapy (PDT) ⟨2⟩ 370, 530, ⟨4⟩ 81
photographic negative of pulmonary edema ⟨2⟩ 470
PHPT ⟨5⟩ 222
physical therapist (PT) ⟨1⟩ 284
Ph 染色体と白血病 ⟨1⟩ 107
pH モニタリング ⟨4⟩ 67
PI3K/AKT ⟨6⟩ 10
pia mater ⟨6⟩ 275
piano-playing finger ⟨6⟩ 550
piano-playing movement ⟨6⟩ 315
PIB ⟨4⟩ 340
PIC ⟨6⟩ 67
Pickwick 症候群 ⟨2⟩ 411
Pick 細胞 ⟨6⟩ 418
Pick 病 ⟨3⟩ 339, ⟨6⟩ 417
PIE 症候群 (pulmonaryinfiltration with eosinophilia syndrome) ⟨2⟩ 468, ⟨4⟩ 268
Pierre-Marie-Bamberger syndrome ⟨2⟩ 514
Pierson 症候群 ⟨3⟩ 515
PIEZO1 ⟨6⟩ 135
PIGA 遺伝子 ⟨6⟩ 141
pigeon chest ⟨2⟩ 528
pigmentation ⟨4⟩ 300
pill-rolling tremor ⟨6⟩ 314

pink puffer ⟨2⟩ 426
PINK1 ⟨6⟩ 433
pin-point pupil ⟨6⟩ 296
PIP 関節 ⟨2⟩ 221, 287
Pisa 症候群 ⟨6⟩ 314
pit pattern ⟨4⟩ 219
Pit-1 ⟨5⟩ 34
pitting edema ⟨4⟩ 15, 301
pituitary adenoma ⟨6⟩ 538
pituitary gigantism ⟨5⟩ 40
pituitary tumor ⟨5⟩ 53
PIVKA-II ⟨4⟩ 380
PKA ⟨3⟩ 9
PKAN2 ⟨6⟩ 437
PKB ⟨3⟩ 377
PK/PD 理論 ⟨1⟩ 30
PKU ⟨6⟩ 478
PK テスト ⟨2⟩ 324
PLA2G6 ⟨6⟩ 437
plain old balloon angioplasty ⟨3⟩ 191
plane xanthoma ⟨5⟩ 360
plaque ⟨3⟩ 169
plaque erosion ⟨3⟩ 171, 180
plaque rupture ⟨3⟩ 171, 180
plasma adsorption ⟨2⟩ 209
plasma aldosterone concentration (PAC) ⟨5⟩ 140
plasma exchange (PE) ⟨1⟩ 231, ⟨2⟩ 209
plasma glucose (PG) ⟨5⟩ 292
plasma renin (PR) ⟨5⟩ 140
plasma renin activity (PRA) ⟨5⟩ 140
plasmapheresis (PP) ⟨1⟩ 231, ⟨2⟩ 209
plasminogen activator inhibitor (PAI) ⟨5⟩ 242, ⟨6⟩ 249
plasminogen activator inhibitor-1 (PAI-1) ⟨5⟩ 448, 456
plastering ⟨3⟩ 241
plate atelectasis ⟨2⟩ 437
platelet ⟨6⟩ 7
platelet activating factor (PAF) ⟨2⟩ 321
platelet concentrate (PC) ⟨1⟩ 214
platelet derived growth factor (PDGF) ⟨2⟩ 322
platelet distribution width (PDW) ⟨6⟩ 44
platelet transfusion refractoriness (PTR) ⟨6⟩ 68
platelet-derived growth factor (PDGF) ⟨1⟩ 403
platelet-rich plasma (PRP) ⟨6⟩ 229
pleural effusion ⟨1⟩ 404
pleural effusion due to collagen vascular diseases ⟨2⟩ 508
pleural tumor ⟨2⟩ 511
pleuritis ⟨2⟩ 507
pleuritis carcinomatosa ⟨2⟩ 508
pleuroparenchyma fibroelastosis (PPFE) ⟨2⟩ 483

plexiform fibrosis ⟨3⟩ 297
Plummer-Vinson 症候群 ⟨4⟩ 93, ⟨5⟩ 447
Plummer 病 ⟨5⟩ 98, 261
PML-RARA ⟨6⟩ 163
PMPS ⟨6⟩ 111
PN ⟨5⟩ 471
PN central route ⟨5⟩ 471
PN peripheral route ⟨5⟩ 472
pneumatocele ⟨2⟩ 436
pneumatosis cystoides intestinalis (PCI) ⟨4⟩ 228
pneumoconiosis ⟨2⟩ 485, 516
Pneumocystis ⟨2⟩ 460
pneumocystis pneumonia (PCP) ⟨2⟩ 48, 105, 460
pneumomediastinum ⟨2⟩ 517
pneumonia ⟨2⟩ 515
pneumothorax ⟨2⟩ 510
PNMT ⟨5⟩ 172
POEM (per-oral endoscopic submucosal myotomy) 症候群 (→Crow-Fukase 症候群) ⟨4⟩ 105, ⟨6⟩ 207, 567
point mutation ⟨5⟩ 275
point tenderness ⟨1⟩ 139
poisoning ⟨1⟩ 69
pollinosis ⟨2⟩ 333
polyarteritis nodosa (PN) ⟨2⟩ 188, 247, ⟨4⟩ 398
polycystic ovary syndrome (PCOS) ⟨5⟩ 169, 198, 201
polycythemia ⟨1⟩ 430
polycythemia vera (PV) ⟨6⟩ 215, 216
polyethylene glycol (PEG) ⟨6⟩ 95
polyglandular autoimmune syndrome (PGA) ⟨5⟩ 225
polymerase chain reaction (→PCR) ⟨1⟩ 6, ⟨6⟩ 56
polymerase proofreading-associated polyposis (PPAP) ⟨4⟩ 211
polymicrogyria ⟨6⟩ 580
polymorphic ventricular tachycardia ⟨3⟩ 136
polymorphism ⟨1⟩ 175
polymyalgia rheumatica (PMR) ⟨2⟩ 262, 264
polymyositis (PM) ⟨2⟩ 188, 243, ⟨6⟩ 575, 593
polymyositis/dermatomyositis (PM/DM) ⟨2⟩ 560
polyneuropathy ⟨2⟩ 201, ⟨6⟩ 567
polypectomy ⟨4⟩ 205
polypharmacy ⟨1⟩ 22, 23
polypoid lesion of gallbladder ⟨4⟩ 436
polysomnography (PSG) ⟨2⟩ 413, ⟨6⟩ 613
polyuria ⟨1⟩ 435
Pompe 病 ⟨3⟩ 256, 314, ⟨5⟩ 330, ⟨6⟩

604
Poncet 病 ⟨2⟩ 301
pons ⟨6⟩ 274
Pontiac 熱 ⟨2⟩ 74
popliteal artery entrapment syndrome ⟨3⟩ 356
population health (PH) ⟨1⟩ 298
population PK (PPK) ⟨1⟩ 181
porcelain gallbladder ⟨4⟩ 448
porphyria ⟨5⟩ 436
porphyria cutanea tarda (PCT) ⟨5⟩ 441, ⟨6⟩ 113
portal tract ⟨4⟩ 292
portal vein ⟨4⟩ 290
portopulmonary hypertension ⟨2⟩ 562
positional vertebral artery occlusion (PVAO) ⟨6⟩ 370
positive end-expiratory pressure (PEEP) ⟨1⟩ 227, ⟨2⟩ 403, ⟨3⟩ 210
positive remolding ⟨3⟩ 66
positron emission tomography (→PET)
post hypercapnic alkalosis ⟨3⟩ 457
post kala-azar dermal leishmaniasis (PKDL) ⟨2⟩ 168
post-antibiotic effect (PAE) ⟨1⟩ 186, 187
post-capillary venule (PCV) ⟨3⟩ 5, ⟨6⟩ 5
posterior inferior cerebellar artery (PICA) ⟨6⟩ 623
postero-ventral pallidotomy (PVP) ⟨6⟩ 426
postheparin plasma ⟨5⟩ 350
postinfectious acute cerebellitis ⟨6⟩ 399
postoperative hepatopathy ⟨4⟩ 400
postprandial distress syndrome (PDS) ⟨4⟩ 121
postprandial thermogenesis (PPT) ⟨5⟩ 445
poststenotic dilatation ⟨3⟩ 270
poststreptococcal acute glomerulonephritis (PSAGN) ⟨3⟩ 519
postsynaptic potential ⟨6⟩ 284
post-transfusion graft-versus-host disease (PTGVHD) ⟨1⟩ 219, ⟨6⟩ 72
post-treatment neuropathy ⟨5⟩ 311
potassium-competitive acid blocker (PCAB) ⟨4⟩ 100
potential bicarbonate ⟨3⟩ 450
Potter 症候群 ⟨3⟩ 573
PP ⟨4⟩ 452
PPARα ⟨5⟩ 214, 299
PPARγ/PAX8 ⟨5⟩ 100
PPH (procedure for prolapse and hemorrhoids) ⟨4⟩ 240
PPI ⟨4⟩ 130
PPLO (pleuropneumonia-like organ-

ism) ⟨2⟩ 111
PPLO 培地 ⟨2⟩ 15
PPRF 症候群 ⟨1⟩ 377
PP 間隔 ⟨3⟩ 141, 161
pQCT ⟨5⟩ 467
PQ (PR) 時間 ⟨3⟩ 31, 34
Prader-Willi 症候群 ⟨5⟩ 31, 187, 452
Prausnitz-Küstner (PK) 反応 ⟨1⟩ 40, ⟨2⟩ 324, 363
pre-βHDL ⟨5⟩ 353, 384
precipitating factor ⟨1⟩ 440
precision medicine ⟨1⟩ 4, 191
predisposing factor ⟨1⟩ 440
preeclampsia ⟨3⟩ 576
preemptive kidney transplantation ⟨1⟩ 249
preexcitation syndrome ⟨3⟩ 150
preferential pathway ⟨3⟩ 129
pregestational diabetes mellitus ⟨5⟩ 288
pregnancy-induced hyperthyroidism, gestational thyrotoxicosis ⟨5⟩ 102
pregnane X receptor (PXR) ⟨5⟩ 8
premature ovarian insufficiency (POI) ⟨5⟩ 200
prerenal acute kidney injury (AKI) ⟨1⟩ 434
presenilin-1 (*PSEN1*) ⟨6⟩ 410
presenilin-2 (*PSEN2*) ⟨6⟩ 410
pressure control ventilation (PCV) ⟨1⟩ 226
pressure half time (PHT) ⟨3⟩ 261
pressure support ventilation (PSV) ⟨1⟩ 226
preventive medicine ⟨1⟩ 306
PRF1 ⟨6⟩ 213
primary aldosteronism (PA) ⟨3⟩ 384
primary alveolar hypoventilation syndrome ⟨2⟩ 410
primary anemia ⟨6⟩ 104
primary biliary cholangitis (PBC) ⟨4⟩ 344
primary biliary cirrhosis (PBC) ⟨4⟩ 397
primary care ⟨1⟩ 298
primary central nervous system lymphoma (PCNSL) ⟨6⟩ 541
primary effusion lymphoma (PEL) ⟨2⟩ 565
primary health care (PHC) ⟨1⟩ 298
primary hyperchylomicronemia ⟨5⟩ 362
primary hyperlipidemia ⟨5⟩ 362
primary hyperparathyroidism (PHPT) ⟨5⟩ 219
primary lateral sclerosis (PLS) ⟨6⟩ 450, 454
primary lung cancer ⟨2⟩ 530
primary macroglobulinemia ⟨2⟩ 564, ⟨6⟩ 202, 568, 569
primary malabsorption syndrome

⟨6⟩ 517

primary mediastinal large B‐cell lymphoma (PMLBC) ⟨2⟩ 524

primary medical care ⟨1⟩ 298

primary MODS ⟨1⟩ 114

primary myelofibrosis (PMF) ⟨6⟩ 215, 224

primary PCI ⟨3⟩ 203

primary pigmented nodular adrenocortical disease (PPNAD) ⟨5⟩ 146

primary pulmonary lymphoma ⟨2⟩ 564

primary sclerosing cholangitis (PSC) ⟨4⟩ 399, 428

prion ⟨2⟩ 183

prion disease ⟨6⟩ 390

PRKACA ⟨5⟩ 147, 151

PRKAR1A ⟨5⟩ 40, 118

PRL ⟨5⟩ 37, 38

PRL inhibiting facter (PIF) ⟨5⟩ 26

PROC ⟨6⟩ 247

procalcitonin (PCT) ⟨2⟩ 47

procedural justice ⟨1⟩ 12

procollagen type III N‐terminal peptide (P III NP) ⟨4⟩ 309

proepicardial organ (PEO) ⟨3⟩ 226

progranulin 遺伝子 ⟨6⟩ 418

progressive autonomic failure (PAF) ⟨6⟩ 427, 434

progressive encephalomyelitis with rigidity and myoclonus (PERM) ⟨6⟩ 462

progressive external ophthalmoplegia (PEO) ⟨6⟩ 602

progressive lower motor neuron (LMN) disease ⟨6⟩ 457

progressive massive fibrosis (PMF) ⟨2⟩ 485

progressive multifocal leukoencephalopathy (PML) ⟨2⟩ 151, ⟨6⟩ 389

progressive myoclonus epilepsy (PME) ⟨6⟩ 409, 420

progressive pallidal degeneration ⟨6⟩ 437

progressive supranuclear palsy (PSP) ⟨6⟩ 434

pro‐GRP ⟨4⟩ 480

projectile vomiting ⟨4⟩ 115

proliferating cell nuclear antigen (PCNA) ⟨4⟩ 145

Pronator drift test ⟨1⟩ 449

proopiomelanocortin (POMC) ⟨5⟩ 137, 251, 452

Prop 1 ⟨5⟩ 34

prophobilinogen deaminase (PBGD) ⟨5⟩ 440

Propionibacterium acnes ⟨2⟩ 516, ⟨6⟩ 398

propionic acidemia ⟨5⟩ 418

proprotein convertase subtilisin/kexin type 9 (PCSK9) ⟨3⟩ 191, ⟨5⟩ 352, 368

PROS1 ⟨6⟩ 247

prospective follow‐up study ⟨1⟩ 116

prostaglandin (PG) ⟨1⟩ 336, ⟨2⟩ 203, 204, 321, ⟨4⟩ 122, 128

protein energy malnutrition (PEM) ⟨4⟩ 352

protein kinase A regulatory subunit 1‐α (*PRKAR1A*) 遺伝子変異 ⟨3⟩ 344

protein misfolding disorder ⟨5⟩ 420

protein plug theory ⟨4⟩ 466

protein zero (P0) ⟨6⟩ 284

protein‐energy malnutrition (PEM) ⟨1⟩ 54, ⟨5⟩ 446

protein‐induced by vitamin K absence or antagonist‐II (PIVKA‐II) ⟨4⟩ 325, 381

proteolipid protein (PLP) ⟨6⟩ 284

Proteus ⟨2⟩ 66

prothrombin time international normalized ratio (PT‐INR) ⟨3⟩ 145

prothrombin time (PT) ⟨4⟩ 308

proton density fat fraction (PDFF) ⟨4⟩ 355

proton pump inhibitor (PPI) ⟨4⟩ 68, 100, 286

proto‐oncogene ⟨1⟩ 105

protoporphyrinogen oxidase (PROX) ⟨5⟩ 440

PRPP ⟨5⟩ 424, 431, 433

PRRs (→ pattern recognition receptors)

PRRT2 ⟨6⟩ 440

PRSS1 遺伝子異常 ⟨4⟩ 465

pruritus ⟨1⟩ 360

PS ⟨3⟩ 242, 244, ⟨6⟩ 66

PSA ⟨3⟩ 596, 597

PSAP ⟨6⟩ 476

PSC ⟨4⟩ 446

PSEN ⟨6⟩ 409

pseudo Pelger‐Huët anomaly ⟨6⟩ 50

pseudochylothorax ⟨2⟩ 510

pseudocyst ⟨4⟩ 485

pseudogout ⟨2⟩ 296

pseudohypoaldosteronism (PHA) ⟨5⟩ 159

pseudomembranous colitis (PMC) ⟨2⟩ 86

Pseudomonas ⟨2⟩ 71

Pseudomonas aeruginosa ⟨2⟩ 71

pseudomyxoma peritonei (PMP) ⟨4⟩ 231

pseudonormalization ⟨3⟩ 299

pseudopolyposis ⟨4⟩ 211

pseudoseizure ⟨1⟩ 348

pseudotumor ⟨3⟩ 61

pseudoxanthoma elasticum ⟨6⟩ 360

PSG ⟨6⟩ 614

psoriatic arthritis (PsA) ⟨2⟩ 283, 287

PSP‐parkinsonism (PSP‐P) ⟨6⟩ 434

psychosomatic disease ⟨1⟩ 86

PS 試験 ⟨4⟩ 74

PT ⟨2⟩ 74, ⟨4⟩ 25, ⟨6⟩ 25, 65, 229, 231

PTBD ⟨4⟩ 421

PTCA ⟨3⟩ 80, 90

PTEN ⟨4⟩ 214

PTH ⟨5⟩ 106, 111, 117, 124

PTHR1 ⟨5⟩ 118, 122

PTHrP ⟨6⟩ 179

PTMC ⟨3⟩ 261, 263

ptosis ⟨1⟩ 375

PTPN11 ⟨5⟩ 180

PTPN22 ⟨5⟩ 289

PTS ⟨6⟩ 478

PTU ⟨5⟩ 81, 103

puff‐chandelier タイプ ⟨3⟩ 74

pufferfish poisoning ⟨6⟩ 505

pulmonary alveolar microlithiasis ⟨2⟩ 541

pulmonary alveolar proteinosis ⟨2⟩ 541

pulmonary artery wedge pressure (PCWP) ⟨3⟩ 104, 211

pulmonary arterial hypertension (PAH) ⟨2⟩ 235, 501, ⟨3⟩ 311

pulmonary arteriovenous fistula ⟨2⟩ 504

pulmonary aspergillom ⟨2⟩ 459

pulmonary atresia ⟨3⟩ 239

pulmonary atresia with intact ventricular septum (PA・IVS) ⟨3⟩ 239

pulmonary atresia with ventricular septal defect (PA・VSD) ⟨3⟩ 239

pulmonary diffusing capacity for (CO : DL_{CO}) ⟨2⟩ 387

pulmonary edema ⟨2⟩ 358, 498

pulmonary embolism rule-out criteria (PERC) ⟨1⟩ 126

pulmonary helminthiasis ⟨2⟩ 462

pulmonary hypertension (PH) ⟨2⟩ 236, 500

pulmonary hypertension/right ventricular hypertrophy configuration ⟨3⟩ 56

pulmonary hypertrophic osteoarthropathy ⟨1⟩ 404

pulmonary infiltration with eosinophilia ⟨4⟩ 268

pulmonary insufficiency ⟨2⟩ 568

pulmonary protozoal disease ⟨2⟩ 462

pulmonary rehabilitation ⟨2⟩ 405

pulmonary sequestration ⟨2⟩ 539

pulmonary stenosis (PS) ⟨3⟩ 236

pulmonary suppuration ⟨2⟩ 442

pulmonary thromboembolism (PTE) ⟨2⟩ 497

pulmonary tuberculosis ⟨2⟩ 450

pulse wave velocity (PWV) ⟨3⟩ 95, ⟨5⟩ 312

pulseless disease 〈2〉259
pulseless electrical activity (PEA) 〈1〉269, 〈3〉206
pulsus alternans 〈3〉19
pulsus bisferiens 〈3〉19
puncture, aspiration, injection, re-aspiration (PAIR) 〈2〉182
pupillary sparing 〈6〉309
pure akinesia 〈6〉435
pure autonomic failure (PAF) 〈6〉415
pure gonadal dysgenesis 〈5〉198
pure motor stroke 〈6〉349
pure red cell aplasia (PRCA) 〈6〉104, 123
pure sensory stroke 〈6〉349
purine nucleoside phosphorylase 〈5〉431, 434
Purkinje 細胞 〈6〉274
Purkinje 線維 〈3〉129
purpura fulminans 〈6〉246
purulent pleuritis 〈2〉507
pustulotic arthro-osteitis (PAO) 〈2〉289
putamen 〈6〉272
PUVA 〈6〉181
PVB19 〈3〉307
PVN 〈5〉60
PvO₂ 〈2〉569
PWV 〈3〉96, 384
PYGM 遺伝子 〈6〉605
pyknotic nuclear clump 〈6〉589
pylorus 〈4〉4
pyogenic liver abscess 〈4〉386
pyogenic spondylitis 〈6〉528
pyramidal brush 〈3〉574
pyramidal sign 〈6〉317
pyuria 〈1〉437
PYY 〈4〉9, 〈5〉215
PY モチーフ 〈3〉468
PZA 〈6〉381

Q

Q 熱 〈2〉108, 110, 450
QDPR 〈6〉478
QFT 〈6〉379
QMG (quantitative MG) スコア 〈6〉597
QOL 〈5〉315
QOL (quality of life) 〈1〉314
QRS 波 〈3〉31
qSOFA スコア 〈2〉89
QT 延長 〈3〉328
QT 延長症候群 〈3〉13, 39, 124, 126, 157, 328
QT 時間 〈3〉31, 34
QT 短縮症候群 〈3〉124, 159
QuantiFERON®-TB Gold 〈4〉178
quantitative insulin sensitivity check index (QUICKI) 〈5〉296

Queckenstedt 試験 〈6〉320
Quick SOFA (Sequential Organ Failure Assessment) スコア 〈1〉337, 338, 346
Quincke 徴候 〈3〉16, 273
quorum-sensing 〈2〉12

R

RAAS 〈3〉373
RAAS 阻害薬 〈3〉316
RAA 系 〈3〉113, 〈5〉229
Rabson-Mendenhall 症候群 〈5〉322
radial nerve palsy 〈6〉571
radiculopathy 〈6〉523
radioallergosorbent test (RAST) 〈2〉324
radiofrequency ablation (RFA) 〈4〉224
radioimmunoassay (RIA) 〈5〉18
ragged-red fiber (RRF) 〈6〉338, 409, 421, 602
RA-ILD (rheumatoid arthritis-associated interstitial lung disease) 〈2〉49
Ramsay Hunt 症候群 〈2〉134, 〈4〉90, 〈6〉310
RANKL 〈2〉194, 222
rank-Starling 機能 〈3〉11
Ranvier の絞輪 〈6〉282
raphe 〈3〉269
rapid eye movement sleep behavior disorder (RBD) 〈6〉614
rapid filling wave (RF) 〈3〉43
rapid shallow breathing 〈2〉360
rapid turnover protein (RTP) 〈4〉27, 〈5〉473
rapid urease test (RUT) 〈4〉76
rapidly progressive glomerulonephritis (RPGN) 〈2〉252, 〈3〉521
Rapoport-Luebering 経路 〈6〉15
RARA (retinoic acid receptor-α) 〈6〉159
ras 〈4〉202, 216
RAS 〈5〉1, 98, 100, 248
RASA1 関連症候群 〈6〉373, 374
RAS/MAPK 〈6〉10
Rastelli 手術 〈3〉241, 245, 246
Rastelli 分類 〈3〉229
RAS 阻害薬 〈3〉391, 〈5〉143, 249
Rathke 囊 〈5〉32, 34
Rathke 囊胞 〈5〉53
Raynaud 現象 〈1〉402, 〈2〉200, 230, 236, 239, 〈3〉357
Raynaud 症候群 〈1〉402, 〈3〉356, 357
Raynaud 病 〈1〉402, 〈3〉356, 357
RBV 〈4〉340
RB 遺伝子 〈1〉109, 〈2〉152
R-B 療法 〈6〉191
R-CHOP 療法 〈4〉142, 〈6〉190, 191

R-CODOX-M/IVAC 療法 〈6〉191
RCT (randomized controlled trial) 〈1〉121
RDN 〈3〉376
reactive arthritis (ReA) 〈2〉283, 286, 297
reactive oxygen species (ROS) 〈2〉88, 〈4〉297, 354, 〈6〉15
reagin 〈2〉317
rebound tenderness 〈1〉139
receptor activator NF-κB ligand (RANKL) 〈5〉110
receptor assay 〈5〉21
RECIST (Response Evaluation Criteria in Solid Tumors) ガイドライン 〈1〉197
Recklinghausen 病 〈4〉228
recommended dietary allowance (RDA) 〈5〉444
reconditioning 〈3〉215
rectum 〈4〉6
red blood cell count (RBC) 〈6〉42
red blood cells (RBC) 〈1〉214
red cell fragmentation syndrome (RCFS) 〈6〉142
red flag 〈6〉288
red neck 症候群 〈2〉19
red pulp 〈6〉4
red wale marking 〈4〉111
redistribution 〈3〉59
reduced-intensity conditioning (RIC) 〈6〉97
reduced-intensity stem cell transplantation 〈6〉97
Reed-Sternberg (RS) 細胞 〈6〉192
re-emergent tremor 〈6〉314
reentry 〈3〉135
REEP1 〈6〉449
refeeding syndrome 〈5〉256, 475
reference interval 〈1〉145
reference value 〈1〉145
referred pain 〈1〉416
reflux hypersensitivity 〈1〉415
Refsum 病 〈6〉449
regulated secretion 〈5〉3
regulatory light chain 2 (MLC-2) 〈3〉8
regulatory T cell (Treg) 〈2〉196, 307, 〈4〉93, 〈6〉6
regurgitation 〈1〉420
rehabilitation nutrition 〈1〉286
Reid index 〈2〉356
Reifenstein 症候群 〈5〉187
reimplantation 法 〈3〉358
Reiter 症候群 〈2〉67, 69, 286
relapsing polychondritis (RP) 〈2〉199, 303
relative biological effectiveness (RBE) 〈1〉233
REM 期 〈6〉326
REM 睡眠行動異常症 〈6〉614

REM 睡眠行動障害 〈6〉415
REM sleep behavior disorder (RBD) 〈6〉415
remittent fever 〈1〉336
remodeling 法 〈3〉358
renal blood flow (RBF) 〈3〉397, 426
renal failure 〈1〉281
renal hypouricemia 〈5〉431
renal plasma flow (RPF) 〈3〉426
renal replacement therapy (RRT) 〈1〉281
renal tubular acidosis (RTA) 〈3〉469
Rendu-Osler-Weber 病 〈2〉504, 〈4〉151, 〈4〉168, 〈6〉373, 374
repolarization 〈3〉130
resistin 〈5〉242
resistin-like molecules (RELM) ファミリー 〈5〉242
respect for autonomy 〈1〉10
respiratory bronchiolitis-associated interstitial lung disease (RB-ILD) 〈2〉482
respiratory burst 〈6〉20
respiratory distress 〈1〉397
respiratory failure 〈2〉568
respiratory muscle 〈2〉359
response to injury theory 〈5〉354
response-to-injury hypothesis 〈3〉171
response-to-retention hypothesis 〈3〉172
restless 〈1〉346
restless leg 〈3〉490
restless legs syndrome (RLS) 〈6〉110
restrictive cardiomyopathy (RCM) 〈3〉301
RET 〈5〉100, 101, 217
retching 〈1〉420
retention cyst 〈4〉486
reticulate body (RB) 〈2〉113
reticulocyte 〈6〉11
retinitis pigmentosa 〈5〉361
retinoblastoma gene 〈1〉109
RET/PTC 〈5〉98
retropulsion 〈6〉426
retrospective cohort study 〈1〉117
retrosternal space 〈3〉57
RET 遺伝子異常 〈3〉330
revascularization syndrome 〈3〉352
REVEAL 試験 〈1〉331
reverse cholesterol transport 〈5〉384
reverse genetics 〈5〉274
reversible cerebral vasoconstriction syndrome (RCVS) 〈6〉366
reversible posterior leukoencephalopathy syndrome 〈6〉366
Reye 脳症 〈6〉399
Reye（様）症候群 〈4〉374, 〈6〉399

Reynolds の五徴 〈4〉425
Reye encephalopathy 〈6〉399
RFLP (Restriction Fragment Length Polymorphism) 〈1〉175
RFLP による LOH の検出 〈1〉175
RFP 〈6〉381
Rh 抗原 〈6〉67
rhabdomyoma 〈3〉347
RhD 抗原検査 〈1〉217
rheumatic diseases 〈2〉188
rheumatic fever (RF) 〈2〉188, 268, 〈3〉278
rheumatism 〈2〉188
rheumatoid arthritis (RA) 〈2〉48, 188, 215, 560, 〈3〉310, 〈4〉398
rhinorrhea 〈1〉385
rho キナーゼ阻害薬 〈3〉196
RHOA 〈4〉134, 〈6〉182
rhonchus 〈1〉395
rhPTH 1-84 〈5〉117
rHuEPO 〈6〉77
R-hyper CVAD/MA 療法 〈6〉191
RIA (radioimmunoassay) 〈2〉15, 〈5〉19
rib notching 〈3〉62, 247
ribonucleoprotein 〈2〉235
Richter ヘルニア 〈4〉257
Rickettsiaceae 〈2〉108
Rickettsia tsutsugamushi 〈2〉450
rickettsial pneumonia 〈2〉450
rickettsiosis 〈6〉395
RIG-1 like receptor (RLR) 〈2〉194
right coronary artery (RCA) 〈3〉87
right ventricle (RV) 〈3〉93
rigidity 〈6〉425
Riley-Day 症候群 〈6〉562
rimmed vacuole 〈6〉338
ring enhancement sign 〈6〉393
ring finger splitting 〈6〉570
ring form 〈2〉166
ring sideroblast 〈6〉50, 111, 126
Rinne 法 〈1〉380
Riolan のアーケード 〈4〉7
rippling phenomenon 〈6〉581
riser 〈3〉373
risk factor 〈1〉117
risk indicator 〈1〉307
RIST 〈6〉97
rituximab 〈2〉208
Rivero-Carvallo 徴候 〈3〉276
RL 像 〈3〉57
RMS40 (root-mean-square voltage of the signals in the last 40 ms) 〈3〉95
RNA 〈5〉403
RNA-seq 〈3〉14
RNA ポリメラーゼ 〈5〉11
RNX1-RUNX1T1 〈6〉163
Robertson-Kihara 症候群 〈5〉237
ROC 曲線 〈1〉146, 147
ROKCET AF 試験 〈3〉370

Rokitansky-Aschoff 洞 (RAS) 〈4〉406, 410, 447
Rokitansky 憩室 〈4〉96
Romana 徴候 〈2〉169
Romano-Ward 症候群 〈3〉157
Romberg 試験 〈1〉141
Romberg 徴候 〈6〉299, 315, 568
Rome III 診断基準 〈4〉442
Rome IV 診断基準 〈4〉122, 166
ROS1 遺伝子転座 〈2〉535
rosacea 〈4〉300
Rosenberg らの診断基準 〈2〉473
Ross 手術 〈3〉289
rotational atherectomy 〈3〉191
rotenone 〈6〉424
Roth 斑 〈2〉89
Rotor 症候群 〈1〉428, 〈4〉373
round atelectasis 〈2〉437
roving eye movement 〈6〉296
RR 間隔 〈3〉30, 34, 141
RR 間隔変動係数 〈6〉329
RS ウイルス 〈2〉123
RSP01 〈5〉203
RS (respiratory syncytial) 〈2〉123
RTD-PCR 法 〈4〉322
RTH 〈5〉83
rt-PA 静注療法 〈6〉352
RT-PCR 法 〈6〉56
RT-QUIC 法 〈6〉391
Rubenstein 分類 〈3〉161
Ruffini 小体 〈6〉283
RUNX1 (runt-related transcription factor 1) 〈6〉159
Russell 小体 〈6〉198
Rutherford の分類 〈3〉353
RYR1 〈6〉586
RyR$_2$ 〈3〉160

S

S 状結腸 〈4〉6, 215
S 状結腸鏡検査 〈4〉38
S-スルホホモシステイン 〈5〉430
S テスト 〈4〉456
S1Q3T3 〈2〉497
S19 遺伝子 〈6〉123
S-100 蛋白 〈4〉143
S100A8 〈5〉456
saccular aneurysm 〈3〉358
sacral nerves 〈6〉279
sacsin 遺伝子 〈6〉448
SACS 〈6〉448
SACT 〈3〉161
saddle bag sign 〈4〉120
sago-like lesion 〈2〉374
salazosulfapyridine (SASP) 〈2〉207
Salgo 判決 〈1〉10
SAM 〈3〉299
SAMD9 〈5〉171
Sandhoff 病 〈6〉473
Sanfilippo 症候群 〈6〉481

Sanfilippo 病　⟨5⟩ 399
Santorini 管　⟨4⟩ 449, 487
SaO₂　⟨2⟩ 569
SAP　⟨2⟩ 226
SAPHO 症候群　⟨2⟩ 289
Sar1 蛋白　⟨5⟩ 382
sarcoidosis　⟨2⟩ 516, 553, ⟨6⟩ 397
sarcoma　⟨3⟩ 347
sarilumab　⟨2⟩ 208
sarin poisoning　⟨1⟩ 77
SARM　⟨5⟩ 249
SARS (severe acute respiratory syn-drome)　⟨1⟩ 29, ⟨2⟩ 154
SARS コロナウイルス　⟨2⟩ 154
SASP　⟨4⟩ 183
satellite cell　⟨6⟩ 284
Saturday night palsy　⟨6⟩ 571
SCAP　⟨3⟩ 198, 214
scallop　⟨3⟩ 267
Scandinavian Simvastatin Survival Study (4S)　⟨5⟩ 378
scarlet fever　⟨2⟩ 53
Scarpa 筋膜　⟨4⟩ 7
Scarus ovifrons poisoning　⟨6⟩ 505
SCF　⟨6⟩ 6, 7, 9
Scheie 症候群　⟨6⟩ 481
Scheie 病　⟨5⟩ 399
Schellong 試験　⟨6⟩ 300
Scheuer 分類　⟨4⟩ 345
Schilling 試験 (テスト)　⟨4⟩ 74, ⟨6⟩ 490
Schistosoma japonicum　⟨2⟩ 177, ⟨4⟩ 391
schizont　⟨2⟩ 166
Schmidt 症候群　⟨5⟩ 225
Schwann 細胞　⟨2⟩ 95, ⟨4⟩ 109, ⟨6⟩ 7, 282, 284, 572
schwannoma, neurinoma　⟨4⟩ 228, ⟨6⟩ 539
scimitar　⟨3⟩ 249
SCLC-LEMS　⟨6⟩ 599
scleroderma　⟨2⟩ 188, 560
sclerosing mediastinitis　⟨2⟩ 519
SCN4A 遺伝子　⟨6⟩ 605
SCN5A　⟨3⟩ 14, 158, 163
scoliosis　⟨2⟩ 529
scooping　⟨3⟩ 230
scoring balloon　⟨3⟩ 192
scrapie　⟨6⟩ 390
scurvy　⟨5⟩ 465
SDA (strand displacement amplifica-tion) 法　⟨2⟩ 114
SDF-1　⟨6⟩ 9
SDH　⟨5⟩ 177
SDHB　⟨5⟩ 179
SDS 電気泳動法　⟨5⟩ 409
second wind phenomenon　⟨6⟩ 605
secondary anemia　⟨6⟩ 104, 150
secondary biliary cirrhosis　⟨4⟩ 363
secondary cardiomyopathy　⟨3⟩ 319
secondary care　⟨1⟩ 298

secondary hyperlipidemia　⟨5⟩ 371
secondary malabsorption syndrome　⟨6⟩ 517
secondary MODS　⟨1⟩ 114
secondary pulmonary lymphoma　⟨2⟩ 565
secretin　⟨4⟩ 13, 460
secretion-associated and Ras-related protein　⟨5⟩ 382
secukinumab　⟨2⟩ 208
SEID (systemic exercise intolerance syndrome)　⟨1⟩ 342
selective arterial calcium injection (SACI)　⟨4⟩ 480
selective estrogen receptor modulator (SERM)　⟨5⟩ 134
selectivity index (SI)　⟨3⟩ 423
self care　⟨1⟩ 298
self ef ficacy　⟨1⟩ 308
self-monitoring of blood glucose (SMBG)　⟨5⟩ 320, 337
self-actualization　⟨1⟩ 324
self-expandable metallic stent (SEMS)　⟨4⟩ 83
Selye の一般適応症候群　⟨1⟩ 89
senile dementia of Alzheimer type　⟨6⟩ 410
senile plaque　⟨6⟩ 410
Senning 手術　⟨3⟩ 245
sensor augmented pump (SAP)　⟨5⟩ 320, 340
sensori-motor neuropathy　⟨5⟩ 310
sensory neuronopathy　⟨6⟩ 564
sentinel loop sign　⟨4⟩ 462
SEP　⟨6⟩ 315, 326
sepsis　⟨1⟩ 279
Sepsis-3　⟨2⟩ 88
septic arthritis　⟨2⟩ 297
septic embolism　⟨6⟩ 361
septic MOF　⟨1⟩ 279
septic shock　⟨1⟩ 279
septum primum　⟨3⟩ 223
septum secundum　⟨3⟩ 223
Sequential Organ Failure Assessment (SOFA) スコア　⟨1⟩ 115, 279
SERCA (sarcoendoplasmic reticulum Ca²⁺ adenosine triphosphatase)　⟨3⟩ 7
seroconversion　⟨4⟩ 320, 336
seronegative spondyloarthropathy　⟨2⟩ 283
serotonin　⟨4⟩ 13
serous cystic neoplasm (SCN)　⟨4⟩ 483
SERPINA1 遺伝子　⟨2⟩ 549
SERPINC1　⟨6⟩ 247
serrated adenoma (SA)　⟨4⟩ 206
serrated polyposis　⟨4⟩ 215
Serratia　⟨2⟩ 65
Sertoli 細胞　⟨5⟩ 182
Sertoli 細胞唯一症候群　⟨5⟩ 185

Sertoli cell-only syndrome　⟨5⟩ 185
serum amyloid A (SAA)　⟨2⟩ 216, 225, ⟨4⟩ 26, ⟨5⟩ 421
serum iron (SI)　⟨6⟩ 32
serum total bile acid　⟨4⟩ 308
sessile serrated ade-noma/polyp (SSA/P)　⟨4⟩ 216
SETX　⟨6⟩ 448
severe acute respiratory syndrome (→SARS)
severe acute respiratory syndrome-coronavirus (SARS-CoV)　⟨2⟩ 154
severe ARDS　⟨1⟩ 280
severe combined immunodeficiency (SCID)　⟨2⟩ 346, ⟨5⟩ 434
severe fever with thrombocytopenia syndrome (SFTS)　⟨2⟩ 3
severe hypoglycemia　⟨1⟩ 258
sex hormone-binding globulin (SHBG)　⟨5⟩ 184
sex-determining region Y (SRY)　⟨5⟩ 182, 203
sexual dysfunction　⟨1⟩ 452
sexually transmitted disease (STD)　⟨2⟩ 10, 58, 118 ⟨4⟩ 388
Sézary 症候群　⟨6⟩ 181
SF　⟨6⟩ 66
SF1　⟨5⟩ 203
SF-1　⟨5⟩ 45
SF-1/Ad4BP　⟨5⟩ 12, 136
SF3B1 遺伝子　⟨6⟩ 111
SGLT1　⟨5⟩ 298
SGLT2　⟨5⟩ 298
SGLT2 阻害薬　⟨3⟩ 176, ⟨5⟩ 319
shaking chills　⟨2⟩ 88
shared decision-making　⟨1⟩ 8, 11
shear wave imaging　⟨1⟩ 159, 160
shifting dullness　⟨1⟩ 139, ⟨4⟩ 302
Shiga toxin producing *Escherichia coli* HUS (STEC-HUS)　⟨6⟩ 257
Shigella　⟨2⟩ 67
shivering　⟨1⟩ 46
shock　⟨1⟩ 280, 342
shock liver　⟨4⟩ 396
shone complex　⟨3⟩ 256
short exercise test　⟨6⟩ 591
short increment sensitivity index test　⟨1⟩ 379
shoulder-pad-sign　⟨5⟩ 421
SHOX　⟨5⟩ 204
Shprintzen-Goldberg 症候群　⟨3⟩ 329, 330
Shy-Drager 症候群 (SDS)　⟨6⟩ 444, ⟨6⟩ 434
SI 単位系　⟨1⟩ 149
SIADH　⟨5⟩ 29, 67
sialidosis　⟨6⟩ 482
Siater Mary Joseph 結節　⟨4⟩ 454
Sicilian Gambit　⟨3⟩ 137
sick sinus syndrome (SSS)　⟨3⟩ 160
sideroblastic anemia　⟨6⟩ 104, 111

spin 131

sigmoid scopy 〈4〉38

signal averaged electrocardiogram (SAECG) 〈3〉36

signal recognition particle (SRP) 〈5〉405, 〈6〉593

sIL-2R 〈6〉541

silencing mediator for retinoid and thyroid hormone receptor (SMRT) 〈5〉9

silent aspiration 〈2〉446

silhouette sign 〈2〉377, 〈3〉56

silica 〈2〉485

silicosis 〈2〉485, 516

simian immunodeficiency virus (SIV) 〈2〉147

simple CoA 〈3〉247

simple cyst 〈4〉485

simple nontoxic goiter (SNTG) 〈5〉93

simple pulmonary aspergilloma (SPA) 〈2〉100, 101

Simpson 法 〈3〉70

simultaneous pancreas kidney transplant (SPK) 〈1〉254

single coronary artery 〈3〉212

single fiber electromyogram (SFEMG) 〈6〉597

single filtration plasmapheresis (SFPP) 〈2〉209

single nephron GFR (SNGFR) 〈3〉402

single nucleotide polymorphism (SNP) 〈1〉173, 〈2〉192, 〈3〉13, 14, 〈5〉274, 313, 〈6〉263

single photon emission computed tomography (SPECT) 〈1〉162, 〈3〉63, 187

single ventricle 〈3〉253

singultus 〈2〉526

sinoatrial conduction time (SACT) 〈3〉94

sino-bronchial syndrome 〈2〉432

sinus nodal reentrant tachycardia (SNRT) 〈3〉147

sinus node 〈3〉129

sinus node recovery time (SNRT) 〈3〉94, 161

sinus tachycardia 〈3〉141

sinusoidal membrane 〈4〉408

sinusoidal obstruction syndrome (SOS) 〈4〉395, 399

SiO₂ 〈2〉485

sip feeds 〈1〉223

Sipple 症候群 〈5〉177

SISI 検査 〈1〉379

Sister Mary Joseph 結節 〈4〉18

sitosterolemia 〈5〉368

SITSH 〈5〉78, 82, 83

Sjögren 症候群 〈2〉188, 198, 199, 218, 221, 223, 270, 307, 331, 560, 563, 〈3〉470, 〈4〉94, 272, 346, 398,

〈6〉407, 573

Sjögren 症候群に伴う神経障害 〈6〉513

skein-like inclusion 〈6〉451

skew deviation 〈6〉296

skin diving 〈1〉44

skin perfusion pressure (SPP) 〈3〉498

skin xanthoma 〈5〉360

SKI 遺伝子異常 〈3〉329

Skoda 鼓音帯 〈2〉507

SLC2A2 〈5〉333

SLC34A2 〈2〉541

SLC4A1 〈6〉134

SLC6A19 〈6〉479

SLC25A13 遺伝子異常 〈4〉376

SLC25A38 遺伝子 〈6〉111

SLCO2A1 〈4〉195

SLE 〈2〉196, 199, 221, 〈3〉310, 335

sleep apnea syndrome (SAS) 〈1〉440, 〈2〉412, 568, 〈6〉520, 613

sleep disorder 〈1〉440, 〈6〉612

sleep onset REM (SOREM) 〈6〉612

slow filling wave (SF) 〈3〉43

slow flow 〈3〉77

slow pathway 〈3〉129, 148

slow virus infection and prion disease 〈6〉388

slow VT 〈3〉155, 205

SLV 〈3〉253

Sly 症候群 〈6〉481

Sly 病 〈5〉399

SMAD4 〈4〉214

small angular fiber 〈6〉583

small-cell lung cancer (SCLC) 〈6〉599

small dense LDL 〈3〉171, 〈5〉300, 354

small duct theory 〈4〉465

small intestinal bacterial overgrowth (SIBO) 〈4〉164

small intestine 〈4〉5

SMBG 〈5〉320, 337

smell disturbance 〈1〉382

SMN1 (survival motor neuron 1) 〈6〉457

SMN2 〈6〉457

SMON 〈6〉509

SMPD1 〈6〉473

SMT 〈4〉226

SMV 〈4〉340

snake eyes 徴候 〈6〉369

SNAP-25 (synaptosomal nerve-associated protein 25) 〈6〉285

SNARE 蛋白質 〈6〉285

SND type (MSA-P) 〈6〉433

SNERP 〈3〉161

snore 〈1〉398

snow white duodenum 〈5〉381

snowgrasping sense 〈2〉86

snowman sign 〈3〉56

SNP (→ single nucleotide polymorphisms)

SNRI 〈1〉84

SOAP (subjective, objective, assessment, plan) 〈1〉133

SOD1 〈6〉455

sodium glucose co-transporter 2 (SGLT2) 〈5〉298, 319

sodium-taurocholate cotransporting polypeptide (NTCP) 〈4〉408

SOF 〈4〉339

SOFA スコア 〈1〉115, 〈2〉89

solid type 〈4〉483

solid-pseudopapillary neoplasm (SPN) 〈4〉484

solitary fibrous tumor of the pleura (SFTP) 〈2〉514

solitary ulcer syndrome of the rectum 〈4〉237

soluble endoglin (sEng) 〈3〉575

soluble fms-like tyrosine kinase-1 (sFlt-1) 〈3〉575

soluble liver antigen (SLA) 〈4〉324

somatic cell gene therapy 〈1〉242

somatic gene-based testing 〈1〉14

somatic pain 〈1〉416

somatic sensation 〈6〉270

somatostatin (SS) 〈4〉13, 〈5〉26

SON 〈5〉23, 60

Sones カテーテル 〈3〉86

sonographic Murphy sign 〈4〉423

SOX9 〈5〉203

Span-1 〈4〉456

spasm 〈1〉347, 348, 〈3〉214

SPAST 〈6〉449

spastic palaplegia (SPG) 〈6〉449

Spaulding の分類 〈2〉45

sPCT 〈5〉441

special population 〈1〉183

SPECT (single photon emission computed tomography) 〈1〉5, 162, 〈3〉63, 187

speech-language-hearing therapist (ST) 〈1〉285

SPEG 〈6〉586

SPG 〈6〉443

SPG11 〈6〉449

spheroid 〈6〉437

sphingolipid 〈6〉472

sphingolipidosis 〈5〉392, 〈6〉472

spider angioma 〈1〉363

spina bifida 〈6〉551

spinal and bulbar muscular atrophy (SBMA) 〈6〉450, 458

spinal cavernous hemangioma 〈6〉372

spinal cord 〈6〉275

spinal cord infarction 〈6〉368

spinal cord ischemia 〈6〉368

spinal epidural abscess 〈6〉393

spinal epidural hemorrhage 〈6〉371

spinal muscular atrophy (SMA) 〈6〉 450, 457

spinal nerves 〈6〉 279

spinal subarachnoid hemorrhage 〈6〉 370

spinal subdural hemorrhage 〈6〉 371

spinal vascular malformation 〈6〉 372

SPINK1 遺伝子異常 〈4〉 465

spinocerebellar ataxia (SCA) 〈6〉 446

spinocerebellar degeneration (SCD) 〈6〉 443

SPIO 造影剤 〈4〉 315

spiral CT 〈2〉 377

spiral reentry 〈3〉 135

Spirillum minus 〈2〉 162

Spirometra erinaceieuropaei 〈2〉 181

spirometry 〈2〉 382

spleen 〈6〉 3

splenic artery (SA) 〈4〉 450

splenic marginal zone lymphoma (SMZL) 〈6〉 58

splenomegaly 〈1〉 425, 〈4〉 301, 360, 〈6〉 209

SpO$_2$ 〈2〉 569, 〈3〉 118

spondyloarthritis (SpA) 〈2〉 201, 283

spontaneous bacterial peritonitis (SBP) 〈4〉 247

spontaneous coronary artery dissection (SCAD) 〈3〉 199, 214

spontaneous mediastinal emphysema 〈2〉 517

spontaneous occlusion of the circle of Willis 〈6〉 363

spoon nail 〈4〉 15, 〈6〉 110

sporadic Creutzfeldt-Jakob disease 〈2〉 183

sporozoite 〈2〉 166

spotty calcification 〈3〉 67

spreading depression 〈6〉 618

SPRINT 研究 〈3〉 23, 375

SPTA1 〈6〉 134

SPTB 〈6〉 134

Spurling 徴候 〈6〉 300

sputum 〈1〉 394

squamous cell carcinoma (SCC) 〈1〉 95, 〈4〉 26, 243

squatting 〈3〉 221

squawk 〈2〉 466

SR 法 (surface rendering) 〈1〉 153

SREBP 〈5〉 299, 352

SRV 〈3〉 253

SRY 〈5〉 182

SSA/P 〈4〉 206

SSCP (single-strand conformation polymorphism) 法 〈1〉 173

SSPE ウイルス 〈6〉 388

SSRI 〈1〉 84, 〈6〉 432

SSS 〈3〉 209

ST 下降 〈3〉 39

ST 合剤 〈2〉 27, 462

ST 上昇 〈3〉 33, 39

ST 上昇型急性冠症候群 〈3〉 198, 200

ST 上昇型急性心筋梗塞 〈3〉 180, 190

ST 低下 〈3〉 33

ST トレンドグラム 〈3〉 186

ST 部分 〈3〉 31

stable ischemic heart disease 〈3〉 179

stable coronary artery disease 〈3〉 179

standardized mortality ratio (SMR) 〈1〉 119

Stanford 分類 〈3〉 361

Stanford B 型急性大動脈解離 〈3〉 61

staphylococcal food poisoning 〈2〉 52

staphylococcal scalded skin syndrome (SSSS) 〈2〉 52

Staphylococcus aureus 〈3〉 283, 〈6〉 393

Starling の式 〈2〉 498

Starling の腸管の法則 〈4〉 8

START (Simple Triage and Rapid Treatment) 法 〈1〉 346

StAR 蛋白 〈5〉 137, 183

STAT3 〈2〉 226

static lung compliance 〈2〉 386

status epilepticus 〈1〉 347

steady state plasma glucose (SSPG) 〈5〉 296

steal phenomenon 〈6〉 360

steatohepatitis 〈4〉 353

steatorrhea 〈1〉 423, 〈4〉 72

Steinbrocker の病期分類 〈2〉 218

stellar nevus 〈1〉 363

stellate scar 〈4〉 483

stem cell factor 〈6〉 6, 7, 9

STEMI 〈3〉 180, 190

Steno-2 〈5〉 316

stenocephaly 〈6〉 547

Stenon 管 〈2〉 271

Stenotrophomonas 〈2〉 71

steppage gait 〈6〉 572

stercoral ulcer (SU) 〈4〉 244

stereotactic irradiation (STI) 〈1〉 236

stereotactic radiosurgery (SRS) 〈1〉 236

stereotactic radiotherapy (SRT) 〈1〉 236

sterilization 〈2〉 29

steroid and xenobiotic receptor (SXR) 〈5〉 8

steroid myopathy 〈6〉 606

steroidogenic acute regulatory protein (StAR) 〈5〉 137, 183

steroidogenic factor-1 (SF-1) 〈5〉 45, 170

steroid-sparing effect 〈2〉 558

sterol regulatory element (SRE) 〈5〉 352

sterol regulatory element binding protein (SREBP) 〈5〉 299, 352

Stevens-Johnson 症候群 〈2〉 331

Stewart-Hamilton の式 〈3〉 82

Stewart-Treves 症候群 〈3〉 367

ST-HR ループ 〈3〉 39

stiffness 〈3〉 112, 270

stiff-person 症候群 〈6〉 462

stiff-person (stiff-man) syndrome (SPS) 〈6〉 462

Still 病 〈4〉 398

STK-11 〈4〉 213

stomach 〈4〉 4

storiform fibrosis 〈4〉 470

story generation 〈1〉 295

straight-back syndrome 〈2〉 529

strain elastography 〈1〉 159, 160

Strauss 法 〈3〉 94, 162

strawberry tongue 〈2〉 53

Streptobacillus moniliformis 〈2〉 161

streptococcal toxic shock syndrome (STSS) 〈2〉 53

Streptococcus 〈2〉 53

Streptococcus anginosus 〈2〉 444

Streptococcus pneumoniae 〈2〉 55, 〈3〉 283

ST resolution 〈3〉 206

stretch activated channel 〈6〉 285

strial xanthoma 〈5〉 360

striatonigral degeneration (SND) 〈6〉 444

stridor 〈1〉 395, 〈2〉 418

string sign 〈4〉 115

stroke 〈6〉 348

stroke mimics 〈6〉 300

stroke volume (SV) 〈3〉 85

stroke-like episode 〈6〉 603

Strongyloides stercoralis 〈2〉 174

STR (single tablet regimen) 〈2〉 21

ST-T 異常 〈3〉 255

Sturge-Weber 症候群 〈6〉 468

STX11 〈6〉 213

subacute combined degeneration of spinal cord (SCDC) 〈6〉 516

subacute myelo-optico-neuropathy 〈6〉 509

subacute necrotizing lymphadenitis 〈3〉 366

subacute sclerosing panencephalitis (SSPE) 〈2〉 127, 〈6〉 388

subarachnoid hemorrhage (SAH) 〈6〉 360

subcallosal streak 〈6〉 402

subclavian steal syndrome 〈6〉 356

subependymal giant cell astrocytoma (SEGA) 〈6〉 467

subjective global assessment (SGA) 〈5〉 473

submucosal tumor (SMT) 〈4〉 143, 226

subphrenic abscess 〈2〉 528

subpleural sparing 〈2〉542

substance P 〈2〉446

succinate dehydrogenase (SDH) 〈6〉601

succussion splash 〈4〉19

sudden cardiac death 〈3〉124

sudden deafness/sudden sensorineural hearing loss 〈6〉626

suicide gene 〈1〉241

sulfur dioxide poisoning 〈6〉498

sulfur granule 〈2〉102

superimposed preeclampsia 〈3〉576

superinfection 〈2〉5

superior cerebellar artery (SCA) 〈6〉278, 623

superior mesenteric artery (SMA) 〈4〉153, 449

superior vena cava syndrome 〈3〉366

superoxide dismutase-1 (SOD1) 〈6〉450

supplemental parenteral nutrition (SPN) 〈1〉220, 〈5〉472

suprachiasmatic nucleus (SCN) 〈5〉23

supraoptic nucleus (SON) 〈5〉23, 60

surfer's myelopathy 〈6〉370

surgical aortic valve replacement (SAVR) 〈3〉272

surgical site infection (SSI) 〈2〉42

sustained fever 〈1〉336

sustained hypoxemia (SH) 〈2〉568

sustained impulse 〈3〉19

sveno-occlusive disease (VOD) 〈4〉399

swallowing reflex 〈2〉446

Swan-Ganz カテーテル 〈3〉82, 210

Sweet 病 〈2〉280

SWI (susceptibility-weighted imaging) 〈1〉156

SWI/SNF 複合体 〈5〉9

Swyer-James 症候群 〈2〉433

Sydenham 舞踏病 〈6〉438

Sydney System 〈4〉66

sympathetic nerve 〈6〉280

symptom association probability (SAP) 〈4〉68

symptom index (SI) 〈4〉68

symptom sensitivity index (SSI) 〈4〉68

symptomatic GERD 〈1〉415

synchronized intermittent mandatory ventilation (SIMV) 〈1〉226

syncope 〈1〉349, 〈3〉107

syncytiotrophoblastic giant cells (STGC) 〈6〉540

syndesmophyte 〈2〉285, 290

syndrome acnepustulosishyperostosis-osteitis (SAPHO) 〈2〉289

syndrome of inappropriate secretion of ADH (SIADH) 〈5〉29, 67

syndrome of inappropriate secretion of TSH (SITSH) 〈5〉78, 82, 83

synovioentheseal complex 〈2〉284

synthetic growth hormone secretagogue (GHS) 〈4〉13

synucleinopathies 〈6〉433

syringomyelia 〈6〉529

systemic immunity 〈4〉10

systemic inflammatory response syndrome (SIRS) 〈1〉279, 〈2〉88, 〈4〉260, 461

systemic JIA 〈2〉277

systemic lupus erythematosus (SLE) 〈2〉40, 188, 196, 199, 202, 221, 229, 560, 〈3〉310, 335, 〈4〉397

systemic scleroderma (SSc) 〈1〉402

systemic sclerosis (SSc) 〈2〉188, 238, 560, 〈3〉310, 〈4〉398

T

T 管 〈3〉6

T 細胞 〈1〉32, 〈2〉193, 196, 215, 230, 279, 〈4〉11, 〈6〉6, 19, 21

T 細胞受容体 〈1〉32, 33

T 細胞性リンパ芽球型リンパ腫 〈2〉524

T 細胞性リンパ腫 〈6〉59

T 細胞調節剤 〈2〉208

T スポット 〈2〉363

T 波 〈3〉31

T 波オルタナンス 〈3〉34, 36, 328

T cell receptor (TCR) 〈1〉32

T1 強調画像 〈1〉155, 〈4〉315

T2 強調画像 〈1〉155, 〈3〉306, 342, 〈4〉315

T₃ 〈2〉319, 〈5〉103

T₃ 抑制試験 〈5〉75

T₄ 〈2〉319, 〈5〉5, 70, 103

T₄ 結合グロブリン 〈5〉71

TAC 〈6〉88

tachyarrhythmia 〈3〉140

tachycardia-induced cardiomyopathy 〈3〉145

tachyzoite 〈2〉167

tacrolimus 〈2〉205

TAE 〈4〉120

Taenia asiatica 〈2〉181

Taenia saginata 〈2〉181

Taenia solium 〈2〉180

TAF 〈4〉337

TAFI 〈6〉26

tag-SNP 〈5〉313

Takayasu's arteritis 〈2〉247, 〈3〉214, 362

takotsubo cardiomyopathy 〈3〉321

Tamm-Horsfall 蛋白 〈3〉567

tandem gait 〈6〉299

Tangier 病 〈5〉353, 386, 387

tantrate resistant acid phosphatase (TRAP) 〈2〉293

TAO 〈3〉352, 353

TARDBP 〈6〉418

target sign 〈4〉232

target 法 〈3〉71

Tarp 〈2〉114

tarsal tunnel syndrome 〈6〉571

Tarui 病 〈5〉332

taste disorders 〈1〉386

TAT 〈6〉480, 〈6〉66

Tay-Sachs 病 〈5〉392, 〈6〉448, 473

TBCE 〈5〉115

TBG 〈5〉71, 88

TBII 〈5〉76, 103

TBX1 〈5〉106, 115

TCAP 〈3〉324

TCA 回路 〈5〉270, 278, 299, 408

TCF7L2 〈5〉315

Tc 細胞 〈2〉37

TDF 〈4〉337

TDM (→ therapeutic drug monitoring)

TDP-43 (TAR-binding protein 43) 〈6〉410, 437, 456

TDP-43 遺伝子 〈6〉418

TDP-43 変異 〈6〉418

TdT (terminal deoxynucleotidyl transferase) 〈6〉168

TD (tone decay) 検査 〈1〉379

tear drop heart 〈2〉425

telangiectasia 〈4〉46, 168

temporal arteritis 〈2〉247, 261

temporary threshold shift (TTS) 〈1〉378

tendon xanthoma 〈5〉360

tenesmus 〈1〉421

Terry nail 〈4〉15

Terry 爪 〈4〉301

tertiary care 〈1〉298

testosterone 〈5〉16

TET2 (ten-eleven-translocation-2) 〈6〉160, 215

tetany 〈1〉348

tethered cord syndrome 〈6〉552

tetrachlorodibenzodioxin (TCDD) 〈5〉14

tetrahydrobiopterin deficiency 〈5〉415

tetralogy of Fallot (TOF, TF) 〈3〉238

Tf 〈6〉150

Tf レセプター 〈6〉32

TFPI 〈6〉66

TG 〈5〉342, 355, 369

Tg 〈5〉69, 74

TGA 〈3〉244, 247

TgAb 〈5〉75

TGF-β (transforming growth factor-β) 〈3〉309, 〈6〉7, 232

TGHA 〈5〉90

TG 値 〈3〉173

Th1 〈2〉12, 37, 195, 196, 319, 〈4〉12

Th1 細胞由来 〈2〉464
Th2 〈2〉12, 37, 195, 196, 319, 〈4〉12
Th2 細胞由来 〈2〉464
Th17 〈2〉12, 37, 195, 287, 〈4〉12
thalamus 〈6〉274
thalassemia 〈6〉14, 104, 146
thalassemia index 〈6〉107
thallium poisoning 〈6〉504
The Action to Control Cardiovascular Risk in Diabetes 〈5〉316
the great imitator 〈2〉157
The International Classification of Headache Disorders (ICHD) 〈6〉615
The International Conference on Harmonisation of Technical Requirements for Registration of Pharmaceuticals for Human Use (ICH) 〈1〉328
The Third International Consensus Definitions for Sepsis and Septic Shock 〈2〉88
The West of Scotland Coronary Prevention Study (WOS 研究) 〈1〉124
therapeutic drug monitoring (TDM) 〈1〉184, 〈2〉18, 50, 〈3〉138, 284
therapeutic window 〈1〉192
therapy-related MDS 〈6〉125
thiamine-responsive megaloblastic anemia (TRMA) 〈6〉112
thin basement membrane 〈3〉526
thirst 〈1〉350
Thompson 法 〈3〉367
Thomsen 病 〈6〉590
thoracic aoric aneurysm 〈3〉360
thoracic empyema, pyothorax 〈2〉507
thoracic nerves 〈6〉279
thoracic outlet syndrome 〈3〉356
thoracic wall 〈2〉358
thorax 〈2〉358
thorn-shaped astrocyte 〈6〉435
THPO 〈6〉224
thrill 〈3〉19, 270
thrombin-activatable fibrinolysis inhibitor (TAFI) 〈6〉29
thromboangiitis obliterans (TAO) 〈2〉247, 〈3〉355
thrombocytopenic purpura 〈2〉128
thrombomodulin (TM) 〈6〉29, 249
thrombopoietin (TPO) 〈6〉7, 215
thrombotic microangiopathy (TMA) 〈2〉210, 〈6〉107, 143, 266
thrombotic thrombocytopenic purpura (TTP) 〈2〉210, 233, 〈6〉107, 143, 255
thymic cyst 〈2〉523
thymic stromal lymphopoietin (TSLP) 〈2〉322, 326
thymoma 〈2〉521
thymus and activation-regulated che-

mokine (TARC) 〈2〉322, 340
thyroglobulin (Tg) 〈5〉69, 74
thyroid gland 〈5〉69
thyroid hormone (TH) 〈3〉311
thyroid receptor associated protein/D-receptor interacting protein (TRAP/DRIP) 〈5〉9
thyroid stimulating antibody (TSAb) 〈5〉76, 103
thyroid stimulating hormone (TSH) 〈1〉368, 〈2〉316, 319, 〈5〉69, 73, 102
thyroid stimulation blocking antibody (TSBAb) 〈5〉76, 105
thyroiditis 〈5〉89
thyroperoxidase (TPO) 〈5〉70
thyrotropin-releasing hormone (TRH) 〈5〉25, 38, 70, 196
thyrotropin (TSH) receptor antibody (TRAb) 〈5〉76, 103
thyroxine binding globulin (TBG) 〈5〉71
thyroxine (T$_4$) 〈5〉5, 70, 103
tidal wave (TW) 〈3〉43
Tietze 症候群 〈2〉529
tilt table test 〈3〉108
time above MIC 〈1〉185
time to PFR (TPFR) 〈3〉63
TIMI リスクスコア 〈3〉202
Timothy 症候群 〈3〉157
Tinel 徴候 〈6〉300, 570, 571
tinnitus 〈1〉378
TINU 症候群 (tubulointerstitial nephritis and uveitis) 〈5〉547
TIPS 〈4〉113
tissue factor pathway inhibitor 〈6〉66
tissue factor (TF) 〈6〉22
tissue plasminogen activator (→ t-PA) 〈6〉251
TK2 〈6〉447
TMA (transcription-mediated amplification) 〈2〉114, 233, 240
TNF (→ tumor necrosis factor)
TNF 阻害薬 〈2〉207, 〈3〉213
TNFAIP3 〈6〉194
TNM 分類 〈2〉533, 〈4〉221
TNNT2 〈3〉297, 324
Tn 細胞 〈2〉37
to and fro murmur 〈3〉23
to and fro 像 〈4〉153
to-and-fro movement 〈4〉234
Tobacco Dependence Screener (TDS) 〈1〉49
toe-brachial pressure index (TBI) 〈3〉498
tofacitinib 〈2〉206
tolcapone 〈6〉428, 430
tolerable upper intake level (UL) 〈5〉444
Toll-like receptor (TLR) 〈2〉11,

194, 230, 349, 464
Tolosa-Hunt 症候群 〈1〉373, 377, 〈6〉554
toluene poisoning 〈6〉499
tomacula 〈6〉342
tongue 〈4〉2
tophus 〈2〉293
TORCH 症候群 〈2〉4, 136, 〈6〉545
torsade de pointes (TdP) 〈3〉138, 140, 155, 157, 328
total body irradiation (TBI) 〈6〉97
total colonoscopy 〈4〉38
total iron-binding capacity (TIBC) 〈6〉32
total lymphocyte count (TLC) 〈4〉27
total parenteral nutrition (TPN) 〈1〉220, 〈5〉472
total/partial anomalous pulmonary venous return (TAPVR/PAPVR) 〈3〉248
totally lockedin state 〈6〉453
Tourette 症 〈6〉441
toxic adenoma (TA) 〈5〉81
toxic epidermal necrolysis (TEN) 〈2〉331
toxic megacolon 〈4〉27
toxic multinodular goitor (TMNG) 〈5〉81
toxic neuropathy 〈6〉572
toxic oil syndrome (TOS) 〈2〉277
toxic shock syndrome (TSS) 〈2〉52
Toxocara canis 〈2〉177
Toxocara cati 〈2〉177
toxoid 〈2〉31
Toxoplasma gondii 〈2〉167, 〈6〉393, 395
toxoplasmosis 〈6〉395
TP53 〈5〉98, 〈6〉182, 203
t-PA 〈3〉91, 351, 368, 371, 〈6〉22, 26, 231, 251
Tpit 〈5〉34
TPN 用補液製剤 〈1〉221
TPO 〈6〉8, 78
TPOAb 〈5〉75
TR 〈3〉291
TRAb 〈5〉76, 103
trachea 〈2〉355
tracheoesophageal fistula 〈2〉539
tracheostomy positive pressure ventilation (TPPV) 〈2〉572
traditional serrated adenoma (TSA) 〈4〉206, 217
TRALI 〈6〉71
tram line shadow 〈2〉433
transanal endoscopic microsurgery (TEM) 〈4〉224
transbronchial biopsy (TBB) 〈2〉368
transbronchial lung biopsy (TBLB) 〈2〉99, 368
transcatheter aortic valve implanta-

tion（TAVI）〈3〉53, 272
transcatheter aortic valve replacement（TAVR）〈3〉288
transcatheter arterial chemoembolization（TACE）〈4〉382
transcobalamin（TC）〈6〉36, 115
transcriptional intermediaryfactor 1（TIF1）〈2〉245
trans-esophageal echo cardiography（TEE）〈3〉358
transferrin（Tf）〈5〉411,〈6〉31
transforming growth factor-β（TGF-β）〈2〉275, 322,〈3〉309,〈6〉7, 232
transfusion associated circulatory overload（TACO）〈1〉219,〈6〉71
transfusion-related acute lung injury（TRALI）〈1〉219,〈6〉68
transient constrictive pericarditis〈3〉341
transient elastography 法〈4〉356
transient global amnesia（TGA）〈6〉357
transient ischemic attack（TIA）〈6〉355
transient ischemic dilatation（TID）〈3〉188
transient LES relaxation（TLESR）〈1〉415
transient loss of consciousness（TLOC）〈6〉292
transient lower esophageal sphincter relaxation（TLESR）〈4〉98, 113
transient receptor potential cation channel subfamily V member 5（TRPV5）〈5〉110
transitional cell carcinoma〈1〉95
transjugular intrahepatic portsystemic shunt（TIPS）〈4〉113, 153
translational medicine〈1〉7
transmission〈2〉2
transposition of great arteries（TGA）〈3〉244, 247
transtheoretical model（TTM）〈1〉308
transthyretin（TTR）〈5〉420
transverse myelitis〈6〉400
Traube 徴候〈3〉273
Traube の三角〈1〉139,〈4〉20
treatable dementia〈6〉522
treat-to-target（T2T）〈2〉284
tree-in-bud〈2〉94
Treg〈2〉37, 195, 327,〈4〉11, 93
Treitz 靱帯〈4〉5, 30, 156
TREM-1〈2〉305
tremor〈6〉425
Treponema pallidum（TP）〈2〉157
TRH〈5〉25, 38, 70, 196
TRH 試験〈5〉37, 38, 75
triangular cord sign〈4〉439
tricarboxylic acid cycle〈5〉278

triceps skinfold（TSF）〈5〉446
Trichinella spiralis〈2〉175
trichloroethylene poisoning〈6〉498
Trichosporon〈2〉466
Trichuris trichiura〈2〉174
tricuspid annular plane systolic excursion（TAPSE）〈3〉333
tricuspid annuloplasty（TAP）〈3〉291
tricuspid atresia（TA）〈3〉242
tricuspid regurgitation（TR）〈3〉276
tricuspid valve dysplasia〈3〉241
triggered activity〈3〉39, 134, 141
triglyceride〈5〉355
triiodothyronine（T$_3$）〈5〉5, 70
triopathy〈5〉307
triple A 症候群〈5〉157, 171
triple H 療法〈6〉361
tripple bubble sign〈4〉155
tRNA〈5〉404
TRODAT〈6〉426
Trömner 反射〈6〉299
trophozoite〈2〉165, 166
tropical pulmonary eosinophilia〈2〉469
Trousseau 症候群〈6〉514
TRPM6〈5〉115
TRP チャネル〈3〉131
truncating mutation〈3〉535
truncus arteriosus〈3〉245
trypanosomal chancre〈2〉169
TSAb〈5〉76, 103
TSBAb〈5〉76, 105
TSC〈5〉207
TSC1〈6〉466
TSC2〈5〉207,〈6〉466
TSC 遺伝子〈2〉544
TSH〈5〉69, 73, 102
TSH 結合阻害免疫グロブリン〈5〉103
TSH 産生下垂体腺腫〈5〉43
TSH 産生腫瘍〈5〉78
TSH 不適切分泌症候群〈5〉78
TSH 分泌低下症〈5〉50
TSH 放出ホルモン〈5〉70
TSH binding inhibitory immunoglobulin（TBII）〈5〉76, 103
TSHoma〈5〉43
T-SPOT®〈6〉380
TSS〈5〉56
tsutsugamushi disease〈6〉395
TTG-IgA 抗体〈4〉165
TTN〈3〉324
TTP〈2〉233,〈3〉368,〈4〉403,〈6〉229
TTPA〈6〉449
TTR〈3〉315,〈4〉282
tube feeding〈1〉221
tuberculoma〈4〉389
tuberculosis〈2〉515
tuberculosis of the liver〈4〉388
tuberculous peritonitis〈4〉247

tuberculous pleuritis〈2〉508
tuberculous spondylitis〈6〉529
tuberomammillary nucleus（TMN）〈5〉23
tuberous sclerosis〈6〉465
tuberous xanthoma〈5〉360
tubular aggregate〈6〉338
tubular thyroidization〈3〉559
tubuloglomerular feedback（TGF）〈3〉403,〈5〉229
tuft-shaped astrocyte〈6〉435, 436
tumor lysis syndrome（TLS）〈6〉88
tumor necrosis factor（TNF）〈1〉336,〈2〉11,〈4〉134
tumor necrosis factor-α（TNF-α）〈2〉11, 194, 195, 197, 216, 222, 226, 271, 279, 281, 287, 293,〈5〉240, 242, 293, 296, 448, 456,〈6〉194, 249
tumor plop〈3〉344
tumor suppressor gene〈1〉105
tumor-induced rickets/osteomalacia（TIO）〈5〉126
tunica externa〈3〉3
tunica media〈3〉3
Turcot 症候群〈4〉212
turgor〈2〉69,〈4〉236
Turner 症候群〈1〉20,〈3〉330,〈5〉122, 197, 204,〈6〉578
TVR〈4〉340
T-wave alternans（TWA）〈3〉36
two cell-two gonadotropin theory〈5〉193
TX〈2〉204, 321
TXA$_2$〈3〉368
Type 1 AIP〈4〉470
type 1 fiber atrophy〈6〉584
type 1 fiber predominance〈6〉584
Type 2 AIP〈4〉470
type 4 Ehlers-Danlos 症候群〈6〉360
Tyr〈5〉402
tyrosine kinase inhibitor（TKI）〈6〉174
Tzanck 試験〈2〉133

U

U 波〈3〉33
U1-RNP〈2〉235
ubiquitin（Ub）〈5〉407
UDCA〈4〉346, 366
UDP-glucuronosyltransferase 1A1（UGT1A1）〈4〉409
UDP（uridine diphosphate）グルクロン酸転移酵素 1A1〈4〉409
UDP-グルクロン酸転移酵素〈1〉427
UGT1A1 遺伝子〈4〉369
Uhl 化〈3〉241
Uhl 病〈3〉241
UK Prospective Diabetes Study（UKPDS）〈5〉316

136　ulce

ulcerative colitis (UC) 〈2〉286, 〈4〉399, 428
ultrasonic cervix sign 〈4〉115
ultrasonography (US) 〈4〉33, 457
umbrella sign 〈4〉115
UNC13D 〈6〉213
unclassifiable idiopathic interstitial pneumonias 〈2〉475, 484
uncompacted myelin lamellae 〈6〉567
underfilling 仮説 〈3〉511
undulant fever 〈1〉336
uniforcalization 手術 〈3〉241
uniform type 1 fiber 〈6〉584
unilateral spatial neglect 〈6〉304
Union for International Cancer Control (UICC) 〈1〉95
University of Wisconsin solution (UW solution) 〈1〉254
unsaturated iron-binding capacity (UIBC) 〈6〉32
Unverricht-Lundborg 病 〈6〉421, 422
upper respiratory tract 〈2〉354
upper thoracic esophagus (Ut) 〈4〉28
up-side down stomach 〈4〉113, 117
urate transporter 1 (URAT1) 〈5〉424, 432
urea breath test (UBT) 〈4〉76
urea cycle abnormality 〈4〉375
urea cycle disorders (hyperammonemia) 〈5〉414
uremic encephalopathy 〈6〉521
uremic lung 〈2〉561
uridine diphosphate-glucuronosyl transferase (UGT) 〈1〉427, 〈4〉369
urinary disturbance 〈1〉436
urinary tract infection (UTI) 〈3〉578
uroporphyrinogen decarboxylase (UROD) 〈5〉440
uroporphyrinogen synthase (UROS) 〈5〉439
ursodeoxycholic acid (UDCA) 〈4〉344, 420, 430
US 〈4〉33
USP8 遺伝子 〈5〉42
ustekinumab 〈2〉208
usual interstitial pneumonia (UIP) 〈2〉475
UTG1A1 遺伝子 〈4〉370
UW 液 (University of Wisconsin solution) 〈1〉253

V

V 徴候 〈2〉244
v 波 〈3〉16, 82, 277, 292
VA シャント 〈6〉534

V₂ 受容体遺伝子 〈5〉66
vaccination 〈2〉30
vaccine 〈2〉30
vaccinia 〈2〉30
VAD 療法 〈6〉200
Valsalva 試験 〈3〉23, 〈6〉329
Valsalva 手技 〈3〉150
Valsalva 洞 〈3〉358
Valsalva 洞動脈瘤 〈3〉250
valvular disease 〈3〉258
valvuloplasty 〈3〉277
VAN 〈4〉340
vanishing heart phenomenon 〈2〉541
vanishing lung 〈2〉436
vanishing tumor 〈1〉404, 〈2〉499, 〈3〉60, 〈4〉267
varicella-zoster virus (VZV) 〈2〉21, 133, 134, 〈4〉90
varices 〈4〉302
varicose veins 〈3〉363
varicosity 〈6〉287
variegate porphyria (VP) 〈4〉377, 〈5〉440, 〈6〉114
vasa vasorum (VV) 〈2〉259, 〈3〉4
vascular blurring 〈3〉60
vascular cell adhesion molecule-1 (VCAM-1) 〈5〉355, 〈6〉9
vascular diseases of the spinal cord 〈6〉368
vascular ectasia 〈4〉151
vascular EDS (vEDS) 〈3〉310
vascular endothelial growth factor (VEGF) 〈2〉194, 〈3〉226, 355, 〈4〉224, 〈6〉567
vascular pedicle width (VPW) 〈2〉499
vascular spider 〈4〉16, 300, 360
vasculitic neuropathy 〈6〉564, 565
vasculitis syndrome 〈2〉247
vasculogenesis 〈3〉226
vasoactive intestinal peptide (VIP) 産生腫瘍 〈5〉207
vasoactive intestinal polypeptide (VIP) 〈4〉9
Vater 乳頭 〈4〉38, 119, 407, 449
VATER 連合 〈3〉238
VATS 〈2〉375
Vaughan Williams 分類 〈3〉136
VCAM-1 〈2〉217, 〈3〉171, 〈6〉7, 9
VCAP-AMP-VECP 療法 〈6〉181
VCA (virus capsid antigen) 〈2〉135
VCM 〈2〉285
VDT 作業 〈1〉60
VDT 作業環境 〈1〉60
VDT 作業の作業区分 〈1〉59
vegetation 〈2〉89, 〈3〉280
vegetative state 〈6〉301
VEGFR 〈5〉100
vena contracta width 〈3〉274
veno-occlusive disease (VOD) 〈4〉

395
venous pressure 〈3〉78
venous thromboembolism (VTE) 〈6〉246
ventilator-associated lung injury (VALI) 〈1〉228, 〈2〉577
ventilator-associated pneumonia (VAP) 〈1〉228, 〈2〉42, 72
ventricle 〈6〉275
ventricular fibrillation (VF) 〈1〉269, 〈3〉124, 156
ventricular interdependence 〈3〉340
ventricular premature contraction (VPC) 〈3〉153
ventricular septal defect (VSD) 〈3〉231
ventricular septal perforation (VSP) 〈3〉211
ventricular tachycardia (VT) 〈1〉269, 〈3〉125, 154
ventriculo-atrial shunt 〈6〉534
ventriculo-peritoneal shunt 〈6〉534
ventromedial nucleus (VMN) 〈5〉23
Venturi 効果 〈3〉250
VEP 〈6〉327
verotoxin 〈6〉257
Vero 細胞 〈6〉385
Vero 毒素 〈4〉78
vertebral canal hemorrhage 〈6〉370
vertigo 〈1〉381, 〈6〉292, 621
very late antigen-4 〈6〉9
very low-density lipoprotein (VLDL) 〈4〉297, 〈5〉272, 299, 343, 363
vesicoureteral reflux (VUR) 〈3〉578, 593
vesicular monoamine transporter 〈6〉426
vesicular transport system 〈4〉409
VEST 試験 〈1〉330
vestibular neuritis 〈1〉381, 〈6〉625
VF 〈3〉209
VH (virtual histology)-IVUS™ 〈3〉76
VHL 〈5〉207, 〈6〉219, 469
Vibrio cholerae 〈2〉68
video-assisted thoracoscopic lung biopsy (VTLB) 〈2〉375
video-assisted thoracoscopic surgery (VATS) 〈2〉372, 375
videoendoscopic examination of swallowing (VE) 〈6〉629
Vimentin 〈4〉59
VIP 〈5〉38, 207
viper poisoning 〈6〉506
VIP (vasoactive intestinal peptide) 神経 〈4〉102
VIP (vasoactive intestinal polypeptide) 〈4〉8, 13, 451
viral encephalitis 〈6〉383
viral myelitis 〈6〉383
viral pneumonia 〈2〉448

Virchow 転移 〈4〉16
Virchow の三徴 〈2〉497, 〈3〉364
Virchow リンパ節 〈1〉136, 364
virtual colonoscopy 〈4〉220
virtual endoscopy (VE) 〈1〉153, 〈4〉44
virulence 〈2〉2, 5
virus-associated HPS (VAHS) 〈6〉213
virus-like particle 〈3〉536
visceral fat area (VFA) 〈5〉454
visceral pain 〈1〉416
visceral pericardium 〈3〉334
visceral sensation 〈6〉270
visible peristalsis 〈1〉424
visual analog scale (VAS) 〈2〉389
visual field disorder 〈1〉370
visual impairment 〈1〉369
vital capacity (VC) 〈2〉382
vitamin A deficiency 〈6〉491
vitamin B_1 (thiamine) deficiency 〈6〉488
vitamin B_6 (pyridoxine) deficiency 〈6〉489
vitamin B_{12} (cobalamin) deficiency 〈6〉490
vitamin D deficiency 〈6〉491
vitamin E (tocopherol) deficiency 〈6〉492
vitamin K deficiency 〈6〉492
VLA-4 〈2〉217, 〈6〉9
VLDL 〈4〉297, 〈5〉272, 299, 343, 363
VLDL レムナント 〈5〉346
VMA 〈5〉172, 180
vmp 〈2〉163
VNTR (variable numbers of tandem repeats) 〈1〉175
volcano sign 〈4〉231
voltage map 〈3〉93
volume control ventilation (VCV) 〈1〉226
volume depletion 〈1〉350
volume rendering (VR) 〈3〉66
vomiting 〈1〉420
vomiting center 〈1〉421
von Economo 脳炎 〈6〉427
von Gierke 病 〈4〉374, 〈5〉328
von Hippel Lindau (VHL) 病 〈3〉598, 〈4〉485, 〈5〉177, 207, 〈6〉469, 541
von Meyenburg complexes 〈4〉364
von Recklinghausen 病 〈1〉390, 〈4〉92, 〈6〉463
von Willebrand 因子 (vWF) 〈1〉433, 〈6〉22, 228, 242
von Willebrand 症候群 〈4〉16
von Willebrand 病 〈1〉433, 〈6〉222, 242, 371
VP シャント 〈6〉534
VPS13A 〈6〉439

VPS35 〈6〉433
VRCZ 〈6〉381
VR 法 (volume rendering) 〈1〉153
VSD 〈3〉242, 244
VT 〈3〉209, 328
vulnerable plaque 〈3〉73
VUR 国際分類 〈3〉593
VWF 〈6〉22, 237, 255

W

Waardenburg 症候群 〈4〉159
Wade-Fite-松本染色 〈6〉340
Wahl 徴候 〈4〉234
Waldenström マクログロブリン血症 〈6〉202
walled-off necrosis (WON) 〈4〉86, 485
Wallenberg 症候群 〈1〉381, 〈6〉307, 309, 316, 623
Waller 変性 〈6〉284, 477
waning (現象) 〈6〉323, 597, 600
warm shock 〈1〉268
warm-up 現象 〈6〉591
warning sign 〈2〉141
Wartenberg 反射 〈6〉299
Warthin-Starry 染色 〈4〉59
watch and wait (ストラテジー) 〈4〉142, 275
watchful waiting 〈6〉191
Waterhouse-Friderichsen 症候群 〈2〉57, 〈5〉153, 157
watermelon stomach 〈4〉151, 152
watershed area 〈6〉343
watershed infarction 〈6〉348
wave front phenomenon 〈3〉199
waxing (現象) 〈6〉323, 597, 600
WDHA (watery diarrhea-hypokalemia-achlorhydria) 症候群 〈4〉13, 70, 〈5〉207
weaning 〈1〉228
Weber 症候群 〈6〉307
Weber 法 〈1〉380
Wegener 肉芽腫症 〈2〉188, 198, 247, 253, 〈6〉233
Weil 病 〈2〉158, 〈4〉388
Welch 菌 〈1〉79
welder's pneumoconiosis 〈2〉489
Wells スコア 〈3〉101, 365
Wenckebach 型 〈3〉163
Werdnig-Hoffmann 病 〈6〉457
Werner 症候群 〈5〉435
Wernicke-Mann 姿位 〈6〉295
Wernicke 失語 〈6〉296
Wernicke 脳症 〈5〉464, 〈6〉488, 501
Wernicke の感覚性言語中枢 〈6〉271
Wernicke 野 〈6〉304
West of Scotland Coronary Prevention Study (WOS-COPS) 〈5〉377
Westermark sign 〈2〉497
Western blotting 〈5〉273

Westphal 徴候 〈6〉426
West 症候群 〈6〉610, 612
WFNS (World Federation of Neurosurgical Societies) 〈1〉345
wheeze 〈1〉395, 〈3〉114
Whipple の三徴 〈4〉480
Whipple 病 〈4〉162, 170, 272
whirl pool sign 〈4〉156
white blood cell count (WBC) 〈6〉43
white islands in the sea of red 〈2〉141
white matter 〈6〉275
white pulp 〈6〉3
WHO 肺高血圧症機能分類 〈3〉333
WHO Framework Convention on Tobacco Control (FCTC) 〈1〉50
whole-heart 法 〈3〉71
whoop 〈2〉74
widely spaced myelin 〈6〉342
Wilkins スコア 〈3〉263, 287
Williams-Campbell 症候群 〈2〉432
Williams 症候群 〈3〉330
Willis 動脈輪 〈6〉278, 343
Willis 動脈輪閉塞症 〈6〉349, 363, 364
Wilms 腫瘍 〈3〉598
Wilson 病 〈3〉466, 〈4〉373, 403, 〈5〉447, 〈6〉485
winged scapula 〈6〉582
Winter bottom sign 〈2〉169
Wintrobe の赤血球恒数 〈6〉42
wire-loop 病変 〈3〉537
Wirsung 管 〈4〉449, 487
Wiskott-Aldrich 症候群 〈2〉348
Wisteria floribunda agglutinin+-Mac-2 binding protein (WFA+-M2BP) 〈4〉309
WNK1, WNK4 〈5〉159
WNT4 〈5〉203
Wnt シグナル 〈2〉283, 〈5〉236
Wolff 管 〈3〉413, 414
Wolff-Parkinson-White syndrome 〈3〉150
World Health Organization (WHO) 〈1〉308
WOS 研究 〈1〉124
WPW 症候群 〈3〉124, 126, 139, 148, 150, 242, 255
wrist drop 〈6〉494, 571
writer's cramp 〈1〉348
WT1 〈5〉203
WYO 培地 〈2〉15

X

X 脚 〈5〉462
X 線 CT 〈3〉65
X 線検査 〈1〉149
X 線検査の被曝線量 〈1〉149
X 線直線加速器 〈1〉235
x 谷 〈3〉16, 42, 277
X 連鎖型 Alport 症候群 (XLAS) 〈3〉

535

X連鎖性肝ホスホリラーゼキナーゼ欠損症　⟨5⟩ 333

X連鎖性鉄芽球性貧血　⟨6⟩ 111

X連鎖性ミオチュブラーミオパチー　⟨6⟩ 586

X連鎖優性低リン血症性くる病/骨軟化症　⟨5⟩ 129

X連鎖優性プロトポルフィリン症　⟨6⟩ 114

X連鎖リンパ球増殖症候群　⟨2⟩ 349

X連鎖劣性遺伝　⟨3⟩ 326, ⟨6⟩ 578, 586

xanthine oxidase (XO)　⟨5⟩ 430

xanthine oxidase deficiency　⟨5⟩ 430

xanthinuria　⟨5⟩ 430

xanthochromia　⟨6⟩ 320

xanthoma　⟨5⟩ 360

xanthoma palpebrarum　⟨5⟩ 360

xenobiotic　⟨5⟩ 8

xeroderma pigmentosum　⟨5⟩ 435

XLH　⟨5⟩ 130

X-linked acrogigantism (X-LAG)　⟨5⟩ 40

X-linked Alport syndrome (XLAS)　⟨3⟩ 534

X-linked dominant protoporphyria (XLDP)　⟨6⟩ 114

X-linked lymphoproliferative syndrome (XLP)　⟨2⟩ 349

X-linked myotubular myopathy　⟨6⟩ 586

X-linked sideroblastic anemia (XLSA)　⟨6⟩ 111

Y

y谷　⟨3⟩ 16, 18

y波下降　⟨3⟩ 277

Yersinia pestis　⟨2⟩ 79

yes-no question　⟨6⟩ 297

YMDD変異　⟨4⟩ 321

young adult mean (YAM)　⟨5⟩ 132

Z

Z線　⟨3⟩ 7

Z帯　⟨3⟩ 324

Z帯構成要素ZASP遺伝子変異　⟨3⟩ 325

Zenker憩室　⟨4⟩ 96

Ziehl-Neelsen染色　⟨6⟩ 340

Zieve症候群　⟨5⟩ 374, ⟨6⟩ 152

zinc deficiency　⟨6⟩ 517

ZnT8抗体　⟨5⟩ 284

Zollinger-Ellison症候群　⟨4⟩ 69, 126, 276, ⟨5⟩ 207

総目次［内科学総論］ **139**

《内科学書》改訂第9版

総目次

Vol.1

内科学総論

1 内科学概論

医学における内科学	髙久史麿	2
内科学の歴史	井村裕夫	4
患者と医師との関係	小泉俊三	7
医の倫理	掛江直子	9

2 病因, 病態

遺伝と疾病		13
すべての領域の医療実践に必須の遺伝医学・ゲノム医療の基礎知識	福嶋義光	13
遺伝性疾患の分類		13
診療の基本となる家族歴の聴取		15
遺伝学的検査の実施とその留意点		15
個人遺伝情報の取り扱い		17
遺伝カウンセリング		17
遺伝学的検査・遺伝カウンセリングが必要な患者・家族への対応		17
有用な遺伝情報が得られるウエブサイト		18
内科疾患と遺伝	中川正法	18
加齢・老化と疾病	葛谷雅文	21
加齢・老化の概念と身体機能の老化について		21
老年期（高齢者）の疾病の特徴		22
老年期の急性期疾患		24
老年期疾患の対応		24
エンドオブライフケア		25
付 フレイル		25
感染, 免疫, アレルギー		27
感染症	栗原慎太郎, 河野 茂	27
免疫異常	珠玖 洋, 池田裕明	31

自己免疫		33
免疫不全		37
アレルギー性疾患	谷口正実, 長谷川眞紀	39
環境・栄養		43
環境要因による疾病	中野真規子, 大前和幸	43
嗜好品と疾病	植村和正	48
栄養と疾病		54
生活習慣病—概念の変遷		56
職業性疾患	齋藤和雄	57
内部被曝	松井英介	62
中毒		69
中毒の病態	那須民江, 上島通浩	69
工業毒中毒	上島通浩, 那須民江	70
農薬中毒	上條吉人	74
付 サリン中毒		77
食中毒	藤本秀士	77
咬刺症	遠藤容子	80
薬物中毒	浅利 靖	81
心身症	金子 宏	86
心身症での評価項目		87
病因・病態の基礎		89
病因・病態に沿った心身症診断		90
医原性疾患	徳田安春	92
腫瘍学		94
分類と悪性度	堀田勝幸, 妹尾 賢	94
癌の疫学		96
癌死亡		97
発癌物質	山口耕介, 井岸 正, 清水英治	99
癌遺伝子		105
腫瘍マーカー	髙橋萌々子, 尾崎由記範, 高野利実	111

タイトルに*がついている項目は，そのページには解説がなく，解説のある参照先を提示しています.

臓器不全―――――――――――福岡敏雄 113
　多臓器機能障害―――――――――――113

3 疫学

疫学の概念と方法―――――――――上島弘嗣 116
　死亡率と罹患率（発症率）――――――118
　疾病の推移と関連する要因―――――――120
臨床疫学――――吉村健清，山口直人，藤野善久 121
　臨床疫学の必要性――――――――――121
　臨床疫学の基本的手法――――――――121
　evidence-based medicine（EBM）―――122
　ランダム化比較試験（RCT）の一事例
　　（WOS 研究）――――――――――124

4 診断学

臨床における判断――――――――山本和利 126
　診断の手順――――――――――――126
　簡便検査――――――――――――128
　検査後確率――――――――――――128
　付　オッズと尤度比――――――――128
医療面接，病歴――――――向原　圭，伴　信太郎 129
　医療面接の基本―――――――――129
　面接技法―――――――――――130
　病歴の基本的内容――――――――133
　問題指向型診療録――――――――133
身体診察法―――――――――――宮崎　景 133
　全身状態とバイタルサイン――――134
　身体各部の診察―――――――――135
　　頭頸部――――――――――――135
　　胸部―――――――――――――137
　　腋窩リンパ節――――――――――138
　　腹部―――――――――――――138
　　直腸―――――――――――――140
　　神経―――――――――――――140
　　上肢―――――――――――――142
　　下肢―――――――――――――143
臨床検査――――――――――――下　正宗 143
　検査の分類――――――――――――143
　検体検査の注意点―――――――――144
　検査選択で考慮すべきこと――――――145
　基準値と基準範囲―――――――――145
　臨床判断値―――――――――――146
　臨床検査とインフォームド・コンセント――147
　単位表記について――――――――148
画像診断―――――内山眞幸，太田智行，福田国彦 149

　X 線検査―――――――――――――149
　CT――――――――――――――150
　MRI――――――――――――――154
　超音波検査――――――――――――158
　各種画像検査で使われる造影剤―――――159
　核医学検査――――――――――――162
内視鏡検査――――――――三浦義正，山本博徳 165
　消化管内視鏡検査――――――――166
　小腸内視鏡の進歩――――――――168
　腹腔鏡検査――――――――――170
遺伝子診断―――――――――――古川雄祐 170
　染色体検査――――――――――171
　DNA 診断――――――――――――171
　疾患関連遺伝子――――――――174
　遺伝子多型―――――――――――175
　遺伝子診断と倫理――――――――175
　遺伝カウンセリング――――――――176

5 治療学

治療の目的―――――――――――安藤雄一 177
エビデンスを重視する医療―――――――177
チーム医療の重要性――――――――――178
非薬物療法―――――――――――――178
　食事摂取の基準――――――――――178
　運動療法と有酸素運動―――――――179
薬物療法総論――――――――――――180
　薬物の成り立ち――――――――180
　体内薬物動態と薬物相互作用―――――180
　特別な背景を有する患者の薬物療法――182
　ゲノム薬理学――――――――――183
　薬物治療モニタリング（TDM）――――184
各種の薬物療法―――――――――――185
　抗菌薬――――――――――――木村　哲 185
　抗ウイルス薬―――――――吉田全宏，木村　宏 187
　抗癌薬――――――――――堀越　昇，加藤俊介 190
　ステロイド薬――――――――――山村昌弘 198
　免疫抑制薬――――――――――201
　鎮痛消炎薬（非ステロイド性抗炎症薬）―――206
輸液療法――――――――成瀬正浩，冨田公夫 209
　体液生理の基礎――――――――209
　輸液製剤の種類――――――――210
　水・電解質バランスと維持輸液―――――211
　輸液療法の実際――――――――212
輸血療法―――――――――佐藤智彦，岡崎　仁 213
　輸血療法のあり方――――――――213

血液製剤の特性と適正使用（使用指針に基づく）……… 214

輸血のための検査（実施指針に基づく）……… 217

輸血副作用・合併症（実施指針に基づく）…… 217

経静脈栄養————————前田圭介 220

適応……… 220

穿刺・投与ルート……… 220

投与内容……… 221

経腸栄養———————————— 221

適応と禁忌……… 222

経口栄養補助（ONS）……… 222

経管栄養ルート……… 223

経管栄養の合併症……… 223

栄養剤……… 224

呼吸管理————————武山直志 224

気道確保……… 224

酸素療法……… 225

機械式人工呼吸……… 226

血液浄化療法————————金井英俊 229

血液透析法（HD）……… 230

血液濾過法（HF）……… 231

血漿交換（PP，PE）……… 231

血液吸着（HP）……… 232

腹膜灌流（PD）……… 232

放射線治療————市川真由美，根本建二 232

放射線の種類と生物効果……… 232

放射線の修飾因子……… 233

分割照射……… 234

放射線治療の目的……… 235

放射線治療技術……… 235

治療計画……… 237

集学的治療……… 238

放射線障害と医療安全……… 238

付 放射線治療の基本概念……… 239

遺伝子治療————————小澤敬也 239

遺伝子治療の基本コンセプト……… 241

遺伝子治療のための遺伝子導入法……… 241

対象疾患……… 241

倫理的問題……… 242

再生医療————中神啓徳，森下竜一 242

血管再生の治療……… 242

細胞を利用した血管再生……… 243

幹細胞からの再生医学……… 243

今後の課題……… 244

脳死・臓器移植——————————— 244

脳死臓器移植の現状………樫本直樹，藤野昭宏 247

腎移植………田邉一成 248

肝移植………上本伸二 252

膵・膵島移植………松本慎一 254

心臓移植………磯部光章 258

小腸移植………星野健 259

造血幹細胞移植（HSCT）………長藤宏司，原田実根 261

人工臓器————————妙中義之 264

救急治療——————————— 267

ショック，心停止………嶋津岳士 267

意識障害……… 269

呼吸停止……… 271

出血性疾患………益子邦洋 273

急性腹症……… 275

多臓器不全………織田成人 278

腎不全……… 281

リハビリテーション————若林秀隆 282

リハビリテーションのモデル……… 284

リハビリテーションのチームアプローチ…… 284

内科疾患のリハビリテーション……… 285

付 リハビリテーション栄養とサルコペニア
……… 286

性差医療————————下川宏明 286

性差医療の歴史……… 287

虚血性心疾患と性差……… 287

慢性心不全と性差……… 289

緩和ケア————————木澤義之 291

一次緩和ケア（基本的な緩和ケア）……… 292

二次・三次緩和ケア（専門的な緩和ケア）…… 292

患者安全————————長尾能雅 293

医療の高度化とリスク制御の必要性……… 293

世界的課題としての患者安全……… 293

わが国における患者安全対策……… 293

クリニカルガバナンスの構築……… 296

6 地域医療

地域医療とプライマリケア————前沢政次 297

チーム医療・多職種連携————孫大輔 301

チームを構成する専門職……… 301

チーム医療・多職種連携を成功させる要素
……… 303

効果的なチームワークに対する障害……… 303

医療チームのためのコミュニケーション技術
……… 304

チーム医療・多職種連携の今後の課題……… 305

7 予防医学

予防の段階————————————上島弘嗣 306
2つの予防戦略————————————— 306
健康日本 21————————————— 307
予防のためのアプローチ法————佐藤寿一 308

8 保健, 医療

日本の医療保険制度————————遠藤久夫 311
医療保険制度の特徴————————— 311
診療報酬制度—————————————— 312
低医療費政策と高齢者医療費———— 313
高齢者の保健・医療———————安村誠司 314
人口の高齢化と医療効率の低下———— 314

高齢者の QOL と生命倫理————————— 314
わが国の高齢者対策の方向————————— 314
在宅医療・地域包括ケアシステム——— 315
介護保険————————————————遠藤英俊 315
介護保険の背景とその目的————— 315
介護保険制度の特徴と実際————— 316
今後の課題—————————————— 320
精神的健康管理と保険法—————武田雅俊 321
医療と法律————————————————佐藤智晶 325
医療における法規制の役割————— 325
最善の医療のための支援策————— 326
医療事故への対応————————— 327
先端的医療等の問題————————— 328
臨床試験————————————————伊藤澄信 328

臨床症状

1 全身症候

発熱————————————————————内藤俊夫 336
不明熱—————————————————— 339
薬剤熱—————————————————— 340
詐熱———————————————————— 340
危険な高体温———————————— 340
全身倦怠感————————————————伴 信太郎 341
付 筋痛性脳脊髄炎/慢性疲労症候群———— 342
ショック————————————————三高千惠子 342
意識障害————————————————齊藤正樹 344
不穏————————————————————保坂 隆 346
けいれん————————————————葛原茂樹 347
失神————————————————————堀 進悟 349
口渇, 脱水————————————————和田典男 350
浮腫————————————————————小原まみ子 352
肥満, るいそう————————————西山 充 353

2 皮膚, 外表

皮疹, 粘膜疹———————————————衛藤 光 357
爪・毛髪異常————————————— 359
瘙痒——————————————————— 360
手掌紅斑—————溝岡雅文, 小林知貴, 田妻 進 362
くも状血管腫————————————— 363
リンパ節腫脹————————————————尾崎由基男 364

3 頭頸部, 感覚器

顔貌の異常————————————————酒見英太 366

甲状腺腫————————————————赤水尚史 367
視力障害———————————榛村真智子, 梯 彰弘 369
視野障害——————————————木下 望, 梯 彰弘 370
眼の充血———————————髙野博子, 梯 彰弘 371
眼痛————————————————豊田文彦, 梯 彰弘 372
眼球突出———————————榛村真智子, 梯 彰弘 374
眼瞼下垂———————————髙野博子, 梯 彰弘 375
複視————————————————田中克明, 梯 彰弘 377
難聴, 耳鳴————————————————青柳 優 378
めまい (眩暈)————————————— 381
嗅覚障害————————————————三輪高喜 382
鼻出血————————————————————柳 清 383
鼻漏, 咽頭痛————————————————内藤健晴 385
味覚障害————————————————山崎 裕 386
口腔症状—————————————————— 387
嗄声————————————————————久 育男 391

4 呼吸器, 循環器

咳 (咳嗽)————————————————青島正大 392
痰, 血痰, 喀血———————————— 394
喘鳴, 呼吸副雑音————————— 395
異常呼吸————————————————— 396
息切れ, 呼吸困難, 呼吸促迫——— 397
いびき—————————————————— 398
胸痛————————————————————千田彰一 400
動悸—————————————————————— 401
チアノーゼ————————————————— 402
付 Raynaud 病————————————— 402

ばち指	———	403	
胸水	———山田　玄，横尾慶紀	404	
血圧異常	———島田和幸	406	
間欠（性）跛行	———小川崇之，吉村道博	406	

5 消化器

舌苔	———原澤　茂	409
口臭	———瓜田純久	410
吃逆	———	411
吐血	———加藤元嗣	412
下血，血便	———	413
嚥下困難	———	414
胸やけ	———	414
おくび（げっぷ）	———仲瀬裕志	415
腹痛	———杉山敏郎	416
食欲不振	———	419
悪心，嘔吐	———三木一正	420
裏急後重（しぶり腹，テネスムス）	———仲瀬裕志	421
腹部膨満	———	422
便秘	———木下芳一	422
下痢，血便，粘血便，脂肪便	———	423
蠕動不穏	———	424
肝腫，脾腫	———杉本元信	425
黄疸	———滝川　一	427

6 血液・造血器

貧血	———中尾眞二	429

多血症	———小船雅義，井山　諭，菊地尚平	430
出血傾向	———小船雅義，井山　諭，池田　博	432

7 腎，尿路

尿量異常	———堀越　哲	434
乏尿，無尿	———	434
多尿	———	435
排尿障害	———	436
血尿，膿尿	———	437

8 神経・運動器

睡眠障害	———清水徹男	440
頭痛，頭重感	———柴田興一	441
腰痛，背部痛	———矢吹省司	442
関節痛	———	444
四肢痛	———	445
運動麻痺	———齊藤正樹	447
付 平山病（若年性一側性上肢筋萎縮症）	———	450

9 内分泌

成長・発達障害	———髙橋　裕	451
性機能障害	———倉澤剛太郎	452
男性性機能障害	———	452
女性性機能障害	———	452

Vol.2

感染性疾患

1 感染症総論

感染の概念	———飯沼由嗣	2
感染経路（様式）	———	3
host-parasite relationship ———河合泰宏，飯沼由嗣		4
感染の疫学と機序 ———渡辺一功，後藤　元，岩田　敏		5
感染症予防・医療法	———	5
検疫感染症	———	6
輸入感染症	———	7
感染症サーベイランスとその対策	———	9

人獣共通感染症	———	9
性感染症	———	10
新興・再興感染症	———	10
病原微生物の感染と感染症の発症	———	10
感染症における宿主と微生物の反応 ———迎　寛		11
宿主の反応	———	11
微生物の反応	———	12
感染部位別にみた主な原因微生物 ———舘田一博		12
感染症の診断と検査	———	12
感染症診断のための検査	———	12
塗抹鏡検検査	———	12
培養検査	———	13

144　総目次 [感染性疾患]

血清検査 15
病原体抗原検出法 15
遺伝子診断 16
感染症の治療 平井由児 16
感染症治療の歴史と定義 16
感染症治療の原則 16
化学療法薬の投与 19
化学療法薬の分類 21
抗ウイルス薬 21
抗真菌薬 23
抗寄生虫薬 (抗原虫薬) 23
抗菌薬 (抗細菌薬) 23
抗結核薬 28
免疫療法 28
感染症治療に必要なもの 28
感染症の予防 舘田一博 29
滅菌, 消毒 29
予防接種 30
人獣共通感染症 32

2　感染防御機構

局所感染防御機構 川上和義 33
免疫による感染防御機構 33
自然免疫 33
獲得免疫 36
病原微生物に対する感染防御機構 37
生体防御機構の障害 39
先天性免疫不全 39
後天性免疫不全 40
起こりやすい感染症 40

3　病院感染 (院内感染)

医療関連感染症とその防止体制の整備
笠原 敬 42
医療関連感染症の防止の実際 44

4　特殊病態下の感染症

発熱性好中球減少症 関 雅文 47
生物学的製剤使用患者の感染症 48
透析患者における感染症 49

5　細菌感染症

ブドウ球菌感染症 門田淳一, 水上絵理 51
レンサ球菌感染症 安田ちえ, 門田淳一 53
肺炎球菌感染症 門田淳一, 水上絵理 55

髄膜炎菌感染症 安田ちえ, 門田淳一 57
淋菌感染症 橋本武博, 門田淳一 58
モラクセラ感染症 59
リステリア感染症 60
ジフテリア 高橋 洋, 渡辺 彰 61
炭疽 62
大腸菌感染症 63
クレブシエラ感染症 64
セラチア感染症, エンテロバクター感染症 65
プロテウス感染症 66
細菌性赤痢 外間 昭 67
サルモネラ症 67
コレラ 68
カンピロバクター感染症 69
ヘリコバクター感染症 70
エルシニア感染症 71
緑膿菌・非発酵グラム陰性桿菌感染症
賀来満夫 71
緑膿菌 71
アシネトバクター 72
ヘモフィルス感染症 (インフルエンザ菌ほか)
73
百日咳 川筋仁史, 山本善裕 73
レジオネラ症 宮嶋友希, 山本善裕 74
野兎病 石金正裕, 大曲貴夫 77
ブルセラ症 山元 佳, 大曲貴夫 78
ペスト 石金正裕, 大曲貴夫 79
鼻疽 山元 佳, 大曲貴夫 80
類鼻疽 森岡慎一郎, 大曲貴夫 81
ネコひっかき病 82
軟性下疳 三鴨廣繁 82
無芽胞嫌気性菌感染症 83
破傷風 84
ガス壊疽 85
Clostridioides (Clostridium) difficile 感染症
86
菌血症, 敗血症, 敗血症性ショック
倉井大輔, 河合 伸 87
感染性心内膜炎 88
食中毒 92

6　抗酸菌感染症

結核 永井英明 94
非結核性抗酸菌症* 95
Hansen 病 石井則久 95

7 真菌感染症

真菌感染症総論————————————掛屋 弘 97
カンジダ症————————————————— 97
クリプトコックス症————————————— 98
アスペルギルス症———————————吉田耕一郎 100
ムーコル症————————————————102
放線菌症—————————————————102
ノカルジア症————————————————103
皮膚真菌症——————————山口さやか，高橋健造 103
ニューモシスチス肺炎————————照屋勝治 105
その他の真菌症————————————吉田耕一郎 106
　播種性トリコスポロン症———————————106
　フサリウム症——————————————107
　輸入真菌症———————————————107

8 リケッチア感染症

リケッチア感染症総論———————————加藤康幸 108
紅斑熱群リケッチア症———————————109
発疹チフス群リケッチア症—————————109
つつが虫病————————————————109
Q 熱———————————————————110
エーリキア症————————————————110

9 マイコプラズマ感染症

マイコプラズマ肺炎——————倉井大輔，河合 伸 111
マイコプラズマ，ウレアプラズマによる
　泌尿器・生殖器感染症————————111

10 クラミジア感染症

クラミジア感染症総論————————宮下修行 113
オウム病—————————————————115
肺炎クラミジア感染症————————————117
クラミジア・トラコマチス感染症—————————118

11 ウイルス感染症

感冒—————————————————金城武士 119
インフルエンザウイルス感染症—————————120
アデノウイルス感染症————————————122
RS ウイルス感染症—————————————123
ヒトメタニューモウイルス感染症————————124
ウイルス性髄膜炎・脳炎———————尾内一信 124
流行性耳下腺炎（ムンプス）——————石和田稔彦 125
麻疹（はしか）————————————————126
風疹—————————————————————127

エンテロウイルス感染症———————————128
　夏かぜ症候群———————————————128
　無菌性髄膜炎———————————————128
　エンテロウイルス発疹症———————————129
　ヘルパンギーナ——————————————129
　手足口病————————————————129
　ポリオ（急性灰白髄炎）———————————129
　急性出血性結膜炎—————————————130
　エンテロウイルス D68 感染症————————130
伝染性紅斑（パルボウイルス B19 感染症）——— 130
突発性発疹————————————————131
ヒトヘルペスウイルス 8 型感染症————高橋健造 131
単純ヘルペスウイルス感染症——————大西健児 132
水痘・帯状疱疹ウイルス感染症————————134
伝染性単核症———————————————135
サイトメガロウイルス感染症—————————136
ウイルス性下痢症—————————————137
ウイルス性出血熱—————————————138
　ラッサ熱————————————————138
　エボラ出血熱———————————————139
　マールブルグ病——————————————140
　クリミア・コンゴ出血熱———————————140
　黄熱——————————————————140
　デングウイルス感染症（デング熱）———————141
　腎症候性出血熱——————————————142
　チクングニア熱——————————————142
　ジカウイルス感染症（ジカ熱）————————142
狂犬病—————————————————143
痘瘡（天然痘）———————————————144
ウイルス性肝炎———————————村田一素 145
成人 T 細胞白血病/リンパ腫——————森 慎一郎 146
AIDS———————————————小林 治，島田 馨 146
ヒトパピローマウイルス感染症————————152
ウエストナイル熱—————————————152
ヘンドラウイルス感染症，ニパウイルス感染症
————————————————————152
B ウイルス病————————————胡 東良 153
重症急性呼吸器症候群————————川名明彦 154
中東呼吸器症候群—————————————155

12 スピロヘータ感染症

梅毒———————————————椎木創一 157
レプトスピラ症（Weil 病）——————————158
ライム病—————————————有吉紅也 159
鼠咬症——————————————椎木創一 161

総目次 [感染性疾患]，[膠原病・リウマチ性疾患]

回帰熱————————————有吉紅也 163

13 原虫性疾患

赤痢アメーバ症——————仲村秀太 165
マラリア—————————————— 166
トキソプラズマ症———————————— 167
リーシュマニア症———————————— 168
トリパノソーマ症———————————— 169
　アフリカトリパノソーマ症—————— 169
　Chargas 病 ———————————— 169
トリコモナス症——————宮崎博章 170
ランブリア症 (ランブル鞭毛虫症)——平田哲生 171
クリプトスポリジウム症———————— 171
サイクロスポーラ症—————————— 172

14 寄生虫疾患

線虫症————————————平田哲生 173
　回虫症———————————————— 173
　鉤虫症———————————————— 173
　鞭虫症———————————————— 174
　蟯虫症———————————————— 174
　糞線虫症——————————————— 174
　旋毛虫症——————————————— 175
　広東住血線虫症———————————— 176

リンパ系糸状虫症——————————— 176
アニサキス症————————————— 176
顎口虫症——————————————— 177
トキソカラ症————————————— 177
イヌ糸状虫症————————————— 177
吸虫症———————————————— 177
　日本住血吸虫症———————————— 177
　肝吸虫症——————————————— 178
　肝蛭症———————————————— 178
　横川吸虫症—————————————— 179
　肺吸虫症——————————————— 179
条虫症———————————————— 180
　日本海裂頭条虫症——————————— 180
　有鉤条虫症，有鉤嚢虫症——————— 180
　無鉤条虫症—————————————— 181
　アジア条虫症————————————— 181
　マンソン孤虫症———————————— 181
　エキノコックス症 (包虫症)—————— 181

15 プリオン病 183

ゲルストマン・ストロイスラー・シャインカー
　症候群——————西田教行，佐藤克也 185
致死性家族性不眠症—————————— 185

膠原病・リウマチ性疾患

1 総論

膠原病・リウマチ性疾患の概念———三森経世 188
　膠原病の概念————————————— 188
　膠原病の特徴————————————— 188
　リウマチ性疾患とは—————————— 188
　リウマチ性疾患の分類————————— 190
関節と結合組織の構造と機能———南木敏宏 190
　関節の構造と機能——————————— 190
　結合組織の構造———————————— 191
　関節，結合組織の病理学———————— 192
膠原病・リウマチ性疾患の遺伝要因——山本一彦 192
　膠原病・リウマチ性疾患と遺伝要因—— 192
　主要組織適合遺伝子複合体，ヒトではヒト
　　白血球型抗原———————————— 192
　ゲノムワイド関連解析などによる *HLA*
　　以外の遺伝要因——————————— 192
　複数の自己免疫疾患に共通の遺伝因子—— 192

　GWASからゲノム機能，エピゲノムとの
　　関係——————————————— 193
膠原病・リウマチ性疾患の病態生理——楢崎雅司 193
　ヒトの免疫系と炎症・アレルギー反応——— 193
　免疫異常——————————三森経世 196
膠原病・リウマチ性疾患の身体診察
　————————————大村浩一郎 199
　頭頸部——————————————— 199
　胸腹部——————————————— 199
　四肢———————————————— 199
膠原病・リウマチ性疾患の検査———小柴賢洋 202
　診断のための検査——————————— 202
　疾患活動性と治療効果の評価に必要な検査
　————————————————— 202
　合併症と副作用の評価に必要な検査——— 202
膠原病・リウマチ性疾患の薬物治療——————— 203
　非ステロイド性抗炎症薬————川合眞一 203
　副腎皮質ステロイド—————————— 204

総目次［膠原病・リウマチ性疾患］，［アレルギー性疾患，免疫不全症］　147

免疫抑制薬————————————田中良哉　205
抗リウマチ薬————————————————206
生物学的製剤————————————————207
そのほかの治療法————————————209
アフェレシス療法——————田村直人　209
関節などの穿刺法，関節などへの注入療法
————————————————佐浦隆一　210
リハビリテーション治療————————212
患者教育と生活指導————————————213

2 各論

関節リウマチ——————金子祐子，竹内　勤　215
　付 悪性関節リウマチ————————————223
　付 Felty 症候群————————————————224
AA アミロイドーシス（二次性アミロイドーシス）——————————西本憲弘，村上美帆　225
全身性エリテマトーデス——————渥美達也　229
混合性結合組織病——————————藤井隆夫　235
　付 重複症候群————————————————238
強皮症——————————————————桑名正隆　238
多発性筋炎・皮膚筋炎————————上阪　等　243
血管炎症候群————————————————247
総論————————————————有村義宏　247
結節性多発動脈炎————————————247
顕微鏡的多発血管炎——————針谷正祥　251
多発血管炎性肉芽腫症（Wegener 肉芽腫症）
————————————————————253
好酸球性多発血管炎性肉芽腫症————255
クリオグロブリン血症性血管炎——天野宏一　256
低補体血症性蕁麻疹様血管炎————257
IgA 血管炎————————————————258
高安動脈炎————————————吉藤　元　259
巨細胞性動脈炎————————————261

リウマチ性多発筋痛症————————佐藤慎二　264
線維筋痛症と慢性疲労症候群
————————————平田信太郎，杉山英二　266
リウマチ熱————————————川上　純　268
Sjögren 症候群————————————住田孝之　270
好酸球性筋膜炎——梅原久範，佐藤智美，中村拓路　275
　付 好酸球性筋膜炎と類似の症状を示す
　　その他の疾患————————————276
成人 Still 病————————————三村俊英　277
Behçet 病————————————廣畑俊成　279
脊椎関節炎————————————亀田秀人　283
強直性脊椎炎————————————284
反応性関節炎————————————286
炎症性腸疾患（IBD）に伴う関節炎————286
乾癬性関節炎————————————鈴木康夫　287
SAPHO 症候群とその類縁疾患
————————浅野智之，古谷牧子，右田清志　289
結晶誘発性関節炎——————谷口敦夫，山中　寿　292
痛風————————————————292
偽痛風（急性 CPP 結晶性関節炎）————296
感染性関節炎——————————須田万勢，岸本暢将　297
化膿性関節炎————————————297
非淋菌性化膿性関節炎————————297
淋菌性関節炎————————————299
人工関節感染————————————300
その他の感染性関節炎————————300
ウイルス性関節炎————————300
結核性関節炎————————————301
ライム病————————————301
変形性関節症（脊椎を除く）————————伊藤　宣　301
再発性多発軟骨炎————————————鈴木　登　303
IgG4 関連疾患————————————髙橋裕樹　307

アレルギー性疾患，免疫不全症

1 アレルギー性疾患

総論————————————————————316
アレルギー反応の分類
——————鈴川真穂，大田　健，伊藤幸治　316
　付 Arthus 反応————————————318
アレルギーの発症機序と化学伝達物質————319
検査と診断————————————————323
対応・治療————鈴川真穂，秋山一男，大田　健　324

アレルギー性疾患の増加について————————327
アナフィラキシー——————————山口正雄　327
血清病————————————————329
薬物アレルギー————————————330
アレルギー性鼻炎，花粉症————————岡本美孝　333
気管支アレルギー*————————————336
じんま疹，血管性浮腫————中原剛士，古江増隆　336
アトピー性皮膚炎————————————337
食物アレルギー————————————海老澤元宏　340

148　総目次［アレルギー性疾患，免疫不全症］，［呼吸器疾患］

虫類アレルギー────────山下直美 342
　ハチアレルギー────────── 342
　蚊アレルギー───────────── 342
　吸入性昆虫アレルギー──────── 343
　ダニアレルギー──────────── 343
職業性アレルギー────────土橋邦生 343
　職業性喘息───────────── 344
　職業性鼻アレルギー──────── 345

　職業性皮膚アレルギー疾患──────── 345
　職業性過敏性肺炎───────────── 345

2 免疫不全症

病型分類──────────大嶋勇成 346
検査───────────────── 350
治療───────────────── 350
予防接種に関する注意事項───────── 351

呼吸器疾患

1 呼吸器系の構造と機能

上気道・気管・気管支の構造と機能──西村正治 354
肺胞・毛細血管系の構造と機能──────── 356
　換気・血流比───────────── 356
　肺胞──────────────── 357
　肺毛細血管・間質──────────── 357
肺血管系の構造と機能──────────── 357
　肺循環系──────────────── 357
　気管支動脈系───────────── 358
　肺リンパ管系───────────── 358
胸郭の構造と機能────────────── 358
呼吸調節系────────────────── 360
非呼吸性肺機能──────────────── 360
　生理活性物質の産生・代謝──────── 360
　気道クリーニングと感染防御機構────── 361

2 呼吸器疾患の診断と検査

主要症候の診断──────────橋本　修 362
身体的検査────────────────── 362
血液・生化学検査，免疫学的検査──────── 362
喀痰検査────────────────── 364
呼気ガス検査─────────松永和人 365
　呼気一酸化窒素（NO）測定検査────── 365
　呼気一酸化炭素（CO）測定検査────── 366
気管支鏡検査────────石井芳樹，武政聡浩 367
胸腔穿刺，胸腔鏡検査────────── 371
細胞診検査，リンパ節生検，肺生検──────── 374
画像診断──────────────楠本昌彦 376
　胸部単純X線写真──────────── 376
　CT───────────────── 377
　MRI──────────────── 377
　血管造影──────────────── 379
核医学診断────────────────── 380

　血流・換気シンチグラフィ──────── 380
　PETならびにPET/CT──────── 380
　骨シンチグラフィ──────────── 382
呼吸機能検査──────清水邦彦，今坂圭介 382
　スパイロメトリー──────────── 382
　肺気量分画────────────── 384
　コンプライアンス，気道抵抗および呼吸抵
　　抗───────────────── 386
　呼吸筋力──────────────── 386
　肺拡散能─────────────── 386
　呼吸調節─────────────── 388
　運動負荷試験──────────────── 388
血液ガス，酸塩基平衡────────── 390
　血液ガス分圧の評価──────────── 390
　酸塩基調節の評価──────────── 391
呼吸循環機能の連続モニター──────── 393
　右心系カテーテルによる肺循環諸量の
　　モニター─────────────── 393
　酸素飽和度モニター──────────── 393
　二酸化炭素モニター──────────── 393
　睡眠時の呼吸モニター──────────── 394

3 呼吸器疾患の治療

薬物療法──────────永井厚志 396
　抗菌薬──────────────── 396
　気管支拡張薬───────────── 396
　ステロイド───────────── 397
　配合剤──────────────── 397
　鎮咳・去痰薬───────────── 397
　その他の呼吸器疾患薬──────────── 397
悪性腫瘍の薬物治療・放射線治療
　─────────辻　貴宏，小笹裕晃 398
　肺癌──────────────── 398
　悪性胸膜中皮腫──────────── 400

総目次 [呼吸器疾患]　149

胸腺腫，胸腺癌——————————— 400
減感作療法*——————————— 400
吸入療法——————————永井厚志 400
胸腔ドレナージ—————————坪井知正 401
　胸膜癒着術——————————— 402
酸素療法——————————— 402
　酸素投与法——————————— 402
　長期酸素療法——————————— 403
呼吸管理——————————— 403
　人工呼吸の種類（侵襲的人工呼吸と非侵襲
　　的人工呼吸）——————————— 403
呼吸リハビリテーション，体位ドレナージ療法
——————————海老原覚 405
　急性期呼吸リハビリテーション（体位ドレ
　　ナージ療法含む）——————————— 405
　慢性呼吸器疾患の呼吸リハビリテーション
——————————— 407

4 呼吸調節系・換気機能系の異常

肺胞低換気症候群————青木琢也，桑平一郎 410
　原発性肺胞低換気症候群——————— 410
　肥満低換気症候群（Pickwick 症候群）——— 411
　神経筋疾患および呼吸筋疲労——————— 411
過換気症候群——————————— 412
睡眠時無呼吸症候群——————————— 412

5 下気道の疾患

気管支喘息——————————新実彰男 416
慢性閉塞性肺疾患——————————黒澤 一 423
末梢気道病変——————————室 繁郎 429
　びまん性汎細気管支炎——————— 429
　閉塞性細気管支炎——————————— 430
　びまん性嚥下性細気管支炎——————— 431
気管支拡張症——————————有田健一 432
嚢胞性肺疾患——————————— 434
　肺原基異常による肺嚢胞（主に気管支上皮
　　性嚢胞）——————————— 435
　気腫性肺嚢胞——————————— 436
無気肺——————————小賀 徹 437
気道異物——————————— 439

6 呼吸器感染症および炎症性疾患

かぜ症候群，上気道炎——————石田 直 440
急性気管支炎，急性細気管支炎——————— 441
慢性下気道感染症*——————————— 442

細菌性肺炎，肺化膿症，膿胸——————— 442
誤嚥性肺炎——————————海老原覚 446
ウイルス性肺炎——————————石田 直 448
マイコプラズマ肺炎——————————— 448
クラミジア（クラミドフィラ）肺炎——————— 449
レジオネラ肺炎——————————— 449
リケッチア肺炎——————————— 450
　つつが虫病における肺炎——————— 450
コクシエラ肺炎——————————— 450
　Q 熱における肺炎——————————— 450
肺結核——————————露口一成 450
非結核性抗酸菌症——————————鈴木克洋 454
肺真菌症——————————二木芳人 458
　肺アスペルギルス症——————————— 459
　肺クリプトコックス症——————————— 460
　肺ムーコル症——————————— 460
ニューモシスチス肺炎——————————田代隆良 460
寄生虫性肺疾患——————————迎 寛 462
　原虫性肺疾患——————————— 462
　蠕虫性肺疾患——————————— 462

7 肺の免疫反応性疾患

肺における免疫反応と免疫反応性肺疾患
——————————伊藤 穣 464
　免疫反応性肺疾患の診断——————— 466
過敏性肺炎——————————半田知宏 466
好酸球性肺炎——————————伊藤 穣 468
　Löffler 症候群——————————— 468
　熱帯性好酸球性肺炎——————————— 469
　薬剤誘起性好酸球性肺炎——————— 469
　特発性好酸球性肺炎——————————— 470
　好酸球性多発血管炎性肉芽腫症——————— 471
アレルギー性気管支肺真菌症——————浅野浩一郎 472
Goodpasture 症候群——————————伊藤 穣 473

8 間質性肺疾患

総論——————————田口善夫 475
特発性間質性肺炎——————————— 475
　特発性肺線維症——————————— 475
　非特異性間質性肺炎——————————— 479
　急性間質性肺炎——————————— 479
　特発性器質化肺炎——————————— 480
　剥離性間質性肺炎——————————— 481
　呼吸細気管支炎を伴う間質性肺疾患——————— 482
　リンパ球性間質性肺炎——————————— 483

150　総目次［呼吸器疾患］

PPFE ……………………………………… 483
分類不能型特発性間質性肺炎 ……………… 484

9　職業性・物理化学因子性呼吸器疾患

じん肺 ────────渡辺憲太朗 485
　珪肺 ……………………………………… 485
　付 炭坑夫じん肺 ……………………… 487
　石綿肺 …………………………………… 487
　溶接工肺 ………………………………… 489
　ベリリウム肺 …………………………… 490
　有機じん肺 ……………………………… 490
　付 粉じん作業労働者の健康管理 ……… 491
放射線肺臓炎・放射性肺線維症───佐山宏一 491
パラコート肺（農薬中毒）───────── 492
薬剤性肺障害 ──────────── 493
肺酸素障害 ────────佐藤篤靖 494
減圧症 ──────────高橋英世 495

10　肺循環系疾患

肺血栓塞栓症 ───────田邉信宏 497
肺水腫 ──────────────── 498
肺高血圧症 ───────────── 500
肺動静脈瘻 ───────────── 504

11　胸膜疾患

胸膜炎 ─────中野孝司, 飯田慎一郎 507
　肺炎随伴性胸水 ………………………… 507
　化膿性胸膜炎, 膿胸 …………………… 507
　結核性胸膜炎 …………………………… 508
　膠原病・血管炎による胸膜炎 ………… 508
　癌性胸膜炎 ……………………………… 508
血胸 ──────────────── 509
乳び胸 ─────────────── 510
気胸 ──────────────── 510
胸膜腫瘍 ────────────── 511
　悪性胸膜中皮腫 ………………………… 511
　孤在性胸膜線維性腫瘍 ………………… 514

12　縦隔疾患

縦隔リンパ節腫大──矢野聖二, 曽根三郎 515
　感染症 …………………………………… 515
　悪性腫瘍 ………………………………… 515
　吸入性胸部リンパ節腫大 ……………… 516
　特発性胸部リンパ節腫大 ……………… 516
　気管支肺アミロイドーシス …………… 517

縦隔気腫 ──────────新実彰男 517
気管食道瘻, 気管支食道瘻* ──────── 518
縦隔炎 ──────────────── 518
　急性縦隔炎 ……………………………… 518
　慢性縦隔炎 ……………………………… 519
　特発性線維性縦隔炎（硬化性縦隔炎）… 519
縦隔腫瘍 ────────────── 519
　胸腺腫 …………………………………… 521
　胚細胞腫瘍 ……………………………… 522
　神経原性腫瘍 …………………………… 523
　先天性囊胞 ……………………………… 523
　悪性リンパ腫 …………………………… 523
　リンパ増殖性疾患—Castleman 病（CD）…… 524

13　胸壁（横隔膜）疾患

吃逆, 横隔膜粗動 ──────近藤哲理 526
横隔膜ヘルニア* ─────────── 526
横隔膜麻痺 ───────────── 526
横隔膜弛緩症 ──────────── 527
横隔膜下膿瘍 ──────────── 528
胸郭異常 ────────────── 528
　漏斗胸 …………………………………… 528
　鳩胸 ……………………………………… 528
　胸壁腫瘍 ………………………………… 528
　胸壁結核 ………………………………… 529
動揺胸郭 ────────────── 529
脊柱異常 ────────────── 529
　脊柱側彎 ………………………………… 529
　ストレートバック症候群 ……………… 529

14　気管支・肺腫瘍

気管・気管支腫瘍 ──────髙橋和久 530
原発性肺癌 ───────────── 530
肺良性腫瘍 ───────────── 536
転移性肺腫瘍 ──────────── 537
癌性リンパ管症 ─────────── 538

15　気管支および肺の先天性異常

肺気管支形成不全 ──────平田一人 539
　先天性気管支囊胞 ……………………… 539
　先天性気管支閉塞 ……………………… 539
気管食道瘻, 気管支食道瘻 ──────── 539
肺分画症 ────────────── 539

16 まれな肺疾患

肺胞微石症————————平田一人 541
肺胞蛋白症————————————541
囊胞性線維症————————————543
リンパ脈管筋腫症————————瀬山邦明 544
α_1-アンチトリプシン欠乏症————————549

17 全身性疾患・他臓器疾患に伴う呼吸器障害

サルコイドーシス————佐藤篤彦，須田隆文 553
Langerhans 細胞組織球症————————558
膠原病および類縁疾患と呼吸器障害
　　　　　　　　　————谷澤公伸，半田知宏 559
　膠原病と呼吸器障害————————559
　膠原病類縁疾患と呼吸器障害————560
尿毒症肺————————————561
　急性腎障害における急性呼吸不全————561
　慢性腎障害における呼吸不全————561
肝硬変と呼吸器障害————池添浩平，半田知宏 562
　肝性胸水————————————562

肝肺症候群————————————562
門脈肺高血圧症————————————562
アミロイドーシス————————————563
悪性リンパ腫————中塚賀也，半田知宏 564
　肺原発悪性リンパ腫————————564
　続発性肺悪性リンパ腫————————565
　特殊な病態に関連するリンパ腫————565
白血病————————————565
　骨髄移植後の肺疾患————————566

18 呼吸不全

呼吸不全の概念・定義————山口佳寿博 568
　概念の変遷と定義————————568
　診断基準と問題点————————568
　多臓器不全————————————569
　呼吸不全の病態生理————————570
　慢性呼吸不全の治療————————570
　付 間欠的低酸素血症————————572
急性呼吸促迫症候群————田坂定智 574

Vol.3

循環器疾患

1 循環器系の構造と機能

心血管系の構造————————室原豊明 2
　心臓の構造————————————2
　脈管の一般的な構造————————2
　動脈の構造————————————3
　毛細血管の構造————————4
　静脈の構造————————————5
　リンパ系（リンパ節，リンパ管）の構造————6
心筋の収縮・弛緩————日高貴之，木原康樹 6
　心筋の構造————————————6
　収縮と弛緩のメカニズム————————7
心機能————————————9
　心周期————————————9
　左室機能————————————11
　自律神経による心機能の調節————12
循環器系の分子生物学————塩島一朗 12
　分子生物学が循環器病学にもたらしたイン
　　パクト————————————12

遺伝子クローニングによる機能蛋白の構造
　と機能の解明————————————13
遺伝子異常が明らかになった循環器疾患———13
疾患にみる遺伝子の発現異常————14
発生工学と循環器疾患研究————14
iPS 細胞を用いた循環器疾患研究と再生医療
　　　　　　　　　　　　　————15

2 循環器疾患の検査法

循環器疾患の診察法————福田信夫 16
　一般的視診————————————16
　頸部，特に頸静脈の視診————16
　触診————————————18
　聴診————————————20
非観血的血圧測定法————檜垣實男，大蔵隆文 23
　外来（診察室）血圧————————24
　家庭血圧————————————25
　自由行動下血圧————————25
心電図————————————池田隆徳 26

心電図の種類	26
心電図の原理	26
（標準）12 誘導心電図	27
Holter 心電図	34
イベント心電図	35
モニター心電図	35
挿入型心臓モニター（植込み型ループ式レコーダ）	36
その他の特殊心電図検査	36
加算平均心電図	36
T 波オルタナンス検査	36
心拍変動解析	37

負荷心電図————影山智己，三田村秀雄 37

運動負荷の方法	37
運動負荷の終了点	38
判定基準	38
薬剤負荷心電図	39
予後推定のための指標	40

心音図，心機図————福田信夫 41

心音図・心機図の記録方法	42
心音図・心機図検査を行う際の注意点	42
心音図・心機図の臨床的意義	42
心音図・心機図の読み方	45

心エコー図検査————中谷 敏 46

超音波検査の原理	46
経胸壁心エコー図検査	46
経食道心エコー図検査	51
負荷心エコー法	53
三次元心エコー法	53

胸部 X 線検査————岩永史郎 54

心陰影の大きさ：心胸郭比	54
正面像心陰影の形態	54
呼び名のついた心陰影形態	56
側面像心陰影の形態	57
大動脈陰影	57
肺血管陰影の評価	59
左心不全でみられる肺野陰影の変化	60
肋骨横隔膜角の変化	61
その他の異常陰影と人工物	61

心臓核医学検査————西村恒彦 62

SPECT および PET 装置	63
放射性医薬品	63
心機能の測定	63
心筋虚血の検出	63
心筋生存能の評価	64

心電図同期心筋 SPECT	64
新核種による心筋 SPECT イメージング	64
心筋 PET イメージング	65

X 線 CT————中原健裕，奥田茂男，陣崎雅弘 65

CT 装置	65
カルシウムスコア	65
造影 CT の適応	66
薬剤併用	66
心電図同期法	66
後処理	66
日常臨床での役割	66
今後の展開	67

MRI————奥田茂男，陣崎雅弘 69

MRI 装置	69
MRI 検査の適応	69
MRI 検査の禁忌	69
撮像方法	70
検査組み立て	72
今後の展開	72

血管内視鏡検査————小松 誠，平山篤志，児玉和久 72

血管内視鏡検査とは	72
血管内視鏡の構造と検査法	72
冠動脈プラーク	73
冠動脈形成術におけるステントの評価	73
大動脈破綻プラークと損傷	74
大動脈破綻プラークおよび損傷の意義	74
展望	75

血管内超音波法————深町大介，平山篤志 75

原理	75
システム	75
カラー IVUS	75
所見と評価	76
治療―IVUS を用いた PCI	77

静脈圧，循環血液量，循環時間————佐藤 徹 78

静脈圧	78
循環血液量	79
循環時間	79

心臓カテーテル法————深町大介，平山篤志 79

カテーテル検査の実際	80
右心・左心カテーテル検査	80
心血管造影法	84
冠動脈造影法と冠血管イメージング	85
心臓カテーテル法の治療への応用	90

電気生理学的検査，遅延電位

————髙橋尚彦，三好美帆 93

電気生理学的検査	93
遅延電位	95

脈波伝播速度と足関節上腕血圧比

————————永井利幸，安斉俊久	95
脈波伝播速度（PWV）	96
足関節上腕血圧比（ABI）	97

循環器疾患の生化学診断———————— 98

急性冠症候群の生化学診断マーカー	99
急性心不全の生化学診断マーカー	100
急性肺血栓塞栓症の生化学診断マーカー	101
急性大動脈解離の生化学診断マーカー	102

3 ショック

————————永井利幸，安斉俊久	103

4 失神

————————堀　進悟	107

5 心不全

————————筒井裕之	110
分類	111
病態生理	112
臨床症状	114
身体所見	115
診断	115
予防	117
治療	119

6 心臓突然死

————————栗田隆志	124
疫学	124
病因	125
臨床症状	125
検査	126
治療	128

7 不整脈

総論	129
刺激伝導系————————古川哲史	129
心筋の電気生理学的特性	130
不整脈の発生機序	133
不整脈の治療法————————髙橋尚彦	136
薬物療法	136
非薬物療法————————熊谷浩一郎	138
頻脈性不整脈————————池田隆德	140

洞頻脈	141
心房期外収縮，心房頻拍	141
心房細動	142
心房粗動	146
発作性上室頻拍	147
早期興奮症候群	150
WPW 症候群	150
WPW 症候群以外の早期興奮症候群	152
心室期外収縮	153
心室頻拍	154
torsade de pointes（TdP）	155
心室細動	156
QT 延長症候群	157
Brugada 症候群	158
その他の致死性心室不整脈をきたす疾患	159
QT 短縮症候群	159
早期再分極（J 波）症候群	159
カテコラミン誘発多形性心室頻拍	159
徐脈性不整脈————————鈴木　敦，萩原誠久	160
洞不全症候群	160
房室ブロック	163
房室解離	165
脚ブロックおよび心室内伝導障害	165

8 動脈硬化症

————————杜　隆嗣，平田健一	169
病態生理	169
発症機序	171
病因	172
臨床症状	173
診察	173
検査	174
治療	175

9 虚血性心疾患

総論————————松尾好記，赤阪隆史	178
冠循環の生理	178
虚血性心疾患の概念	178
頻度・疫学	180
虚血性心疾患の危険因子	181
冠動脈疾患の治療方針	181
狭心症の概念————————北端宏規，赤阪隆史	183
労作性狭心症	184
冠攣縮性狭心症————————大谷速人，前川裕一郎	192
無症候性虚血性心疾患——早乙女雅夫，前川裕一郎	196

急性冠症候群————————中村正人 198
陳旧性心筋梗塞————————208
急性心筋梗塞後の合併症
————————伊苅裕二，浅野竜太，住吉徹哉 209
　不整脈————————209
　ポンプ失調————————210
　機械的合併症————————211
非動脈硬化性冠動脈疾患————佐地真育，高山守正 211
　先天性心疾患————————211
　冠動脈の炎症性疾患————————212
　その他————————214

10　心疾患のリハビリテーション

心臓リハビリテーションの効果————長山雅俊 215
心臓リハビリテーションの適応と禁忌————216
心臓リハビリテーションの時相————————216
　急性期リハビリテーション————————216
　回復期リハビリテーション————————216

11　先天性心疾患

総論————————山岸敬幸 219
　頻度————————219
　病因————————219
　病態と発症年齢————————220
　診断の要点————————221
　細菌性心内膜炎の予防————————222
心血管系の発生と分化の分子機序
————————山岸敬幸，山岸千尋 222
　心臓大血管の発生・分化の分子機序————222
　心臓大血管の発生に関与する細胞群————223
　血管系の発生・分化の分子機序————226
心房中隔欠損症————————山岸敬幸 226
心内膜床欠損症（房室中隔欠損症）————229
心室中隔欠損症————————231
動脈管開存症————————233
Eisenmenger 症候群————————234
肺動脈弁狭窄症————————236
Fallot 四徴症————————238
肺動脈閉鎖症————————239
Ebstein 病————————241
三尖弁閉鎖症————————石井　卓，土井庄三郎 242
大血管転位症————————244
　完全大血管転位症————————244
　修正大血管転位症————————245
総動脈幹症————————245

大動脈肺動脈窓————————246
大動脈縮窄症————————247
　大動脈縮窄複合————————247
　大動脈弓離断症————————247
　単純型大動脈縮窄症————————247
総・部分肺静脈還流異常症————————248
Valsalva 洞動脈瘤————————河村朗夫 250
冠動脈奇形————————251
　冠動脈起始異常————————251
　冠動脈瘻————————252
三心房心————————金子雅紀，先崎秀明 252
単心室————————橋本芽久美，先崎秀明 253
左心低形成症候群
————————田村佑平，菅本健司，先崎秀明 254
不整脈原性右室異形成————高梨　学，先崎秀明 255
ミトコンドリア心筋症————白井宏直，先崎秀明 255
先天性僧帽弁疾患————————高梨　学，先崎秀明 256
　先天性僧帽弁狭窄症————————256
　先天性僧帽弁閉鎖不全症————————256
先天性修正大血管転位症
————————原口啓之介，菅本健司，先崎秀明 257

12　後天性弁膜症

総論————————合田亜希子，増山　理 258
僧帽弁狭窄症————————259
僧帽弁閉鎖不全症————————大手信之 264
僧帽弁逸脱症————————267
大動脈弁狭窄症————————林田健太郎 269
大動脈弁閉鎖不全症————神谷裕子，山本一博 272
三尖弁閉鎖不全症————————276
連合弁膜症————————赤石　誠 277
リウマチ熱————————278
感染性心内膜炎————————280
後天性弁膜症の治療————神谷裕子，山本一博 287
　内科治療————————287
　経カテーテル治療————————287
　外科治療————————288

13　心筋疾患

心筋症————————堀　正二，坂田泰史 292
　拡張型心筋症————————292
　肥大型心筋症————————296
　拘束型心筋症————————301
心筋炎————————坂田泰史 304

14 二次性心筋疾患・諸種疾患に伴う心疾患

先天性結合組織疾患に伴う心血管病変
—————————————————————武田憲文 309
　　Marfan 症候群————————————— 309
　　Loeys-Dietz 症候群————————— 309
　　血管型 Ehlers-Danlos 症候群——— 310
膠原病————————————————桑名正隆 310
内分泌・代謝疾患————尾上健児，斎藤能彦 311
腎疾患———————————————————————— 315
神経・筋疾患————————白石泰之，佐野元昭 317
薬物性・医原性疾患————————————————— 318
その他の二次性心筋障害————————河合祥雄 319
たこつぼ心筋症—————————————————— 321

15 循環器疾患と遺伝子異常

家族性肥大型心筋症————————北岡裕章 323
特発性拡張型心筋症————————木村彰方 324
ミトコンドリア DNA 異常と心筋症——湯浅慎介 325
その他の二次性心筋症の原因遺伝子————— 326
　　心 Fabry 病————————————————— 326
　　筋ジストロフィー————————————— 327
家族性 QT 延長症候群————————清水　渉 328
Marfan 症候群とフィブリリン 1 遺伝子異常
—————————————————————武田憲文，小室一成 329
その他の血管疾患と遺伝子異常————————— 330

16 肺性心

—————————————————————————田邉信宏 331

17 心膜疾患と心タンポナーデ

正常の心膜————————根岸一明，倉林正彦 334
急性心膜炎———————————————————— 334
心タンポナーデ————————————————— 337
慢性心膜炎———————————————————— 338
　　慢性心嚢液貯留——————————————— 339
　　癒着性心膜炎———————————————— 339
　　収縮性心膜炎———————————————— 339
　　滲出性収縮性心膜炎———————————— 341
心膜嚢胞—————————————————————— 342
心膜欠損症———————————————————— 342

18 心臓腫瘍

原発性心臓腫瘍——————安田理紗子，足立　健 344
　　良性腫瘍——————————————————— 344

悪性腫瘍—————————————————————— 347
転移性心臓腫瘍————————————————— 348

19 心臓外傷

—————————————————————安田理紗子，足立　健 349

20 脈管疾患

動脈疾患—————————————————————— 351
末梢動脈閉塞性疾患————小川崇之，吉村道博 351
　　急性動脈閉塞症——————————————— 351
　付　急性動脈閉塞症における代謝障害
　　　（代謝性筋腎症候群：MNMS）————— 352
　付　コレステロール塞栓症（blue toe 症候
　　　群）————————————————————— 352
　　慢性動脈閉塞症——————————————— 352
　　機能的血行障害——————————————— 356
　　動静脈瘻—————————————————— 357
大動脈弁輪拡張症—————————————志水秀行 358
大動脈瘤————————————————————— 358
大動脈解離———————————————————— 360
高安動脈炎———————————————————— 362
静脈疾患————————————————————孟　真 363
　　静脈瘤——————————————————— 363
　　深部静脈血栓症——————————————— 364
　　上大静脈症候群——————————————— 366
リンパ系疾患———————————————松原　忍 366
　　リンパ管炎————————————————— 366
　　リンパ節炎————————————————— 366
　　リンパ浮腫————————————————— 366

21 循環器疾患における抗血小板・抗凝固療法

抗血小板・抗凝固薬の使い方—安部晴彦，是恒之宏 368
　　抗血小板薬————————————————— 368
　　抗凝固薬—————————————————— 369
適応となる疾患————————————————— 371

22 血圧異常

血圧調節の機序—————————————伊藤貞嘉 373
高血圧——————————————————————— 374
　　高血圧の定義——————————————宮下和季 374
　　本態性高血圧の成因————————————— 375
　　高血圧の頻度・疫学————————————— 378
　　高血圧の診察・診断————————————— 380
　　高血圧の臓器障害の成因と診断・評価——— 381
　　二次性高血圧———————————————— 384

156　総目次 [循環器疾患], [腎・尿路疾患]

原発性アルドステロン症————384
Cushing 症候群————384
褐色細胞腫, 傍神経節腫————385
腎血管性高血圧————386
腎実質性高血圧————386
睡眠時無呼吸症候群————386
治療————苅尾七臣 387

治療方針————387
開始時期と降圧目標————387
生活習慣の修正————387
降圧薬治療————388
合併症を有する場合の降圧療法————390
高血圧緊急症の治療————391
起立性低血圧————堀　進悟 392

腎・尿路疾患

1　腎の構造と機能

総論————深川雅史 396
腎血行動態————有馬秀二 397
　腎臓の血管構築————397
　腎循環調節機構————397
　腎循環と尿細管機能————398
糸球体の微細構造————淺沼克彦 399
糸球体濾過————有馬秀二 402
　糸球体濾過機序————402
　尿細管糸球体フィードバック————403
　レニン-アンジオテンシン（RA）系による
　　調節————404
尿細管機能の概要————鶴岡秀一 404
尿細管のイオン輸送————405
　ナトリウム————405
　カリウム————407
　カルシウム————407
　マグネシウム————408
　リン————408
尿濃縮機構————408
　腎髄質の浸透圧勾配形成維持と対向流系
　　————408
　AVP の作用————409
酸塩基平衡————409
　近位尿細管————409
　Henle ループ————409
　遠位側ネフロン————410
有機溶質・尿酸の輸送
　————安西尚彦, 大内基司, 若新英史 410
　栄養素の再吸収————411
　薬物の分泌————411
　尿酸の輸送————412
腎臓の再生医療————西中村隆一, 太口敦博 412
　腎臓の発生————413

　腎臓の再生————413

2　診断・検査法

身体診察————須藤　博 417
　腎臓の触診法————417
　腎血管雑音の聴診————417
　肋骨脊柱角叩打痛————418
　体液の評価————418
尿検査（尿定性, 沈渣, 生化学）————伊藤孝史 421
　尿検査の基本事項————421
　尿定性————421
　尿沈渣————422
　尿生化学————423
腎機能検査————今田恒夫 426
　クリアランスの概念————426
　腎血漿流量（RPF）, 腎血流量（RBF）の測
　　定————426
　糸球体機能検査————426
　　糸球体濾過値（GFR）————426
　　GFR の血清マーカー————427
　　GFR の推算式————427
　　近位尿細管機能検査————428
　　遠位尿細管・集合管検査————428
腎臓の形態学的検査
　————阿部貴弥, 松浦朋彦, 杉村　淳 429
　超音波検査————429
　X 線検査————430
　CT 検査————430
　MRI 検査————431
　RI 検査————432
腎生検————片渕律子 432
　適応と禁忌————432
　腎生検の手技————432
　組織診断————434

3 水・電解質代謝異常

水・電解質代謝の調節————柴垣有吾 438
水・ナトリウム代謝調節とその異常———— 440
　体液恒常性維持の意義……………… 440
　細胞内液量の維持は細胞サイズの維持につ
　　ながる…………………………… 440
　体内の Na "量" が細胞外液量（循環）を規
　　定する…………………………… 440
　体内 Na 量（＝細胞外液量）の調節……… 441
　輸液の考え方……………………… 441
　体液 Na 濃度（体内水分量）の調節……… 442
　Na 濃度異常症の考え方…………… 443
　低 Na 血症の病態と治療の基本的考え方…… 444
　高 Na 血症の病態と治療の基本的考え方…… 445
カリウム代謝調節とその異常————柴田 茂 446
　高カリウム血症…………………… 447
　低カリウム血症…………………… 448
酸塩基平衡異常————志水英明 448
　病態生理・疫学・鑑別診断……… 449
　　代謝性アシドーシス…………… 449
　　代謝性アルカローシス………… 452
　　呼吸性アシドーシス…………… 453
　　呼吸性アルカローシス………… 453
　臨床症状…………………………… 454
　検査………………………………… 454
　診断………………………………… 455
　治療………………………………… 456
カルシウム・リン・マグネシウム代謝異常
　　————濱野高行 458
　カルシウム（Ca）代謝異常……… 458
　リン（P）代謝異常……………… 460
　マグネシウム（Mg）代謝異常…… 461
尿酸代謝異常————藤垣嘉秀 461
　尿酸代謝…………………………… 461
　尿酸代謝異常……………………… 462
　　低尿酸血症……………………… 462
　　高尿酸血症……………………… 462

4 尿細管機能異常

近位尿細管機能異常————堀田晶子 464
　腎性尿糖症（腎性糖尿）………… 464
　アミノ酸尿症……………………… 464
　　シスチン尿症…………………… 464
　　Hartnup 病……………………… 465

　Fanconi 症候群…………………… 465
遠位尿細管機能異常————内田信一 467
　Bartter 症候群…………………… 467
　Gitelman 症候群………………… 468
　Liddle 症候群…………………… 468
　腎性尿崩症………………………… 469
　偽性低アルドステロン症………… 469
尿細管性アシドーシス————寺田典生 469

5 腎機能障害（腎不全）

急性腎障害————土井研人, 松浦 亮, 吉田輝彦 472
　造影剤腎症………………………… 473
　横紋筋融解による急性腎障害…… 474
　薬剤性急性腎障害………………… 475
　肝腎症候群………………………… 477
　血液浄化療法……………………… 478
慢性腎臓病————丸山彰一 478
　総論………………………………… 478
　　CKD 進行のメカニズム
　　————小口綾貴子, 柳田素子 484
　　保存期の病態と治療————菅野義彦 486
　末期腎不全の病態————藤元昭一 488
　腎代替療法（HD, PD）————角田隆俊 490
　腎移植————後藤憲彦 492
　慢性腎臓病患者の全身合併症…… 495
　　心血管合併症————藤井秀毅 495
　　脳・末梢血管合併症————鶴屋和彦 498
　　腎性貧血————山本裕康 499
　　骨・ミネラル代謝異常————駒場大峰 501
　腎機能低下者における薬物投与法————平田純生 503

6 糸球体腎炎, ネフローゼ症候群

総論————猪阪善隆 509
主な原発性糸球体腎炎———— 519
　溶連菌感染後急性糸球体腎炎————山縣邦弘 519
　急速進行性糸球体腎炎…………… 521
　　ANCA 関連 RPGN……………… 522
　　抗 GBM 抗体病………………… 524
　　免疫複合体型…………………… 525
　メサンギウム増殖性糸球体腎炎………鈴木祐介 525
　　IgA 腎症………………………… 525
　微小変化型ネフローゼ症候群————和田健彦 528
　巣状分節性糸球体硬化症………… 529
　膜性腎症…………………………… 530
　膜性増殖性糸球体腎炎…………… 531

158　総目次 [腎・尿路疾患]

遺伝性糸球体腎炎————————野津寛大，飯島一誠　533
　　Alport 症候群————————————————　533
主な続発性糸球体腎炎————————————　536
　ループス腎炎————————————————竹内康雄　536
　腎血管炎症候群————————————————　538
　IgA 血管炎と腎病変————————————————　541
　その他の膠原病による糸球体疾患————　542
　肝障害による腎炎・ネフローゼ————洞　和彦　542
　　B 型肝炎ウイルス（HBV）関連腎症————　542
　　C 型肝炎ウイルス（HCV）関連腎症————　543
　　肝性糸球体硬化症————————————————　543
　悪性腫瘍・薬剤による腎炎・ネフローゼ—　544
　感染症（肝炎ウイルス以外）による腎炎・
　　ネフローゼ————————————————　545
　　感染性心内膜炎————————————————　545
　　メチシリン耐性黄色ブドウ球菌（MRSA）
　　　関連糸球体腎炎————————————————　546
　　HIV 関連腎症————————————————　546

7　尿細管間質性腎炎

急性尿細管間質性腎炎————古志衣里，稲熊大城　547
　慢性尿細管間質性腎炎————————————————　549

8　腎血管・循環系の障害

腎と高血圧：総論————————畠田一司，田村功一　551
腎硬化症————————山地孝拡，涌井広道，田村功一　552
　良性腎硬化症————————————————　553
　悪性腎硬化症————————————————　553
動脈硬化関連腎症————————————————　555
　腎血管性高血圧症————————————————　555
　虚血性腎症————————————————　556
　コレステロール塞栓症症候群————————　556
膠原病および類縁疾患————————野畑宏信，伊藤恭彦　557
　強皮症腎クリーゼ————————————————　557
　抗リン脂質抗体症候群腎症————————　558
腎梗塞————————————田村功一，小林　竜　560
腎静脈血栓症————————————————　560

9　全身性疾患による腎障害

糖尿病患者の腎障害
　　————————和田隆志，古市賢吾，清水美保　561
高尿酸血症による腎障害————————大野岩男　563
血液疾患による腎障害————伊藤恭彦，鬼無　洋　565
　腎アミロイドーシス————————————————　565
　多発性骨髄腫による腎障害————————————　567

Fabry 病————————————————丸山彰一　568
囊胞性腎疾患————————————————堀江重郎　572
　多発性囊胞腎————————————————　572
　その他————————————————　573

10　妊娠と腎

正常妊娠時の腎・尿路系の形態と機能
　　————————————川村和子，成田一衛　575
妊娠高血圧症候群————————————————　575
妊娠中の合併症としての腎疾患————————　576
腎疾患患者の妊娠————————————————　577

11　腎・尿路感染症

総論————————————————要　伸也　578
急性腎盂腎炎————————————————　579
慢性腎盂腎炎————————————————　580
腎乳頭壊死————————————————　580
腎膿瘍，腎周囲膿瘍————————————————　580
下部尿路感染症————————————————　581
　膀胱炎————————————————　581
　尿道炎————————————————　581
尿路結核————————————————　581

12　物理的・化学的因子による腎障害

放射線による腎障害————————風間順一郎　582
薬剤による腎障害————————————————　582
金属による腎障害————————————————　583
腎外傷————————————————宮嶋　哲　583

13　腎・尿路結石症

　　————————————————矢野彰三　586
　　付　腎石灰化症————————————————　590

14　尿路閉塞性疾患と近縁疾患

閉塞性腎症————————三上大輔，岩野正之　591
膀胱尿管逆流————————————座光寺秀典　593
神経因性膀胱————————————————　594

15　前立腺疾患

前立腺炎————————————————石川　晃　596
前立腺肥大症————————————————　596
前立腺癌————————————————　597

16　腎・尿路の腫瘍

腎細胞癌————————————————石川　晃　598

総目次 ［腎・尿路疾患］，［消化管・腹膜疾患］　159

Wilms 腫瘍 ——————— 598

膀胱腫瘍 ——————— 599

腎盂腫瘍，尿管腫瘍 ——————— 599

Vol.4

消化管・腹膜疾患

1 消化管の構造と機能

消化管の構造 ——————— 相磯貞和　2
　基本構造 ——————— 2
　血管 ——————— 2
　自律神経支配 ——————— 2
　口腔，咽頭 ——————— 2
　食道 ——————— 2
　胃 ——————— 4
　小腸，結腸 ——————— 5
　直腸，肛門 ——————— 7
　腹膜，腹壁 ——————— 7
消化管の運動 ——————— 本郷道夫，庄司知隆　8
　消化管運動の生理学 ——————— 8
　消化管各部の運動の特徴 ——————— 10
消化管の免疫機構 ——————— 根本泰宏，渡辺　守　10
　物理的/化学的バリアによる非特異的防御機構
　——————— 10
　腸管特有のリンパ組織 GALT による獲得免疫
　の誘導 ——————— 10
　腸管特有のリンパ球分画による獲得免疫系 ——— 10
　免疫寛容による腸管免疫恒常性の維持機構 ——— 12
　腸内細菌と腸管粘膜免疫 ——————— 12
消化管ホルモンおよび胃液，膵液，腸液分泌
　——————— 福井広一　13
　ガストリン ——————— 13
　コレシストキニン ——————— 13
　セクレチン ——————— 13
　ソマトスタチン ——————— 13
　血管作動性腸ポリペプチド（VIP） ——————— 13
　セロトニン ——————— 13
　モチリン ——————— 13
　グレリン ——————— 13
　インクレチン ——————— 14
　グアニリン ——————— 14

2 身体診察

——————— 上野　哲　15
　消化器疾患における全身の診察 ——————— 15
　腹部診察 ——————— 16

3 消化管の検査法

消化管の一般検査 ——————— 伊藤俊之　25
　出血の検査 ——————— 25
　悪性腫瘍の検査 ——————— 25
　自己免疫・アレルギーの検査 ——————— 26
　その他の検査 ——————— 27
消化管の X 線検査 ——————— 辻　喜久　27
　腹部単純 X 線検査 ——————— 27
　消化管造影 X 線検査 ——————— 28
　CT colonoscopy ——————— 30
消化管の超音波検査
　——————— 眞部紀明，春間　賢，畠　二郎　33
　体外式超音波検査（US） ——————— 33
　超音波内視鏡検査（EUS） ——————— 36
消化管の内視鏡検査 ——————— 37
　総論 ——————— 炭山和毅，田尻久雄　37
　上部消化管内視鏡検査 ——————— 39
　小腸内視鏡検査 ——————— 田中信治　40
　大腸内視鏡検査 ——————— 40
　色素内視鏡検査 ——————— 炭山和毅，田尻久雄　42
　緊急内視鏡検査 ——————— 43
その他の画像診断 ——————— 44
　腹部 CT ——————— 齋田幸久　44
　腹部 MRI ——————— 45
　血管造影 ——————— 46
　核医学検査 ——————— 玉木長良，西村元喜，松島成典　47
消化管の組織診断
　——————— 市川一仁，三富弘之，藤盛孝博　53
　概要 ——————— 53
　組織採取・切除 ——————— 53
　組織の固定 ——————— 54

病理組織診断の申し込み ————————— 55

標本作製 —————————————————— 55

組織診断の実際（概略）————————— 65

消化管の機能検査 ————————————— 67

24 時間 pH モニタリング

————————————— 山崎尊久，三輪洋人 67

胃酸分泌能検査 ———————————— 飯島克則 69

消化管運動機能検査

————— 栗林志行，浦岡俊夫，草野元康 70

消化吸収試験 ———————————— 福田能啓 72

消化管の細菌学的検査 ——————— 村上和成 76

Helicobacter pylori の検査法 ———————— 76

腸内細菌の検査法 ———————————— 77

4 内視鏡的インターベンション

消化管の内視鏡的インターベンション

————— 瀬戸山 健，清水孝洋，宮本心一 79

内視鏡的止血術 ———————————— 79

消化管上皮性腫瘍に対する内視鏡的切除術

———————————————————— 80

内視鏡的バルーン拡張術および内視鏡的ス

テント挿入術 ———————————— 83

膵胆道の内視鏡的インターベンション

————— 八隅秀二郎，工藤 寧，栗田 亮 84

概念 ————————————————————— 84

適応 ————————————————————— 85

禁忌 ————————————————————— 85

併発症 ——————————————————— 85

急性膵炎膵周囲体液貯留に対する EUS ガ

イド下ドレナージ ————————— 85

術後再建腸管に対するバルーン内視鏡を用

いた ERCP ————————————— 87

EUS ガイド下胆道ドレナージ ——————— 88

EUS ガイド下膵管ドレナージ ——————— 88

5 口腔内疾患

口腔粘膜疾患 ———————— 園部純也，別所和久 89

潰瘍性病変 ———————————————— 89

白色病変 —————————————————— 89

水疱性病変 ———————————————— 90

歯肉疾患 ———————————— 渡邉拓磨，別所和久 91

歯周病 ——————————————————— 91

エプーリス ———————————————— 91

歯肉増殖症 ———————————————— 92

色素沈着 —————————————————— 92

舌疾患 ———————————————— 足立経一 92

黒色毛舌 —————————————————— 92

地図状舌 —————————————————— 92

溝状舌 ——————————————————— 92

Moeller-Hunter（Hunter）舌炎 —————— 92

Plummer-Vinson 症候群 ————————— 93

巨大舌 ——————————————————— 93

唾液腺疾患 ———— 梅原久範，佐藤智美，中村拓路 93

IgG4 関連疾患 —————————————— 93

Sjögren 症候群 —————————————— 94

付 悪性リンパ腫 ———————————— 94

6 食道疾患

食道の先天性疾患 ———— 田中裕次郎，岩中 督 95

先天性食道閉鎖症 ———————————— 95

先天性食道狭窄症 ———————————— 96

食道憩室 ———————————————— 於保和彦 96

Mallory-Weiss 症候群 ———————— 木下芳一 97

胃食道逆流症 ——————————————— 98

特殊な食道炎 ——————————————— 101

好酸球性食道炎 —————————————— 101

感染性食道炎 ——————————————— 101

薬剤性・腐食性食道炎 —————————— 101

アカラシアと食道運動異常 —— 河村 修，草野元康 102

食道癌 ————————————————— 武藤 学 105

食道悪性黒色腫およびその他の食道悪性腫瘍

————————————————— 武藤 学，野村基雄 108

食道悪性黒色腫 —————————————— 108

平滑筋肉腫 ———————————————— 108

癌肉腫 ——————————————————— 108

食道粘膜下腫瘍・良性腫瘍 ———————— 109

平滑筋腫 —————————————————— 109

顆粒細胞腫 ———————————————— 109

囊腫 ———————————————————— 109

その他 ——————————————————— 109

Boerhaave 症候群，食道破裂

————————— 下山康之，草野元康，浦岡俊夫 109

食道・胃静脈瘤 ————————————— 中村武史 111

横隔膜ヘルニア —— 保坂浩子，草野元康，浦岡俊夫 113

食道裂孔ヘルニア ———————————— 113

先天性ヘルニア —————————————— 114

外傷性ヘルニア，医原性ヘルニア ———— 114

7 胃・十二指腸疾患

胃・十二指腸の位置・形態異常 ———— 猪熊哲朗 115

肥厚性幽門狭窄症	115	吸収不良症候群————辻川知之, 藤山佳秀 160
幽門粘膜脱出症	115	乳糖不耐症————三浦総一郎 163
胃重積症	116	セリアック病 165
胃軸捻症, 瀑状胃	116	過敏性腸症候群————福土 審 166
胃憩室	117	腸壁囊状気腫症————牧山和也 167
急性胃拡張	118	腸 angiodysplasia————後藤秀実 168
十二指腸憩室	118	感染性腸炎————大川清孝 170
新生児胃破裂	120	細菌性腸炎 170
先天性十二指腸閉鎖・狭窄症	120	ウイルス性腸炎 172

機能性胃腸症 (機能性ディスペプシア)
————本郷道夫, 遠藤由香 121

アメーバ性腸炎 172

旅行者下痢症 173

急性胃十二指腸粘膜病変————坂本長逸, 河越哲郎 122

抗菌薬起因性腸炎————岡崎和一 173

慢性胃炎————上村直実 123

偽膜性腸炎 174

特殊な胃炎————山本博幸, 篠村恭久 125

抗菌薬起因性出血性腸炎 175

自己免疫性胃炎 125

放射線性腸炎————北野厚生 175

サイトメガロウイルス胃炎 125

急性虫垂炎————飯室正樹, 中村志郎 176

胃巨大皺襞症 126

腸結核————仲瀬裕志, 北野厚生 178

消化性潰瘍 (胃十二指腸潰瘍)————佐藤貴一 127

潰瘍性大腸炎————福田知広, 長沼 誠, 金井隆典 180

付 吻合部潰瘍 (anastomotic ulcer) 132

Crohn 病————牟田口 真, 長沼 誠, 金井隆典 186

胃の上皮性腫瘍————清水孝洋, 瀬戸山 健, 宮本心一 132

腸管 (型) Behçet 病と単純性潰瘍
————仲瀬裕志, 樋渡信夫 193

胃腺腫 132

胃癌 133

非特異性多発性小腸潰瘍症————松本主之 195

胃 MALT リンパ腫————中村昌太郎 142

microscopic colitis (collagenous colitis, lymphocytic colitis)————196

胃粘膜下腫瘍————春間 賢, 河本博文, 鎌田智有 143

虚血性腸炎 198

十二指腸腫瘍————末廣満彦, 春間 賢, 河本博文 148

腸管子宮内膜症————牧山和也 199

十二指腸良性腫瘍 148

小腸腫瘍————矢野智則, 山本博徳 200

十二指腸悪性腫瘍 148

大腸良性腫瘍, 腫瘍様病変————樫田博史 201

胃 angiodysplasia/angiectasia
————池田一毅, 千葉 勉 151

総論 201

各論 206

門脈圧亢進症性胃腸症 152

消化管ポリポーシス
————田代 敬, 藤井茂彦, 藤盛孝博 211

上腸間膜動脈症候群, 上腸間膜動脈性十二指腸閉塞————武田宏司, 加藤元嗣 153

家族性大腸腺腫症 211

Peutz-Jeghers 症候群 213

8 腸疾患

若年性ポリポーシス 214

Cowden 病 214

腸の先天性異常と位置・形態異常
————田中裕次郎, 岩中 督 155

Cronkhite-Canada 症候群 214

過形成性ポリポーシス 215

先天性小腸閉鎖・狭窄症 155

Lynch 症候群 215

先天性結腸閉鎖・狭窄症 155

大腸癌————樫田博史 215

内臓逆位症 155

大腸粘膜下腫瘍————平田一郎 226

腸回転異常症 155

大腸非上皮性良性腫瘍 227

腸憩室, Meckel 憩室
————長尾吉泰, 赤星朋比古, 橋爪 誠 156

大腸非上皮性悪性腫瘍 229

gastrointestinal stromal tumor (GIST) 229

大腸憩室 156

Meckel 憩室 158

虫垂腫瘍————二宮悠樹, 田中信治 230

Hirschsprung 病————牧山和也 159

腸重積―――――――大平　学，松原久裕 232
　付　結腸軸捻転症――――――――――― 232
腸閉塞―――――――――――――――― 233
　付　偽性腸閉塞症――――――――――― 236
粘膜脱症候群――――――――河南智晴 237
　付　cap polyposis―――――――――― 238

9　直腸・肛門疾患

痔核―――――――――――山名哲郎 240
肛門周囲膿瘍・痔瘻――――――――― 240
直腸粘膜脱症候群――――――――――― 242
肛門癌，肛門管癌―――――冨田尚裕 243
直腸潰瘍―――――――――河南智晴 244

10　腹膜・腸間膜疾患，後腹膜疾患

腹膜炎―――――――――――岡田明彦 247
腹膜偽粘液腫――――――――――――― 247
腹膜中皮腫――――――――――――― 248
後腹膜線維症―――――――――――― 249
腹部血管疾患――――――――辻　喜久 250
　腹部血管疾患の分類――――――――― 250
　腸間膜虚血性疾患――――――――――― 250
　非腸間膜血管疾患――――――――――― 254
鼠径ヘルニア，大腿ヘルニア，閉鎖孔ヘルニア
―――――――――小濱和貴，坂井義治 255

11　急性腹症

―――――――――北島政樹，似鳥修弘 260

12　その他の消化管病変

消化管寄生虫症―――足立経一，木下芳一 266

アニサキス症――――――――――――― 266
糞線虫症――――――――――――――― 267
回虫症―――――――――――――――― 268
鉤虫症―――――――――――――――― 268
鞭虫症―――――――――――――――― 268
蟯虫症―――――――――――――――― 268
ランブル鞭毛虫症――――――――――― 268
横川吸虫症――――――――――――――― 268
条虫症―――――――――――――――― 269
消化管アレルギーと好酸球性消化管疾患
―――――――――木下芳一，三上博信 269
　食物アレルギー――――――――――― 269
　好酸球性消化管疾患――――――――― 269
蛋白漏出性胃腸症―――――――三浦総一郎 271
消化管リンパ腫―――――――中村昌太郎 274
消化管NET（胃カルチノイド含む）
―――――――――藤原幹夫，千葉　勉 276
AIDSの消化管病変――――――榊　信廣 278
膠原病の消化管病変――――――仲瀬裕志 278
Henoch-Schönlein紫斑病の消化管病変―― 280
消化管アミロイドーシス――――松本主之 281
薬剤性消化管障害（抗菌薬起因性腸炎を除く）
―――――――――藤森俊二，坂本長逸 282
術後合併症―――――――――――――― 284
　胃切除後症候群―――――小熊潤也，小澤壯治 284
　盲係蹄症候群――――――――――――― 285
　術後逆流性食道炎――――――――――― 285
　術後腸管癒着症（術後癒着性腸閉塞）
―――――――――大平　学，松原久裕 286

肝・胆道・膵疾患

1　肝疾患

肝臓の構造と機能――――髙橋健太，原田憲一 290
　肝臓の形態，構造――――――――――― 290
　　肝臓の解剖学―――――――――――― 290
　　肝臓の血管・神経支配，胆汁排泄――― 290
　　肝小葉の構造と機能――――――――― 292
　肝構成細胞の機能と病態での意義
―――――小田桐直志，松原三佐子，河田則文 294
　　肝臓の構成細胞とその機能――――――― 296
　　肝病態と肝構成細胞――――――――― 299

肝疾患の身体所見と診察法――高村昌昭，寺井崇二 300
　肝疾患の身体所見――――――――――― 300
　肝疾患の診察法――――――――――――― 302
肝炎ウイルス―――――――森川賢一，坂本直哉 303
　A型肝炎ウイルス（HAV）―――――――― 304
　B型肝炎ウイルス（HBV）―――――――― 304
　C型肝炎ウイルス（HCV）―――――――― 305
　D型肝炎ウイルス―――――――――――― 305
　E型肝炎ウイルス―――――――――――― 305
肝疾患診断のための検査――阪森亮太郎，竹原徹郎 306
　肝機能検査―――――――――――――― 306

肝画像検査と肝硬度検査

瀬川 誠，坂井田 功 311

超音波検査 311
CT 312
MRI 314
血管造影 316
核医学検査 317
肝硬度検査 318

ウイルス学的検査 西口修平，榎本平之 318
A 型肝炎ウイルス（HAV） 318
B 型肝炎ウイルス（HBV） 319
C 型肝炎ウイルス（HCV） 321
D 型肝炎ウイルス（HDV） 322
E 型肝炎ウイルス（HEV） 323
免疫学的検査 森下朝洋，野村貴子，正木 勉 323
腫瘍マーカー 324

急性肝疾患 325

肝炎ウイルスによる急性肝炎 八橋 弘 325
その他のウイルスによる急性肝炎 四柳 宏 330
急性肝不全と遅発性肝不全 中山伸朗 331

慢性肝疾患 335

ウイルス性慢性肝炎 榎本信幸 335
B 型慢性肝炎 335
C 型慢性肝炎 339
自己免疫性肝炎 大平弘正 341
原発性胆汁性胆管炎 田中 篤 344
原発性硬化性胆管炎と IgG4 関連疾患* 348
アルコール性肝障害 杉本和史，竹井謙之 348
非アルコール性脂肪性肝疾患

米田政志，角田圭雄 353
肝硬変 鍜治孝祐，吉治仁志 357
特殊な肝硬変と肝線維症 柿坂啓介，滝川康裕 363
二次性胆汁性肝硬変 363
うっ血性肝硬変 364
付 Fontan associated liver disease 364
先天性肝線維症 364

薬物性肝障害 吉田 理，日浅陽一 365

先天性高ビリルビン血症（体質性黄疸）

加藤直也 368
ビリルビン代謝 368
Gilbert 症候群 369
Crigler-Najjar 症候群 370
付 光線療法 371
Dubin-Johnson 症候群 372
Rotor 症候群 373

代謝性肝疾患 乾あやの 373

Wilson 病 373
ヘモクロマトーシス 374
Reye 症候群 374
肝型糖原病 374
尿素サイクル異常症 375
シトリン欠損による新生児肝内胆汁うっ滞

376
脂質蓄積症 376
肝性ポルフィリン症 377
肝アミロイドーシス 377
α_1 アンチトリプシン欠損症 378

肝腫瘍 山下竜也，金子周一 378

肝細胞癌 378
肝内胆管癌 382
転移性肝癌 383
その他の肝悪性腫瘍 384
肝芽腫 384
肝肉腫 384
血管肉腫 384
肝良性腫瘍 384
肝細胞腺腫 384
肝血管腫 384
腫瘍類似病変 384
異型結節 384
限局性結節性過形成 385
肝囊胞 385

肝の感染症 森山光彦，神田達郎 386

肝膿瘍 386
化膿性肝膿瘍 386
アメーバ性肝膿瘍 388
その他の肝感染症 388
Weil 病（黄疸出血性レプトスピラ症） 388
肝の結核症 388
肝の梅毒 389
肝の真菌感染症 390
Fitz-Hugh-Curtis 症候群 390
肝のヒト免疫不全ウイルス（HIV）感染症

390
肝寄生虫症 柴田英貴，中尾一彦 391
日本住血吸虫症 391
肝吸虫症 391
肝蛭症 392
肝エキノコックス症 392

肝血行異常 徳重克年 393

164　総目次 [肝・胆道・膵疾患]

特発性門脈圧亢進症⋯⋯⋯⋯⋯⋯⋯　393
肝外門脈閉塞症⋯⋯⋯⋯⋯⋯⋯⋯⋯　394
Budd-Chiari 症候群（BCS）⋯⋯⋯　394
肝類洞閉塞症候群⋯⋯⋯⋯⋯⋯⋯⋯　395
　肝中心静脈閉塞症⋯⋯⋯⋯⋯⋯⋯　395

全身疾患に伴う肝障害
⋯⋯⋯⋯⋯⋯⋯⋯森内昭博，馬渡誠一，井戸章雄　396
循環不全と肝障害⋯⋯⋯⋯⋯⋯⋯⋯　396
　虚血性肝炎⋯⋯⋯⋯⋯⋯⋯⋯⋯⋯　396
　うっ血肝⋯⋯⋯⋯⋯⋯⋯⋯⋯⋯⋯　396
膠原病と肝障害⋯⋯⋯⋯⋯⋯⋯⋯⋯　397
血液疾患と肝障害⋯⋯⋯⋯⋯⋯⋯⋯　398
消化管疾患と肝障害⋯⋯⋯⋯⋯⋯⋯　399
内分泌疾患と肝障害⋯⋯⋯⋯⋯⋯⋯　399
糖尿病と肝障害⋯⋯⋯⋯⋯⋯⋯⋯⋯　400
サルコイドーシスと肝障害⋯⋯⋯⋯　400
術後肝障害⋯⋯⋯⋯⋯⋯⋯⋯⋯⋯⋯　400
AIDS と肝障害⋯⋯⋯⋯⋯⋯⋯⋯⋯　401

妊娠と肝障害⋯⋯⋯⋯⋯⋯⋯⋯清家正隆　401
妊娠と肝の変化⋯⋯⋯⋯⋯⋯⋯⋯⋯　401
妊娠時に関連した肝障害⋯⋯⋯⋯⋯　402
妊娠と関連のない肝疾患の管理⋯⋯　403

新生児と肝障害⋯⋯⋯⋯⋯乾あやの，藤澤知雄　403
新生児胆汁うっ滞症⋯⋯⋯⋯⋯⋯⋯　403
特発性新生児肝炎⋯⋯⋯⋯⋯⋯⋯⋯　404

2 胆嚢・胆道疾患

胆嚢・胆道の構造と機能⋯⋯⋯⋯本多　彰　406
胆嚢・胆道の構造⋯⋯⋯⋯⋯⋯⋯⋯　406
胆嚢・胆道の機能⋯⋯⋯⋯⋯⋯⋯⋯　407
　胆汁の組成⋯⋯⋯⋯⋯⋯⋯⋯⋯⋯　407
　胆汁の分泌⋯⋯⋯⋯⋯⋯⋯⋯⋯⋯　408
　胆汁の排出機序⋯⋯⋯⋯⋯⋯⋯⋯　409

胆道疾患の身体所見，検査と診断法⋯⋯良沢昭銘　410
身体所見⋯⋯⋯⋯⋯⋯⋯⋯⋯⋯⋯⋯　410
一般検査⋯⋯⋯⋯⋯⋯⋯⋯⋯⋯⋯⋯　410
超音波検査⋯⋯⋯⋯⋯⋯⋯⋯⋯⋯⋯　410
腹部 CT⋯⋯⋯⋯⋯⋯⋯⋯⋯⋯⋯⋯　411
肝胆道シンチグラフィ⋯⋯⋯⋯⋯⋯　412
MRI，MRCP⋯⋯⋯⋯⋯⋯⋯⋯⋯⋯　412
胆道造影⋯⋯⋯⋯⋯⋯⋯⋯⋯⋯⋯⋯　413
胆道内視鏡⋯⋯⋯⋯⋯⋯⋯⋯⋯⋯⋯　415
超音波内視鏡⋯⋯⋯⋯⋯⋯⋯⋯⋯⋯　416

胆石症⋯⋯⋯⋯⋯菅野啓司，小林知貴，田妻　進　416
胆道系の炎症⋯⋯⋯⋯⋯伊佐山浩通，斉藤紘昭　421

急性胆嚢炎⋯⋯⋯⋯⋯⋯⋯⋯⋯⋯⋯　421
急性胆管炎⋯⋯⋯⋯⋯⋯⋯⋯⋯⋯⋯　424

原発性硬化性胆管炎と IgG4 関連胆管炎
⋯⋯⋯⋯⋯⋯⋯⋯⋯⋯⋯⋯⋯⋯上野義之　428

胆道系の腫瘍性疾患⋯⋯⋯山本健治郎，糸井隆夫　431
胆嚢癌⋯⋯⋯⋯⋯⋯⋯⋯⋯⋯⋯⋯⋯　431
胆管癌⋯⋯⋯⋯⋯⋯⋯⋯⋯⋯⋯⋯⋯　432
胆道良性疾患⋯⋯⋯⋯⋯⋯⋯⋯⋯⋯　436

胆道形成異常⋯⋯⋯⋯⋯⋯⋯⋯佐々木英之　438
胆道閉鎖症⋯⋯⋯⋯⋯⋯⋯⋯⋯⋯⋯　438
膵・胆管合流異常⋯⋯⋯⋯⋯⋯⋯⋯　440
先天性胆道拡張症⋯⋯⋯⋯⋯⋯⋯⋯　441

胆道ジスキネジー⋯⋯⋯菅野啓司，小林知貴，田妻　進　442
胆道寄生虫症⋯⋯⋯⋯⋯⋯⋯⋯丸山治彦　442
胆道回虫症⋯⋯⋯⋯⋯⋯⋯⋯⋯⋯⋯　443
胆道肝吸虫症⋯⋯⋯⋯⋯⋯⋯⋯⋯⋯　443
胆道ジアルジア症⋯⋯⋯⋯⋯⋯⋯⋯　443
胆道クリプトスポリジウム症⋯⋯⋯　443
その他⋯⋯⋯⋯⋯⋯⋯⋯⋯⋯⋯⋯⋯　444
　肝蛭症⋯⋯⋯⋯⋯⋯⋯⋯⋯⋯⋯⋯　444

その他の胆道疾患⋯⋯⋯⋯⋯⋯安部井誠人　444
良性胆管狭窄⋯⋯⋯⋯⋯⋯⋯⋯⋯⋯　444
胆道出血⋯⋯⋯⋯⋯⋯⋯⋯⋯⋯⋯⋯　447
胆嚢腺筋腫症⋯⋯⋯⋯⋯⋯⋯⋯⋯⋯　447
胆嚢コレステローシス⋯⋯⋯⋯⋯⋯　448
石灰乳胆汁⋯⋯⋯⋯⋯⋯⋯⋯⋯⋯⋯　448
陶器様胆嚢⋯⋯⋯⋯⋯⋯⋯⋯⋯⋯⋯　448

3 膵疾患

膵臓の構造と機能⋯⋯⋯⋯⋯⋯眞嶋浩聡　449
膵臓の発生⋯⋯⋯⋯⋯⋯⋯⋯⋯⋯⋯　449
膵臓の構造⋯⋯⋯⋯⋯⋯⋯⋯⋯⋯⋯　449
膵臓を構成する細胞・組織⋯⋯⋯⋯　450
膵臓の機能⋯⋯⋯⋯⋯⋯⋯⋯⋯⋯⋯　451

膵疾患の診断⋯⋯⋯⋯⋯⋯⋯⋯川　茂幸　453
身体所見⋯⋯⋯⋯⋯⋯⋯⋯⋯⋯⋯⋯　453
臨床生化学・免疫学検査⋯⋯⋯⋯⋯　454
膵外分泌機能検査⋯⋯⋯⋯⋯⋯⋯⋯　456
膵内分泌機能検査⋯⋯⋯⋯⋯⋯⋯⋯　456
膵画像検査⋯⋯⋯⋯⋯⋯⋯⋯⋯岡崎和一　457

膵炎⋯⋯⋯⋯⋯⋯⋯⋯⋯⋯⋯⋯竹山宜典　459
急性膵炎⋯⋯⋯⋯⋯⋯⋯⋯⋯⋯⋯⋯　459
慢性膵炎⋯⋯⋯⋯⋯⋯⋯⋯⋯⋯正宗　淳　465
自己免疫性膵炎
⋯⋯⋯⋯⋯⋯⋯⋯岡崎和一，池浦　司，内田一茂　470

総目次 ［肝・胆道・膵疾患］, ［内分泌疾患］　165

膵腫瘍と嚢胞性膵疾患――――――古瀬純司　475
　膵癌――――――――――――――――――　475
　膵神経内分泌腫瘍
　――――――伊藤鉄英, 藤山　隆, 宮原稔彦　479
　嚢胞性膵腫瘍――――――鈴木　裕, 杉山政則　481
　　膵管内粘液性乳頭腫瘍――――――――――　481
　　膵粘液性嚢胞腫瘍――――――――――――　482
　　漿液性嚢胞性腫瘍――――――――――――　483

　　充実性偽乳頭状腫瘍―――――――――――　484
　　その他の膵嚢胞―――――菅谷武史, 入澤篤志　485
膵形態異常――――――――富永圭一, 入澤篤志　487
　先天性膵形成不全――――――――――――　487
　輪状膵――――――――――――――――――　487
　膵管癒合不全――――――――――――――　487
　膵・胆管合流異常―――――――――――――　488
　異所性膵――――――――――――――――――　489

Vol.5

内分泌疾患

1 内分泌疾患総論

内分泌の概念――――――――栗原　勲, 伊藤　裕　2
　内分泌の定義―――――――――――――――　2
　ホルモンの役割―――――――――――――　2
ホルモンの合成, 分泌――――――――――――　2
　ホルモンの構造――――――――――――――　2
　ホルモンの合成と分泌――――――――――　3
　ホルモンの調節――――――――――――――　4
ホルモンの活性化, 不活性化――――――――――　4
ホルモン結合蛋白――――――――――――――　5
ホルモンの作用――――――――――――――――　5
　ホルモン作用と生体機能―――――――――　5
　ホルモンの作用機序――――――――――――　6
内分泌疾患の成り立ち――――――――――――　10
　内分泌疾患の考え方――――――――――――　10
　ホルモン過剰症――――――――――――――　10
　ホルモン欠乏症――――――――――――――　10
　転写因子と内分泌疾患―――――――田中廣壽　11
　内分泌撹乱物質と環境問題――――――柳瀬敏彦　14
　　　かくらん
　加齢とホルモン――――――――――――――　16
　　デヒドロエピアンドロステロン――――――　16
　　成長ホルモン――――――――――――――　16
　　テストステロン――――――――――――――　16
　　エストロゲン――――――――――――――　17
ホルモンの測定法――――――――栗原　勲, 伊藤　裕　18
　ホルモン測定法の開発の歴史――――――――　18
　ホルモン測定法に用いられる分析技術――――　19
　ホルモン測定法の実際――――――――――――　22

2 視床下部の異常

視床下部の構造と機能――――当真貴志雄, 大塚文男　23
　視床下部の位置――――――――――――――　23
　視床下部の神経核――――――――――――――　23
　視床下部の血管系――――――――――――――　23
　視床下部の機能――――――――――――――　25
視床下部の検査法――――――――藤澤　諭, 大塚文男　26
　内分泌機能に関する検査――――――――――　26
　病因・病態に関する検査――――――――――　28
視床下部疾患――――――――越智可奈子, 大塚文男　28
　視床下部症候群――――――――――――――　28
　視床下部性性腺機能異常症――――――――――　29
　　中枢性思春期早発症――――――――――――　29
　　Kallmann 症候群――――――――――――　30
　　Bardet-Biedl 症候群――――――――――　31
　　Prader-Willi 症候群―――――――――――　31
　　Fröhlich 症候群――――――――――――　31
　神経性やせ症――――――――――――――――　31
　視床下部腫瘍――――――――――――――――　32
　　頭蓋咽頭腫――――――――――――――――　32
　　胚細胞腫瘍――――――――――――――――　33
　　その他の視床下部腫瘍――――――――――　33

3 下垂体前葉の異常

下垂体前葉の構造と機能――――蔭山和則, 大門　眞　34
　下垂体前葉ホルモンの類似性――――――――　34
　視床下部-下垂体-末梢ホルモンの調節系と
　機能――――――――――――――――――――　34
下垂体前葉の機能検査法―――――――――――　35
　分泌刺激試験――――――――――――――――　36

分泌抑制試験·····················37

下垂体前葉機能亢進症————福岡秀規, 髙橋 裕 38

　高プロラクチン（PRL）血症···········38

　先端巨大症 / 下垂体性巨人症···········40

　Cushing 病··························42

　TSH 産生下垂体腺腫（TSHoma）···········43

　下垂体性ゴナドトロピン分泌亢進症（主に
　　ゴナドトロピン産生下垂体腺腫）········45

下垂体前葉機能低下症————井口元三, 髙橋 裕 47

　付 遺伝性下垂体機能低下症·············51

成人成長ホルモン分泌不全症————髙橋 裕 52

下垂体腫瘍————福岡秀規, 髙橋 裕 53

empty sella 症候群（トルコ鞍空洞症候群）

　————井口元三, 髙橋 裕 56

自己免疫性下垂体炎·····················57

　付 IgG4 関連下垂体炎·················59

4 下垂体後葉の異常

下垂体後葉の構造と機能——岩間信太郎, 有馬 寛 60

下垂体後葉の検査法——髙木博史, 有馬 寛 62

下垂体後葉疾患——岩間信太郎, 有馬 寛 63

　尿崩症····························63

　　中枢性尿崩症·····················64

　　腎性尿崩症······················66

　抗利尿ホルモン不適合分泌症候群········67

5 甲状腺の異常

甲状腺の構造と機能————吉村 弘 69

　甲状腺ホルモンの合成················69

　甲状腺ホルモンの分泌調節·············70

　甲状腺ホルモンの代謝················71

　甲状腺ホルモンの作用················71

甲状腺の検査法———————————72

　一般検査·························72

　甲状腺 in vitro 検査·················73

　甲状腺 in vivo 機能検査···············74

　甲状腺特異的自己抗体················75

　甲状腺遺伝子診断···················76

　甲状腺画像検査····················77

甲状腺中毒症と甲状腺機能亢進症

　————松本俊一, 中島康代, 山田正信 77

　甲状腺機能異常症の定義・概念··········77

　甲状腺中毒症·····················77

　　Basedow 病·····················79

　　機能性甲状腺結節·················81

下垂体 TSH 産生腫瘍·················82

甲状腺機能低下症———————————83

　付 非甲状腺疾患···················88

甲状腺炎———————————————89

　慢性甲状腺炎（橋本病）···············89

　亜急性甲状腺炎····················91

　無痛性甲状腺炎····················92

単純性甲状腺腫————赤水尚史 93

甲状腺腫瘍————————————————94

　腺腫様甲状腺腫····················97

　腺腫···························97

　甲状腺悪性腫瘍····················98

　　甲状腺乳頭癌····················98

　　甲状腺濾胞癌···················100

　　甲状腺髄様癌···················101

　　甲状腺未分化癌··················101

　　悪性リンパ腫···················101

正常妊娠と甲状腺————百渓尚子 102

　甲状腺機能の変化··················102

　甲状腺機能検査値の変化·············103

甲状腺疾患と妊娠·····················103

　Basedow 病と妊娠·················103

　橋本病, 甲状腺機能低下症と妊娠········105

6 副甲状腺の異常

副甲状腺の構造————竹内靖博 106

　Ca 代謝における副甲状腺の役割·········106

　副甲状腺の構造と発生···············106

副甲状腺ホルモンの分泌と作用————107

　副甲状腺ホルモンの合成と分泌調節·······107

　副甲状腺ホルモンの構造·············107

　生体内 Ca の恒常性················107

　細胞外液 Ca の制御機構·············108

　副甲状腺ホルモンの作用·············110

副甲状腺ホルモン分泌の亢進————110

　副甲状腺ホルモン分泌亢進の機序········110

　原発性副甲状腺機能亢進症············110

　付 正カルシウム血症性原発性副甲状腺
　　機能亢進症····················114

副甲状腺ホルモンの欠如・分泌低下————115

　副甲状腺機能低下症················115

副甲状腺ホルモンに対する不応症————118

　偽性副甲状腺機能低下症·············118

　付 偽性偽性副甲状腺機能低下症········121

副甲状腺ホルモン関連蛋白の分泌過剰————122

悪性腫瘍に伴う高カルシウム血症⋯⋯⋯⋯ 122

付 ビスホスホネート関連顎骨壊死⋯⋯⋯⋯ 124

FGF23 とリン代謝―――――田中智洋 124

骨代謝異常（骨粗鬆症，骨軟化症）―――鈴木敦詞 130

7 副腎皮質の異常

副腎皮質の構造と機能――――――――――― 136
副腎皮質の構造――――――――向井邦晃 136
副腎皮質ステロイドホルモンの生合成と
酵素の局在⋯⋯⋯⋯⋯⋯⋯⋯⋯⋯⋯⋯⋯⋯ 136
副腎皮質ステロイドホルモンの分泌調節
――――――――栗原 勲，伊藤 裕 137
副腎皮質ステロイドホルモンの生理作用⋯⋯ 139
副腎皮質機能亢進症――――――――――――― 139
原発性アルドステロン症⋯⋯⋯⋯⋯⋯⋯⋯ 139
続発性アルドステロン症⋯⋯⋯⋯⋯⋯⋯⋯ 143
デオキシコルチコステロン産生腫瘍，
コルチコステロン産生腫瘍⋯⋯⋯⋯⋯⋯ 143
アルドステロン症類似疾患⋯⋯⋯⋯⋯⋯⋯ 144
偽アルドステロン症および AME 症候群
⋯⋯⋯⋯⋯⋯⋯⋯⋯⋯⋯⋯⋯⋯⋯⋯⋯⋯⋯ 144
Liddle 症候群⋯⋯⋯⋯⋯⋯⋯⋯⋯⋯⋯ 144
Cushing 症候群――――――――柳瀬敏彦 145
副腎性サブクリニカル Cushing 症候群⋯⋯ 150
男性化副腎腫瘍，女性化副腎腫瘍⋯⋯⋯⋯ 151
副腎皮質機能低下症―――――――柴田洋孝 153
Addison 病（慢性副腎皮質不全）⋯⋯⋯⋯ 153
相対的（機能的）副腎皮質不全⋯⋯⋯⋯ 156
続発性副腎皮質不全⋯⋯⋯⋯⋯⋯⋯⋯⋯ 157
急性副腎皮質不全（副腎クリーゼ）⋯⋯ 157
副腎卒中⋯⋯⋯⋯⋯⋯⋯⋯⋯⋯⋯⋯⋯⋯ 157
ACTH 不応症（家族性グルココルチ
コイド欠損症）⋯⋯⋯⋯⋯⋯⋯⋯⋯⋯ 157
選択的低アルドステロン症⋯⋯⋯⋯⋯⋯ 158
偽性低アルドステロン症⋯⋯⋯⋯⋯⋯⋯ 159
副腎偶発腫瘍―――――――――――――――― 160
副腎皮質ステロイド合成障害―――柳瀬敏彦 162
先天性副腎過形成症候群⋯⋯⋯⋯⋯⋯⋯⋯ 162
21-水酸化酵素欠損症⋯⋯⋯⋯⋯⋯⋯⋯ 162
17α-水酸化酵素欠損症⋯⋯⋯⋯⋯⋯⋯ 165
11β-水酸化酵素欠損症⋯⋯⋯⋯⋯⋯⋯ 167
3β-HSD 欠損症⋯⋯⋯⋯⋯⋯⋯⋯⋯⋯⋯ 169
リポイド副腎過形成⋯⋯⋯⋯⋯⋯⋯⋯⋯ 169
付1 P-450 酸素還元酵素異常症⋯⋯⋯⋯ 170
付2 ステロイド産生刺激因子 1 異常症⋯⋯ 170

先天性副腎低形成症⋯⋯⋯⋯⋯⋯⋯⋯⋯⋯ 170
副腎髄質の構造と機能――――――田辺晶代 171
副腎髄質の構造⋯⋯⋯⋯⋯⋯⋯⋯⋯⋯⋯⋯ 171
カテコールアミン⋯⋯⋯⋯⋯⋯⋯⋯⋯⋯⋯ 172
カテコールアミンの生理作用⋯⋯⋯⋯⋯⋯ 172
副腎髄質検査法――――――――――――――― 173
血漿カテコールアミン濃度⋯⋯⋯⋯⋯⋯⋯ 174
尿中カテコールアミンとその代謝産物⋯⋯ 174
各種負荷試験⋯⋯⋯⋯⋯⋯⋯⋯⋯⋯⋯⋯⋯ 174
副腎髄質の画像診断法―――――――――――― 175
副腎髄質とその周辺疾患―――――――――― 177
褐色細胞腫⋯⋯⋯⋯⋯⋯⋯⋯⋯⋯⋯⋯⋯⋯ 177
神経芽腫群腫瘍⋯⋯⋯⋯⋯⋯⋯⋯⋯⋯⋯⋯ 179

8 性腺の異常

男性性腺の異常――――――長屋直哉，堀江重郎 182
男性性腺の生理学⋯⋯⋯⋯⋯⋯⋯⋯⋯⋯⋯ 182
男性性腺の検査法⋯⋯⋯⋯⋯⋯⋯⋯⋯⋯⋯ 184
精巣機能亢進症⋯⋯⋯⋯⋯⋯⋯⋯⋯⋯⋯⋯ 185
思春期早発症⋯⋯⋯⋯⋯⋯⋯⋯⋯⋯⋯⋯⋯ 185
性腺機能低下症⋯⋯⋯⋯⋯⋯⋯⋯⋯⋯⋯⋯ 186
精巣腫瘍⋯⋯⋯⋯⋯⋯⋯⋯⋯⋯⋯⋯⋯⋯⋯ 188
女性性腺の異常――――――杉野法広，浅田裕美 190
卵巣の構造と機能⋯⋯⋯⋯⋯⋯⋯⋯⋯⋯⋯ 190
女性性腺の検査法⋯⋯⋯⋯⋯⋯⋯⋯⋯⋯⋯ 194
月経とその異常⋯⋯⋯⋯⋯⋯⋯⋯⋯⋯⋯⋯ 196
原発性無月経⋯⋯⋯⋯⋯⋯⋯⋯⋯⋯⋯⋯ 196
続発性無月経⋯⋯⋯⋯⋯⋯⋯⋯⋯⋯⋯⋯ 198
早発思春期⋯⋯⋯⋯⋯⋯⋯⋯⋯⋯⋯⋯⋯⋯ 200
早発卵巣不全⋯⋯⋯⋯⋯⋯⋯⋯⋯⋯⋯⋯⋯ 200
多嚢胞性卵巣症候群⋯⋯⋯⋯⋯⋯⋯⋯⋯⋯ 201
性の分化異常―――――――――長谷川奉延 202
性と性分化⋯⋯⋯⋯⋯⋯⋯⋯⋯⋯⋯⋯⋯⋯ 202
性分化疾患⋯⋯⋯⋯⋯⋯⋯⋯⋯⋯⋯⋯⋯⋯ 204
Turner 症候群⋯⋯⋯⋯⋯⋯⋯⋯⋯⋯⋯ 204
アンドロゲン不応症⋯⋯⋯⋯⋯⋯⋯⋯⋯ 205
21-水酸化酵素欠損症⋯⋯⋯⋯⋯⋯⋯⋯ 206

9 消化管・膵の内分泌疾患

膵神経内分泌腫瘍―――――――櫻井晃洋 207
インクレチン――――――――山田祐一郎 210
インクレチンの膵作用⋯⋯⋯⋯⋯⋯⋯⋯⋯ 211
インクレチンの膵外作用⋯⋯⋯⋯⋯⋯⋯⋯ 211
インクレチン薬⋯⋯⋯⋯⋯⋯⋯⋯⋯⋯⋯⋯ 211
FGF21（肝臓からのホルモン）―――稲垣 毅 212

分泌臓器と刺激 212
機能 213
臨床応用の可能性 214
腸内細菌と内分泌 入江潤一郎 214
病態生理 214
治療応用 216

10 遺伝子異常と内分泌疾患

多発性内分泌腫瘍症 櫻井晃洋 217
遺伝医療 224
多腺性自己免疫症候群 沖 隆 225
遺伝子診断と遺伝カウンセリング 櫻井晃洋 226
遺伝学的検査の特性 226
変わりつつある遺伝医療 227
遺伝カウンセリングとは 227

11 心血管系とホルモン

心臓血管内分泌代謝学の誕生 向山政志 228
心臓血管ホルモンとその循環ホメオスタシスに
おける意義 229
レニン-アンジオテンシン-アルドステロン
系（RAA系） 229
Na利尿ペプチド（NP）系 230
エンドセリン（ET） 231
各種疾患と心臓血管ホルモン 232
心不全 232
高血圧症と動脈硬化症 233
慢性腎臓病（CKD）と糖尿病性腎症 234
その他の疾患 234
プロレニン，プロレニン受容体 市原淳弘 235
病態におけるプロレニンとプロレニン
受容体の意義 236
プロレニン受容体の生理学的意義 236
疾患とプロレニン受容体 237
レニン産生腫瘍 林 晃一 237

12 脂肪組織由来ホルモン

レプチン 小川佳宏，坂本竜一 240

アディポネクチン 前田法一，下村伊一郎 241
腫瘍壊死因子α（TNF-α） 小川佳宏，坂本竜一 242
アンジオテンシノゲン 242
レジスチン 福原淳範，下村伊一郎 242
脂肪組織由来コルチゾール 小川佳宏，坂本竜一 243

13 メタボリックシンドロームの内分泌学

メタボリックシンドローム 宮下和季 244
メタボリックシンドロームの概念と心血管
病のハイリスク群 244
メタボリックシンドロームの課題 245
メタボリックドミノ 246
メタボリックドミノの概念と先制医療 246
メタボリックドミノの成因 246
サルコペニアとミトコンドリア機能不全 247
サルコペニアの概念 247
サルコペニアの予防・治療法 249
サルコペニアの成因とミトコンドリア機能
不全 249

14 摂食の内分泌学

視床下部と摂食調節 中里雅光 251
カンナビノイド系 252
末梢臓器と摂食調節 252
末梢と中枢をつなぐネットワーク 253
摂食障害と内分泌 鈴木眞理 253
睡眠・覚醒制御とオレキシン 櫻井 武 257
オレキシン系の概要 257
ナルコレプシーの病態におけるオレキシン
の役割 257
オレキシン受容体 258
オレキシン産生ニューロンの制御機構 260
オレキシン受容体に作用する薬物 260

15 内分泌疾患の救急対応

甲状腺クリーゼ 横田健一，伊藤 裕 261
粘液水腫性昏睡 261
高カルシウム血症 265

代謝・栄養疾患

1 代謝異常総論

栄養代謝学総論 下村伊一郎，垂井清一郎 270
糖質，脂質，蛋白質の三大栄養素 270

栄養素と代謝連関 270
食事や運動による代謝調節 271
代謝疾患学の輪郭 272
代謝系と作用蛋白 272

総目次［代謝・栄養疾患］　169

代謝疾患検出のいとぐち————————— 273
欠損部位の同定————————————— 275
common disease としての代謝疾患————— 275

2 糖質代謝異常

糖代謝総論————————矢部大介, 稲垣暢也 278
　糖代謝経路—————————————— 278
　糖代謝を制御するホルモン—————— 279
　糖の流れ—————————————— 280
糖尿病———————————————— 281
　概念————————————門脇　孝 281
　　糖尿病の分類——————————— 281
　　糖尿病の診断——————————— 285
　1 型糖尿病の病因———今川彰久, 花房俊昭 289
　特発性 1 型糖尿病—————————— 290
　2 型糖尿病の病因——————葛谷　健 291
　病態生理と症状——————山田研太郎 295
　　インスリン作用の異常——————— 295
　　糖代謝異常———————————— 297
　　ケトン体代謝異常————————— 298
　　脂質代謝異常——————————— 299
　　症状—————————————— 300
　検査と診断————————植木浩二郎 301
　　病型・病期・病態の検討のための検査—— 303
　　高齢者・小児・妊娠時における糖代謝異常
　　————————————————— 305
　急性合併症—————卯木　智, 前川　聡 305
　慢性合併症————————中村二郎 307
　　糖尿病網膜症——————————— 307
　　糖尿病性腎症——————————— 309
　　糖尿病性神経障害————————— 310
　　糖尿病性大血管症————————— 312
　　その他の慢性合併症———————— 312
　糖尿病の遺伝素因——————春日雅人 313
　　単一遺伝子異常による糖尿病———— 314
　　2 型糖尿病関連遺伝領域—————— 315
　治療————下村伊一郎, 岩橋博見, 宮下和幸 315
　　治療の目標と原則————————— 315
　　食事療法————————————— 317
　　運動療法————————————— 317
　　薬物療法————————————— 318
　　糖尿病の移植医療————————— 321
低血糖症———難波光義, 勝野朋幸, 楠　宜樹 321
小児の低血糖症———————依藤　亨 324
先天性糖質代謝異常症—————大浦敏博 327

糖原病（グリコーゲン蓄積症）——————— 327
　糖原病 0 型————————————— 327
　糖原病 I 型————————————— 328
　糖原病 II 型（Pompe 病）—————— 330
　糖原病 III 型（Cori 病, Forbes 病）——— 331
　糖原病 IV 型（Andersen 病）————— 331
　糖原病 V 型（McArdle 病）————— 332
　糖原病 VI 型（Hers 病）—————— 332
　糖原病 VII 型（Tarui 病）————— 332
　糖原病 IX 型———————————— 333
その他の糖質代謝異常症————————— 333
　Fanconi-Bickel 症候群———————— 333
　ガラクトース血症—————————— 334
　フルクトース代謝異常症——————— 334
　糖質吸収不全症——————————— 336
妊娠中にとり扱う糖代謝異常———和栗雅子 336

3 脂質代謝異常

脂質・リポ蛋白代謝総論—————山下静也 342
　脂質とその役割——————————— 342
　血漿脂質とリポ蛋白————————— 343
　脂質の消化, 吸収と体内循環————— 344
　血漿リポ蛋白とアポリポ蛋白————— 346
　血漿リポ蛋白代謝に関与する酵素, 受容体,
　　トランスポーター————————— 348
　HDL を介するコレステロールの逆転送系— 353
　リポ蛋白と粥状動脈硬化——————— 354
脂質異常症（高脂血症）—————齋藤　康 355
　病型分類と診断基準————————— 355
　症状————————荒井秀典, 北　徹 360
　原発性高脂血症———木原進士, 山下静也 362
　　原発性高カイロミクロン血症———— 362
　　家族性高コレステロール血症———— 364
　付 家族性高コレステロール血症類縁疾患
　　————————————————— 368
　　家族性複合型高脂血症———————— 368
　　家族性 III 型高脂血症———————— 369
　　家族性 IV 型高脂血症———————— 371
　二次性高脂血症——————中井継彦 371
　脂質異常症（高脂血症）の治療———馬渕　宏 374
　　高コレステロール血症の治療———— 374
　　家族性高コレステロール血症（FH）の治
　　療—————————————— 376
　　高トリグリセリド血症の治療———— 379
低脂血症———————小林和人, 島野　仁 380

無βリポ蛋白血症（Bassen-Kornzweig
症候群）──────────── 380
Anderson 病，カイロミクロン停滞病──── 381
家族性低βリポ蛋白血症──────── 382
脂肪吸収不全症────────伊藤公訓 382
高比重リポ蛋白（HDL）代謝異常───山下静也 384
HDL の性状と代謝───────── 384
HDL 代謝異常をきたす疾患───── 384
家族性レシチン-コレステロールアシル
トランスフェラーゼ（LCAT）欠損症─ 385
付 魚眼病────────────── 386
Tangier 病────────────── 387
アポリポ蛋白 A-I 欠損症──────── 388
コレステロールエステル転送蛋白
（CETP）欠損症──────── 389
二次性の HDL 代謝異常症──────── 390
先天性脂質代謝異常───────鈴木義之 391

4 ムコ多糖代謝異常

ムコ多糖症──────────折居忠夫 396

5 蛋白質・アミノ酸代謝異常

蛋白質・アミノ酸代謝総論──────林　秀行 401
蛋白質の種類と機能────────── 401
蛋白質の消化と吸収────────── 403
蛋白質の生合成──────────── 403
蛋白質の代謝回転─────────── 405
蛋白質の分解───────────── 406
アミノ酸代謝───────────── 407
血漿蛋白の種類と機能───大谷英樹，狩野有作 409
血清蛋白の種類と定量法──────── 409
血清蛋白の分析法─────────── 409
主な蛋白成分とその機能─────── 410
血漿蛋白異常────────安部井誠人 412
低蛋白血症────────────── 412
高蛋白血症────────────── 412
血漿蛋白分画の異常───────── 412
先天性アミノ酸および有機酸代謝異常症
──────────────新宅治夫 413
先天性アミノ酸代謝異常症─────── 414
付 母性フェニルケトン尿症──────── 415
先天性有機酸代謝異常症──────── 418
アミロイドーシス───────池田修一 419

6 プリン・ピリミジン代謝異常

痛風と高尿酸血症────────藤森　新 424
低尿酸血症────────────山本徹也 429
尿酸産生低下型低尿酸血症─────── 430
尿酸排泄増加型低尿酸血症─────── 431
先天性プリン・ピリミジン代謝異常
──────────────谷口敦夫，鎌谷直之 432
ヒポキサンチン-グアニンホスホリボシル
トランスフェラーゼ（HGPRT）欠損症── 432
ホスホリボシルピロリン酸（PRPP）
合成酵素亢進症───────── 433
アデニンホスホリボシルトランス
フェラーゼ（APRT）欠損症──── 433
先天性免疫不全症を発症するプリン代謝酵
素欠損症（ADA 欠損症，PNP 欠損症）── 434
筋アデニル酸デアミナーゼ欠損症────── 435
キサンチン尿症*──────────── 435
オロト酸尿症──────────── 435
その他のピリミジン代謝異常症────── 435
核酸代謝異常症─────────── 435

7 ポルフィリン代謝異常

ポルフィリン症総論───────近藤雅雄 436
骨髄性ポルフィリン症─────────── 439
先天性赤芽球性ポルフィリン症────── 439
赤芽球性プロトポルフィリン症────── 439
肝赤芽球性ポルフィリン症─────── 440
肝性ポルフィリン症──────────── 440
急性間欠性ポルフィリン症─────── 440
多様性（異型）ポルフィリン症───── 440
遺伝性コプロポルフィリン症────── 440
δ-アミノレブリン酸デヒドラターゼ（ALAD）
欠損性ポルフィリン症─────── 441
晩発性皮膚ポルフィリン症─────── 441

8 栄養異常

栄養と代謝調節────────板倉弘重 442
栄養素の種類と機能─────────── 442
栄養摂取基準──────────── 444
栄養と疾病────────────── 445
肥満症──────────────前田法一 448
メタボリックシンドローム──────西澤　均 454
脂肪萎縮症────────────海老原　健 459
ビタミン欠乏症・過剰症

総目次 [代謝・栄養疾患]，[血液・造血器疾患]　171

―――――――滑原　博，木内幸子，橋詰直孝　461
　ビタミン欠乏症―――――――――――――461
　ビタミン過剰症―――――――――――――465
　ビタミン依存症―――――――――――――465
骨粗鬆症―――――――――――松本俊夫　465
静脈栄養―――――――――――大柳治正　471
　静脈栄養法の適応――――――――――――472
　栄養評価――――――――――――――――472

静脈栄養法の実施手順――――――――――473
静脈栄養法の投与エネルギー量，組成および
　投与基準――――――――――――――――473
カテーテル挿入・管理と合併症―――――――474
代謝上の合併症とその他の問題点―――――――475
リフィーディング症候群―――――――――――475
今後の課題――――――――――――――――476

Vol.6

血液・造血器疾患

1　血液・造血器の構造と機能

骨髄・リンパ組織・脾臓の構造と機能

―――――――――――――――伊藤雅文　2
　骨髄の構造と造血―――――――――――――2
　リンパ組織の基本構築―――――――――――3
　リンパ節の構造と機能―――――――――――4
血球の産生・崩壊とその調節―――――中島秀明　5
　血球細胞の産生―――――――――――――5
　造血の発生―――――――――――――――5
　造血幹細胞―――――――――――――――5
　血球細胞の種類―――――――――――――5
　血球細胞の分化―――――――――――――7
　血球産生の調節―――――――――――――7
　髄外造血――――――――――――――――8
　血球の崩壊―――――――――――――――8
造血の分子機構―――――――福山朋房，北村俊雄　9
　造血幹細胞・前駆細胞と骨髄微小環境
　（ニッチ）――――――――――――――――9
　分化とリガンド，受容体，シグナル伝達，
　転写制御――――――――――――――――10
　エピジェネティクス，その他による分子
　制御――――――――――――――――――10
赤血球の形態と機能――――――――菅野　仁　11
　赤血球の大きさと形態―――――――――――11
　赤血球の成熟〜脱核と網赤血球――――――――11
　赤血球膜の構造と機能―――――――――――11
　バンド 3 蛋白質の機能――――――――――――13
　ヘモグロビンの生合成とその構造――――――13
　赤血球に特徴的な代謝系―――――――――――14
　赤血球代謝産物によるヘモグロビン酸素

親和性の調節―――――――――――――――15
白血球の形態と機能――――――――千葉　滋　16
　白血球の形態―――――――――――――――16
　白血球の機能―――――――――――――――19
止血機構――――――――――――大森　司　22
　血管と止血機構――――――――――――――22
　凝固制御機構――――――――――――――25
　線溶とその制御――――――――――――――26
血漿蛋白質――――――――――――窓岩清治　26
　免疫グロブリン――――――――――――――26
　補体――――――――――――――――――27
鉄と造血ビタミンの代謝

―――――――宮西浩嗣，小船雅義，加藤淳二　30
　鉄代謝――――――――――――――――――30
　造血ビタミンの代謝――――――――――――35

2　血液疾患の診かた

貧血の診かた――――――――――小澤敬也　38
赤血球増加症の診かた―――――――――――39
白血球増加症の診かた―――――――――――39
白血球減少症の診かた―――――――――――39
リンパ節腫脹の診かた―――――――――――39
出血傾向の診かた――――――――――――40
血栓傾向の診かた――――――――――――40

3　血液疾患の検査

血算――――――――――安本篤史，矢冨　裕　42
　赤血球系――――――――――――――――42
　白血球系――――――――――――――――43
　血小板系――――――――――――――――43
末梢血液像――――――――――――――――44

血液塗抹標本の作製法..............44
白血球像..............45
赤血球像..............46
血小板像..............47
特殊染色..............47

骨髄検査————————松田　晃 48
骨髄穿刺と骨髄生検..............48
異常所見..............50

フローサイトメトリーとCD分類
————————安本篤史，矢冨　裕 51
フローサイトメトリーの原理..............51
細胞表面マーカー検査の原理..............51
CD分類..............51
細胞表面マーカー検査の臨床的意義..............52

染色体検査..............54
遺伝子検査..............55

病理組織検査，細胞診————伊藤雅文 57
リンパ節病理組織検査の手順..............57
リンパ腫の病理学的鑑別アルゴリズム..............57
骨髄組織病理学の役割..............60

溶血に関する検査————安本篤史，矢冨　裕 62
溶血の存在診断に有用な検査..............62
溶血の原因診断に有用な検査..............62

リンパ球機能検査..............63

止血検査..............64
血管・血小板系検査..............64
凝固系検査..............65
凝固制御因子の検査..............66
線溶系検査..............66

血液型と輸血————————空井一男 67
赤血球抗原..............67
白血球抗原..............67
血小板抗原..............68
血液型判定と交差適合試験..............68
輸血用血液製剤とその適応..............68
輸血副作用と予防対策..............71

画像検査————————照井康仁 73

4 血液疾患の治療

造血因子/サイトカイン療法————木崎昌弘 77
分子標的治療————————清井　仁 79
分子標的治療薬の種類..............79
作用機序..............79
分子標的治療薬の種類と適応（1）抗体医薬
..............80

分子標的治療薬の種類と適応（2）低分子
化合物..............84

その他の薬物療法————————藤原慎一郎 86
抗癌薬..............86
免疫抑制薬..............88
免疫調節薬..............89
鉄キレート剤..............90
抗凝固薬..............91
抗血小板薬..............94
止血薬..............95

造血幹細胞移植————————神田善伸 95
造血幹細胞移植の実際..............96
造血幹細胞移植の適応..............98

5 赤血球系を主病変とする疾患

貧血の成因・分類・診断————鈴木隆浩 104
貧血の成因による分類..............104
貧血の診断..............107

ヘム合成障害による貧血
————小船雅義，井山　諭，菊地尚平 109
鉄欠乏性貧血..............109
鉄芽球性貧血..............111
無トランスフェリン血症，低トランスフェ
リン血症..............112
ポルフィリン症..............113

巨赤芽球性貧血————————臼杵憲祐 115
再生不良性貧血————————中尾眞二 120
赤芽球癆..............123
骨髄異形成症候群————————鈴木隆浩 124
溶血性貧血————————菅野　仁 131
先天性溶血性貧血..............133
赤血球膜異常症..............133
赤血球酵素異常症..............136
後天性溶血性貧血————————西村純一 138

ヘモグロビン異常症（異常ヘモグロビン症と
サラセミア症候群）————————服部幸夫 143
異常ヘモグロビン症..............143
サラセミア症候群..............146

二次性貧血————————大田雅嗣 150
anemia of chronic disease（ACD）..............150
肝疾患による貧血..............152
腎疾患による貧血（腎性貧血）..............152
内分泌疾患による貧血..............152
妊娠に伴う貧血..............152
低栄養に伴う貧血..............152

出血性貧血 ―――――――――――――――――――――― 153
加齢に伴う貧血 ―――――――――――――――――――― 153

6 白血球系を主病変とする疾患

白血球増加症 ――――――――――――――― 髙久智生 154
　好中球増加症 ―――――――――――――――――――― 154
　好酸球増加症 ―――――――――――――――――――― 154
　好塩基球増加症 ――――――――――――――――――― 155
　単球増加症 ――――――――――――――――――――― 155
　リンパ球増加症 ――――――――――――――――――― 155
白血球減少症 ――――――――――――――――― 山口博樹 155
白血球機能異常症 ――――――――――― 平林真介, 真部 淳 156
　慢性肉芽腫症 ―――――――――――――――――――― 157
　Chédiak-Higashi 症候群（CHS）―――――――――――― 157
　白血球粘着異常症 ―――――――――――――――――― 158
　ミエロペルオキシダーゼ欠損症 ―――――――――――― 158
急性白血病 ―――――――――――――――――――――― 158
　総論 ―――――――――――――――――――――― 黒川峰夫 158
　急性骨髄性白血病 ――――――――――――――― 宮﨑泰司 162
　急性リンパ芽球性白血病 ―――――――――――――――― 166
　細胞系統の不明瞭な急性白血病 ―――――――――――― 169
慢性骨髄性白血病 ――――――――――――――― 薄井紀子 170
慢性リンパ性白血病 ―――――――――――――― 麻生範雄 177
　付 hairy cell leukemia（HCL）――――――――――――― 179
成人 T 細胞白血病/リンパ腫 ――――――――――――――― 179
　付 菌状息肉症 ――――――――――――――――――― 181
　付 Sézary 症候群 ―――――――――――――――――― 181
　その他のリンパ増殖性疾患 ―――――――――――――― 182
　付 Castleman 病（CD）――――――――――――――――― 182
　付 IgG4 関連疾患 ―――――――――――――――――― 183
　付 自己免疫性リンパ増殖症候群 ――――――――――――― 183
伝染性単核球症 ―――――――――――――――― 猪口孝一 183
壊死性リンパ節炎 ――――――――――――――――――― 185
悪性リンパ腫 ―――――――――――――――――――――― 186
　総論 ――――――――――――――――――― 伊豆津宏二 186
　非 Hodgkin リンパ腫 ―――――――――――――――― 188
　Hodgkin リンパ腫 ――――――――――――――― 小林幸夫 192
免疫グロブリン異常 ―――――――――――――― 今井陽一 196
　多発性骨髄腫 ―――――――――――――――――――― 197
　マクログロブリン血症 ―――――――――――――――― 202
　意義不明の単クローン性免疫グロブリン血症
　――――――――――――――――――――――――――― 205
　H 鎖病 ――――――――――――――――――――――― 205
　AL アミロイドーシス ――――――――――――――――― 206
　その他の免疫グロブリン異常 ――――――――――――― 207

POEMS 症候群（Crow-Fukase 症候群,
　　高月病）――――――――――――――――――――― 207
多クローン性高ガンマグロブリン血症 ―――――――― 207

7 脾・細網内皮系疾患

細網内皮系の概念とその変遷
　――――――――――――――― 樺澤崇允, 山川光徳, 三浦偉久男 209
脾腫, 脾機能亢進症 ―――――――――――――――――― 209
組織球と樹状細胞の腫瘍 ――――――――――――――― 210
　組織球肉腫 ――――――――――――――――――――― 210
　Langerhans 細胞由来腫瘍 ―――――――――――――― 211
　指状嵌入細胞肉腫 ―――――――――――――――――― 212
　濾胞樹状細胞肉腫 ―――――――――――――――――― 212
　不確定樹状細胞腫瘍 ――――――――――――――――― 213
血球貪食症候群 ――――――――――――――――――― 213

8 骨髄増殖性腫瘍と関連疾患

骨髄増殖性腫瘍 ――――――――――――――― 下田和哉 215
真性赤血球増加症（真性多血症）
　――――――――――――――――――― 杉本由香, 片山直之 216
二次性赤血球増加症 ―――――――――――――――――― 218
相対的赤血球増加症 ―――――――――――――――――― 220
本態性血小板血症 ――――――――――――――― 田中 勝 221
先天性（家族性）血小板増加症 ――――――――――――― 224
二次性（反応性）血小板増加症 ――――――――――――― 224
骨髄線維症 ――――――――――――――――― 下田和哉 224
　原発性骨髄線維症 ―――――――――――――――――― 224
　二次性骨髄線維症 ―――――――――――――――――― 226

9 出血傾向と血栓傾向

総論 ―――――――――――――――――――― 大森 司 227
　出血傾向 ――――――――――――――――――――― 227
　血栓傾向 ――――――――――――――――――――― 231
血管性紫斑病 ―――――――――――――――― 冨山佳昭 232
　血管構造の奇形による血管性紫斑病 ―――――――――― 232
　血管周囲結合組織の異常による血管性紫斑
　病 ――――――――――――――――――――――――― 232
　血管炎に伴う血管性紫斑病 ―――――――――――――― 233
血小板の異常 ―――――――――――――――――――――― 233
　血小板減少症 ―――――――――――――――――――― 233
　血小板機能異常症 ―――――――――――――――――― 236
凝固障害 ―――――――――――――――――― 野上恵嗣 240
　先天性凝固障害 ――――――――――――――――――― 240
　後天性凝固障害 ――――――――――――――――――― 243
線溶障害 ―――――――――――――――――――――――― 244

174　総目次［血液・造血器疾患］，［神経疾患］

先天性プラスミンインヒビター（PI）欠乏症/
　異常症·· 244
プラスミノゲンアクチベーター（PA）過剰
　症·· 244
プラスミノゲンアクチベーターインヒビタ
　ー1（PAI-1）欠乏症························· 244
後天性線溶亢進状態····························· 245
先天性血栓傾向——————森下英理子 245
後天性血栓傾向——————朝倉英策 248
播種性血管内凝固症候群····················· 248
血栓性微小血管症——————松本雅則 254
血栓性血小板減少性紫斑病············· 255
溶血性尿毒症症候群······················· 257
抗リン脂質抗体症候群——————家子正裕 260

ヘパリン起因性血小板減少症······················· 261

10　薬剤起因性血液障害

赤血球系に対する障害——————大屋敷一馬 263
再生不良性貧血，赤芽球癆············· 263
溶血性貧血································· 263
巨赤芽球性貧血····························· 265
鉄芽球性貧血································· 265
白血球に対する障害··························· 266
好中球減少症································· 266
リンパ球減少症····························· 266
止血機構に対する障害······················· 266
薬剤による血小板減少症················· 266
凝固障害····································· 267

神経疾患

1　神経の解剖と機能

中枢神経系——————石　龍徳 270
末梢神経系——————279
神経細胞——————280
グリア細胞——————283
伝達のしくみ——————持田澄子 284

2　神経疾患の診断学

神経疾患の病歴のとり方——————園生雅弘 288
病歴聴取の実際····························· 289
代表的症状での病歴聴取のポイント·············· 291
神経疾患の診察の進め方······················· 293
意識障害の見方····························· 294
言語・高次脳機能の見方··················· 296
脳神経の見方································· 298
運動機能の見方····························· 298
自律神経障害の見方······················· 300
神経学的主要症候とその病態生理——————301
意識障害······································· 301
脳死··· 302
高次脳機能障害（大脳巣症状）············· 303
脳幹障害······································· 305
脳神経障害····································· 307
運動障害······································· 310
感覚障害······································· 315
自律神経障害································· 316
錐体路症候——————渡辺宏久，祖父江元 317

錐体外路症候······························· 318
神経学的検査法······························· 319
脳脊髄液検査——————上田直久，田中章景 319
電気生理学的検査——————野寺裕之，梶　龍兒 322
神経伝導および反射の検査法············· 322
筋電図····································· 324
脳波······································· 325
自律神経機能検査——————馬場泰尚，田中章景 327
head-up tilt 試験，起立試験············· 328
24 時間血圧測定························· 329
心電図 R-R 間隔解析··················· 329
Valsalva 試験··························· 329
MIBG 心筋シンチグラフィ············· 330
発汗試験································· 330
薬物点眼試験····························· 331
神経放射線学的検査——————青木茂樹 332
臨床病理学的検査······························· 337
筋生検——————大久保真理子，西野一三 337
末梢神経生検——————服部直樹 340

3　脳・脊髄血管障害

脳血管障害総論——————瀧澤俊也 343
脳血管の解剖学的特徴····················· 343
脳血管障害の病態生理····················· 344
脳血管障害の臨床——————加藤裕司，棚橋紀夫 348
脳梗塞······································· 348
付 embolic stroke of undetermined source
（ESUS）······························· 355

付 奇異性脳塞栓症	355
一過性脳虚血発作	355
付 鎖骨下動脈盗血症症候群	356
付 一過性全健忘	357
出血性脳血管障害	357
脳出血	358
くも膜下出血	360
慢性硬膜下血腫	362
無症候性脳血管障害	363
Willis 動脈輪閉塞症（モヤモヤ病）	363
脳静脈洞血栓症	364
高血圧性脳症	365
付 可逆性脳血管攣縮症候群	366
脳血管性認知症	366
付 Binswanger 病	367
脳アミロイドアンギオパチーおよび遺伝子異常による脳血管障害	367

脊髄血管障害――――福武敏夫 368

脊髄梗塞, 脊髄虚血	368
脊柱管内出血	370
脊髄海綿状血管腫	372
脊髄血管奇形	372

4 感染性・炎症性疾患

中枢神経系の感染症性疾患の特徴――亀井 聡 375

髄膜炎	378

脳炎・脊髄炎―――――――――― 383

ウイルス性脳炎・脊髄炎	383

レトロウイルス感染症――――――山野嘉久 386

HTLV-1 関連脊髄症	386
HIV 関連神経認知障害	387

遅発性ウイルス感染症とプリオン病
――――――――――山田正仁 388

亜急性硬化性全脳炎	388
進行性多巣性白質脳症	389
プリオン病	390

脳膿瘍――――――――――――佐藤克也 392

付 脊髄硬膜外膿瘍	393

その他の中枢神経感染症――――――― 394

脳静脈洞感染症	394
リケッチア症	395
原虫性疾患・寄生虫疾患	395

その他の炎症性疾患―――――田中恵子 396

神経 Behçet 病	396
サルコイドーシス	397
Reye 脳症	399
急性小脳失調症	399
オプソクローヌス・ミオクローヌス症候群	400
横断性脊髄炎	400

5 中枢神経系脱髄疾患

多発性硬化症――――――――吉良潤一 401

急性散在性脳脊髄炎	404
同心円硬化症（Baló 病）	405
視神経脊髄炎関連疾患	406

6 神経変性疾患

総論―――――――――――水澤英洋 408

大脳の変性疾患――――――――――― 410

Alzheimer 病	410
Lewy 小体型認知症	414
行動障害型前頭側頭型認知症（Pick 病を含む）	417
進行性ミオクローヌスてんかん	420
付 成人ポリグルコサン小体病	422

大脳基底核の変性疾患―――――――― 423

錐体外路系疾患の概念――――――服部信孝 423

パーキンソニズムを主とする疾患	424
Parkinson 病	424
家族性 Parkinson 病	432
多系統萎縮症	433
進行性核上性麻痺	434
純粋無動症	435
大脳皮質基底核変性症	435
17 番染色体遺伝子に連鎖する家族性前頭側頭型認知症パーキンソニズム	436
進行性淡蒼球変性症	437
異常運動を主とする疾患	

――――――宮本亮介, 向井洋平, 梶 龍兒 438

Huntington 病	438
舞踏病疾患群	438
ジストニア	440
Tourette 症	441
アテトーゼ	442
本態性振戦	442

小脳系の変性疾患――――土井 宏, 田中章景 443

脊髄小脳変性症（SCD）	443
孤発性 SCD	443
多系統萎縮症	443

皮質性小脳萎縮症······446
常染色体優性遺伝性 SCD······446
常染色体劣性遺伝性 SCD······448
痙性対麻痺······449

運動ニューロン疾患————449
筋萎縮性側索硬化症······祖父江元 450
原発性側索硬化症······454
家族性筋萎縮性側索硬化症······455
脊髄性筋萎縮症······457
球脊髄性筋萎縮症······458
若年性一側上肢筋萎縮症（平山病）······460
stiff-person 症候群······田中惠子 462

神経皮膚症候群————齋藤 清, 藤井正純 463
神経線維腫症 1 型（von Recklinghausen 病）
······463
神経線維腫症 2 型······464
結節性硬化症······465
Sturge-Weber 症候群······468
von Hippel-Lindau 病（VHL）······469

7 代謝性疾患

先天性脂質代謝異常————國井美紗子, 田中章景 472
G_{M1} ガングリオシドーシス······472
G_{M2} ガングリオシドーシス······473
Niemann-Pick 病······473
Gaucher 病······474
Fabry 病······475
Krabbe 病······475
異染性白質ジストロフィー······476
Farber 病······476
副腎白質ジストロフィー······477
Lowe 症候群······477

アミノ酸代謝異常————477
高フェニルアラニン血症······477
瀬川病······478
メープルシロップ尿症······478
Hartnup 病······479
ホモシスチン尿症······479
遺伝性高チロシン血症······480

ムコ多糖代謝異常————480
ムコ多糖症······480
糖蛋白代謝異常症······482

プリン代謝異常————土井 宏, 田中章景 483
Lesch-Nyhan 症候群······483

ポルフィリン代謝異常————484

ポルフィリン症······484

銅代謝異常————485
Wilson 病······485
Menkes 病······486
付 無セルロプラスミン血症······486

ビタミン代謝異常————卜部貴夫 488
ビタミン B_1（チアミン）欠乏症······488
ビタミン B_6（ピリドキシン）欠乏症······489
ビタミン B_{12}（コバラミン）欠乏症······490
ニコチン酸（ナイアシン）欠乏症······490
葉酸欠乏症······490
ビタミン A 欠乏症/過剰症（中毒）······491
ビタミン D 欠乏症/過剰症（中毒）······491
ビタミン E（トコフェロール）欠乏症······492
ビタミン K 欠乏症······492

8 中毒性疾患

金属中毒————米田 誠 494
鉛中毒······494
付 四エチル鉛［Pb(C_2H_5)_4］中毒······494
ヒ素中毒······494
マンガン中毒······495
水銀中毒······495
カドミウム中毒······495
クロム中毒······496
ベリリウム中毒······496
金属熱······496

ガス中毒————井川正道, 米田 誠 496
一酸化炭素中毒······496
硫化水素中毒······497
シアン化水素中毒······497
ホスゲン中毒······497
二酸化窒素中毒······498
フッ化水素中毒······498
二酸化硫黄中毒······498

有機溶剤中毒————松永晶子, 米田 誠 498
トリクロロエチレン中毒······498
n-ヘキサン中毒······498
トルエン中毒······499
二硫化炭素中毒······499
四塩化炭素中毒······499
エチレングリコール中毒······499
アクリルアミド中毒······500

アルコール中毒（エタノール中毒）————500
急性アルコール（エタノール）中毒······500

付 胎児性アルコール症候群		500
禁断症状・離脱症候群		500
メチルアルコール（メタノール）中毒		503

農薬・駆虫剤中毒―――――――――――米田　誠 503
有機リン剤中毒 503
有機塩素剤中毒 504
カーバマイト剤中毒 504
タリウム中毒 504
有機フッ素剤中毒 504
パラコート中毒 504

食中毒，咬傷―――――――――――――― 505
ボツリヌス菌中毒，ボツリヌス症
　　　　　　　　　　井川正道，米田　誠 505
カンピロバクター感染症 505
フグ中毒 505
アオブダイ中毒 505
付 シガテラ魚類中毒 506
麻痺性貝毒中毒 506
蛇毒（ウミヘビ，コブラ） 506
キノコ中毒―――――――藤田信也，米田　誠 506

薬物中毒――――――――――――――――― 507
抗精神病薬―――――――――――服部信孝 507
鎮静・催眠薬 508
抗菌薬 508
抗パーキンソン病薬 508
抗癌薬―――――――――――――米田　誠 508
キノホルム 509
β遮断薬 509
脂質異常症（高脂血症）治療薬 509
カルシウム（Ca）拮抗薬 509
制吐薬 509
麻薬・覚醒剤 509

9 内科的疾患に伴う神経症状

内分泌・代謝疾患――――細井泰志，宮嶋裕明 511
甲状腺機能異常 511
副甲状腺機能異常 511
その他の内分泌疾患 512

膠原病―――――――――黒田　龍，宮嶋裕明 512
CNSループス 512
血管炎症候群に伴う神経障害 512
Sjögren症候群に伴う神経障害 513

悪性腫瘍――――――――細井泰志，宮嶋裕明 513
悪性腫瘍の神経系浸潤，転移 513
悪性腫瘍に伴う電解質異常 514

中枢神経系の日和見感染症 514
Trousseau症候群 514
傍腫瘍性神経症候群 515

血液疾患―――――――――黒田　龍，宮嶋裕明 516
亜急性脊髄連合変性症 516
血液疾患に伴う脳梗塞 516
M蛋白血症に伴う末梢神経障害 516

消化器疾患――――――――細井泰志，宮嶋裕明 517
吸収不良症候群 517

肝・胆道・膵疾患――――――――――――― 519
肝性脳症 519

循環器・呼吸器疾患――――黒田　龍，宮嶋裕明 520
ショック状態に伴う意識障害 520
睡眠時無呼吸症候群に伴う脳卒中 520
低酸素脳症に伴う神経障害 521

腎・電解質―――――――――――――――― 521
尿毒症性脳症 521
透析不均衡症候群 521
慢性腎臓病に伴う認知症 522

10 脊髄・脊椎疾患と神経症状

頸椎症――――――――――――――安藤哲朗 523
椎間板ヘルニア 525
脊柱靭帯骨化症 525
腰部脊柱管狭窄症 526
脊髄腫瘍 527
脊椎の炎症 528
脊髄空洞症 529

11 脳脊髄液の動態異常

脳脊髄液異常症――――――――――徳田隆彦 531
脳脊髄液の生理学的な動態とその異常 531
特発性正常圧水頭症 531
特発性頭蓋内圧亢進症 534
脳脊髄液減少症 535

12 脳腫瘍・頭部外傷と神経症状

脳腫瘍――――――――――若林俊彦，大岡史治 537
神経膠腫 537
髄膜腫 538
下垂体腺腫 538
神経鞘腫 539
頭蓋咽頭腫 539
胚細胞腫（生殖細胞腫） 540
髄芽腫 540

178 総目次［神経疾患］

血管芽腫 541
中枢神経系原発悪性リンパ腫 541
転移性脳腫瘍 542
髄膜癌腫症（癌性髄膜炎） 542
頭部外傷 543
脳震盪 543
脳挫傷 543
頭蓋内出血（頭蓋内占拠性病変） 543

13 頭蓋・脊椎の先天奇形

小頭症 下地一彰 545
Apert 症候群 545
頭蓋骨縫合早期癒合症（狭頭症） 547
先天性水頭症 548
脊椎奇形 原 毅 549
頭蓋底陥入症 549
Chiari 奇形 550
Klippel-Feil 症候群 550
二分脊椎 551

14 末梢神経疾患（ニューロパチー）

総論 祖父江元 553
脳神経領域の末梢神経障害 楠 進 554
Bell 麻痺 554
Tolosa-Hunt 症候群 554
特発性三叉神経痛，片側顔面攣縮 555
大後頭神経痛 555
Guillain-Barré 症候群 555
付 Fisher 症候群 557
慢性炎症性脱髄性多発根ニューロパチー 557
多巣性運動ニューロパチー 558
代謝性ニューロパチー 小池春樹 558
遺伝性運動感覚性ニューロパチー 髙嶋 博 559
遺伝性感覚自律神経ニューロパチー（遺伝性感
覚性ニューロパチー） 561
家族性アミロイドポリニューロパチー 562
傍腫瘍性ニューロパチー 小池春樹 564
血管炎性ニューロパチー 565
Crow-Fukase（POEMS）症候群 567
M 蛋白血症を伴うニューロパチー 568
絞扼性ニューロパチー 海田賢一 570
手根管症候群 570
肘部管症候群 570
外側大腿皮神経痛（錯感覚性大腿疼痛症） 571
足根管症候群 571

橈骨神経麻痺 571
総腓骨神経麻痺 572
中毒性ニューロパチー 神崎真実，海田賢一 572

15 筋疾患（ミオパチー）

総論 森 まどか 575
年代別の症候学 575
筋疾患で行われる検査と診断の概要 576
筋ジストロフィー 大久保真理子，西野一三 577
Duchenne 型筋ジストロフィー，Becker 型
筋ジストロフィー 578
先天性筋ジストロフィー 580
肢帯型筋ジストロフィー 580
顔面肩甲上腕型筋ジストロフィー 582
先天性ミオパチー 井上道雄，西野一三 583
ネマリンミオパチー 585
セントラルコア病 585
マルチミニコア病 585
中心核ミオパチー 586
X 連鎖性ミオチュブラーミオパチー 586
先天性筋線維タイプ不均等症 587
筋強直症候群 中森雅之 587
筋強直性ジストロフィー 587
先天性筋強直性ジストロフィー 590
先天性筋強直症 590
炎症性ミオパチー 久保田暁，清水 潤 591
特発性炎症性筋疾患 591
皮膚筋炎 592
免疫介在性壊死性筋症 593
多発筋炎 593
封入体筋炎 594
神経筋接合部疾患 鈴木重明 595
重症筋無力症 595
Lambert-Eaton 筋無力症候群 599
代謝性ミオパチー 久保田暁，清水 潤 601
ミトコンドリア病 601
進行性外眼筋麻痺 602
メラス（MELAS） 603
マーフ（MERRF） 603
Leigh 脳症 603
Leber 遺伝性視神経症 603
糖原病 604
脂質代謝異常による筋疾患 605
周期性四肢麻痺 605
内分泌性ミオパチー 606

総目次［神経疾患］　179

ステロイドミオパチー，Cushing 症候群······ 606
甲状腺機能低下症に伴うミオパチー············· 606
甲状腺機能亢進症による筋疾患····················· 606
他の内分泌疾患に伴う筋疾患························· 607

16 機能性疾患

てんかん────────赤松直樹 608
睡眠障害──────────── 612
　ナルコレプシー······································ 612
　睡眠時無呼吸症候群·································· 613
　REM 睡眠行動異常症······························ 614
頭痛──────清水利彦，鈴木則宏 615
　頭痛の診療·· 615

片頭痛··· 616
緊張型頭痛··· 619
群発頭痛·· 620
めまい────────城倉　健 621
　中枢性めまい·· 623
　末梢性めまい·· 624

17 神経疾患のリハビリテーション

リハビリテーションの考え方·········生駒一憲 627
リハビリテーションの評価························· 627
神経疾患でよくみられる障害とそのリハビ
　リテーション·· 627

総目次

略語表

A	
AA	amyloid A
AA	aplastic anemia
AABMR	acute antibody-mediated rejection
AAD	antibioticassociated diarrhea
AAE	annuloaortic ectasia
AAG	autoimmune autonomic ganglionopathy
AATD	a 1-antitrypsin deficiency
AB	Alcian blue
ABC transporters	ATP-binding cassette transporters
ABI	ankle-brachial blood pressure index
ABPA	allergic bronchopulmonary aspergillosis
ABPM	allergic bronchopulmonary mycosis
ABR	auditory brainstem response
ACCR	amylase creatinine clearance ratio
ACD	anemia of chronic disease
ACE	angiotensin-converting enzyme
ACH	acetylcholine
AchE	acetylcholine esterase
AChR	acetylcholine receptor
ACI	anemia of chronic inflammation
ACM	apical hypertrophic cardiomyopathy
ACO	asthma and COPD overlap
ACP	acid phosphatase
ACS	acute coronary syndrome
ACS	acyl-CoA synthetase
ACTH	adrenocorticotropic hormone
AD	angiodysplasia
ADA	adenosine deaminase
ADAM	a disintegrin and metalloprotease
ADAS	autosomal recessive Alport syndrome
ADCC	antibody-dependent cellular cytotoxicity
ADCL	autosomal dominant cutis laxa
ADEM	acute disseminated encephalomyelitis
ADH	alcohol dehydrogenase
ADH	antidiuretic hormone
ADH	autosomal dominant hypercholesterolemia
ADHF	acute decompensated heart failure
ADL	activity of daily living
ADO	amplatzer duct occluder
ADP	ALAD deficiency porphyria
ADPKD	autosomal dominant polycystic kidney disease

ADR	adverse drug reaction
ADSCA	autosomal dominant spinocerebellar ataxia
AE	angiectasia
AE1	anion exchanger 1
AED	automated external defibrillator
AERD	aspirinexacerbated-respiratory disease
AF	accelerated fractionation
AF	atrial fibrillation
AFL	atrial flutter
AFLP	acute fatty liver of pregnancy
AFP	a -fetoprotien
AFTN	autonomously functioning thyroid nodule
AGL	acquired generalized lipodystrophy
AGML	acute gastric mucosal lesion
AgRP	agouti-related peptide(protein)
AHC	acute hemorrhagic conjunctivitis
AHH	acquired hypocalciuric hypercalcemia
AHI	apnea-hypopnea index
AHRU	acute hemorrhagic rectal ulcer
aHUS	atypical hemolytic uremic syndrome
AI	adequate intake
AI	apnea index
AICA	anterior inferior cerebellar artery
AIDS	acquired immunodeficiency syndrome
AIF-ILD	autoimmune featured interstitial lung disease
AIH	autoimmune hepatitis
AIHA	autoimmune hemolytic anemia
AIMAH	ACTH-independent macronodular adrenal hyperplasia
AIP	acute intermittent porphyria
AIRE	autoimmune regulator
AITL	angioimmunoblastic T-cell lymphoma
AKI	acute kidney injury
ALAD	delta-aminolevulinic acid dehydratase
ALA-D	δ -aminolevulinic acid dehydrogenese
ALAS	aminolevulinic acid synthase
Alb	albumin
ALCL	anaplastic large cell lymphoma
ALD	aldolase
ALDH	aldehyde dehydrogenase
ALDP	ATP-binding cassette, sub-family D, member 1
ALK-1	activin receptor-like kinase- 1
ALL	acute lymphoblastic (lymphocytic) leukemia

allo-HSCT	allogeneic hematopoietic stem cell transplantation	ARC	AIDS-related complex
		ARC	arcuate nucleus
ALP	alkaline phosphatase	ARCL	autosomal recessive cutis laxa
ALPS	autoimmune lymphoproliferative syndrome	ARDS	acute respiratory distress syndrome
ALS	advanced life support	ARF	acute renal failure
ALS	amyotrophic lateral sclerosis	ARH	autosomal recessive hypercholesterolemia
ALT	alanine aminotransferase	AR-JP	autosomal recessive juvenile parkinsonism
AMA	anti-mitochondrial antibody	ARPKD	autosomal recessive polycystic kidney disease
AMDR	acceptable macronutrient distribution range	ARR	aldosterone/renin ratio
AME	apparent mineralocorticoid excess	ARS	aminoacyl-tRNA synthetases
AMH	anti-Müllerian hormone	ARSACS	autosomal recessive spastic ataxia of Charlevoix-Saguenay
AML	acute myelogenous leukemia		
AMN	adrenomyeloneuropathy	ART	antiretroviral therapy
AMP	alveolar macro-phage pneumonia	ART	atrial reentrant tachycardia
AMS	acute mountain sickness	ARVD	arrhythmogenic right ventricular dysplasia
AMY	amylase	AS	ankylosing spondylitis
AN	anacrotic notch	AS	aortic stenosis
AN	anorexia nervosa	ASAP	asymptomatic subclinical accumulation plaque
ANC	acute necrotic collection		
ANCA	anti-neutrophil cytoplasmic antibody	ASD	adult Still's disease
Ang-1	angiopoietin-1	ASD	atrial septal defect
ANI	asymptomatic neurocognitive impairment	ASH	asymmetric septal hypertrophy
ANP	atrial natriuretic peptide	ASK	anti-streptokinase
AO	aldehyde oxidase	ASMA	anti-smooth muscle antibody
AOA1	ataxia with oculomotor apraxia type 1	ASO	anti-streptolysin-o
AOBP	automated office blood pressure	ASO	arteriosclerosis obliterans
AOSD	adult onset Still's disease	AST	aspartate aminotransferase
AP window	aortopulmonary window	ASV	adaptive servo-ventilation
APA	aldosterone producing adenoma	AT	anaerobic threshold
APBD	adult polyglucosan body disease	AT	antithrombin
APC	argon plasma coagulation	AT	atrial tachycardia
APC	atrial premature contraction	ATG	antithymocyte globulin
APCC	aldosterone-producing cell cluster	ATI	air trapping index
APD	automated peritoneal dialysis	ATL	adult T-cell leukemia/lymphoma
APFC	acute peripancreatic fluid collection	ATP	adenosine triphosphate
APL	acquired partial lipodystrophy	ATRA	all-trans retinoic acid
APL	acute promyelocytic leukemia	ATS	arterial tortuosity syndrome
aPL	antiphospholipid antibody	AUL	acute undif ferentiated leukemia
APP	amyloid precursor protein	AVM	arteriovenous malformation
APS	antiphospholipid syndrome	AVNRT	atrioventricular nodal reentrant tachycardia
APS	autoimmune polyendocrine syndrome	AVNRT	AV nodal reentrant tachycardia
APTX	ataxia	AVP	arginine vasopressin
AR	aortic regurgitation	AVRT	atrioventricular reciprocating tachycardia
ARAS	ascending reticular activating system	AVS	adrenal venous sampling
ARAS	autosomal dominant Alport syndrome	AVSD	atrio-ventricular septal defect
ARB	angiotensin II receptor blocker	**B**	
ARC	active renin concentration	BAD	branch atheromatous disease

BAFF	B cell activating factor	**C**	
BAFME	benign adult familial myoclonus epilepsy	CACDI	community–acquired CDI
BAHS	bacteria–associated HPS	CAD	cold agglutinin disease
BAL	bronchoalveolar lavage	CADM	clinically amyopathic dermatomyositis
BALT	bronchus associated lymphoid tissue	CAG	coronary angiography
BAR/FXR	bile acid receptor/farnesyl X receptor	CAH	congenital adrenal hyperplasia
BASDAI	bath ankylosing spondylitis disease activity	CANOMAD	chronic ataxic neuropathy ophthalmoplegia, M–protein agglutination disialosyl antibodies
BAT	bioavailable testosterone		
BBB	blood–brain barrier	CAP	community–acquired pneumonia
BBT	basal body temperature	CAPD	continuous ambulatory peritoneal dialysis
BCAA	branched chain amino acid	CAR	constitutive androstane receptor
BCG	bacille Calmette–Guérin	cART	combination antiretroviral therapy
B–CLL	B–cell chronic lymphocytic leukemia	CAS	carotid artery stenting
BEecf	base excess extracellular fluid	CAUTI	catheter–associated urinary tract infection
BFO	bronchiolitis fibrosa obliterans	CBD	corticobasal degeneration
BGP	bone Gla–protein	CBS	corticobasal syndrome
BHL	bilateral hilar lymphadenopathy	CBSCT	cord blood stem cell transplantation
BIBAP	bi–phasic positive airway pressure	CBT	cord blood transplantation
BL	Burkitt lymphoma	CC	collagenous colitis
BLI	blue laser imaging	CCA	cortical cerebellar atrophy
BLNAR	β–lactamase negative ampicillin resistant	CCI	corrected count increment
BLS	basic life support	CCK	cholecystokinin
BMAH	bilateral macronodular adrenal hyperplasia	CCP	cyclic citrullinated peptide
BMD	Becker muscular dystrophy	CCPA	chronic cavitary pulmonary aspergillosis
BMI	body mass index	CCS	Canadian Cardiovascular Society
BMP–15	bone morphogenetic protein 15	CDC	complementdependent cytotoxicity
BMR	basal metabolic rate	CDM	congenital myotonic dystrophy
BMT	bone marrow transplantation	CEA	carcinoembryonic antigen
BN	bulimia nervosa	CEACAM5	carcinoembryonic antigen–related cell adhesion molecule 5
BNP	brain natriuretic peptide		
BO	bronchiolitis obliterance	CEC	central echo complex
BOLD	blood oxygenation level dependent	CEC	clinical ethics committee
BOOP	bronchiolitis obliterans organizing pneumonia	CEP	congenital erythropoietic porphyria
		CERA	continuous erythropoietin receptor activator
BOS	bronchiolitis obliterance syndrome	CETP	cholesteryl ester transfer protein
BPPV	benign paroxysmal positional vertigo	CF	conventional fractionation
BPSD	behavioral and psychological symptoms of dementia	CF	cystic fibrosis
		CFR	coronary flow reserve
BRTO	balloonoccluded retrograde transvenous obliteration	CFS	chronic fatigue syndrome
		CFTR	cystic fibrosis transmembrane conductance regulator
BSE	bovine spongiform encephalopathy		
BSEP	bile salt export pump	CFU	colony forming unit
BSS	Bernard–Soulier syndrome	CG	cryoglobulin
BT	bacterial translocation	CGD	chronic granulomatous disease
BUN	blood urea nitrogen	CGL	congenital generalized lipodystrophy
bvFTD	behavioral variant frontotemporal dementia	CGM	continuous glucose monitoring
BVM	bag valve mask	CHD	coronary heart disease
		CHDF	continuous hemodiafiltration

ChE	cholinesterase	CPX	cardio pulmonary exercise test
CHN	congenital hypomyelinating neuropathy	Cr	creatinine
CHR	complete hematologic response	CRBN	cereblon
CHV-1	cercopithecine herpesvirus 1	CRE	carbapenem-resistant enterobacteriaceae
CIDP	chronic inflammatory demyelinating polyradiculoneuropathy	CRF	chronic renal failure
		CRH	corticotropin-releasing hormone
CIP	chronic intestinal pseudoobstruction	CRM	cross reacting material
CJD	Creutzfeldt-Jakob disaese	CRMO	chronic recurrent multifocal osteomyelitis
CK	creatine kinase	CRP	C-reactive protein
CKD	chronic kidney disease	CRRT	continuous renal replacement therapy
CKD-MBD	chronic kidney disease-mineral and bone disorder	CRS	congenital rubella syndrome
		CRT	cardiac resynchronization therapy
CLABSI	central line-associated bloodstream infection	CS	coronary sinus
CLEIA	chemiluminescence enzyme immunoassay	CSA	central sleep apnea
CLIA	chemiluminescence immunoassay	CSII	continuous subcutaneous insulin infusion
CLL	chronic lymphocytic leukemia	CSTB	cystatin B
CMAP	compound muscle action potential	CT	cholera toxin
CMD	congenital muscular dystrophy	CT	computed tomography
CML	chronic myelogenous leukemia	CT	calcitonin
CMO	corticosterone methyl oxidase	CTEPH	chronic thromboembolic pulmonary hypertension
CMR	complete molecular response		
CMV	control mode ventilation	CTGF	connective tissue growth factor
CMV	cytomegalovirus	CTL	cytotoxic T lymphocyte
CNL	chronic neutrophilic leukemia	CTLN2	adult-onset citrullinemia type 2
CNP	C-type natriuretic peptide	CTR	cardio-thoracic ratio
CNS	central nervous system	CTX	cerebrotendinous xanthomatosis
CNS	coagulase-negative staphylococci	CV	cryoglobulinemic vasculitis
CNSDC	chronic non-suppurative destructive cholangitis	CVA	costovertebral angle
		CVD	cerebrovascular disease
COP	cryptogenic organizing pneumonia	CVP	central venous pressure
COPC	community-oriented primary care	CVST	cerebral venous sinus thrombosis
COPD	chronic obstructive pulmonary disease	CyR	cytogenetic response
COX	cyclooxygenase		
COX	cytochrome oxidase	**D**	
CPA	chronic pulmonary aspergillosis	DAA	direct acting antivirals
CPAP	continuous positive airway pressure	DAB	diffuse aspiration bronchiolitis
CPEO	chronic progressive external ophthalmoplegia	DAD	delayed afterdepolarization
		DAD	diffuse alveolar damage
CPF	cough peak flow	DAF	decay accelerating factor
CPI	C peptide index	DALY	disability adjusted life year
CPM	central pontine myelinolysis	DAMPs	damage-associated molecular patterns
CPP	calcium pyrophosphate dihydrate	DAPT	dual antiplatelet therapy
CPPA	chronic progressive pulmonary aspergillosis	DAR	dual asthmatic response
CPPD	calcium pyrophosphate dihydrate	DAVE	diffuse antral vascular ectasia
CPR	cardiopulmonary resuscitation	dAVF	dural arteriovenous fistula
CPS	capsular polysaccharide	DCA	directional coronary atherectomy
CPVT	catecholaminergic polymorphic ventricular tachycardia	DCM	dilated cardiomyopathy
		DCS	decompression sickness

DDPAC	disinhibition–dementia–parkinsonism–amyotrophy complex	DRPLA	dentalor ubral pallidoluysian atrophy
DEHAL1	iodotyrosine dehalogenase 1	DSA	digital subtraction angiography
DES	diethylstilbestrol	DSA	donor specific anti–HLA antibody
DES	diffuse esophageal spasm	DSCG	disodium cromoglycate
DES	drug eluting stent	DSD	disorder of sex development
DESH	disproportionately enlarged subarachnoid–space hydrocephalus	DSS	Dejerine–Sottas syndrome
DEXA method	dual energy X–ray absorptiometry method	DST	dexamethasone suppression test
DFPP	double filtration plasmapheresis	DSVR	diastolic–to–systolic coronary velocity
DGI	disseminated gonococcal infection	DTBZ	dihydrotetrabenazine
D–HCM	dilated phase of hypertrophic cardiomyopathy	DUOX2	dual oxidase 2
DHEA	dehydroepiandrosterone	DUOXA2	dual oxidase maturation factor 2
DHP	direct hemoperfusion	DVT	deep vein thrombosis
DHSt	dehydrated hereditary stomatocytosis	DXA	dual energy X–ray absorptiometry
DHT	dihydrotestosterone		**E**
DHTR	delayed hemolytic transfusion reaction	EAD	early afterdepolarization
DI	diabetes insipidus	EAN	experimental autoimmune neuritis
DIC	disseminated intravascular coagulation	EAOH	early–onset ataxia with oculomotor apraxia and hypoalbuminemia
DIC	drip infusion cholangiography	EAR	estimated average requirement
DIHS	drug–induced hypersensitivity syndrome	EB	elementary body
DILI	drug–induced liver injury	EBD	endoscopic biliary drainage
DIO	iodothyronine deiodinase	EBL	endoscopic band ligation
DIP	desquamative interstitial pneumonia	EBM	evidence–based medicine
DIP	distal interphalangeal joint	EBP	epidural blood patch
DISH	diffuse idiopathic skeletal hyperostosis	EBUS–TBNA	EBUS guided transbronchial needle aspiration
DIT	diet–induced thermogenesis	EBV	Epstein–Barr virus
DIT	diiodothyrosine	ECD	endocardial cushion defect
DKA	diabetic ketoacidosis	ECLIA	electrochemiluminescence immunoassay
DKD	diabetic kidney disease	ECP	eosinophil cationic protein
DLB	dementia with Lewy body	ECRR	European Committee on Radiation Risk
DLBCL	diffuse large B–cell lymphoma	ECV	extracellular volume
DLE	discoid lupus	ED	erectile dysfunction
DLST	drug–induced lymphocyte stimulation test	EDRF	endothelium–derived relaxing factor
DLT	dose limiting toxicity	EDS	excessive daytime sleepiness
DM	dermatomyositis	EDV	end–diastolic volume
DM	myotonic dystrophy	eEF	eukaryotic elongation factor
DMARDs	disease modifying anti–rheumatic drugs	EER	estimated energy requirement
DMD	Duchenne muscular dystrophy	EF	ejection fraction
dMMR	mismatch repair deficient	EF	eosinophilic fasciitis
DMN	dorsomedial nucleus	EGF	epidermal growth factor
DNMT3A	DNA methyltransferase 3A	EGFR	epidermal growth factor receptor
DOAC	direct oral anticoagulants	eGFR	estimated glomerular filtration rate
DORA	dual orexin receptor antagonist	EGG	electrogastrogram
DPB	diffuse panbronchiolitis	EGPA	eosinophilic granulomatosis with polyangiitis
D–PEJ	direct percutaneous endoscopic jejunostomy	EHEC	enterohemorrhagic *Escherichia coli*
DRIs	dietary reference intakes	EHL	electrohydraulic lithotripsy
		EHO	extrahepatic portal obstruction

EIA	enzyme immunoassay
eIF	eukaryotic initiation factor
EIS	endoscopic injection sclerotherapy
EL	endothelial cell−derived lipase
ELISA	enzyme−linked immunosorbent assay
EM	erythema migrans
EML	endoscopic mechanical lithotripsy
EMR	endoscopic mucosal resection
EMS	eosinophilia−myalgia syndrome
EMT	epithelial−mesenchymal transformation
ENBD	endoscopic nasobiliary drainage
EPC	endothelial progenitor cell
EPD	endoscopic papillary dilatation
EPO	eosinophil peroxidase
EPO	erythropoietin
EPP	erythropoietic protoporphyria
EPS	electrophysiological study
EPS	epigastric pain syndrome
ER	endoplasmic reticulum
ERAP	endoplasmic reticulum aminopeptidase
ERCP	endoscopic retrograde cholangiopancreatography
ES	embryonic stem
ESA	erythropoiesis stimulating agent
ESBL	extended−spectrum beta−lactamase
ESD	endoscopic submucosal dissection
ESI	electro−spray ionization
ESR	erythrocyte sedimentation rate
ESS	Epworth sleepiness scale
ESUS	embolic stroke of undetermined source
ESV	end−systolic volume
ESWL	extracorporeal shockwave lithotripsy
ET	essential thrombocythemia
ETDRS	Early Treatment Diabetic Retinopathy Study
ETGBD	endoscopic transpapillary gallbladder drainage
Etosis	extracellular trap cell death
EUS	endoscopic ultrasonography
EUS−FNA	EUS−guided fine needle aspiration
EUS−CD	endoscopic ultrasonography guided pancreatic pseudocyst drainage
EUS−FNAB	endoscopic ultrasonography guided fine needle aspiration biopsy
EVL	endoscopic variceal ligation

	F
FAP	familial adenomatous polyposis
FAS	fetal alcohol syndrome
FCHL	familial combined hyperlipidemia

FCTC	WHO Framework Convention on Tobacco Control
FD	functional dyspepsia
FDC	follicular dendritic cell
FDEIA	food dependent exerciseinduced anaphylaxis
FDG	fluoro−2−deoxy−D−glucose
FDP	fibrin/fibrinogen degradation products
FE	fractional excretion
FECa	fractional excretion of Ca
FECH	ferrochelatase
FEV1	forced expiratory volume in one second
FFA	free fatty acid
FFI	fatal familial insomnia
FFP	fresh frozen plasma
FFR	fractional flow reserve
FFS	functional somatic syndrome
FGF	fibroblast growth factor
FGID	functional gastrointestinal disorders
FH	familial hypercholesterolemia
FHH	familial hypocalciuric hypocalcemia
FIM	functional independence measure
FISH	fluorescence in situ hybridization
FL	follicular lymphoma
FLAIR	fluid attenuated inversion recovery
FM	fibromyalgia
FMF	familial Mediterranean fever
fMRI	functional MRI
FMT	fecal microbiota transplantation
FN	febrile neutropenia
FNH	focal nodular hyperplasia
FPLD	familial partial lipodystrophy
FPN	ferroportin
FRC	functional residual capacity
FSGS	focal segmental glomerulosclerosis
FSH	follicle stimulating hormone
FSHD	facioscapulohumeral muscular dystrophy
FSP	familial spastic paraplegia
Ft	ferritin
FT_3	free triiodothyronine
FT_4	free thyroxine
FTAAD	familial thoracic aortic aneurysm and dissection
FTDP−17	frontotemporal dementia and parkinsonism linked to chromosome 17
FTLD	frontotemporal lobar degeneration
FUO	fever of unknown origin
FUS/TLS	fused in sarcoma/translocated in liposarcoma
FVC	forced vital capacity

FXR	farnesoid X receptor

G

G6PD	glucose-6-phosphate dehydrogenase
GABA	γ-aminobutyric acid
GAD	glutamic acid decarboxylase
GAG	acidic glycosaminoglycan
GALP	galanin-like peptide
GALT	gut-associated lymphoid tissue
GAS	group A streptococci
GAVE	gastric antral vascular ectasia
GBM	glomerular basement membrane
GCA	giant cell arteritis
GCI	glial cytoplasmic inclusion
GCP	good clinical practice
GCS	Glasgow coma scale
G-CSF	granulocyte colony-stimulating factor
GDA	gastroduodenal artery
GDF-9	growth differentiation factor 9
GDH	glutamate dehydrogenase
GDM	gestational diabetes mellitus
GDNF	glial cell line-derived neurotrophic factor
GERD	gastroesophageal reflux disease
GFR	glomerular filtration rate
GFR	GDNF family receptor
GGT	γ-glutamyl transferase
GH	growth hormone
GHRH	growth hormone-releasing hormone
GHS	synthetic growth hormone secretagogue
GIP	gastric inhibitory polypeptide
GIP	glucose-dependent insulinotropic polypeptide
GIST	gastrointestinal stromal tumor
GLP-1	glucagon-like peptide-1
GLUT	glucose transporter
GlyR	glycine receptor
GM-CSF	granulocyte macrophage colony stimulating factor
GnRH	gonadotropin-releasing hormone
GOM	granular osmiophilic material
GPA	granulomatosis with polyangiitis
GPBAR1	G protein-coupled bile acid receptor 1
GPCR	G protein-coupled receptor
GPI	glycosylphosphatidylinositol
GPIHBP1	glycosylphosphatidylinositol anchored high density lipoprotein binding protein 1
GR	glutathione reductase
GRA	glucocorticoid remediable aldosteronism
GRP	gastrin-releasing peptide
GSA	galactosyl human serum albumin

GSS	Gerstmann-Sträussler-Scheinker syndrome
GT	Glanzmann thrombasthenia
GVHD	graft-versus-host disease
GVL	graft-versus-leukemia
GWAS	genome-wide association study

H

HAART	highly active antiretroviral therapy
HACA	human antichimeric antibody
HACE	high-altitude cerebral edema
HAD	HIV-associated dementia
HAIs	healthcareassociated infections
HAM	HTLV-1-associated myelopathy
HAMA	human anti-mouse antibody
HAND	HIV-associated neurocognitive disorder
hANP	human atrial natriuretic polypeptide
HAP	hospital-acquired pneumonia
HAPO Study	Hyperglycemia and Adverse Pregnancy Outcome Study
HAT	histone acetylation
Hb	hemoglobin
HBE	His bundle electrogram
HBO	hyperbaric oxygen therapy
HCAE	endocarditis
HCAP	healthcare-associated pneumonia
HCC	hepatocellular carcinoma
hCG	human chorionic gonadotropin
HCL	hairy cell leukemia
HCM	hyper trophic cardiomyopathy
HCMV	human cytomegalovirus
HCP	hereditary coproporphyria
HCU	homocystinuria
HD	hemodialysis
HDAC	histone deacetylase
HDF	hemodiafiltration
HDL	high density lipoprotein
HDR syndrome	hypoparathyroidism, sensorineural deafness, and renal syndrome
HE	hematoxylin eosin
HE	hereditary elliptocytosis
HEC	hospital ethics committee
HELLP	haemolysis,elevated liver enzymes, low platelets
HEP	hepatoerythropoietic porphyria
H-FABP	heart type fatty acid-binding protein
HFmrEF	heart failure with midrange ejection fraction
HFpEF	heart failure with preserved ejection fraction
HG	hyperemesis gravidarum
HGF	hepatocyte growth factor

HGPRTdeficiency	hypoxanthine–guanine phosphoribosyltransferase deficiency	HSAN	hereditary sensory and autonomic neuropathy
HHM	humoral hypercalcemia of malignancy	HSC	hematopoieticstem cell
HHS	hyperosmolar hyperglycemic syndrome	HSD	Haller vorden–Spatz disease
HHT	hereditary hemorrhagic telangiectasia	HSE	herpes simplex encephalitis
HHV	human herpesvirus	HSE	hypertonic saline–epinephrine
HIDA	dimethyl acetanilide iminodiacetic acid	HSN	hereditary sensory neuropathy
HIF	hypoxia inducible factor	HSP	heat–shock protein
HIT	heparin–induced thrombocytopenia	HSP	hereditary spastic paraplegia
HIV	human immunodeficiency virus	HSt	hereditary stomatocytosis
HL	Hodgkin lymphoma	HSV	herpes simplex virus
HLA	human leukocyte antigen	Ht	hematocrit
hMG	human menopausal gonadotropin	HTGL	hepatic triglyceride lipase
HMGB1	high mobility group box1	HTLV–1	human T–cell leukemia virus 1
HMSN	hereditary motor and sensory neuropathy	HUS	hemolytic uremic syndrome
HMV	home mechanical ventilation	HUV	hypocomplementemic urticarial vasculitis
HNA	human neutrophil antigen	Hx	hemopexin
HNCM	hypertrophic nonobstructive cardiomyopathy	HX	hereditary xerocytosis
HNPCC	hereditary non–polyposis colorectal cancer	HZ	herpes zoster
HNPP	hereditary neuropathy with liability to pressure palsy	**I**	
HOCM	hypertrophic obstructive cardiomyopathy	IABP	intraaortic balloon pumping
HOMA-R	homeostasis model assessment insulin resistance	IADPSG	International Association of Diabetes and Pregnancy Study Groups
HOT	home oxygen therapy	IAEA	International Atomic Energy Agency
Hp	haptoglobin	IAPP	immunoadsorption plasmapheresis
HP	hemoperfusion	IAPP	islet–amyloid polypeptide
HPA	human platelet antigen	IAR	immediate asthmatic response
HPA axis	hypothalamic–pituitary–adrenal axis	IARC	International Agency for Research on Cancer
HPFH	hereditary persistence of hemoglobin F	IBD	inflammatory bowel disease
hPL	human placental lactogen	i-Bil	indirect bilirubin
HPLC	high performance liquid chromatography	IBP	inflammatory back pain
HPP	hereditary pyropoikilocytosis	IBS	irritable bowel syndrome
HPRT	hypoxanthine phosphoribosyltransferase	IC	immune complex
HPS	hemophagocytic syndrome	ICAM–1	intercellular adhesion module–1
HPS	His–Purkinje system	ICC	intrahepatic cholaugio carcinoma
HPT	hepaplastin test	ICD	implantable cardioverter defibrillator
HPV	hypoxic pulmonary vasoconstriction	ICD	infection control doctor
HR	hematologic response	ICD–10	International Statistical Classification of Diseases and Related Health Problems
HRA	high right atrium		
HRD	hypoparathyroidism–retardation–dysmorphism	ICF	International Classification of Functioning, Disability and Health
HRM	high resolution manometry	ICG	indocyanine green
HRT	histamine release test	ICH	intracranial hemorrhage
HRT	hormone replacement therapy	ICH	The International Conference on Harmonisation of Technical Requirements for Registration of Pharmaceuticals for Human Use
HRV	heart rate variability		
HS	hereditary spherocytosis	ICHD	The International Classification of Headache Disorders
HS	histiocytic sarcoma		

ICP	intrahepatic cholestasis of pregnancy	IPEX	immune dysregulation, polyendocrinopathy, enteropathy, X-linked
ICRP	International Commission on Radiological Protection	IPF	idiopathic pulmonary fibrosis
ICSD	Internationl Classifiation of Sleep Disorders	IPF	immature platelet fraction
ICT	infection control team	IPF	internal pancreatic fistula
ICTP	telopeptide of type I collagen	IPH	idiopathic portal hypertension
ICU-AW	ICU-acquired weakness	IPMN	intraductal papillary mucinous neoplasm
IDA	iron deficiency anemia	IPS	idiopathic pneumonia syndrome
IDC	interdigitating cell	iPS cell	induced pluripotent stem cell
IDCA	idiopathic cerebellar ataxia	IPSID	immunoproliferative small intestinal disease
IDCP	idiopathic duct-centric chronic pancreatitis	IPW	interprofessional work
IDL	intermediate density lipoprotein	irAE	immune-related adverse event
IDUS	intraductal ultrasonography	IRE	iron responsive element
IEE	image enhanced endoscopy	IRI	immunoreactive insulin
IEL	intraepithelial lymphocyte	IRI	ischemia/reperfusion injury
IEM	ineffective esophageal motility	IRMA	immunoradiometric assay
IF	intrinsic factor	IRP	iron regulatory protein
IFG	impaired fasting glucose	IRS	insulin receptor substrate
IFN	interferon	i-SCAN	flexible spectral color enhancement
IFRT	involved field radiotherapy	ITA	islet transplant alone
Ig	immunoglobulin	ITP	idiopathic thrombocytopenic purpura
IGF	insulin-like growth factor	iTreg	induced Treg
IgG4-RD	IgG4-related disease	ITT	insulin tolerance test
IGRA	interferon-γ release assay	IUIS	Inter national Union of Immunological Societies
IGRT	image guided radiotherapy		
IGT	impaired glucose tolerance	IVH	intravenous hyperalimentation
IH	intermittent hypoxemia	IVL	intravascular large B cell lymphoma
IHA	idiopathic hyperaldosteronism	IVR	interventional radiology
IHH	idiopathic intracranial hypertension	IVUS	intravascular ultrasound
IIPs	idiopathic interstitial pneumonias	**J**	
IL	interleukin	JAK	Janus kinase
ILAE	International League Against Epilepsy	JCI	Joint Commission International
ILCs	innate lymphoid cells	JCS	Japan coma scale
IMGP	inflammatory myoglandular polyp	JE	Japanese encephalitis
IMiDs	immunomodulatory drugs	JGA	juxtaglomerular apparatus
IMNM	immune-mediated necrotizing myopathy	JIA	juvenile idiopathic arthritis
IMRT	intensity modulated radiation therapy	**K**	
IMV	intermittent mandatory ventilation	KP	kisspeptin
INH	idiopathic neonatal hepatitis	**L**	
iNPH	idiopathic normal pressure hydrocephalus	LAD	leukocyte adhesion deficiency
IONE	infraorbital nerve enlargement	LAM	lymphangioleiomyomatosis
IPA	invasive pulmonary aspergillosis	LAMP	loop-mediated isothermal amplification
IPAF	interstitial pneumonia with autoimmune features	LANA-1	latency-associated nuclear antigen
		LAP	leucin aminopeptidase
iPAH	idiopathic pulmonary arterial hypertension	LAR	late asthmatic response
IPD	invasive pneumococcal disease	LBL	lymphoblastic lymphoma
IPE	interprofessional education	LC	lymphocytic colitis

LCA	leukocyte common antigen	**M**	
LCA	left coronary artery	M/E	myeloid series/erythroid series ratio
LCAP	leukocytapheresis	M2BPGi	Mac−2 binding protein glycosylation isomer
LCAT	lecithin−cholesterol acyltransferase	MAA	myositis−associated autoantibody
LCH	Langerhans cell histiocytosis	MAC	membrane attack complex
LCI	linked color imaging	MAC	mitral annulus calcification
LC−MS	liquid chromatography−mass spectrometry	MAC	*Mycobacterium avium* complex
LD	lactate dehydrogenase	MAG	myelin−associated glycoprotein
LDL	low density lipoprotein	MAH	malignancy associated hypercalcemia
LECS	laparoscopic and endoscopic cooperative surgery	MALDI	matrix−assisted laser desorption/ionization
LEMS	Lambert−Eaton myasthenic syndrome	MALT	mucosa−associated lymphoid tissue
LES	endobronchial biopsy	MAMC	mid−arm muscle circumference
LES	lower esophageal sphincter	MAPCA	major aortopulmonary collateral artery
LET	linear energy transfer	MAPK	mitogen−activated protein kinase
LGL	large granular lymphocyte	MAS	malabsorption syndrome
LGLL	large granular lymphocyte leukemia	MASP	mannose−binding protein−associated serine protease
LGMD	limb−girdle muscular dystrophy	MAT	microscopic agglutination test
LH	luteinizing hormone	MBC	minimum bactericidal concentration
LHA	lateral hypothalamic area	MBD	mineral and bone disorder
LHON	Leber hereditary optic neuropathy	MBP	major basic protein
LIA	line immunoassay	MBP	mannose−binding protein
LIP	lymphoid interstitial pneumonia	MBP	myelin basic protein
LJM	limited joint mobility	MC	microscopic colitis
LKM−1	liver kidney microsome 1	MC4R	melanocortin 4 receptor
LMF1	lipase maturation factor 1	MCB	membranous cytoplasmic body
LMN	progressive lower motor neuron	MCD	multicentric Castleman's disease
lnc RNA	long non−coding RNA	MCH	mean corpuscular hemoglobin
LOH	late−onset hypogonadism	MCH	melanin−concentrating hormone
LOH	local osteolytic hypercalcemia	MCHC	mean corpuscular hemoglobin concentration
LOH	loss of heterozygosity	MCI	mild cognitive impairment
LOHF	lateonset hepatic failure	MCL	mantle cell lymphoma
LP	late potential	MCN	mucinous cystic neoplasm
Lp(a)	lipoprotein	MCNS	minimal change nephrotic syndrome
LPG	lipoprotein glomerulopathy	MCP−1	monocyte chemoattractant protein−1
LPL	lamina propria lymphocyte	MCS	minimally conscious state
LPL	lipoprotein lipase	M−CSF	macrophage colony−stimulating factor
LPL	lymphoplasmacytic lymphoma	MCT	medium chain triglyceride
LPS	lipopoly saccharide	MCT	monocarboxylate transporter
LR	leukocytes reduced	MCTD	mixed connective tissue disease
LRP	LDL receptor−related protein	MCV	mean corpuscular volume
LT	leukotriene	MDCT	multidetector−row computed tomography
LTBI	latent tuberculosis infection	MDF	mixed dust fibrosis
LVEF	left ventricular ejection fraction	MDI	multiple daily injection
LXR	liver X receptor	MDRA	multidrug−resistant *Acinetobacter* spp.
LYG	lymphomatoid granulomatosis	MDRO	multidrug−resistant organism
		MDRP	multidrug−resistant *Pseudomonas aeruginosa*

MDS	myelodysplastic syndrome	MOH	medication overuse headache
MEFV	maximal expiratory flow volume curve	MOLLI	modified look-locker inversion recovery
MELAS	mitochondrial myopathy, encephalopathy, lactic acidosis and stroke-like episode	MOS	mitral opening snap
		MPA	microscopic polyangiitis
MELD	model for end-stage liver disease	MPAL	mixed phenotype acute leukemia
MEN	multiple endocrine neoplasia	MPGN	membranoproliferative glomerulonephritis
MEOS	microsomal ethanol-oxidizing system	MPN	myeloproliferative neoplasm
MERRF	myoclonic encephalomyopathy with ragged-red fiber	MPO-ANCA	myeloperoxidase-anti-neutrophil cytoplasmic autoantibody
MERS	Middle East respiratory syndrome	MPR	multiplanar reconstruction
MET	metabolic equivalent	MPS	mucopolysaccharidosis
MF	mycosis fungoides	MPS	mucosal prolapse syndrome
MFS	Marfan syndrome	MPV	mean platelet volume
MGIT	mycobacteria growth indicator tube	MR	mineralocorticoid receptor
MGUS	monoclonal gammopathy of undetermined significance	MR	molecular response
		MRA	malignant rheumatoid arthritis
MHA	microangiopathic hemolytic anemia	MRA	mineralocorticoid receptor antagonist
MHC	major histocompatibility complex	MRCP	magnetic resonance cholangiopancreatography
MHPG	3-methoxy-4-hydroxyphenylglycol		
MIBG	meta-iodobenzylguanidine	MRD	minimal residual disease
MIC	minimum inhibitory concentration	MRI	magnetic resonance imaging
MIP	maximum intensity projection	MRONJ	medication-related osteonecrosis of the jaw
MIP-1	macrophage inflammatory protein-1	MRP	multidrug resistance associated protein
MIRL	membrane inhibitor of reactive lysis	MRSA	methicillin-resistant *Staphylococcus aureus*
MIS	müllerian inhibiting substance	MS	mass spectrometry
MIT	monoiodthyrosine	MS	mitral stenosis
MITAS	minimally invasive transanal surgery	MS	multiple sclerosis
MJD	Machado-Joseph disease	MSA	multiple system atrophy
MLPA	multiplex ligation-dependent probe amplification	MSA	myositis-specific autoantibody
		MSA-C	multiple system atrophy, cerebellar variant
MM	multiple myeloma	MSA-p	parkinsonian variant of multiple system atrophy
MMA	methylmalonic acidemia		
MMC	migrating motor complex	MSIS	micromolecular substances having both irritating and sensitizing properties
MMF	mycophenolate mofetil		
MMF	maximal mid-expiratory flow	MSLT	multiple sleep latency test
MMN	multifocal motor neuropathy	MSU	monosodium urate
MMPH	multifocal micronodular pneumocyte hyperplasia	MSUD	maple syrup urine disease
		MT	Masson trichrome
MMSE	Mini-Mental State Examination	MTD	maximum tolerated dose
MMT	manual muscle test	mtDNA	mitochondrial DNA
MN	membranous nephropathy	mTOR	mammalian target of rapamycin
MND	mild neurocognitive disorder	MTP	microsomal triglyceride transfer protein
MND	motor neuron disease	MTX	methotrexate
MNMS	myonephropathic metabolic syndrome	MUAP	motor unit action potential
MODS	multiple organ dysfunction syndrome	MuSK	muscle-specific tyrosine kinase
MODY	maturity-onset diabetes of the young	MVR	mitral valve replacement
MOF	multiple organ failure	MVV	maximum voluntary ventilation
MOG	myelin oligodendrocyte glycoprotein	MZL	marginal zone lymphoma

	N
NAAT	nucleic acid amplification test
NAFLD	non-alcoholic fatty liver disease
NAG	N-acetyl-β-D-glucosaminidase
NAS	NAFLD activity score
NASH	nonalcoholic steatohepatitis
NBI	narrow band imaging
NBIA	neurodegeneration with brain iron accumulation
NBTE	nonbacterial thrombogenic endocarditis
N-CoR	nuclear receptor corepressor
NCPAP	nasal continuous positive airway pressure
NCS	nerve conduction study
NEC	neuroendocrine carcinoma
NEMD	nonspecific esophageal motility disorder
NEN	neuroendocine neoplasm
NEP	neutral endpeptidase
NERD	non-erosive reflux disease
NET	neuroendocrine tumor
NETs	neutrophil extracellular traps
NHL	non-Hodgkin lymphoma
NICCD	neonatal intrahepatic cholestasis caused by citrin deficiency
NIDDM	non-insulin dependent diabetes mellitus
nIEL	natural intraepithelial lymphocyte
NIHSS	National Institute of Health stroke scale
NIV	noninvasive ventilation
NLR	NOD-like receptor
NMO	neuromyelitis optica
NMOSD	neuromyelitis optica spectrum disorders
NMR	nuclear magnetic resonance
NMU	neuromedin U
NO	nitric oxide
NOD	nucleotide binding oligomerization domain
NOGA	non-obstructive general angioscopy
NOMI	non-occlusive mesenteric ischemia
NPC1L1	Niemann-Pick C1 like 1
NPPV	noninvasive positive pressure ventilation
NPSLE	neuropsychiatric lupus
NPY	neuropeptide Y
NRH	nodular regenerative hyperplasia
NSAIDs	non-steroidal anti-inflammatory drugs
NSE	non-specific esterase
NSF	nephrogenic systemic fibrosis
NSIP	non-specific interstitial pneumonia
NSRH	non-specific reactive hepatitis
NST	nutrition support team

NSTEMI	non-ST elevation myocardial infarction
NTCP	sodium-taurocholate cotransporting polypeptide
NTI	non-thyroidal illness
NTM	non-tuberculous mycobacterium
nTreg	natural Treg
NUD	non-ulcer dyspepsia
NVAF	non-valvular atrial fibrillation

	O
OA	osteoarthritis
OAS	oral allergy syndrome
OATP	organic anion transporting peptide
OB	oligoclonal IgG bands
OCRL	oculocerebrorenal syndrome of Lowe
ODT	occlusive dressing technique
OER	oxgen enhancement ratio
OF	osmotic fragility
OGIB	obscure gastrointestinal bleeding
OGTT	oral glucose tolerance test
OH	orthostatic hypotension
OHSS	ovarian hyperstimulation syndrome
OMC	open mitral commissurotomy
OMIM	Online Mendelian Inheritance in Man
OMS	opsoclonus-myoclonus syndrome
ONS	oral nutritional supplement
OP	organizing pneumonia
OPLL	ossification of posterior longitudinal ligament
OPTN	optineurin
ORJ	osteoradionecrosis of the jaw
ORS	oral rehydration solution
OS	opening snap
OSA	obstructive sleep apnea
OSAS	obstructive sleep apnea-hypopnea syndrome
OSP	oligodendrocyte-specific protein
OT	occupational therapist
OTCD	ornithin transcarbamylase deficiency
OVLT	organum vasculosum of lamina terminalis
OXT	oxytocin
OYL	ossification of yellow ligament

	P
P-ANCA	perinuclear anti-neutrophil cytoplasmic antibody
P-III-P	procollagen III peptide
PA	particle agglutination
PA	primary aldosteronism
PA・IVS	pulmonary atresia with intact ventricular septum

PA · VSD	pulmonary atresia with ventricular septal defect	PDFF	proton density fat fraction
PAC	plasma aldosterone concentration	PDGF	platelet derived growth factor
PACS	picture archiving and communication system	PDS	postprandial distress syndrome
PAD	peripheral arterial disease	PDT	photodynamic therapy
PAD	peptidyl arginine deiminase	PDW	platelet distribution width
PAE	post-antibiotic effect	PE	plasma exchange
PAF	platelet activating factor	PEA	pulseless electrical activity
PAF	progressive autonomic failure	PEEP	positive end-expiratory pressure
PAF	pure autonomic failure	PEF	peak expiratory flow
PAG	periaqueductal gray	PEG	percutaneous endoscopic gastrostomy
PAH	phenylalanine hydroxylase	PEG	polyethylene glycol
PAH	pulmonary arterial hypertension	Peg-IFN	pegylated interferon
PAI	plasminogen activator inhibitor	PEL	primary effusion lymphoma
PAIgG	platelet-associated IgG	PELOD	pediatric logistic organ dysfunction
PALS	periarterial lymphatic sheath	PEM	protein energy malnutrition
PAM	2-pyridine-1-aldoxime methiodide	PEO	proepicardial organ
PAM	periodic acid methenamine silver	PEO	progressive external ophthalmoplegia
PAMPs	pathogen-associated molecular patterns	PERC	pulmonary embolism rule-out criteria
PANDAS	pediatric autoimmune neuropsychiatric disorders associated with streptococcal infections	PERM	progressive encephalomyelitis with rigidity and myoclonus
PAO	pustulotic arthro-osteitis	PET	positron emission tomography
PAS	periodic acid-Schiff	PeVN	periventricular hypothalamic nucleus
PBC	primary biliary cholangitis	PFA	perifascicular atrophy
PBGD	prophobilinogen deaminase	PFD	pancreatic function diagnostant
PBSCT	peripheral blood stem cell transplantation	PFR	peak filling rate
PC	platelet concentrate	PG	plasma glucose
PCAB	potassium-competitive acid blocker	PG	prostaglandin
PCD	paraneoplastic cerebellar degeneration	PGA	polyglandular autoimmune syndrome
PCH	paroxysmal cold hemoglobinuria	PGL	persistent general lymphadenopathy
PCI	percutaneous coronary intervention	PH	population health
PCI	pneumatosis cystoides intestinalis	PH	pulmonary hypertension
PCNA	proliferating cell nuclear antigen	PHA	pseudohypoaldosteronism
PCNSL	primary central nervous system lymphoma	PHC	primary health care
PCOS	polycystic ovary syndrome	PHF	paired helical filament
PCP	pneumocystis pneumonia	PHPT	primary hyperparathyroidism
PCPS	percutaneous cardiopulmonary support	PHT	pressure half time
PCR	polymerase chain reaction	PI	pyridoxylidene isoleucine
PCSK9	proprotein convertase subtilisin/kexin type 9	PIC	a_2-plasmin inhibitor-plasmin complex
PCT	porphyria cutanea tarda	PICA	posterior inferior cerebellar artery
PCT	procalcitonin	PICC	peripherally inserted central catheter
PCV	pressure control ventilation	PID	pelvic inflammatory disease
PCWP	pulmonary artery wedge pressure	PIF	PRL inhibiting facter
PD	peritoneal dialysis	PIVKA-II	protein-induced by vitamin K absence or antagonist-II
PD	pharmacodynamics	PJRT	permanent form of junctional reciprocating tachycardia
PDA	patent ductus arteriosus		
PDD	Parkinson disease with dementia	PK	pharmacokinetics
PDE	phosphodiesterace	PKC	paroxysmal kinesigenic choreoathetosis

PKDL	post kala–azar dermal leishmaniasis	PsA	psoriatic arthritis
PKU	phenylketonuria	PSAGN	poststreptococcal acute glomerulonephritis
PL	phospholipid	PSC	primary sclerosing cholangitis
PLP	proteolipid protein	PSD	periodic synchronous discharge
PLS	primary lateral sclerosis	PSG	polysomnography
PLT	platelet	PSP	progressive supranuclear palsy
PLTP	phospholipid transfer protein	PSV	peak systolic relocity
PM/DM	polymyositis/dermatomyositis	PSV	pressure support ventilation
PMC	pseudomembranous colitis	PSVT	paroxysmal supraventricular tachycardia
PME	progressive myoclonus epilepsy	PT	physical therapist
PMF	primary myelofibrosis	PT	prothrombin time
PMF	progressive massive fibrosis	PTA	percutaneous transluminal angioplasty
PML	progressive multifocal leukoencephalopathy	PTAC	percutaneous transluminal aortic commissur-otomy
PMLBC	primary mediastinal large B–cell lymphoma		
PMP	pseudomyxoma peritonei	PTBD	percutaneous transhepatic biliary drainage
PMR	polymyalgia rheumatica	PTC	percutaneous transhepatic cholangiography
PMT	*N*–pyridoxyl–5–methyl tryptophan	PTCA	percutaneous transluminal coronary angio-plasty
PN	parenteral nutrition		
PN	polyarteritis nodosa	PTCL	peripheral T–cell lymphoma
PNH	paroximal nocturnal hemogrobinuria	PTE	pulmonary thromboembolism
PNLA	pallidonigro–luysial atrophy	PTEG	percutaneous trans–esophageal gastro-tub-ing
PNP	purine nucleoside phosphorylase		
PNS	paraneoplastic neurological syndrome	PTGBA	percutaneous transhepatic gallbladder aspira-tion
POI	premature ovarian insufficiency		
POMC	pro–opiomelanocortin	PTGVHD	post–transfusion graftversus–host disease
PP	pancreatic polypeptide	PTH	parathyroid hormone
PPAR	peroxisome proliferator–activated receptor	PTHrP	parathyroid hormone–related protein
PPC	pancreatic pseudocyst	PT–INR	prothrombin time international normalized ratio
PPFE	pleuroparenchyma fibroelastosis		
PPI	proton pump inhibitor	PTMC	percutaneous transvenous mitral commissur-otomy
PPN	peripheral parenteral nutrition or partial par-enteral nutrition		
		PTPN	protein–tyrosine phosphatase
PPNAD	primary pigmented nodular adrenocortical disease	PTR	platelet transfusion refractoriness
		PTRA	percutaneous transluminal renal angioplasty
PPND	pallido–ponto–nigral degeneration	PTSMA	percutaneous transluminal septal myocardial ablation
PPT	postprandial thermogenesis		
PR3 –ANCA	serine proteinase 3–ANCA	PV	polycythemia vera
PRA	plasma renin activity	PVAO	positional vertebral artery occlusion
PRCA	pure red cell aplasia	PVN	paraventricular nucleus
PRKAR1A	protein kinase A regulatory subunit 1– *a*	PVP	postero–ventral pallidotomy
PROX	protoporphyrinogen oxidase	PW	percussion wave
PRP	platelet–rich plasma	PWV	pulse wave velocity
PRPP	phosphoribosyl pyrophosphate	PXR	pregnane X receptor
PRRs	pattern recognition receptors	PYY	peptide YY
PRSP	penicillin–resistant *Streptococcus pneumoniae*		**Q**
PS	Performance Status	QMG	quantitative MG
PS	phosphatidylserine	QOL	quality of life
PS	pulmonary stenosis	QUICKI	quantitative insulin sensitivity check index

	R		RUT	rapid urease test
RA	rheumatoid arthritis		RV	right ventricle
RA–ILD	rheumatoid arthritis–associated interstitial lung disease			S
RANKL	receptor activator NF–κ B ligand		SA	serrated adenoma
RARA	retinoic acid receptor–a		SA	splenic artery
RAS	Rokitansky–Aschoff sinus		SAA	serum amyloid A protein
RAST	radioallergosorbent test		SACI	selective arterial calcium injection
Raw	airway resistance		SACS	sacsin
RB	reticulate body		SACT	sinoatrial conduction time
RBC	red blood cells		SAECG	signal averaged electrocardiogram
RBD	REM sleep behavior disorder		SAH	subarachnoid hemorrhage
RBE	relative biological effectiveness		SAP	sensor augmented pump
RBF	renal blood flow		SAP	symptom association probability
RB–ILD	respiratory bronchiolitis–associated interstitial lung disease		SARS	severe acute respiratory syndrome
RBP	retinol–binding protein		SARS–CoV	severe acute respiratory syndrome–coronavirus
RCA	right coronary artery		SAS	sleep apnea syndrome
RCFS	red cell fragmentation syndrome		SASP	salazosulfapyridine
RCM	restrictive cardiomyopathy		SAVR	surgical aortic valve replacement
RCT	randomized controlled trial		SBMA	spinal and bulbar muscular atrophy
RCVS	reversible cerebral vasoconstriction syndrome		SBP	spontaneous bacterial peritonitis
RDA	recommended dietary allowance		SCA	spinocerebellar ataxia
ReA	reactive arthritis		SCA	superior cerebellar artery
RECIST	Response Evaluation Criteria in Solid Tumors		SCAD	spontaneous coronary artery dissection
RELM	resistin–like molecules		SCC	squamous cell carcinoma
REM	rapid eye movement		SCD	spinocerebellar degeneration
Ret	reticulocyte		SCDC	subacute combined degeneration of spinal cord
RF	rapid filling wave		SCID	severe combined immunodeficiency
RF	rheumatic fever		SCLC	small–cell lung cancer
RFA	radiofrequency ablation		SCN	serous cystic neoplasm
RFLP	Restriction Fragment Length Polymorphism		SCN	suprachiasmatic nucleus
RIA	radioimmunoassay		SDH	succinate dehydrogenase
RIC	reduced–intensity conditioning		SDS	Shy–Drager syndrome
RLP–C	remnant like lipoprotein cholesterol		SEGA	subependymal giant cell astrocytoma
RLS	restless legs syndrome		SEID	systemic exercise intolerance syndrome
ROS	reactive oxygen species		SEMS	self–expandable metallic stent
RP	relapsing polychondritis		sEng	soluble endoglin
RPF	renal plasma flow		SERM	selective estrogen receptor modulator
RPGN	rapidly progressive glomerulonephritis		SF	slow filling wave
RPR	rapid plasma reagin		SF–1	steroidogenic factor–1
RRF	ragged–red fiber		SFEMG	single fiber electromyogram
RRT	renal replacement therapy		sFlt–1	soluble fms–like tyrosine kinase–1
RS	respiratory syncytial		SFPP	single filtration plasmapheresis
RTA	renal tubular acidosis		SFTP	solitary fibrous tumor of the pleura
RTP	rapid turnover protein		SFTS	severe fever with thrombocytopenia syndrome
RUNX1	runt–related transcription factor 1		SGA	subjective global assessment

SGLT2	sodium glucose co-transporter-2	SS	somatostatin
SH	sustained hypoxemia	SSc	systemic sclerosis
SHBG	sex hormone-binding globulin	SSCP	single-strand conformation polymorphism
SI	selectivity index	SSEA	stage-specific embryonic antigen
SI	serum iron	SSEP	short latency somatosensory evoked potentials
SIADH	syndrome of inappropriate secretion of ADH		
SIBO	small intestinal bacterial overgrowth	SSI	surgical site infection
SIMV	synchronized intermittent mandatory ventilation	SSI	symptom sensitivity index
		SSPE	subacute sclerosing panencephalitis
SIRS	systemic inflammatory response syndrome	SSPG	steady state plasma glucose
SITSH	syndrome of inappropriate secretion of TSH	SSS	sick sinus syndrome
		SSSS	staphylococcal scalded skin syndrome
SIV	simian immunodeficiency virus	ST	speech-language-hearing therapist
SLA	soluble liver antigen	StAR	steroidogenic acute regulatory protein
SLE	systemic lupus erythematosus	START	Simple Triage and Rapid Treatment
SLX	sialyl-Lewisx	STD	sexually transmitted diseases
SMA	spinal muscular atrophy	STEC-HUS	Shiga toxin producing *Escherichia coli* HUS
SMA	superior mesenteric artery	STGC	syncytiotrophoblastic giant cells
SMBG	self-monitoring of blood glucose	STI	stereotactic irradiation
SMR	standardized mortality ratio	STR	single tablet regimen
SMRT	silencing mediator for retinoid and thyroid hormone receptor	STS	serological test for syphilis
		SU	stercoral ulcer
SMT	submucosal tumor	SWI	susceptibility-weighted imaging
SMZL	splenic marginal zone lymphoma	SXR	steroid and xenobiotic receptor
SNGFR	single nephron GFR		
SNPs	single nucleotide polymorphisms		**T**
SNRT	sinus nodal reentrant tachycardia	T2T	treat-to-target
SNRT	sinus node recovery time	T_3	triiodothyronine
SNTG	simple nontoxic goiter	T_4	thyroxine
SOAP	subjective, objective, assessment, plan	TA	toxic adenoma
SOD1	superoxide dismutase-1	TA	tricuspid atresia
SOREM	sleep onset REM	TACE	transcatheter arterial chemoembolization
SOS	sinusoidal obstruction syndrome	TACO	transfusion associated circulatory overload
SPA	simple pulmonary aspergilloma	TAFI	thrombin-activatable fibrinolysis inhibitor
SpA	spondyloarthritis	TAO	thromboangiitis obliterans
SP-A	surfactant protein A	TAP	tricuspid annuloplasty
SPECT	single photon emission computed tomography	TAPSE	tricuspid annular plane systolic excursion
SPG	spastic palaplegia	TAPVR/PAPVR	total/partial anomalous pulmonary venous return
SPK	simultaneous pancreas kidney transplant		
SPN	solid-pseudopapillary neoplasm	TARC	thymus and activation-regulated chemokine
SPN	supplemental parenteral nutrition	TAT	thrombin-antithrombin complex
SPP	skin perfusion pressure	TAVI	transcatheter aortic valve implantation
SRE	sterol regulatory element	TAVR	transcatheter aortic valve replacement
SREBP	sterol regulatory element binding protein	TBB	transbronchial biopsy
SRP	signal recognition particle	TBG	thyroxine binding globulin
SRS	stereotactic radiosurgery	TBI	toe-brachial pressure index
SRT	stereotactic radiotherapy	TBI	total body irradiation
SRY	sex-determining region Y	TBII	TSH binding inhibitor immunoglobulin
		TBLB	transbronchial lung biopsy

TC	transcobalamin	TPN	total parenteral nutrition
TC	total cholesterol	TPPV	tracheostomy positive pressure ventilation
TCDD	tetrachlorodibenzodioxin	TR	tricuspid regurgitation
TCR	T cell receptor	TRAb	thyrotropin receptor antibody
TD	tone decay	TRALI	transfusion-related acute lung injury
TDM	therapeutic drug monitoring	TRAP	tantrate resistant acid phosphatase
TdP	torsade de pointes	TRAP/DRIP	thyroid receptor associated protein/D-receptor interacting protein
TDS	Tobacco Dependence Screener		
TdT	terminal deoxynucleotidyl transferase	Treg	regulatory T cell
TEE	trans-esophageal echo cardiography	TRH	thyrotropin-releasing hormone
TEM	transanal endoscopic microsurgery	TRMA	thiamine-responsive megaloblastic anemia
TEN	toxic epidermal necrolysis	TRPV5	transient receptor potential cation channel subfamily V member 5
TET2	ten-eleven-translocation-2		
Tf	transferrin	TSA	traditional serrated adenoma
Tfh	follicular helper T cell	TSAb	thyroid stimulating antibody
Tg	thyroglobulin	TSBAb	thyroid stimulation blocking antibody
TGA	transient global amnesia	TSF	triceps skinfold
TGA	transposition of great arteries	TSH	thyroid stimulating hormone
TGF	tubuloglomerular feedback	TSLP	thymic stromal lymphopoietin
TGF-β	transforming growth factor-β	TSS	toxic shock syndrome
Th	helper T-cell	TTM	transtheoretical model
TH	thyroid hormone	TTP	thrombotic thrombocytopenic purpura
TIA	transient ischemic attack	TTR	transthyretin
TIBC	total iron-binding capacity	TTS	temporary threshold shift
TID	transient ischemic dilatation	TV	tidal volume
TIF1	transcriptional intermediary factor 1	TW	tidal wave
TINU	tubulointerstitial nephritis and uveitis	TWA	T-wave alternans
TIO	tumor-induced rickets/osteomalacia		**U**
TIPS	transjugular intrahepatic portsystemic shunt	UA	uric acid
TKI	tyrosine kinase inhibitor	Ub	ubiquitin
TLC	total lymphocyte count	UBT	urea breath test
TLESR	transient lower esophageal sphincter relaxation	UC	ulcerative colitis
		UDCA	ursodeoxycholic acid
TLOC	transient loss of consciousness	UDP	uridine diphosphate
TLR	toll-like receptor	UGT	uridine diphosphate-glucuronic acid glucuronosyl transferase
TLS	tumor lysis syndrome		
TM	thrombomodulin	UGT1A1	UDP-glucuronosyltransferase 1A1
TMA	thrombotic microangiopathy	UIBC	unsaturated iron-binding capacity
TMN	tuberomammillary nucleus	UICC	Union for International Cancer Control
TMNG	toxic multinodular goitor	UIP	usual interstitial pneumonia
TNF	tumor necrosis factor	UKPDS	UK Prospective Diabetes Study
TOF, TF	tetralogy of Fallot	UL	tolerable upper intake level
TOS	toxic oil syndrome	URAT1	urate transporter 1
TOS	tricuspid opening snap	UROD	uroporphyrinogen decarboxy lase
TP	Treponema pallidum	UROS	uroporphyrinogen synthase
t-PA	tissue plasminogen activator	US	ultrasonography
TPFR	time to PFR	Ut	upper thoracic esophagus
TPHA	*Treponema pallidum* hemagglutination	UTI	urinary tract infection

UW solution	University of Wisconsin solution		VP shunt	ventriculo-peritoneal shunt

UW solution	University of Wisconsin solution

V

VAHS	virus-associated HPS
VALI	ventilator-associated lung injury
VAP	ventilator-associated pneumonia
VAS	visual analog scale
VATS	video-assisted thoracoscopic surgery
VAシャント	ventriculo-atrial shunt
VC	vital capacity
VCA	virus capsid antigen
VCAM-1	vascular cell adhesion molecule-1
VCV	volume control ventilation
VE	virtual endoscopy
VE	videoendoscopic examination of swallowing
VEGF	vascular endothelial growth factor
VF	ventricular fibrillation
VF	videofluoroscopic examination of swallowing
VFA	visceral fat area
VGCC	voltage-gated Ca^{2+} channel
VH	virtual histology
VHL	von Hippel-Lindau
VIP	vasoactive intestinal polypeptide
VLDL	very low density lipoprotein
VMA	vanillylmandelic acid
VMN	ventromedial nucleus
VNTR	variable numbers of tandem repeats
VOD	veno-occlusive disease
VP	variegate porphyria
VPC	ventricular premature contraction
VPW	vascular pedicle width

VP shunt	ventriculo-peritoneal shunt
VR	volume rendering
VSD	ventricular septal defect
VSP	ventricular septal perforation
VT	ventricular tachycardia
VTE	venous thromboembolism
VTLB	video-assisted thoracoscopic lung biopsy
VUR	vesicoureteral reflux
VV	vasa vasorum
vWF	von Willebrand factor
VZV	varicella-zoster virus

W

WBC	white blood cells
WDHA	watery diarrhea-hypokalemia-achlorhydria
WFNS	World Federation of Neurosurgical Societies
WHO	World Health Organization
WON	walled-off necrosis
WOS-COPS	West of Scotland Coronary Prevention Study
WOS研究	The West of Scotland Coronary Prevention Study

X

X-LAG	X-linked acrogigantism
XLAS	X-linked Alport syndrome
XLDP	X-linked dominant protoporphyria
XLP	X-linked lymphoproliferative syndrome
XLSA	X-linked sideroblastic anemia
XO	xanthine oxidase

Y

YAM	young adult mean

略語表

中山書店の出版物に関する情報は、小社サポートページを御覧ください．
https://www.nakayamashoten.jp/support.html

内科学書 改訂第9版（全7冊）

初　版	1971年 4月15日	第1刷	〔検印省略〕
第2版	1982年 2月 5日	第1刷	
第3版	1987年 9月 5日	第1刷	
第4版	1995年 4月28日	第1刷	
第5版	1999年 3月 1日	第1刷	
第6版	2002年10月10日	第1刷	
第7版	2009年11月10日	第1刷	
	2012年 4月20日	第2刷	
第8版	2013年10月31日	第1刷	
第9版	2019年 8月30日	第1刷©	

　総編集 ──── 南学正臣（なんがくまさおみ）

　発行者 ──── 平田　直

　発行所 ──── 株式会社 中山書店
　　　　　　　〒112-0006　東京都文京区小日向 4-2-6
　　　　　　　TEL 03-3813-1100（代表）　振替 00130-5-196565
　　　　　　　https://www.nakayamashoten.jp/

　本文デザイン・装丁 ──── 臼井弘志（公和図書 株式会社 デザイン室）

　印刷・製本 ──── 三松堂 株式会社

Published by Nakayama Shoten. Co., Ltd.　　　　　　　　　　　　Printed in Japan
ISBN978-4-521-74749-1（分売不可）

落丁・乱丁の場合はお取り替え致します

● 本書の複製権・上映権・譲渡権・公衆送信権（送信可能化権を含む）は株式会社中山書店が保有します．

● **JCOPY** ＜（社）出版者著作権管理機構 委託出版物＞
本書の無断複写は著作権法上での例外を除き禁じられています．複写される場合は，そのつど事前に，（社）出版者著作権管理機構（電話 03-5244-5088，FAX 03-5244-5089．e-mail: info@jcopy.or.jp）の許諾を得てください．

本書をスキャン・デジタルデータ化するなどの複製を無許諾で行う行為は，著作権法上での限られた例外（「私的使用のための複製」など）を除き著作権法違反となります．なお，大学・病院・企業などにおいて，内部的に業務上使用する目的で上記の行為を行うことは，私的使用には該当せず違法です．また私的使用のためであっても，代行業者等の第三者に依頼して使用する本人以外の者が上記の行為を行うことは違法です．